W0242413

Michel Bontemps

ENCYCLOPÉDIE DE SANTÉ FAMILIALE

Plantes - Remèdes Naturels

Ouvrage dirigé par Jackie Séguin

ÉDITIONS GODEFROY

© Éditions Godefroy, La Ferrière-sur-Risle, 1993
ISBN : 2-87786-062-0
Code : LSMB

TABLE DES MATIÈRES

R

S

T-U

V

Pour tous renseignements concernant
remèdes, recettes et plantes,
taper : 36 15 Bontemps
sur votre minitel.
Merci.

INTRODUCTION

Vers une nouvelle médecine naturelle

La consommation de plantes médicinales a triplé ces vingt dernières années, et même les grandes surfaces se mettent à vendre des préparations à base de plantes ! C'est dire si la phytothérapie a su faire ses preuves. Et elle ne doit son succès qu'à ses propres et véritables pouvoirs !

En effet, il fut un temps où des médecins condescendants se permettaient de présenter la phytothérapie comme une survivance au charme désuet de traditions familiales dépassées et en passe de sombrer lentement dans un oubli justifié.

Mais l'opinion publique restait instinctivement fidèle à ces "croyances" dont elle présentait la valeur profonde.

Les scientifiques bon teint qualifièrent alors la phytothérapie de simple phénomène de mode, de regain d'intérêt momentané pour une nature tout simplement un peu trop absente de l'univers industriel. Une manie en quelque sorte, une lubie au demeurant sympathique mais sans valeur.

Et tous ceux qui, comme moi, partisans d'une médecine plus douce, restaient convaincus des pouvoirs irremplaçables des plantes, passaient pour de doux rêveurs, un rien passéistes.

Puis la Science, grande pourvoyeuse de certitudes, découvrit peu à peu au fil des années et des études que les qualités, propriétés et pouvoirs des plantes qui avaient été repérés empiriquement au cours des siècles par les hommes attentifs, se révélaient d'une étonnante exactitude.

Oh certes, il reste encore bien des phénomènes inexpliqués qui font sourire les incrédules !

Mais l'infinie patience de la nature est contagieuse : je sais aujourd'hui qu'il nous suffit d'attendre. Certaines des recettes que je vous propose provoqueront encore ce même specticisme un rien condescendant. Pourtant bien évidemment, je n'ai rien inventé. J'ai simplement adapté l'héritage d'un savoir ancestral sans le trahir, en utilisant à chaque fois que faire se pouvait, des procédés contemporains, des formules de conservation plus performantes que nous offre la technique de pointe, aujourd'hui.

Un jour, demain ou dans un mois, dans un an, des savants forts de leurs expériences et de leurs statistiques démontreront que nos ancêtres avaient raison !

Cette assurance, je l'ai acquise au fil des années, au vu des résultats obtenus et peu me chaut de ne pouvoir les expliquer scientifiquement si ceux et celles que je conseille sont soulagés !

Dans cet ouvrage, je vous livre le fruit de siècles de traditions familiales, et bien plus modestement, le fruit d'années de constats personnels. Les plantes peuvent soulager et guérir.

Ma principale contribution, en fait, aura été de regrouper pour vous des formules qui ont fait leurs preuves. Elles ne sont ni "magiques" ni "merveilleuses" dans le sens péjoratif où les dénoncent avec dédain les sceptiques.

De plus, j'ai étudié les nouvelles techniques proposées par les laboratoires, pour mieux conserver et mieux doser les principes actifs des plantes.

J'ai voulu sélectionner avec la plus grande objectivité possible, ceux des produits qui se sont révélés les plus efficaces auprès des patients.

Et c'est ainsi que grâce à l'évolution des méthodes de traitement des plantes, une nouvelle médecine douce voit le jour. Elle a gardé son caractère tempéré qui respecte profondément l'organisme humain. Mais elle a acquis ce qui lui faisait indiscutablement défaut dans certains cas : une possibilité de dosage précis des principes actifs.

J'ai donc désormais, la formidable certitude que si mes recettes ont sur certains d'entre vous un pouvoir un peu moins radical que sur d'autres patients, en aucun cas, elles ne peuvent avoir d'effets secondaires néfastes sur votre santé, si vous suivez les prescriptions indiquées. Si les médicaments allopathiques sont la vraie solution efficace dans de très nombreuses maladies, ils peuvent également s'ils sont utilisés à outrance, être pour d'autres pathologies, des poisons à long terme qui détruisent peu à peu vos résistances naturelles. Et les médecins le savent bien.

La phytothérapie, forte de ses progrès technologiques, va chaque jour un peu plus encore, devenir l'alliée sûre de la bonne santé. Une médecine de prévention, d'abord, intelligente et forte, et une médecines aux thérapeutiques harmonieuses, parce qu'en harmonie naturelle avec l'organisme humain.

C'est pourquoi j'ai voulu que cet ouvrage vous donne, de la manière la plus claire, les réponses les plus complètes pour prévenir et guérir un grand nombre de maladies.

Je les entends déjà les détracteurs systématiques, les négatifs de profession :

- "Comment, quatre ou cinq tisanes différentes proposées !"

Bien sûr ! Parce qu'il est important que chacun puisse découvrir le cocktail qui lui corresponde le mieux. Après quelques essais, le patient choisira entre les différentes formules, la plus adaptée à son cas. Elle lui fait du bien et le soulage. Il le ressent instinctivement et rapidement.

Ce livre a donc été conçu pour vous, vous tous qui savez qu'il est essentiel de se prendre soi-même en charge, pour gérer au mieux son capital santé. Vous y trouverez tous les éléments vous permettant de choisir vos meilleurs alliés dans votre lutte contre les agressions subies par le corps et l'esprit. Si vous avez un problème particulier, n'hésitez pas à m'écrire, je vous apporterai tous les compléments d'information qui vous seraient utiles.

Aux lecteurs d'aujourd'hui, responsables et informés, qui ont envie de posséder un véritable instrument pour entretenir et retrouver leur forme et leur santé, en toute connaissance et en toute liberté, je dédie ce livre.

Michel Bontemps

CONSEILS DE DIÉTÉTIQUE

Je crois aux rythmes naturels de votre corps, à ceux des saisons, et à ceux immuables de la nature. Commencez par adopter une hygiène de vie saine et qui n'a rien de révolutionnaire : vous aérer, faire fonctionner vos muscles chaque jour comme l'ont toujours fait nos aïeux, manger des produits sains et variés, au rythme des saisons - chaque saison vous offre des fruits et des légumes adaptés à vos besoins -, sont autant d'actes naturels, donc raisonnables, donc bons, pour votre organisme.

Prenons quelques exemples simples et non simplistes : lorsqu'il fait froid, vous avez besoin d'un régime plus farineux, plus sucré, plus riche en matières grasses. Ce n'est pas par hasard si la terre vous offre au début de l'hiver par exemple, des châtaignes : vous avez besoin de calories et de glucides lents pour lutter contre le froid.

Ce n'est pas par fantaisie, que l'été lui, vous propose des fruits et des légumes gorgés de soleil, d'eau, et donc de vitamines et d'oligo-éléments. Ces aliments plus diurétiques, plus dépuratifs, aident au dynamisme de votre organisme.

Le raisin est un fruit d'automne, époque où votre corps doit se purger, se nettoyer, se revitaliser, pour aborder l'hiver et ses agressions. Le monde végétal, merveilleux laboratoire nous accompagne. Sachez écouter et entendre ses évidents conseils et vous découvrirez en vous un équilibre, une harmonie insoupçonnée.

La plupart des Français, encore aujourd'hui, s'alimentent de manière irrationnelle et surtout dangereuse. En effet depuis une trentaine d'années, nous avons doublé la quantité de sucres à absorption rapide que nous ingérons et presque abandonné les glucides lents qui eux, sont libérés efficacement dans l'organisme. Nous mangeons en outre, cinq fois plus de viande qu'il y a un siècle. Cet excès de protéines engendre un excès de purines, les déchets du métabolisme des protéines.

Les purines produisent l'acide urique et constituent le facteur principal des diverses manifestations arthritiques. Nous consommons en outre, aujourd'hui, quatre fois plus de graisse qu'en 1990.

Pour rester au top de sa forme aussi bien physique qu'intellectuelle, il nous faut réapprendre de nouvelles règles de diététique. La machine humaine pour sophistiquée qu'elle soit, obéit pourtant à des règles simples dont la première est le respect de l'équilibre entre les différents apports. L'organisme a besoin :

- de glucides pour fabriquer l'énergie musculaire et nerveuse ;
- de lipides pour apporter à l'organisme les calories nécessaires au maintien de la température du corps, au déroulement de toutes les fonctions, pour fournir et véhiculer les vitamines liposolubles ;
- de protides pour construire, entretenir et réparer les cellules ;
- de vitamines, de sels minéraux et d'oligo-éléments pour que l'ensemble fonctionne ;
- d'eau enfin qui constitue entre 60 % et 70 % de notre corps, pour véhiculer les nutriments, permettre les réactions d'hydrolyse et assurer la régulation thermique.

Equilibre : le maître mot

Il est essentiel tout d'abord de revaloriser le pain et tous les légumes secs riches en protéines maigres. Le pain contrairement à une idée fausse très répandue, ne fait pas grossir, il apporte au contraire à l'organisme des constituants essentiels.

Les légumes secs doivent retrouver une place de choix car leur apport en protéines sont équivalentes à celles de la viande ou des œufs, mais elles ne sont pas accompagnées des graisses saturées contenues dans les produits carnés. La plupart des légumes secs ne contiennent que 1 ou 2 % de lipides. En revanche ils contiennent tous, plus de protéines que la viande ! 25 % dans les lentilles ou les pois cassés, 20 % dans les pois chiches contre 17 % dans la viande et 13 % dans les œufs.

Haricots, lentilles, fèves ou même pois chiches sont donc injustement bannis de notre alimentation d'autant que leur digestibilité et leurs qualités nutritives ne sont plus à démontrer.

Il faut donc apprendre à les réhabiliter et à les associer aux céréales, elles aussi oubliées... Les légumes secs et les céréales ont en effet des protéines complémentaires et, associés, ils apportent à l'organisme les huit acides aminés essentiels que notre corps ne peut pas fabriquer lui-même. En outre consommés ensemble, ils ont un taux de protéines assimilables de 30 à 50 % supérieur à celui qu'ils ont pris séparément. De plus ces produits sont économiques, faciles à conserver et exigent en outre peu d'engrais pour pousser. Ils sont donc plus sains !

Les céréales ont constitué pendant des millénaires la base de l'alimentation humaine : blé et orge, seigle, avoine en Europe, riz en Asie, maïs en Amérique, mil et sorgho en Afrique Tropicale. Les céréales complètes sont riches en fibres, elles augmentent votre résistance grâce à leurs sucres complexes qui, métabolisés lentement, vous donnent une énergie régulière. Elles sont essentielles à la mémoire et au travail intellectuel, elles améliorent l'équilibre nerveux. Les céréales contiennent en outre des quantités importantes de vitamines et de minéraux. Ainsi le déficit presque chronique en magnésium de l'homme moderne vient essentiellement de sa trop faible consommation en céréales complètes.

Ces légumes secs et céréales, pourquoi ne pas les consommer en salade, par exemple ? A condition d'assaisonner celles-ci d'huiles riches en acides gras légers comme les huiles d'olive de première pression, de tournesol, de noix, de carthame, de germe de blé. Ces dernières sont très riches en vitamines E et F qui luttent contre le cholestérol. Les peuples comme les Crétois, par exemple, qui assaisonnent leur nourriture d'huile d'olive, sont très peu atteints par les maladies cardio-vasculaires.

Les vitamines, oligo-éléments et minéraux qui eux servent de catalyseurs, vous les trouverez aussi dans les légumes et les fruits. Mais il faut savoir les choisir bien frais car les vitamines sont fragiles. En outre, vitamines et oligo-éléments sont solubles dans l'eau. Buvez donc un maximum d'eau de cuisson de vos légumes ou faites-les cuire à la vapeur. Buvez également vos jus de fruits ou de légumes dès qu'ils sont pressés car ils s'oxydent au contact de l'air.

Les sels minéraux sont indispensables à la vie. Ceux qui manquent le plus sont souvent le calcium et le magnésium. Le premier est présent bien sûr dans les laitages mais aussi dans le cresson, les haricots, les lentilles, encore eux.

Et le magnésium, on l'a vu dans les légumes secs, les céréales, et les huîtres ou le cacao.

Le secret de la forme et de la longévité réside donc, on vient de le voir, dans une alimentation variée, rééquilibrée et saine. Mais pour qu'elle le soit, encore faut-il également qu'il n'y ait pas de déséquilibre entre les différents repas.

Le petit déjeuner ne doit surtout pas être négligé, il doit représenter 25 % de votre ration calorique quotidienne. Un fruit cru, pour les vitamines : les fibres favorisent le transit et de surcroît, la plus grande partie de la vitalité reste dans la pulpe. Prévoyez également un laitage : lait écrémé, yaourt ou fromage blanc à 0 % ou encore lait fermenté type kéfir. Quelques protéines peuvent être bien venues : un œuf ou un peu de jambon maigre. N'oubliez pas les céréales : muesli, corn flakes, flocons d'avoine, grains de blé, de maïs ou de riz. Mais attention : sans sucre ! Si le chocolat vous est indispensable, car sans lui la vie vous semble sans saveur, prenez du cacao dégraissé très riche en fer, en magnésium et en potassium. C'est en plus un antidépresseur reconnu.

Le déjeuner doit toujours être plutôt léger. Favorisez les légumes cuits à la vapeur, les céréales (riz complet, pilpil de blé, semoule, crèpes ou blinis à la farine de froment ou de sarrasin, etc.) permettent de varier à l'infini les menus et évitent de manger trop de viande riche en graisses et en toxines. Mangez également beaucoup de poisson maigre. Si vous devez certains jours vous contenter d'un sandwich, préférez du pain complet et des crudités ou des crevettes plutôt que du beurre et de la charcuterie !

Le dîner sera conçu pour favoriser un sommeil serein. Pas de nutriments lourds ou gras (charcuterie, viande en sauce ou pâtisseries bien crémeuses).

N'oubliez pas de boire beaucoup, eau et tisanes.

En suivant tous ces conseils, je suis sûr que vous aurez une énergie d'enfer, un teint superbe et que vous serez au top niveau de votre forme.

Connaître les fruits et légumes

Les fruits et les légumes sont des aliments merveilleusement riches et chacun a des propriétés spécifiques qui en font de puissants agents de régénération aux vertus parfois insoupçonnées, de vrais médicaments naturels.

La Pomme

Particulièrement équilibré ce fruit contient sucres, eau, pectine, vitamines et sels minéraux. C'est un draineur de l'organisme et un dépuratif sanguin.
Légèrement laxatif, il dissout grâce à l'acide malique, l'acide urique. La pomme est anti-rhumatismale, anti-arthritique et anti-goutteuse. Ses vitamines en font un agent anti-infectieux.

La Poire

Riche en potassium, elle est diurétique. Ses sels de fer et de phosphates la rendent précieuse pour le cerveau.

Le Citron

Source irremplaçable de vitamine C, le citron est un tonique du système nerveux. Il diminue la pression artérielle et c'est un anti-infectieux.

La Groseille

Tonique, apéritive, laxative, diurétique, la groseille riche en acide citrique, se rapproche beaucoup du citron.

L'Orange

Tonique, très riche en vitamine C, dépurative, l'orange est peu sucrée, on peut donc la recommander aux diabétiques. Sa cellulose renforce son action laxative douce.

Le Pamplemousse

Cet agrume contient beaucoup moins de vitamine C que les deux précédents, mais il a aussi des vertus apéritives, digestives et diurétiques. Mais évitez de le sucrer comme le veut une habitude française !

Le Raisin

Roi des fruits, sang végétal, ses surnoms prouvent que le raisin est particulièrement énergétique. Il contient plus de calories que le lait et sa composition se rapproche du lait maternel.
C'est donc l'aliment privilégié si vous êtes fatigué, surmené ou convalescent.
Ses sels minéraux lui donnent des propriétés désintoxicantes, diurétiques et laxatives. Ses vitamines, A, B1, B2, en font un bon agent de protection contre les infections.

L'Abricot

Riche en vitamine A, il contient également beaucoup de phosphates. Vert, il est en revanche, très indigeste.

La Pêche

C'est le fruit des dépressifs et des intellectuels. C'est en outre, un dépuratif léger, à prendre au petit déjeuner pour purifier le sang et rééquilibrer l'activité physique et psychique.

La Banane

Très nutritive, riche en amidon, en vitamines, en phosphore, potassium, fer et zinc, la banane est un bon aliment, en particulier, pour les enfants et les gens nerveux.

La Châtaigne

Comme la banane, elle contient de l'amidon, mais en plus, du souffre et du calcium. C'est un tonique musculaire et veineux.

La Fraise

C'est le fruit qui régularise le foie, le système nerveux et endocrinien. Elle est recommandée en cure aux arthritiques et aux goutteux, à cause de sa richesse en acide salicylique. A consommer sans sucre !

La Framboise

Dépurative, diurétique et sudorifique, la framboise est également anti-rhumatismale.

La Cerise

Peu nutritive, diurétique et laxative, la cerise est un excellent coupe-faim, si vous en mangez avant le repas pour vous aider à respecter votre régime.

Le Cassis

Non seulement il est très riche en vitamine C mais celle-ci est particulièrement stable. Fortifiant naturel, le cassis est efficace contre l'hépatisme, la goutte et les rhumatismes.

La Mûre

Riche en vitamines A et C, elle est tonique, laxative et anti-inflammatoire.

La Myrtille

Ses propriétés astringentes, minéralisantes et laxatives sont reconnues. C'est de plus, un bon désinfectant intestinal.

La Prune

C'est sans doute le fruit le plus laxatif et le plus désintoxicant. De plus, on peut profiter de ses vertus tout au long de l'année, grâce au fruit séché : le pruneau qui devient ainsi un aliment particulièrement énergétique.

La Figue

Nutritive et laxative, la figue a de plus, en sirop, des propriétés pectorales.

La Tomate

Reminéralisante et purificatrice du foie, la tomate est un fruit qui dissout et élimine l'urée. Elle facilite la digestion des féculents et des amidons. En jus, en cures c'est un excellent reconstituant.

L'Ail

Excellent désinfectant, tonique du système nerveux, nettoyeur du sang, vermifuge, l'ail est également efficace contre les bronchites. C'est également un tonique cardiaque efficace.
Il élimine bien l'acide urique et a une action hypocholestérolémiante.
En outre, il protège les vaisseaux, en empêchant la formation d'agglomérats.

L'Artichaut

Energétique, stimulant, apéritif, l'artichaut est un excellent draineur et tonique du foie. Il favorise l'élimination de l'urée, de l'acide urique et du cholestérol.

La Carotte

Riche en vitamine A et en carotène, elle contient aussi de la vitamine C et de la B9 qui améliore la vision.
La carotte renforce les défenses naturelles, favorise la croissance, aide à l'élimination des déchets, favorise la lactation et calme la toux.
En usage externe, elle est cicatrisante.

Le Céleri

Très peu calorique, il est reminéralisant, diurétique, et anti-rhumatismal.

Le Chou

Très riche en soufre, le chou est souverain dans les maladies de la peau en cataplasme. En sirop, il calme la toux.
Son jus est un remarquable cicatrisant de l'estomac.

Le Concombre

Riche en magnésium, phosphore et fer, le concombre est rafraîchissant, dépuratif et calmant. C'est un bon aliment quand on a de la fièvre.

Le Cresson

Riche en potassium, magnésium, calcium, phosphore, soufre et fer, c'est un tonique stimulant de la digestion et un calmant des douleurs névralgiques.

L'Épinard

Potassium, magnésium, calcium, phosphore sont les sels minéraux que contient l'épinard qui en outre, contient du manganèse, du zinc, du cuivre et de l'iode.
Il est reminéralisant, fortifiant et en association en jus avec le cresson, c'est un calmant du système nerveux.

Le Fenouil

Tonique, diurétique, il calme les spasmes de l'intestin et favorise la venue des règles.

Le Haricot vert

Tonique nerveux, anti-infectieux et reconstituant, c'est un bon légume de consommation courante.

La Laitue

Elle est riche en potassium, magnésium, calcium, phosphore, fer et iode. En plus, elle contient du lactucarium ce qui lui donne des vertus sédatives.

La Navet

Il réussit aux nerveux, aux insomniaques et aux constipés.

L'Oignon

Vitamines A, B, C, sels minéraux, fer, phosphore, potassium, silice, iode, soufre, chaux, l'oignon est depuis toujours réputé pour ses vertus anti-infectieuses, son don pour alcaniser le sang et chasser les toxines. En cataplasmes, il fait merveille sur les brûlures et les piqûres.

Le Pissenlit

Il est diurétique et reminéralisant. En usage externe, il peut soigner les verrues.

Le Poireau

Diurétique, tonique laxatif, antiseptique, le poireau est en outre, très riche en sels alcalins. Les radicelles sont un excellent vermifuge. Et il est très calmant en cataplasme, pour les irritations de la peau.

La Pomme de terre

Le jus de pomme de terre cru est diurétique et il calme les spasmes digestifs. Il est en outre, cicatrisant surtout pour la muqueuse de l'estomac. En cataplasme, la pomme de terre est souveraine pour les yeux gonflés.

Le Radis noir

Stimulant de la cellule hépatique et de la vésicule biliaire, le jus de radis noir est l'un de mes remèdes favoris. Le radis noir est aussi en sirop, un excellent antitussif.

LES PLANTES

Leurs pouvoirs et les nouvelles techniques d'utilisation

Il y a un monde entre la simplicité avec laquelle on peut préparer une plante sèche pour tisane et la complexité des procédés nécessaires à l'extraction d'un liquide intracellulaire végétal exprimé (L.I.V.E.) ou d'une huile essentielle. L'un ne remplace pas l'autre.

Voici les formules de présentation qui sont, de mon point de vue, les plus efficaces.

– Les plantes séchées pour Tisanes
– Les Huiles essentielles
– Les L.I.V.E. (Liquide Intracellulaire Végétal Exprimé)
– Les Phytoconcentrats

Les plantes séchées pour Tisanes

Les plantes séchées sont la forme la plus connue et la plus ancienne d'utilisation des plantes. Les tisanes composées de plantes séchées sont des moyens agréables et peu compliqués d'obtenir une action thérapeutique souvent profonde. Les tisanes demeurent inégalables pour nettoyer et drainer les toxines de l'organisme.

Elles présentent aussi l'avantage d'obliger certaines personnes qui oublient de boire, à prendre une certaine quantité de liquide journalière.

Les modes de préparation

En règle générale, on utilise deux modes de préparation : l'infusion, ou la décoction. Vous ferez appel à l'un ou à l'autre mode, selon le type de plante utilisé ou l'effet recherché.

L'infusion

Elle est réservée aux fleurs et aux plantes aromatiques peu coriaces. On la prépare ainsi :

Pour obtenir un litre d'infusion : faire chauffer dans une casserole un litre d'eau, porter à ébullition, mettre alors quatre à cinq cuillerées à soupe du mélange des plantes choisies, éteindre le feu, couvrir la casserole et laisser infuser pendant sept à dix minutes, avant de filtrer.

La décoction

On l'emploie avec les feuilles coriaces, les écorces, les tiges et les racines. On la prépare ainsi :

Pour obtenir un litre de décoction : mettre dans une casserole un peu plus d'un litre d'eau froide, ajouter trois à quatre cuillères à soupe du mélange des plantes choisies, chauffer jusqu'à ébullition, baisser le feu et continuer l'ébullition de trois à vingt minutes (selon la recette). Eteindre le feu, couvrir et laisser éventuellement infuser à couvert encore trois à dix minutes (selon les indications). Filtrer.

Dans les deux cas, boire le litre de tisane en plusieurs fois dans la journée, de préférence entre les repas, si vous souhaitez augmenter l'effet de drainage.

Surtout ne sucrez pas les tisanes si vous cherchez un effet de drainage. En revanche, vous pouvez ajouter une cuillère à café de miel par tasse si ce sont des infusions destinées à traiter des rhumes ou des maux de gorge.

Pour bien suivre une cure

Une cure ordinaire dure trois semaines, surtout s'il s'agit des grandes cures que l'on fait à chaque changement de saison. Mais on peut bien sûr prendre des tisanes au coup par coup, après un repas un peu trop copieux, par exemple.

La dose recommandée est en moyenne de un litre de tisane par jour. Si vous n'êtes pas habitué à boire dans la journée, commencez par 1/2 litre pendant plusieurs jours, pour laisser à vos émonctoires, le temps de se nettoyer. Vous risquez sinon, de gonfler au lieu d'éliminer et vous pourriez être tenté à ce moment, d'arrêter la cure, au lieu de la poursuivre.

Selon ce que vous voulez obtenir, vous prendrez les tisanes à différents moments de la journée :

- les tisanes pour stimuler le foie ou la vésicule et pour ouvrir l'appétit, se prennent avant les repas ;
- les tisanes digestives, après les repas ;
- les tisanes anti-ballonnements, une heure après les repas ;
- les tisanes dépuratives, circulatoires ou diurétiques, tout au long de la journée, entre les repas ;
- les sédatives et celles qui combattent la constipation, au plus tôt 1 heure après le repas du soir et au plus tard, au moment du coucher.

⚠ **Les principes actifs absorbés dans une tisane ne sont que les principes actifs solubles dans l'eau, et non le totum de la plante.**

Les Huiles essentielles

Ce sont des extraits volatils et odorants que l'on exprime de certains végétaux par distillation à la vapeur d'eau, pressage ou incision des végétaux qui les contiennent. Les huiles essentielles sont des composés liquides très complexes. Elles ont des propriétés et des modes d'utilisation particuliers et ont donné naissance à une branche nouvelle de la phytothérapie : l'aromathérapie.

Dès maintenant, nous attirons votre attention sur le fait que ces huiles sont des produits très actifs et qu'elles ne doivent pas être employées sans précautions. De même qu'il ne faut pas les utiliser de manière prolongée, sans l'avis d'un spécialiste compétent. Des précisions à ce sujet vous sont données dans ce texte.

Les huiles essentielles sont constituées de différents composants : terpènes, esters, cétones, phénols et d'autres éléments qui ne sont pas tous encore analysés. Les proportions de ces constituants varient en fonction de chaque essence et tous ne sont pas obligatoirement présents. Parmi ces constituants, certains - les terpènes ou résines - peuvent être irritants pour la peau ou les muqueuses, c'est pourquoi on utilise dans certains cas des essences déterpénées.

Ces essences déterpénées sont des huiles essentielles privées de ces facteurs irritants, par différents moyens techniques. Ce sont donc des essences naturelles mais incomplètes. Les plus fréquemment déterpénées sont : l'origan, le thym, la lavande, le citron et la sarriette.

Seules les huiles essentielles naturelles ont des propriétés thérapeutiques. Les huiles essentielles artificielles sont constituées de composants fort éloignés de ceux du produit végétal.

Les essences de plantes doivent correspondre à des critères précis. Une essence de bonne qualité doit :

– être produite par distillation à la vapeur d'eau (cas le plus général) ; ou être obtenue par pression à froid (huiles essentielles extraites des agrumes) ;
– elle doit provenir de la production de l'année car la conservation des principes actifs, du fait de leur caractère volatil, est délicate ;
– elle doit être pure, non mélangée à d'autres essences d'un prix de revient moins élevé.

Leurs propriétés

Les huiles essentielles sont des produits extrêmement concentrés et très actifs à utiliser aussi bien par voie interne qu'externe.

Elles sont très volatiles et par évaporation, dispersent leurs principes actifs dans l'atmosphère. Cette propriété est largement utilisée en thérapeutique. Elles ont aussi la particularité de franchir la barrière cutanée qui, habituellement, s'oppose à la pénétration dans l'organisme des produits venant de l'extérieur. Cette barrière franchie, les huiles essentielles se dispersent très rapidement dans l'organisme, et se dirigent sélectivement vers les organes sur lesquels elles sont actives (le romarin sur le foie, l'hysope vers les bronches, etc.).

Cette propriété est idéale pour leur emploi en cosmétique, en bains, ou en frictions.

Elles ont pratiquement toutes, à des degrés divers, des propriétés antiseptiques très marquées. Ainsi, la puissance de l'huile essentielle de girofle, bien connue comme désinfectant dentaire, est telle que son émulsion à 1 % est trois à quatre fois plus active que le Phénol, désinfectant puissant.

Quant à l'huile essentielle de thym, elle est encore plus étonnante : une solution à 5 % tue le bacille de la fièvre typhoïde et celui de la dysenterie en 2 minutes, le colibacille en 2 à 8 minutes, le streptocoque et le staphylocoque en 4 à 8 minutes.

Les huiles essentielles peuvent, dans certains cas, faire éviter les antibiotiques, et ceci sans l'inconvénient de voir se développer des souches microbiennes encore plus résistantes.

Elles ont, de plus, un pouvoir certain sur les champignons responsables des mycoses, en particulier l'huile essentielle de sarriette, efficace là où des remèdes classiques ont échoué.

D'autres huiles essentielles peuvent agir sur le système sympathique : lavande, marjolaine, camomille, menthe, ylang-ylang et sur le système neuro-endocrinien ou circulatoire qu'elles stimulent : citron, carvi, romarin, sauge, sassafras, etc.

Enfin, elles permettent à l'organisme de mieux se défendre contre la maladie, grâce à leurs propriétés stimulantes, mais aussi grâce au pouvoir qu'elles possèdent d'augmenter la quantité d'ions négatifs de l'atmosphère, dans laquelle elles sont diffusées.

Précautions d'emploi

Les huiles essentielles sont des produits très actifs qu'il ne faut pas utiliser sans certaines précautions.

Respectez bien les doses qui vous sont conseillées, et ne les dépassez en aucun cas ; ne les administrez pas à des enfants de moins de 12 ans, sans l'avis d'un thérapeute compétent.

A fortes doses, les huiles essentielles de sauge, d'hysope, de romarin et de thym peuvent être épileptisantes. les huiles essentielles de citron et d'ylang-ylang ont des propriétés hypotensives, ne les utilisez pas si vous avez une tension artérielle faible.

Les huiles essentielles de romarin et d'hysope ont des propriétés hypertensives, ne les utilisez donc pas si vous avez tendance à l'hypertension artérielle.

Ne vous exposez jamais au soleil après avoir fait une application externe d'huiles essentielles. Certaines (comme la bergamote) contiennent des produits photosensibilisants qui risquent de provoquer sur votre épiderme des taches brunes pratiquement indélébiles. En application externe, les huiles essentielles riches en terpènes et en phénols peuvent irriter les peaux sensibles ou provoquer des allergies chez certaines personnes prédisposées. Dans ce cas, il est préférable de diminuer les doses ordinaires de moitié.

Ne jamais mettre une huile essentielle au contact de vos yeux, ni de vos muqueuses génitales et anales.

Nouvelle technologie : les Grains d'Essence

Jusqu'à présent, sous forme de gouttes, la prise orale n'était pas toujours pratique ni bien tolérée. Avec le grain d'essence, plus besoin de cuillère, de miel, de mie de pain. Pas non plus de remontée digestive, ni d'irritation du tube digestif. Il suffit d'avaler les granules nécessaires pour obtenir la dose thérapeutique d'huile essentielle, et rien que la dose ! Que vous les preniez sous forme de gouttes ou de grains, les huiles essentielles conservent des propriétés identiques.

Mode d'emploi et posologie

Avaler les grains sans croquer, en même temps qu'un peu d'eau ou de nourriture.

Adultes : 3 grains trois fois par jour.

Enfants : 1 à 2 grains trois fois par jour, uniquement à partir de 4 ans.

La durée du traitement peut aller de dix jours (cas aigu) à trois semaines (maladie chronique). Il est bien évident que les doses et la durée varient en fonction des troubles du sujet. Les doses recommandées sont en général efficaces.

Les huiles essentielles sont extrêmement efficaces, un surdosage peut entraîner des troubles indésirables.
D'une manière générale, ne pas aller au-delà de 12 grains par jour, pour un adulte, et au-delà de 6 grains, pour un enfant de 4 à 10 ans.

Les grains d'essence peuvent être associés entre eux. Cependant, veillez à ce que le total des grains ne dépasse pas les 12 grains conseillés par jour.

Ne pas prolonger le traitement au-delà de trois semaines, pour un même grain d'essence. En cas d'infection ou de maladie qui se prolonge, consultez sans tarder votre médecin traitant.

Les L.I.V.E.
Liquide Intracellulaire Végétal Exprimé

Un L.I.V.E. est un produit 100 % végétal, 100 % naturel, issu de la plus haute technologie. Il apporte au cœur de chacune de vos cellules, les éléments pour fonctionner au mieux.

Pour préserver tous les principes actifs des plantes ou des algues vivantes, le L.I.V.E. est extrait sans aucune intervention chimique risquant de perturber la pureté du végétal vivant, par un procédé exclusif, entièrement mécanique.

Le jour même de leur récolte, les plantes subissent les traitements qui vont aboutir à la création du L.I.V.E. :

- Lavage des plantes ou des algues en piscine pour éliminer les éléments étrangers.
- Surgélation à - 50°C.
  Sous congélation, elles subissent trois micro-cryo-broyages successifs sous azote liquide, pour les réduire en particules de 5 microns. Ce triple broyage évite une élévation de température qui détruirait enzymes et vitamines.
- Une très forte compression (procédé breveté) fait alors éclater la cellule, libérant le cytoplasme de la plante, sa force de vie.
- La crème ainsi obtenue est transférée en chambre blanche (atmosphère stérile).
- Dans cette atmosphère parfaitement stérile, elle est filtrée à 0,2 micron, afin d'éliminer tout germe pathogène et les particules cellulosiques grossières qui constituent la paroi de la plante.

Le liquide intracellulaire, pur et limpide, libéré des particules qui gêneraient son assimilation, n'a plus qu'à être conditionné. Le conditionnement lui-même s'effectue à l'abri de l'air, sans conservateur. Au moment voulu, l'utilisateur dispose d'une dose individuelle de produit, parfaitement fraîche et pure.

Le L.I.V.E. peut être enrichi d'un minéral, d'un oligo-élément ou d'une autre plante dont il permet l'assimilation rapide et complète par l'organisme.

Les propriétés

Le L.I.V.E. restitue intégralement tous les principes actifs de la plante : enzymes, hormones végétales, oligo-éléments, vitamines hydrosolubles.

C'est un complément alimentaire de très haute technologie, parfaitement adapté aux besoins de l'homme moderne. Il vous permet de combler vos carences, en améliorant considérablement l'assimilation des minéraux dont il est enrichi.

On prend en général 1 à 2 doses par jour dans un verre d'eau, mais vous pouvez aussi le consommer pur.

Les L.I.V.E. existants :

- L.I.V.E. d'algues laminaires + magnésium (fatigue nerveuse, insomnie) ;
- L.I.V.E. d'algues laminaires + fer (fatigue physique, anémie) ;
- L.I.V.E. d'algues brunes + betterave enrichi en rubidium (angoisse, anxiété) ;
- L.I.V.E. d'algues rouges + ginkgo (mauvaise circulation) ;
- L.I.V.E. de caprus (excès de poids, mauvaise élimination) ;
- L.I.V.E. de reine des prés (rhumatismes) ;
- L.I.V.E. de pourpeline (surpoids).

Les Phytoconcentrats à la pointe de la technologie

Dans le cadre de l'amélioration constante des produits à base de plantes, on trouve désormais sur le marché les phytoconcentrats sous forme d'ampoules buvables. Ils remplaceront les gélules qui ont toujours été une forme particulièrement active pour une plante.

Cependant, l'activité des plantes sous forme d'extrait liquide spécifique et respectant l'intégrité et l'intégralité des principes actifs du végétal est supérieure, dans la mesure où cette forme supprime les cellules végétales non actives (cellulose).

La forme gélule, malgré les conseils d'absorption avec une grande quantité de liquide, est souvent avalée avec un minimum d'eau ou de tisane, dose insuffisante pour la mise en solution des principes actifs qu'elle contient.

Il est donc apparu nécessaire de présenter le produit directement actif et assimilable, pour renforcer la qualité.

Qu'est-ce qu'un Phytoconcentrat ?

C'est une extraction originale permettant de concentrer tous les actifs d'une plante séchée dans un solvant hydroalcoolique, sans conservateur ni colorant, sous forme d'ampoules buvables en verre, respectant ainsi la tradition de la médecine par les plantes.

On utilise une extraction pour améliorer l'activité, l'efficacité, la tolérance des principes actifs des végétaux, en optimisant :

- le solvant (mélange eau et alcool à 14 % en volume, c'est-à-dire à 14 degrés alcooliques) ;
- le mode d'extraction : la macération est réalisée à température ambiante pendant 6 à 8 jours sous agitation, une filtration spéciale et stérilisante permet de ne pas recourir aux conservateurs chimiques ;
- l'osmose inverse qui double la concentration du macérat.

La présentation en ampoules de verre, parfaitement neutre, permet d'assurer une stabilité de l'extrait dans un conditionnement étanche et inviolable, exactement dosé.

De la tradition à la technologie de pointe

Cet extrait traditionnel reprend en quelque sorte l'usage ancien des oénolés (macération dans du vin blanc). Pour pouvoir contrôler parfaitement la qualité et la reproductibilité des phytoconcentrats, on utilise un mélange d'eau et d'alcool au même titre alcoolique que le vin (14°). Ce solvant est capable d'extraire les principes actifs solubles dans l'eau et dans l'alcool et le faible degré alcoolique confère une parfaite tolérance gastrique.

La macération et la concentration à température ambiante préservent l'intégrité des principes actifs, donc une parfaite efficacité. Les actifs des plantes ainsi concentrés en solution, assurent une grande rapidité d'action.

La stérilisation à froid assure une sécurité d'emploi, la concentration optimise l'activité et le conditionnement unidose permet la fiabilité et la reproductibilité de l'effet thérapeutique.

Conseils d'utilisation

La concentration est suffisament élevée pour permettre la prise de deux ampoules par jour seulement : une ampoule midi et soir, dans un demi-verre d'eau, 10 minutes avant les repas. On peut conseiller une ampoule par jour, chez l'enfant de 7 à 12 ans.

NB : une ampoule de 5 ml ne contient que 0,7 ml d'alcool.

Ne pas utiliser avant 7 ans.

Les plantes disponibles

Vingt plantes sont à votre disposition, pour répondre efficacement à toute demande de conseil, dans tous les cas relevant de la phytothérapie.

Artichaut

La feuille est retenue pour son usage médicinal et indiquée en cas de : - foie paresseux - hépatites toxiniques ou virales - constipation - cholestérol - œdèmes avec rétention d'eau.

Aubépine

Partie de la plante utilisée : la sommité fleurie.

Par la richesse et la diversité de ses composants, l'Aubépine est utilisée en cas de : - palpitations dans les cas de stress mineur - hypertension artérielle - prévention des troubles du rythme cardiaque - anxiété - nervosité - émotivité - perturbation du sommeil.

Bardane

Partie de la plante utilisée : la racine.

Les éléments actifs contenus dans la racine se montrent dépuratifs, hypoglycémiants et antimicrobiens. Ils sont utilisés en cas de : - acné, eczéma, dartres - furonculose - diabète - cholestérol, foie paresseux - rhumatismes, goutte.

Bigaradier

Partie de la plante utilisée : la feuille.

On utilise les feuilles dans les cas de : - insomnies (surtout en cas de difficulté d'endormissement) - nervosité légère - difficultés digestives - hémorragies capillaires.

Bouillon blanc

Partie de la plante utilisée : la fleur.
Le mucilage est le principe actif majeur utilisé en cas de :
- bronchite aiguë ou chronique
- infections pulmonaires - rhumes
- toux, trachéïte - inflammation de la gorge.

Bruyère

Partie de la plante utilisée : la sommité fleurie.
L'arbutoside est le principe actif qui rend cette plante active en cas de : - inflammation des voies urinaires - cystites - rétention d'eau - hypertrophie de la prostate.

Cassis

Partie de la plante utilisée : la feuille.
Un des plus importants produits actifs en phytothérapie en cas de :
- douleurs articulaires - arthrose
- rhumatismes, goutte - rétention d'eau, œdèmes - hypertension
- troubles circulatoires de la ménopause.

Eucalyptus

Partie de la plante utilisée : la feuille.
Les feuilles sont persistantes et contiennent les principes actifs en cas de : - affections des voies respiratoires aiguës ou chroniques
- diabète - parasites intestinaux.

Fenouil

Partie de la plante utilisée : la racine.
Les fruits de cette plante commune sont utilisés dans les insuffisances digestives, l'aérophagie, l'insuffisance lactée.
Les racines elles, ont une action thérapeutique bien différente. La présence de nombreux sels minéraux et d'huile essentielle en font un véritable diurétique végétal.
Le conseil du phytoconcentrat de Fenouil sera donc favorable dans les cas de : - œdème des membres inférieurs - surcharge pondérale associée à une rétention d'eau - dérèglement ovarien avec règles insuffisantes.

Mélilot

Partie de la plante utilisée : les sommités fleuries.
Cette plante fleurit les prés en fin d'été. Elle est à l'origine de la découverte des coumarines, en tant qu'anticoagulant.
Elle est indiquée en cas de :
- nervosité et insomnie légère - hypertension - spasmes - dysfonctionnement de la fonction lymphatique - affection vasculaire et spécialement veineuse avec action anti-inflammatoire et anticoagulante.

Mélisse

Partie de la plante utilisée : la feuille.
Spasmes digestifs - spasmophilie (calme la nervosité nocturne) - di-

gestions pénibles - antispasmodique vis-à-vis du canal biliaire.

Ményanthe

Partie de la plante utilisée : la feuille.
- Rhumatisme, goutte - migraines post prandiales - dyspepsies - anémie, fatigue, manque d'appétit.

Myrtille

Partie de la plante utilisée : la feuille.
- Diabète - légère hyperglycémie - antidiarrhéique - hypermucosités gastro intestinales - inflammation de la vessie - terrains scléreux.

Olivier

Partie de la plante utilisée : la feuille.
L'extrait de feuilles sera conseillé en cas de : - hypertension artérielle - athérosclérose - diabète.

Ortie piquante

Partie de la plante utilisée : la feuille.
C'est la source industrielle de chlorophylle mais elle est surtout connue pour les micro décharges d'histamine qu'elle provoque, lorsqu'on s'y frotte...
Sa richesse en sels minéraux, vitamines et provitamines donne ses indications en cas de : - déminéralisation - spasmophilie et fatigue générale - anémie - rhumatismes, goutte - hémorragies - dermatoses, urticaire - ulcères gastriques et intestinaux.

Passiflore

Partie de la plante utilisée : la tige et les feuilles.
Ainsi, les feuilles aux propriétés thérapeutiques majeures, sont utilisées en cas de : - états nerveux (angoisses, anxiétés, stress) - hypertension nerveuse - spasmes digestifs - bouffées de chaleur de la ménopause.

Prêle

Partie de la plante utilisée : les tiges stériles.
Elle sera utilisée en cas de :
- déminéralisation (fractures, asthénies, lésions osseuses) - tétanie - hémorragies - athérosclérose - hypertension - déminéralisation de la femme en période de ménopause (une protection indispensable pour prévenir la fracture du col du fémur, 20 ou 30 ans après).

Romarin

Partie de la plante utilisée : la sommité fleurie.
- Surmenage physique et intellectuel (perte de mémoire) - insuffisance hépatique et biliaire - digestions difficiles - infections intestinales, colites - hypotension, impuissance.

Salsepareille

Partie de la plante utilisée : la racine.
- Rhumatismes, goutte - dermatoses - excès d'urée et troubles associés (vomissements, céphalées, vertiges) - herpès.

Vigne rouge

Partie de la plante utilisée : les feuilles lorsqu'elles se sont colorées en rouge, en automne.
La vigne millénaire n'est plus à présenter mais retenons que la variété bordelaise possède des feuilles riches en tanin et colorées en rouge, pour une utilisation en cas de : - troubles de la circulation veineuse (œdèmes des jambes, fragilité capillaire, varices, hémorroïdes, couperose) - troubles de la ménopause.

Les Phytoconcentrats composés

Il en existe trois, pour répondre efficacement à trois demandes fréquentes de conseils.

Artichaut - Romarin

C'est l'indispensable pour élargir le site d'action des deux plantes à tropisme hépato-biliaire.
A l'action du Romarin, elle joint celle diurétique et détoxicante de l'Artichaut. Ce phytoconcentrat composé permet un conseil plus large et une efficacité plus grande en cas d'urgence de déblocage toxinique au niveau du foie et de la vésicule biliaire, avec élimination rénale.

Cassis - Bardane

L'extrait de feuille de Cassis est un anti-inflammatoire extraordinaire dans les manifestations rhumatismales.
La Bardane apporte ici son intérêt anti-douleur lors de ces mêmes affections tout en stimulant l'élimination des toxines responsables de cet état inflammatoire.

Fucus - Fenouil

Plus la peine de présenter le Fucus pour ses indications en cas d'obésité par déséquilibre glandulaire (en particulier la thyroïde), avec ses applications sur la cellulite.
L'association Fucus - Fenouil, extrait spécial de racine doué d'une véritable action diurétique, complète sous une forme unique l'action de chacun des constituants dans les excès de poids et les œdèmes de la moitié inférieure du corps pour les hommes et les femmes enrobés.

Mais n'oubliez pas que vous pouvez créer vous-même les propres synergies qui assureront une efficacité plus complète.

- **Ortie piquante et Prêle** pour stimuler la reminéralisation
- **Eucalytus et Bouillon blanc** pour associer au pouvoir anti-microbien celui d'anti-inflammatoire et appaisant de la toux
- **Bigaradier et Passiflore** pour associer sédation de l'état nerveux et anxieux et induction du sommeil
- **Aubépine et Vigne rouge** pour adjoindre à l'effet sur la circulation veineuse celui d'antispasmodique du système circulatoire
- **Myrtille, Olivier et Eucalyptus** pour aider les diabétiques à stabiliser leurs traitements chimiques, souvent instables et difficiles à supporter.

LES VITAMINES

Et leur action

Les vitamines sont généralement définies comme des substances présentes à faible dose dans les aliments et indispensables à la vie. La première vitamine découverte, la vitamine B1, est à l'origine de leur nom : c'est une Amine nécessaire pour assurer les fonctions Vitales (le terme amine caractérise la nature chimique de la nouvelle molécule découverte).

On regroupe sous le nom de vitamine, des substances qui peuvent avoir des compositions chimiques très différentes et dont l'organisme a besoin dans des proportions extrêmement variables : du microgramme à plusieurs centaines de milligrammes et parfois plus.

Certaines de ces substances sont solubles dans l'eau et sont dites hydrosolubles ; d'autres le sont dans les graisses et sont dites liposolubles.

La plupart sont assimilées par l'organisme au niveau de l'intestin grêle, d'autres au niveau de l'estomac, certaines enfin peuvent être fabriquées par l'organisme comme le sont les vitamines du groupe B dans l'intestin, par la flore intestinale.

Cependant, cette possibilité de fabrication est exceptionnelle et nous sommes obligés de fournir ces indispensables vitamines à notre corps par l'intermédiaire des aliments que nous consommons. Si nous ne les lui apportons pas, de graves carences peuvent s'installer et compromettre notre santé.

Les vitamines sont, en effet, essentielles comme éléments des réactions chimiques qui s'effectuent dans notre organisme et nous ne saurions nous en passer.

On découvre constamment de nouvelles substances qui entrent dans le groupe des vitamines, ce qui fait que celui-ci s'est considérablement agrandi et devient de plus en plus important. Nous sommes ainsi passés d'une douzaine à plus de vingt vitamines recensées.

Les vitamines essentielles les plus courantes sont les vitamines A, B, C, D, E, F, K, le groupe B étant lui-même composé des vitamines B1 à B15 et même B17 si on compte le Laetrile à qui certains contestent le nom de vitamine et qui est d'ailleurs, complètement inconnu en France.

De nombreux aliments sont susceptibles de nous fournir ces précieuses vitamines, vous les trouverez dans le tableau ci-après. Pour éviter de vous compliquer la vie, sachez que plus vous mangez varié et moins vous risquez de carences. Par contre, si pour une raison quelconque vous avez supprimé certains groupes d'aliments de votre nourriture journalière, vous êtes certainement carencé et je ne saurais trop vous engager à procéder à des apports complémentaires, afin de bien vous porter.

En vous reportant au tableau, vous pourrez identifier les possibles carences de votre alimentation et choisir, en connaissance de cause, les compléments alimentaires qui vous sont nécessaires.

Les vitamines étant souvent nommées par leur nom chimique dans les formulaires, voici pour vous y retrouver un petit lexique qui éclaircira les choses.

- Acide ascorbique : vitamine C
- Acide folique : vitamine B9 ou BC ou L1
- Acides gras essentiels poly-insaturés : vitamine F
- Acide pangamique : vitamine B15
- Acide pantothénique : vitamine B5
- Acide para-amino-benzoïque ou paba : vitamine B10 ou H2
- Bioflavonoïdes : vitamine P, comme perméabilité des vaisseaux
- Biotine : vitamine B8, aussi appelée vitamine H
- Calciférol : vitamine D
- Carnitine : vitamine B11 ou BT
- Carotène : précurseur de la vitamine A dans les végétaux, aussi appelé pro-vitamine A
- Choline : vitamine J ou B7
- Cyanocobalamine : vitamine B1
- Inositol : vitamine I

- Niacine : vitamine B3 ou PP (anti-pellagre)
- Pyridoxine : vitamine B6
- Rétinol : vitamine A
- Riboflavine : vitamine B2
- Thiamine : vitamine B1
- Tocophérol : vitamine E

Unités de mesure pour les Vitamines

Les vitamines se présentant sous forme huileuse (vitamine A, D, E, F...) sont mesurées en unités internationales (UI). Les autres le sont le plus souvent en milligrammes (mg).

La Vitamine A

La vitamine A est une vitamine liposoluble qui se présente sous deux formes : les carotènes ou bétacarotènes, présents dans les substances d'origine végétale, le rétinol, présent dans les substances d'origine animale.

Elle est sensible à l'air et à la lumière et certaines formes de cuisson peuvent l'altérer : il y a moins d'altération par la cuisson à l'étouffée, à la vapeur ou à la cocotte-minute que dans une cuisson à la poêle où le tiers de la vitamine est détruite. Je préfère, bien entendu, la vitamine A d'origine naturelle et, en particulier, d'origine végétale.

Ses principales fonctions

Elle joue un rôle très important dans le processus de vision, principalement dans la vision nocturne. Elle intervient dans le processus de croissance et de formation du squelette avec la vitamine D ; elle favorise la cicatrisation des plaies ; elle aide à lutter contre les infections, en particulier les infections respiratoires ; elle intervient dans le traitement des maladies de peau : acné, impétigo, psoriasis, etc., et permet de préserver l'élasticité de la peau ; elle lutte contre le vieillissement ; elle possède des propriétés anti-dégénératives, surtout sous forme de carotènes.

Les médicaments contre le cholestérol diminuent l'assimilation de la vitamine A. Pensez à compléter votre alimentation, si vous êtes dans ce cas. La vitamine A facilitant la synthèse de la progestérone,

vous devez en prendre si vous avez des carences en cette hormone, notamment à la période de la ménopause.

Les sources naturelles

Sous forme de rétinol : foie de poissons et d'autres animaux, graisse des produits laitiers et jaune d'œuf. Sous forme de carotène : carotte, épinard, tomate, laitue et feuilles vertes en général, asperge, maïs, melon, abricot, orange, etc. Le taux de vitamine A est plus élevé dans les fruits secs que dans les fruits frais.

Les symptômes de carences

Cécité nocturne, sécheresse oculaire, peau et cheveux secs.

Les précautions d'emploi

La vitamine A est toxique à hautes doses (au-delà de 50 000 UI par jour) bien que la sensibilité varie grandement d'un individu à un autre. Les symptômes en sont des maux de tête, des nausées, des pertes de cheveux, des troubles de la vision. Il ne faut pas la prendre à haute dose, en cas de grossesse ou d'insuffisance rénale. La vitamine A naturelle (animale ou végétale) est en général dosée à moins de 1 000 UI par gélule ou capsule. Il faudrait en prendre au minimum, une cinquantaine par jour, pour atteindre les hautes doses de 50 000 UI à partir desquelles des troubles pourraient apparaître. Vous pouvez donc en ajouter à votre alimentation, sans aucun risque.

La dose quotidienne recommandée

Pour les adultes, la dose quotidienne recommandée est de 5 000 UI ; pour les enfants, en fonction de leur âge : de 1 500 à 4 500 UI ; pour les femmes enceintes ou allaitant : un peu plus de 5 000 UI.

Cette dose moyenne peut parfois être doublée ou triplée, dans certains cas. Je vous conseille de ne pas dépasser la moyenne.

Association conseillée

Vitamines B, C, D, E, calcium, phosphore, zinc.

La Vitamine B1

La vitamine B1, ou Thiamine, est une vitamine hydrosoluble, comme toutes les autres vitamines du groupe B, elle n'est pas stockée dans l'organisme et tout excès est éliminé. Elle doit donc être absorbée quotidiennement. Elle résiste bien à la lumière et est relativement stable à la cuisson.

Elle est détruite par le café, l'alcool, la pilule contraceptive.

Principales fonctions

Elle aide à la digestion des hydrates de carbone, c'est-à-dire des sucres ; elle a une action bénéfique sur le système nerveux et combat les effets néfastes du stress ; elle aide au traitement de l'herpès ; elle protège le système cardio-vasculaire et les artères.

Vos besoins en vitamine B1 sont augmentés si vous fumez, buvez régulièrement de l'alcool et consommez beaucoup de sucre.
Il en est de même pour les femmes enceintes ou les femmes qui allaitent et celles qui prennent la pilule.
Si vous prenez, après le repas, des remèdes anti-acidité, la vitamine B1 que vous avez ingérée avec vos aliments, est détruite.
Les personnes âgées doivent augmenter leur prise de vitamine B1, pour protéger leur système cardio-vasculaire.

Les sources naturelles

Les sources les plus importantes de vitamine B1 sont le germe de blé, les céréales complètes et les levures. Il est à noter que les céréales traitées pour les débarrasser du son sont dépourvues de cette précieuse vitamine. On la trouve aussi, en bien moindre quantité, dans les noix, la viande de porc, le lait et ses dérivés, le jaune d'œuf, et en petite quantité dans d'autres aliments : la partie verte des végétaux, par exemple.

Les symptômes de carences

Une carence accentuée provoque le béri-béri, maladie aujourd'hui pratiquement disparue mais qui fut à l'origine de la découverte des vitamines et de leur rôle dans l'organisme. Des carences moins prononcées peuvent être à l'origine de problèmes digestifs (diarrhée), nerveux (dépression, fatigue, irritabilité) et dermatologiques.

Les précautions d'emploi

Il n'y a pas de toxicité connue, l'excès journalier étant éliminé par les urines.

La dose quotidienne recommandée

Pour les adultes, la dose quotidienne recommandée est d'environ 1,5 mg ; pour les personnes âgées, cette dose peut être plus élevée ; pour les enfants, elle est de l'ordre de 0,5 mg à 1 mg.

Association conseillée

Toutes les autres vitamines du groupe B, en particulier B2, B3, et B9 (acide folique).

La Vitamine B2

La vitamine B2, ou Riboflavine, est aussi connue sous le nom de vitamine G ou vitamine de beauté. Elle est soluble à l'eau et résiste à la chaleur, l'oxydation et l'acidité. Elle s'altère à la lumière. Ainsi, la B2 contenue dans le lait est détruite dans les bouteilles transparentes. Elle est également détruite par l'alcool, la pilule contraceptive et les effets de stress. Elle est synthétisée en petite quantité par la flore bactérienne intestinale. Cette synthèse naturelle n'est pas suffisante pour couvrir les besoins mais empêche des carences majeures.

Principales fonctions

Elle intervient dans les synthèses enzymatiques qui participent au processus d'échanges cellulaires et au métabolisme des hydrates de carbone, des protéines et des lipides ; elle est la vitamine par excellence de l'œil et de la vision ; elle aide au bon état et à la santé de la peau ; elle a un effet curatif dans les affections de la bouche, des lèvres ou de la langue.

Les personnes qui consomment peu de produits animaux ou de laitages et fromages ont intérêt à faire des cures régulières de B2, prise sous forme de levure de bière ou de germe de blé.
Les femmes enceintes et celles qui prennent la pilule doivent être encore plus attentives que les autres à bien effectuer des apports réguliers, car leurs besoins sont accrus.

Si vous êtes régulièrement soumis à des stress, sachez que vos besoins sont aussi accrus, une fatigue anormale doit vous alerter sur ce point.

Les sources naturelles

Surtout les levures, les foies d'animaux et les rognons, le germe de blé, les fromages, les poissons gras, les fruits oléagineux et le jaune d'œuf.

Les symptômes de carences

Troubles de la vision allant jusqu'à la cataracte, lésions de la bouche, des lèvres et de la langue (langue rouge vif et lisse), séborrhée excessive et altération de la texture de la peau.

Précautions d'emploi

Il n'y a pas de toxicité connue, même à très forte dose. L'organisme l'élimine par les urines qu'elle colore en jaune lorsqu'elle est en excès.

La dose quotidienne recommandée

Pour les adultes, la dose quotidienne recommandée est de 1,2 à 1,6 mg. Pour les femmes enceintes ou qui allaitent, cette dose doit être plus importante (jusqu'à 2 mg). On peut aller jusqu'à des doses de plus de 10 mg, sans danger.

Association conseillée

Toutes les autres vitamines du groupe B, principalement la B1 et la B6, ainsi que le phosphore qui aide à son assimilation.

La Vitamine B3

La vitamine B3 est aussi appelée vitamine PP, ou Niacine, ou encore Acide nicotinique. Son nom de vitamine PP lui vient de la relation avec la Pélagre, maladie qui apparaît par carence de cette vitamine (PP = pelagre preventing, en anglais).

L'organisme humain peut synthétiser la vitamine B3 à partir d'un acide aminé essentiel : le tryptophane. Elle peut se présenter sous deux formes : la niacine, ou acide nicotinique, et la niacinamide. Elle est soluble dans l'eau et stable à la lumière. Elle est détruite par l'alcool, les pilules contraceptives, les somnifères et les sulfamides. Des études récentes ont montré une diminution de la quantité de niacine dans les cellules cancéreuses.

Principales fonctions

Elle est le principal élément dans la lutte contre la pélagre, maladie caractérisée par des diarrhées, des dermatoses et des signes de démence ; elle joue un rôle préventif dans les maladies cardio-vasculaires ; à forte dose, elle abaisse le taux de cholestérol en agissant sur les agents transporteurs de celui-ci dans l'organisme ; elle est utilisée pour lutter contre les troubles mentaux : instabilité émotionnelle, complexe de persécution, sentiment d'insécurité allant jusqu'à la schizophrénie ; elle intervient dans le processus de digestion et prévient certains troubles gastro-intestinaux ; elle participe à la synthèse de plusieurs hormones, notamment les hormones sexuelles : strogène, progestérone, testostérone, ainsi que des hormones de régulation de la thyroïde et de l'insuline.

Je vous conseille d'avoir recours à des suppléments de vitamine B3, si :
vous avez une peau particulièrement sensible au soleil. C'est peut-

être le signe d'une carence en B3, prenez-en avant de vous exposer au soleil ;
vous souffrez de troubles cardio-vasculaires et de troubles de la mémoire.

Les sources naturelles

D'une manière générale, la vitamine B3 est largement répandue dans les aliments. On la trouvera en plus grande quantité dans le foie (de porc, bœuf, veau), dans les céréales complètes, le poisson, les viandes blanches, les œufs, les dattes, les figues, les amandes.

Association conseillée

Les autres vitamines du groupe B, en particulier B1, B2, B6, qui aident à la synthèse de la vitamine B3, à partir du tryptophane.

Il est également recommandé de l'associer au phosphore.

Les précautions d'emploi

La Niacine peut en présenter à très haute dose : plus de 100 mg. Ces effets peuvent être des démangeaisons, des sensations de brûlure sur la peau et des nausées. Ils ne sont pas dangereux en soi mais peuvent s'ajouter à d'autres maladies et causer des troubles dont il faut tenir compte.

La dose quotidienne recommandée

Pour les adultes, la dose quotidienne recommandée est de 15 à 20 mg. Pour les enfants de moins de 10 ans, la dose recommandée est de l'ordre de 6 à 8 mg. Des doses supérieures, de l'ordre de 50 à 100 mg, peuvent être absorbées sans danger, sous forme de Nicotinamide, pour compenser des carences.

La Vitamine B5

La vitamine B5 est aussi appelée Acide pantothénique. Elle est soluble dans l'eau. Elle est synthétisée dans l'organisme par l'intermédiaire des bactéries intestinales, et à partir du Calcium D pantothénate. Elle se révèle très sensible à la cuisson et au traitement industriel des aliments.

Elle est détruite par l'alcool, la caféine, les pilules contraceptives, les somnifères et les sulfamides.

Principales fonctions

Elle joue un rôle essentiel dans le métabolisme : transformation des lipides et des glucides en énergie, formation des hormones corticosurrénales ; elle lutte contre la fatigue et le stress ; elle développe l'ensemble du système immunitaire en participant à la synthèse des anticorps ; elle est indispensable dans les maladies de peau (mycoses, herpès) et favorise la cicatrisation (avec la vitamine A) ; elle prévient la chute des cheveux, en association avec la biotine ; elle a des propriétés anti-vieillissement à très fortes doses.

Vous utiliserez la vitamine B5 pour tous vos problèmes de peau, mais sa grande indication est la chute des cheveux, en association avec la Biotine.
Elle agit aussi bien dans les cas d'alopécie féminine avec dépigmentation des poils résiduels, que dans la pelade des enfants où le résultat est remarquable. Chez les hommes âgés, l'arrêt de la chute retarde l'échéance de la calvitie.

Outre la chute des cheveux, vous penserez à elle pour vos ongles et pour toutes les plaies qui traînent et cicatrisent mal.

Les sources naturelles

Son nom de vitamine Pantothénique indique qu'elle est présente dans de très nombreux aliments (panto = partout).
On la trouve en particulier dans : chou, huîtres, miel, lait, œuf, soja, tomate, tournesol, viande de bœuf, volailles, céréales et céréales germées, épinards, gelée royale, mélasse, son de riz et de blé, foie, cœur, rognons, levure de bière, etc.

Les symptômes de carences

Une carence en vitamine B5 provoque fatigue, mauvais état des cheveux, de la peau et une mauvaise cicatrisation.
On peut aussi souffrir de désordres gastriques.

La dose quotidienne recommandée

Environ 10 mg ; des doses plus importantes, de 10 à 100 mg, peuvent être prises sans danger, pour lutter contre des carences.

Association conseillée

Vitamine B6, B8 (biotine), B9 (acide folique), vitamine A.

La Vitamine B6

La vitamine B6 est aussi appelée Pyridoxine. C'est la vitamine des carnivores : plus on mange de viande, plus on a besoin de B6. Soluble dans l'eau, elle résiste bien à la chaleur. La B6 est instable aux ultraviolets ainsi qu'en présence de fer et d'agents oxydants. Une conservation trop longue l'altère.

Elle se trouve détruite par l'alcool, les pilules contraceptives et certaines formes de cuisson.

Elle est synthétisée par la flore bactérienne intestinale, mais à dose insuffisante.

Principales fonctions

Elle intervient dans le métabolisme des acides aminés et des protéines ; elle est nécessaire à l'assimilation du magnésium et à la transformation du Tryptophane en vitamine B3 ; elle joue un rôle important dans tous les symptômes liés au syndrome prémenstruel, à la grossesse (nausées) et à la prise de pilules contraceptives ; elle est utile contre certains troubles nerveux et cutanés (acné) ; elle aide à équilibrer certains diabètes ; elle stimule le système immunitaire en général.

Le lait maternel est une source importante de vitamine B6 pour les bébés.
Les laits artificiels doivent être complétés avec cette vitamine. Pensez-y pour la santé de votre enfant.

Si vous souffrez du syndrome prémenstruel (nervosité, prise de poids par rétention d'eau, seins douloureux, migraines, fatigue), je vous conseille d'en faire une cure en association avec de l'huile d'onagre, pendant les dix jours qui précèdent les règles.

Les sources naturelles

La vitamine B6 est très répandue dans la nature. On la trouve avant tout dans les céréales et les céréales germées, les levures, le jaune d'œuf, le foie de bœuf et le soja.
on en trouve aussi dans la viande rouge, la cervelle, le foie, les rognons, choux, épinards, fromages, fruits frais, jambon, lait, légumes verts, mélasse, orange, pain complet, pois secs, poissons, pommes de terre, porc, tomate, etc.

Les symptômes de carences

Les carences en vitamine B6 sont plutôt le résultat d'une mauvaise absorption ou de destruction dans l'organisme, car elle est relativement abondante dans la nourriture. On peut éprouver : anémie, désordres nerveux, convulsions, insomnie, dermatose, en particulier sur le visage : autour des yeux ou de la bouche, inflammation de la langue.

Chez la femme enceinte, une carence peut provoquer une toxémie gravidique et entraîner la mort du fœtus.

Les précautions d'emploi

Au-delà de 1 500 mg par jour (très forte dose), on note parfois l'apparition de problèmes nerveux. La vitamine B6 annule les effets de la Levodopa, un remède utilisé dans le traitement de la maladie de Parkinson.

La dose quotidienne recommandée

Pour les adultes, environ 2 mg. Dans les cas de syndrome prémenstruel, de grossesse, de consommation excessive de viande, cette quantité est nettement insuffisante. Des doses allant de 250 à 500 mg sont sans danger.

Association conseillée

Les vitamines B2 et B5, l'acide gamma linolénique (syndrome prémenstruel), le magnésium, le zinc.

La Vitamine B8

La vitamine B8 est beaucoup plus connue sous le nom de Biotine. Comme la vitamine B6, c'est la vitamine de la peau et des cheveux. Soluble dans l'eau, elle est en général très stable. Mais en présence d'avydine, une substance qui se trouve dans le blanc d'œuf cru, elle devient inactive.

Principales fonctions

Avant tout, agit contre la chute des cheveux (alopécie, pelade, calvitie). L'acné, les dermites séborrhéiques des adultes et des nourrissons, l'eczéma, les furonculoses. Les glossites avec langue saburrale et plaques dépapillées. Les troubles du goût.

Elle intervient également comme facteur essentiel dans le métabolisme des protéines, lipides et hydrates de carbone. Vous la trouverez associée à toutes les vitamines du groupe B, naturellement, dans la levure de bière. Outre son effet bien connu sur les cheveux et la peau, elle est recommandée aux personnes qui ont perdu l'appétit.

Les sources naturelles

On la trouve dans le foie, les rognons, jaune d'œuf, chocolat, cacahuètes, pois secs, champignons, levure de bière, et en petite quantité dans tous les tissus animaux et végétaux.

Les symptômes de carences

La carence en vitamine B8 entraîne une chute des poils, des troubles neuromusculaires, des lésions cutanées diverses, des dermatoses séborrhéiques avec atrophie des papilles de la langue et des troubles du goût, la sécheresse de la peau. La carence spontanée est rare.

La dose quotidienne recommandée

La dose quotidienne recommandée est de 100 à 300 microgr.

Association conseillée

Toutes les autres vitamines du groupe B : B2, B3, B5, B6. Et pour tous les problèmes de peau, avec la vitamine A.

La Vitamine B9

Vous la connaissez certainement mieux sous le nom d'Acide folique mais on l'appelle parfois aussi vitamine BC ou L1. Elle est soluble dans l'eau. Elle joue un rôle essentiel dans d'importantes réactions biologiques comme la synthèse de l'ADN et la formation des globules rouges.

Toutes les fonctions énumérées ci-dessous découlent de ce rôle.

Elle est sensible à la cuisson et à la lumière. Certains métaux (fer, cuivre, manganèse), les sulfamides, les pilules contraceptives participent à sa destruction.

Principales fonctions

Elle intervient dans la prévention et la lutte contre toutes les formes d'anémie et leurs conséquences (en relation avec la vitamine B12) ; elle protège contre les parasites intestinaux et les empoisonnements ; elle retarde le blanchissement des cheveux (en relation avec la vitamine B5).

Pour certains auteurs, l'acide folique posséderait un pouvoir anticancéreux.

La carence en acide folique est la principale carence nutritionnelle chez les femmes enceintes.
Mangez donc des aliments qui en sont riches et prenez des

suppléments de levure de bière.

Si vous avez du psoriasis, l'association de la vitamine B9 avec les vitamines B12 et C a une action positive.

Les sources naturelles

L'acide folique est très répandu dans la nature, en particulier dans les épinards, la levure de bière, le germe de blé, les brocoli, endive, cacahuète, amande et dans le foie.
On le trouve en quantités plus importantes sous forme de polyglutamate dans le ris de veau, les rognons, la viande de boucherie, les volailles, les fromages et les légumineuses.

Les symptômes de carences

La carence se traduit par des problèmes intestinaux et de l'anémie.

La dose quotidienne recommandée

La dose quotidienne recommandée est d'environ 400 microgr. ou plus, pour les femmes enceintes ou allaitant.

Association conseillée

Avec la vitamine B12 est indispensable, mais on associera également l'acide folique aux autres vitamines du groupe B.

La Vitamine B12

Cette vitamine très connue sous le nom de cyanocobalamine, a la particularité d'agir à très faible dose et se mesure en millionièmes de gramme. Elle est soluble dans l'eau.

Sensible à la cuisson et à la lumière, elle est détruite par l'alcool, les pilules contraceptives et les somnifères.

Principales fonctions

Sa principale fonction est d'aider à la formation des globules rouges. Elle soigne donc les anémies mais aussi les névralgies. Elle est nécessaire au métabolisme du fer dans l'organisme.

Je vous conseille de faire régulièrement des cures de levure de bière vivante qui vous apportera toutes les vitamines du groupe B sous une forme facilement assimilable.

Cette recommandation est particulièrement valable pour les femmes enceintes et tous ceux qui traînent une fatigue persistante, apparemment sans cause.

Pensez à faire effectuer dans ce cas, une numération globulaire pour vérifier que le nombre de vos globules rouges est normal.

Si vous êtes végétarien strict, veillez à incorporer des suppléments de B12 sous forme de levure, dans votre alimentation quotidienne.

Les sources naturelles

On la trouve principalement dans le foie, la levure de bière, la viande de boucherie, le lait et les fromages, le jaune d'œuf, les rognons, les huîtres.
Les végétaux ne contiennent pas de vitamine B12, ce qui explique le danger d'un régime strictement végétarien, sans apport animal. Par ailleurs la vitamine B12 renferme 4 % de cobalt, d'où son action dans l'anémie.

Les symptômes de carences

La carence en vitamine B12 produit la maladie de Biermer avec ses trois symptômes : anémie et ses conséquences, troubles digestifs (anorexie, diarrhée), troubles neurologiques : paresthésie et troubles de la sensibilité profonde.

La dose quotidienne recommandée

Pour les adultes, la dose quotidienne recommandée est d'environ 3 à 6 microgr. Des doses plus importantes que la moyenne journalière peuvent être prises sans danger, si vous êtes enceinte par exemple, et on peut consommer des doses allant jusqu'à 50 microgr.

Association conseillée

Les autres vitamines du groupe B, en particulier la B9 (acide folique) qui est aussi indiquée dans l'anémie.

La Vitamine B15

La vitamine B15, ou Acide pangamique, est peu connue en France.

Principales fonctions

Cette vitamine est avant tout la vitamine des sportifs et de ceux qui souffrent de coups de pompe dans la journée.
Elle favorise l'oxygénation des tissus ; elle accroît la résistance à la fatigue et la vitesse de récupération en économisant le glycogène, carburant de notre énergie ; elle protège contre la pollution des grandes villes ; elle a des effets désintoxicants sur l'organisme.

Si vous vivez dans un environnement pollué, tel que les grandes agglomérations urbaines, vous devez aussi l'utiliser régulièrement pour désintoxiquer votre organisme et retrouver votre dynamisme.

Les sources naturelles

Le noyau d'abricot, où la B15 fut découverte pour la première fois, le riz et les céréales complètes, en particulier sésame, le foie de cheval et le sang de bœuf.

Les précautions d'emploi

Bien qu'il n'y ait pas de toxicité officiellement connue, certaines personnes ont signalé l'apparition de nausées au début de l'emploi de la B15, mais ces effets disparaissent au bout de quelques jours.

La dose quotidienne recommandée

Les organismes officiels de santé ne donnent pas de chiffres sur cette dose quotidienne. En Amérique, des doses journalières de l'ordre de 50 microgr. sont utilisées, depuis plusieurs années.

Association conseillée

Les vitamines A et E, le sélénium.

La Vitamine C

La vitamine C, ou Acide ascorbique, est une vitamine hydrosoluble. C'est sans doute la plus célèbre de toutes les vitamines et cela est justifié par son rôle dans notre organisme. Malgré toutes les études auxquelles elle a donné lieu, on ne connaît pas encore l'ensemble des mécanismes qui lui sont associés.

L'acide ascorbique est facilement détruit par la cuisson, par le tabac (une cigarette détruit environ 25 mg de vitamine C) et par certains médicaments (aspirine, cortisone).

Le fait qu'elle soit soluble dans l'eau fait qu'une bonne partie de cette précieuse vitamine reste dans le liquide de cuisson qui est en général jeté ! Aussi, je vous engage vivement à préférer, pour vos légumes et fruits, les cuissons à la vapeur ou à sec qui préservent ainsi un maximum de vitamine C.

La vitamine C n'est pas stockée par l'organisme et de plus, comme c'est une vitamine fragile, nos apports doivent être journaliers et suffisants. Les personnes ne prenant pratiquement pas de fruits et de légumes frais courent des risques importants de carence.

Principales fonctions

Elle intervient dans le système immunitaire et donc prévient et aide à soigner les infections bactériennes et virales (rhumes, grippes,...) ; elle aide à la cicatrisation des blessures par son rôle dans la formation du collagène et son rôle anti-infectieux ; elle protège contre certains effets néfastes de la pollution et du tabac ; elle possède une action antioxydante et est souvent conseillée en association avec les autres antioxydants tels que sélénium et vitamine E, dans la prévention et la lutte contre le vieillissement ; elle combat certaines formes de stérilité masculine ; elle a une action de prévention et de soin anticancéreuse : cette action, par prise de doses très importantes de vitamine C (10 g et plus), a été l'objet des travaux du prix Nobel Linus Pauling.

Les sources naturelles

On la trouve principalement dans les fruits frais et notamment groseilles, citrons, oranges, pamplemousses et fruits exotiques (acerola, kiwi) aussi dans le cynorrhodon ; les légumes frais et notamment chou-fleur, chou de Bruxelles, brocoli, persil, poivron, et pomme de terre.

Les symptômes de carences

Le scorbut est la maladie typique de la carence en vitamine C. Heureusement, il ne se rencontre pratiquement plus de nos jours. En revanche, un manque relatif de cette vitamine peut se traduire par des états de fatigue, amaigrissement, malaise, maux de tête, douleurs osseuses, ainsi qu'une moindre résistance aux infections diverses. On peut voir aussi des gonflements des membres inférieurs, des taches de purpura et des saignements des gencives et du nez.

Les précautions d'emploi

La vitamine C peut être absorbée en grande quantité sans danger, c'est même parfois une manière de soigner différentes affections. Sous forme synthétique, elle peut provoquer de l'excitation, inconvénient qui n'existe pas, si vous la prenez sous forme naturelle.

La dose quotidienne recommandée

La dose quotidienne recommandée est d'environ 60 mg. Pour certains spécialistes, elle est nettement insuffisante.

Dans des conditions de stress, des doses de 500 mg à 1 g

semblent plus indiquées.

Association conseillée

Vitamines A, D, vitamines du groupe B ainsi que magnésium pour l'action anti-stress, la vitamine E et le sélénium pour l'action anti-vieillissement.

La Vitamine D

La vitamine D, ou Calciférol, est une vitamine liposoluble qui permet la fixation du calcium et du phosphore. Elle se trouve dans notre organisme sous deux formes : des provitamines contenues dans notre peau se transforment sous l'action du soleil en la vitamine proprement dite, l'autre forme correspond à la vitamine D absorbée dans nos aliments. Elle est sensible à l'air et à la lumière, mais relativement stable à la chaleur. Cette vitamine peut être stockée dans l'organisme. Ce stockage se fait dans le foie et la vésicule biliaire, les muscles et surtout le tissu graisseux. En général, les stocks sont d'une telle importance qu'il suffit d'un apport tous les six mois pour couvrir les besoins.

Principales fonctions

Sa fonction essentielle, d'une importance vitale, est d'intervenir dans la formation et la consolidation des os et des dents. Elle aide à l'assimilation de la vitamine A et à la prévention des rhumes, en association avec les vitamines A et C. Les enfants en période de croissance, les personnes ayant la peau mate et vivant dans des zones peu ensoleillées ont besoin de plus de vitamine D que les autres. Même chose pour les personnes travaillant de nuit. Les femmes enceintes, surtout si elles sont spasmophiles, doivent en consommer sous forme naturelle, à partir du troisième mois de leur grossesse.

Les sources naturelles

La vitamine D est peu répandue dans l'alimentation. On la trouve essentiellement dans les huiles de foie de poisson et dans la chair de certains poissons tels que sardines, saumon, hareng, et en petite quantité dans les œufs et le lait.
La principale source naturelle reste le soleil qui fixe les provitamines contenues dans la peau.

Les symptômes de carences

Rachitisme et ses conséquences, différentes maladies des os et des dents, arthrite, fatigue.

Les précautions d'emploi

Elle peut être toxique à des doses importantes telles que 25 000 UI par jour mais chez certains individus, des doses de 5 000 UI peuvent déjà se montrer excessives. L'intoxication se manifeste par des nausées, une baisse d'appétit, des démangeaisons, de la diarrhée et des douleurs abdominales ainsi que de la déshydratation. Il y a un risque d'augmentation du taux de calcium avec possibilité de complications telles que calculs, fatigue, troubles neurologiques.

La dose quotidienne recommandée

La dose quotidienne recommandée est de 200 à 400 UI pour les adultes ; plus pour les enfants, pour les femmes enceintes et pendant l'allaitement.
Les gélules du commerce, qui apportent en général chacune moins de 100 UI, ne risquent pas de provoquer des surdosages.

Association conseillée

Vitamines A et D, magnésium, calcium, phosphore.

La vitamine E

La vitamine E, ou Tocophérol, est une vitamine liposoluble. Elle se présente comme une huile visqueuse de coloration jaune pâle. Elle est sensible à la chaleur, à l'air, à la lumière (en particulier aux ultraviolets) et aux basses températures qui l'altèrent. Le chlore (par exemple celui contenu dans l'eau du robinet) et les huiles minérales la détruisent.

La vitamine E est stockée dans le foie où la réserve est estimée à quelques grammes. Des quantités assez importantes de vitamine E existent aussi dans les tissus graisseux, l'hypophyse et les surrénales, les testicules et l'utérus.

Principales fonctions

Elle possède un rôle antioxydant important qui protège les cellules et les tissus : c'est l'un des principaux nutriments qui agissent contre le vieillissement avec le Sélénium et les vitamines A et C contre le cancer ; elle a un effet bénéfique sur le cœur et les problèmes de circulation par son effet vasodilatateur. Son rôle sur la stérilité féminine est actuellement contesté mais pas son effet bénéfique sur la sphère génitale. Les femmes qui prennent la pilule, qui sont enceintes ou qui allaitent, ont besoin d'augmenter leur consommation de vitamine E.
Si vous consommez beaucoup d'huiles végétales polyinsaturées

(germe de blé, maïs, tournesol, arachide, etc.) il faut augmenter la prise de vitamine E.
Compte tenu de ses qualités anti-oxydantes et antivieillissement, vous devez en prendre suffisamment, si vous êtes dans la période critique de la ménopause ou de la vieillesse ou bien, si vous souffrez des effets du stress.

Les sources naturelles

La source principale est le germe de blé ainsi que les noisettes, amandes, végétaux à feuilles vertes, en particulier laitues et épinards, céréales complètes, huile de foie de morue, etc.

Les symptômes de carences

Il n'existe pas de maladies graves reconnues comme conséquences de carence en vitamine E. Une déficience se marque par des problèmes de circulation sanguine, un épuisement musculaire, des signes d'anémie et un mauvais état de la peau et des cheveux.

La dose quotidienne recommandée

La dose quotidienne est difficile à définir. Selon les sources, on peut trouver des chiffres aussi variables que 30 à 200 UI pour les adultes.
Association conseillée : les vitamines A et C, le sélénium et les acides gras essentiels, le zinc.

La Vitamine F

La vitamine F ou acides gras polyinsaturés n'est pas une vitamine au sens strict mais le terme est utilisé par les nutritionnistes pour désigner les acides gras essentiels polyinsaturés : acide linoléique, acide linolénique, acide gamma linoléique, acide arachidonique, acide eicosapentaenoïc, etc. C'est une vitamine liposoluble. Elle peut être stockée dans l'organisme de la même manière que la vitamine E.

Elle peut être altérée par la chaleur et l'oxygène de l'air. Son action est inhibée par l'excès de graisses saturées dans l'alimentation.

Principales fonctions

Elle participe à la synthèse des prostaglandines, substances très importantes qui interviennent à de nombreux niveaux dans l'organisme. Elle participe à la formation de la structure des muscles et des membranes cellulaires. Elle prévient le dépôt de cholestérol dans les artères et protège contre les maladies cardiovasculaires et contre l'hypertension artérielle. Elle aide au bien-être général par son action au niveau hormonal. Elle participe au bon état de la peau et des cheveux. Elle favorise la perte de poids en brûlant les graisses saturées. Elle agit - grâce à son acide gamma linoléique - sur le syndrome prémenstruel, l'arthrite, l'eczéma, la sécheresse et la fatigue oculaire, etc.

Les sources naturelles

Huiles végétales de germe de blé, de tournesol, de soja, d'arachide, à condition qu'elles soient de première pression à froid, car le chauffage et le raffinage détruisent leurs précieux acides gras, cacahuète, noix, amande, avocat, pour l'acide linoléique, huile d'onagre et huile de bourrache pour l'acide gamma linoléique, huiles de poisson et poissons gras pour l'acide linolénique.

Les symptômes de carences

Arthrite, eczéma, ongles et cheveux cassants, excès de cholestérol.

Les précautions d'emploi

Aucune, bien au contraire, notre alimentation n'en comportant pas suffisamment.

La dose quotidienne recommandée

Il n'y a pas de dose recommandée par les organismes officiels. Il faut savoir que plus nous mangeons gras, en particulier des graisses animales, plus nous avons besoin d'augmenter notre consommation de vitamine F.

Association conseillée

Vitamine E et sélénium pour la protection contre le vieillissement. Vitamine B6 et magnésium pour la lutte antistress, zinc pour les troubles du système génital et la croissance ainsi que pour la beauté des cheveux et de la peau.

La Vitamine K

On décrit sous le nom de vitamine K (ou Koagulation vitamin), un groupe de dérivés naturels et liposolubles de la Naphtoquinone qui ont tous des propriétés antihémorragiques et sont employés pour augmenter le taux de la prothrombine du sang. Au départ, la vitamine K a été extraite des feuilles de luzerne et de la chair de poisson. Elle peut aussi être synthétisée chimiquement.

La vitamine K est stable à la chaleur mais instable à la lumière. Les pertes à la cuisson sont faibles. Elle est produite par les bactéries intestinales, sauf chez le nouveau-né, dont l'intestin est stérile à la naissance.

Principales fonctions

Elle joue un rôle essentiel dans la formation de la prothrombine, et donc dans le mécanisme de la coagulation sanguine ; en cas de besoin (hémorragies), elle élève très rapidement le taux de prothrombine ; elle est utilisée préventivement avant les opérations chirurgicales ou les accouchements ; elle est utilisée curativement dans tous les cas où la coagulation du sang s'avère difficile.
Dans la vie courante, il n'y a pas lieu de procéder à des apports en vitamine K par suppléments alimentaires. Par contre, incorporée à des crèmes de soins de la peau et des jambes, elle lutte efficacement contre l'éclatement spontané des capillaires et la formation de bleus.

Les sources naturelles

La vitamine K existe surtout dans les feuilles vertes et les foies d'animaux, plus rarement dans les fruits. Les aliments qui en sont les plus riches sont, par ordre de concentration : les farines de poisson, le foie de porc, le chou frisé et les épinards, le chou de Bruxelles, le chou brocoli, la laitue, le foie de bœuf, de veau, les viandes, le cresson.

Les symptômes de carences

Chez l'homme il n'existe pas de carence d'apport, les accidents hémorragiques par avitaminose K apparaissent chez les sujets qui la fixent mal au cours de maladies sévères du foie, des reins, des voies biliaires ou de l'intestin. Les traitements anticoagulants ou les traitements par antibiotiques de longue durée qui détruisent la flore intestinale, peuvent aussi provoquer une avitaminose K.

Les précautions d'emploi

La vitamine K est bien tolérée et dénuée de toxicité. Mais il ne faut pas oublier qu'elle est coagulante et qu'elle peut favoriser la formation de caillots dans les vaisseaux et leur obturation. Elle est donc à proscrire chez les hypertendus et chez tous les malades où il faut fluidifier le sang.

La dose quotidienne recommandée

Les besoins quotidiens de l'homme sont d'environ 1 mg.

Association conseillée

Avec les vitamines C et A.

LES ACIDES AMINÉS

On dénombre une vingtaine d'acides aminés et chacun a un rôle spécifique à jouer dans le corps. Une fois constitués, les acides aminés sont acheminés vers le foie pour être distribués à travers tout l'organisme selon les besoins et les nécessités. Ils ne seront pas utilisés tels quels, mais associés, regroupés, pour former les protéines, qui constituent la cellule. Lorsque les acides aminés résultant de notre alimentation et de notre digestion vont se trouver libérés dans notre organisme, l'ADN va savoir comment les grouper pour construire les protéines nécessaires à la fabrication d'une cellule de peau, d'os ou de foie... Et, c'est ainsi que, quelques heures après avoir avalé une bouchée de viande, de nouvelles cellules vont voir le jour, grâce à la plus fantastique machine existant dans l'univers : le corps humain.

Les Acides Aminés dans notre alimentation

Ce sont les protéines d'origine animale qui sont les plus complètes en acides aminés. Les protéines d'origine végétale que l'on trouve dans les céréales, facilement assimilables, présentent l'inconvénient de ne pas apporter tous les acides aminés essentiels, il manque en général l'isoleucine et la lysine, mais c'est un manque qui peut être facilement comblé. on peut le faire en associant aux céréales (dans le même repas) des féculents qui par contre en sont suffisamment pourvus : haricots blancs, fèves, lentilles, pois, soja ; ou en ajoutant quelques produits d'origine animale : laitages et œufs.

les besoins quotidiens d'une femme de 60 kilos, à l'activité normale, sont de 44 grammes de protides. cet apport est couvert par une portion de viande maigre ou de volaille ou de poisson (20 gr), une tasse de lait (9 gr), une tranche de fromage moyenne (8 gr), un œuf (6 gr) et un morceau de pain (2 gr).

Soit au total 45 grammes de protides purs, ce qui est suffisant pour les besoins quotidiens, le reste de l'alimentation pouvant être constitué de légumes verts, de salade ou de fruits.

On peut aussi remplacer la viande par des céréales complètes associées à des féculents de temps à autre.

Le cas particulier de la Carnitine

Parmi les dérivés des acides aminés de base, nous allons faire une place particulière à la Carnitine, substance qui a un rôle tout à fait particulier à jouer dans l'organisme. C'est au niveau du foie et des reins que la synthèse de la Carnitine est réalisée. Transportée par le sang, la Carnitine pénètre à l'intérieur des cellules, en particulier des cellules des muscles qui en contiennent jusqu'à quarante fois plus que les autres cellules du corps. Son rôle va consister à favoriser la combustion des graisses pour produire de l'énergie. Sans Carnitine, les graisses ne peuvent être brûlées au niveau des muscles - d'où fatigue, manque d'énergie, frilosité, prise de poids par accumulation graisseuse. C'est le cas de ces personnes trop grosses qui suivent un régime strict sans perdre de poids et qui, du fait de ce régime strict, se retrouvent sans forces ! C'est en brûlant les graisses corporelles que la Carnitine apporte de l'énergie. Ceci n'a pas échappé aux sportifs et à ceux qui se préoccupent de leur forme. Ainsi, depuis quelques années, de la Carnitine est apportée aux sportifs devant fournir un effort intense et durable, comme les tennismen, les footballeurs ou les coureurs de fond. Les résultats traduisent une meilleure résistance à l'effort, une meilleure récupération et un allègement de la fatigue cardiaque.

Comment éviter les carences

Une alimentation variée, faisant place aux protides animaux et végétaux, doit nous fournir tous les acides aminés dont nous avons besoin. Les personnes courant le plus de risques de carences sont celles qui suivent des régimes diététiques particuliers. Il est préférable de ne pas laisser s'installer de tels manques, c'est pourquoi des supplémentations en acides aminés sont conseillées. Des compléments alimentaires adaptés existent dans le commerce.

LES MINÉRAUX ET OLIGO-ÉLÉMENTS

Catalyseurs et régulateurs des processus vitaux, les oligo-éléments et les minéraux sont indispensables à la vie. Ils sont éliminés par l'organisme de façon régulière et leurs pertes doivent, pour cette raison, être compensées par des apports alimentaires correspondants.

Il y a encore peu de temps, le rôle de certains éléments, tels que le chrome et le sélénium, n'avait pas encore été déterminé avec précision.

Si sept éléments, dits "macro-éléments" ou tout simplement "minéraux", sont nécessaires chaque jour en quantité importante (au moins 100 mg et bien davantage), d'autres éléments, appelés "oligo-éléments", sont nécessaires en micro-quantités.

Les sept minéraux sont : le calcium, le chlore, le magnésium, le phosphore, le potassium, le sodium et le soufre.

Les oligo-éléments : ils sont nombreux et n'ont pas tous une même importance. Citons parmi les plus intéressants : l'aluminium, l'argent, le chrome, le cobalt, le cuivre, le fer, le fluor, l'iode, le lithium, le manganèse, le nickel, l'or, le sélénium, le silicium, le vanadium, le zinc.

L'Aluminium

L'aluminium existe sur terre en abondance et on le trouve en faibles concentrations dans les végétaux, les animaux et tous les tissus humains. Chez l'homme, les plus fortes concentrations se trouvent dans les poumons, le foie, la thyroïde et le cerveau. En très petites quantités, il est bénéfique, mais il devient vite toxique à doses plus fortes. Nous serions beaucoup plus imprégnés en aluminium que nos ancêtres, en raison des additifs alimentaires dans lesquels des sels d'aluminium sont souvent présents.

Les principales fonctions

Utilisé à très petites doses, l'aluminium peut être très bénéfique, car c'est un grand régulateur du sommeil, ne provoquant pas d'effets hypnotiques ni dépressifs. Il est proposé comme modificateur de terrain dans les retards physique et intellectuel de l'enfant (associé au zinc), ainsi que dans tous les troubles de mémoire des jeunes et des vieux.

Les précautions d'emploi

A haute dose, l'aluminium provoque des troubles de la parole, puis des pertes de mémoire, la sénilité et pour finir, de la léthargie. A un degré moindre, du psoriasis et des troubles digestifs peuvent être dus à une surcharge en aluminium.

On déconseille généralement de cuisiner dans de l'aluminium pour éviter ce risque.

La dose quotidienne recommandée

Avec six à neuf globules par jour, vous ne risquez aucun effet toxique mais vous conservez ses propriétés bénéfiques. Pour les enfants jusqu'à 10 ans, je vous conseille 6 globules par jour.

Association conseillée

Associé au lithium, l'aluminium est tout à fait recommandé pour faire dormir et calmer les malades atteints de troubles psychiques. Associé au zinc, il est conseillé pour le retard physique et intellectuel de l'enfant, ainsi que pour tous les troubles de mémoire des jeunes et des vieux.

L'Argent

L'argent est depuis toujours connu comme antiseptique. On posait, autrefois, une bague en argent dans l'eau pour la conserver.

Les principales fonctions

L'argent s'oppose au développement des agents infectieux, on l'emploie donc contre les maladies infectieuses les plus diverses. Dans tous les cas, il modifie favorablement l'état du malade, en abaissant la température.
Bactéricide puissant, il complète admirablement le cuivre et l'or comme agent anti-infectieux.
Cette trilogie d'oligo-éléments se comporte alors comme un antibiotique naturel.
C'est un anti-infectieux puissant, renforçant les défenses de l'organisme, à utiliser constamment dans tous les problèmes infectieux.
Une association judicieuse avec d'autres oligo-éléments, potentialise ses effets.

Association conseillée

Dans les infections gynécologiques, les septicémies, les pneumonies on associe l'argent au sélénium.
Pour les endocardites infectieuses on associe l'argent au phosphore.
Pour les typhoïde, érysipèle, scarlatine grave, rhumatisme articulaire aigu et rhumatisme infectieux on l'associe au manganèse et au cuivre.
Pour les grippes et leurs complications avec le cuivre, les angines et les affections rhino-pharyngées et pulmonaires avec le manganèse, le cuivre, et l'or.

Le Calcium

Le calcium est un constituant essentiel des os et des dents (98 % du calcium du corps se trouve dans le squelette). Il est l'élément minéral le plus important de l'organisme : il représente 2 % du poids du corps, soit à peu près 1,2 kg chez un adulte.

L'acide phytique que l'on trouve dans le son des céréales, les légumineuses et les noix se combine dans l'intestin avec le calcium en formant du phytate de calcium non absorbable. Ceci peut entraîner un défaut d'absorption du calcium et une certaine carence.

Le calcium apporté par les aliments est absorbé dans l'intestin, et la vitamine D est indispensable à cette absorption. Seulement 40 % du calcium apporté par les aliments est assimilé.

Les principales fonctions

Outre son rôle de constitution du squelette et des dents, le calcium intervient dans la perméabilité des cellules, dans le fonctionnement des nerfs et des muscles, dans le fonctionnement du cœur, dans la coagulation du sang.

Des carences en calcium peuvent être observées au cours de certaines maladies (diarrhée prolongée, hypoparathyroïdie, insuffisance rénale chronique, métastases osseuses, traitement contre les convulsions ou les leucémies).
Aussi, je vous engage à faire une supplémentation en calcium, si c'est votre cas.

A l'inverse, les personnes ayant un ulcère digestif et prenant de grandes quantités de carbonate de calcium pour neutraliser l'hyperacidité gastrique, peuvent souffrir d'une hypercalcémie.

Les sources naturelles

Les fromages à pâte dure (comme le gruyère), les amandes, les noisettes, les fruits secs, les laitages : lait, yaourt et fromage blanc, les haricots secs, les mollusques, en dehors du lait, certaines eaux minérales sont assez riches en calcium.

Les symptômes de carence

Ils surviennent en cas de consommation insuffisante de produits laitiers et sont aggravés par des grossesses répétées, l'allaitement prolongé, les régimes restrictifs abusifs.
Des déficiences en calcium peuvent conduire à une baisse du taux de calcium dans le sang (hypocalcémie), laquelle provoque : des troubles neuro-musculaires (tétanie, spasmophilie), des troubles au niveau de la peau, des dents, des ongles, des troubles au niveau des yeux (cristallin), des déformations osseuses (ostéomalacie chez l'adulte, rachitisme chez l'enfant).

Les précautions d'emploi

Soif intense avec urines abondantes, perte de l'appétit avec nausées, vomissements, calculs urinaires, troubles cardiaques, neuropsychiques, calcification des tissus, insuffisance rénale peuvent être dus à un excès de calcium trop bien assimilé.

La dose quotidienne recommandée

Chez les adultes, les besoins sont d'environ 500 à 800 mg par jour. Un risque de carence existe en dessous de 400 mg.

Les besoins en calcium sont plus élevés chez les enfants, les adolescents, les femmes enceintes ou celles qui allaitent.

Association conseillée

La vitamine D qui permet la fixation du calcium dans l'organisme ; le magnésium pour les mêmes raisons.

Le Cuivre

Présent dans le corps en quantité infime : 75 à 150 mg, le cuivre a un rôle très important. Son action ne peut être séparée de celle d'autres minéraux, en particulier le zinc, le manganèse, le fer et le magnésium.

Le foie a la teneur la plus élevée de l'organisme en cuivre, le cerveau venant en second tandis que les autres organes et tissus en contiennent beaucoup moins. Le foie du nouveau-né à terme contient à peu près sept fois plus de cuivre que le foie de l'homme adulte et il faut entre cinq et quinze ans pour abaisser ce taux de cuivre au niveau de l'adulte.

Les principales fonctions

Le cuivre entre dans la composition de plusieurs enzymes nécessaires aux processus d'oxydoréduction ; il intervient dans la synthèse des protéines, dans l'absorption du fer, dans la formation des globules rouges.

C'est un anti-infectieux microbien et viral par son action stimulante du système réticulo-endothélial, et en outre un régulateur thyroïdien et surrénalien.

Attention, une forte proportion de cuivre dans l'organisme joue un rôle insidieux dans nombre d'affections.

Elle peut en particulier contribuer à l'anémie Ferriprive, en causant sans doute des troubles dans le stockage du fer. Dans la grossesse également, un taux élevé de cuivre abaisse le taux de fer et entraîne un déficit en molybdène.

Faites votre bilan !

Les sources naturelles

Les foies d'animaux, les coquillages et les crustacés, les légumes secs, les champignons, les fruits oléagineux, les viandes (sauf le bœuf et le mouton) et les poissons sont les aliments les plus riches en cuivre.

On en trouve aussi dans les légumes verts, les fruits frais et le poivre. Par contre, le lait, les laitages, le fromage, le pain blanc en fournissent très peu.

Les symptômes de carence

Des carences en cuivre ont été décrites chez des nourrissons nourris exclusivement et pendant trop longtemps au lait de vache, qui est très pauvre en cuivre.

Les précautions d'emploi

Pris en excès, le cuivre ou le fer peuvent prendre la place du zinc, du manganèse et du magnésium pour provoquer des perturbations, dont la manifestation clinique va de l'insomnie à l'hypertension, en passant par l'arthrose, la dépression ou l'agitation incessante. L'hypercuprémie peut aussi, chez l'homme, être à l'origine de diverses affections du foie.

Les antidotes du cuivre en excès dans l'organisme sont le zinc et la vitamine C, en doses suffisantes.

La dose quotidienne recommandée

L'apport alimentaire recommandé est de 3 mg par jour chez l'adulte, de 50 microgr. par kilo et par jour chez l'enfant, et de 80 microgr. par kilo et par jour chez le nourrisson. Ces besoins sont couverts par l'alimentation chez les adultes et les enfants, mais une carence peut exister chez le nourrisson.

Associations conseillées

Lorsque l'organisme est sous stress, la vitamine B6 et le zinc sérique descendent, tandis que le cuivre monte. Il en est de même chez les femmes qui prennent la pilule. Une supplémentation en B6, en vitamine C et en zinc est donc à conseiller.

Le Cobalt

Incapable de synthétiser le cobalt dans son organisme, l'homme est sous la dépendance des apports de son alimentation pour en avoir suffisamment.

Les principales fonctions

Stimulant la production des globules rouges par l'intermédiaire de l'hormone érythropoïétine le cobalt, associé au fer et au nickel, soigne les anémies Ferriprives de l'enfant et de la femme enceinte.

Il régule le système neuro-végétatif et traite toutes les affections qui en découlent : spasmes, migraines, bouffées de chaleur, palpitations, angoisses,...

Il est d'une aide efficace contre les troubles de la ménopause, psychiques et physiques ; il protège contre les maladies cardio-vasculaires.

Les symptômes de carence

La nervosité, l'anémie, la fatigue générale.

Les végétariens stricts, qui ne consomment aucun produit animal, peuvent avoir des carences en cet oligo-élément, induisant des manques en vitamine B12.

Ils devront avoir recours obligatoirement à des supplémentations par des compléments alimentaires.

Les sources naturelles

Essentiellement dans les produits animaux : viande, lait, fruits de mer.

La dose quotidienne recommandée

Elle n'est pas clairement établie ; elle tournerait autour de 0,12 mg.

Le Chrome

Cet oligo-élément intervient comme constituant d'un complexe biochimique appelé FTG : facteur de tolérance au glucose. Ce facteur a un rôle de stimulateur de l'activité de l'insuline qui est nécessaire à la transformation du glucose et donc à la production de l'énergie. Ce complexe FTG abaisse aussi le taux de cholestérol dans le sang.

Les principales fonctions

Compte tenu de son action sur le mécanisme du sucre, le chrome est utile à la prévention et au traitement des affections liées à un dérèglement de ce métabolisme : diabète, hypoglycémie.
En abaissant le taux de cholestérol dans le sang, il prévient l'hypertension artérielle et les maladies cardio-vasculaires.

Les besoins en chrome sont augmentés chez les personnes âgées et chez la femme enceinte.

Les sources naturelles

Dans la levure, les céréales complètes, les viandes, certains condiments (poivre noir, thym,...) et dans les fruits de mer.

Les précautions d'emploi

Aucune toxicité n'est à redouter, en utilisant le chrome présent dans les compléments alimentaires.

La dose quotidienne recommandée

Elle est de 50 à 200 microgr.
Absorbé sous forme de sels de chrome, il faut prévoir des doses journalières beaucoup plus importantes, de l'ordre de 1 mg, car une faible partie seulement est absorbée.

Associations conseillées

Il s'associe bien avec les acides aminés avec lesquels il constitue le FTG, ainsi qu'avec le zinc et la niacine (vitamine B3).

Le Chlore

Associé dans le corps, sous forme de composé chloré, avec d'autres minéraux, notamment le sodium et le potassium, avec lesquels il agit en étroite relation, le chlore intervient principalement en tant que régulateur de l'équilibre entre les bases et les acides dans l'organisme. En excès dans l'eau du robinet, outre le mauvais goût qu'il lui donne, il peut détruire la vitamine E et la flore bactérienne intestinale.

Les principales fonctions

Aide au bon fonctionnement du foie et donc à l'élimination des toxines de l'organisme.
Les quantités ingérées sont en général suffisantes ; si elles sont trop élevées, il peut y avoir formation de composés chlorés, générateurs d'effets toxiques.

Les sources naturelles

Largement représenté dans la plupart des aliments, on le trouve aussi dans le sel de table, les algues, les olives et, bien sûr, l'eau du robinet.

Les symptômes de carence

Des carences en chlore provoquent la perte des cheveux et des dents.

Le Fer

Le fer est l'oligo-élément prépondérant dans le corps humain : l'organisme d'un sujet adulte en contient à peu près 4 grammes.

L'absorption du fer apporté par les aliments, n'est pas complète : 10 % en moyenne ; variable selon les aliments (entre 2 et 20 %), elle est meilleure pour les aliments d'origine animale. Plus de 70 % du fer organique sont liés à l'hémoglobine, substance présente dans les globules rouges du sang, qui joue un rôle essentiel dans le transport de l'oxygène à partir des poumons vers tous les autres organes. Le reste est présent dans le foie et la moelle osseuse.

L'absorption du fer est augmentée par la vitamine C et réduite par l'acide phytique (son des céréales) et par certains médicaments : tétracyclines et anti-acides gastriques.

Les principales fonctions

Il joue un rôle essentiel dans la constitution de l'hémoglobine, constituant de la myoglobine des muscles, constituant de nombreux enzymes qui jouent un rôle dans les processus d'échanges métaboliques.

Les sources naturelles

Les aliments les plus riches en fer sont : les coquillages, le boudin, le foie et les abats, les œufs, surtout le jaune, le cacao, les légumes secs, les fruits secs et oléagineux, les viandes, poissons et crustacés. Les laitages, les fromages, la plupart des fruits et des légumes verts en contiennent très peu.
Nos grands-mères mangeaient tous les matins, une pomme dans laquelle on avait laissé pendant la nuit un clou rouillé, supposant avec raison que le fer dissout dans la Pomme était mieux absorbé.

Je vous conseille aussi une autre pratique : un jaune d'œuf mélangé à du jus d'orange.
La vitamine C du jus d'orange réduit le fer du jaune d'œuf, facilitant ainsi son absorption.
A faire principalement pendant la semaine des règles.

Les symptômes de carence

Anémie avec pâleur, fatigue, essoufflement et baisse du fer sérique : le risque de carence en fer est réel chez les femmes aux règles abondantes. Un risque semblable existe chez le nourrisson nourri au lait de vache (très pauvre en fer) si on ne diversifie pas son alimentation dès l'âge de 6 mois, car ses réserves en fer s'épuisent au cours des premiers mois.
Une carence en fer peut aussi exister chez les sujets végétariens, chez les personnes âgées ou à revenu modeste qui limitent trop leur consommation de viande. Les personnes soumises à un régime trop restrictif ou déséquilibré courent également ce risque. Pendant la grossesse et l'allaitement, les besoins sont accrus et si l'on n'y prend pas garde, des carences peuvent s'installer.
En dehors de ces carences d'apport, d'autres peuvent résulter de certaines maladies, causes de saignements chroniques : ulcères saignants de l'estomac, recto-colites hémorragiques, règles abondantes, etc.

Les précautions d'emploi

Des surcharges en fer peuvent exister en cas d'ingestion importante et prolongée de fer, nécessitée par certaines maladies ou par des transfusions de sang massives. Un régime strictement végétarien peut aussi entraîner en certains cas, une surcharge en fer.

La dose quotidienne recommandée

Les besoins en fer varient selon l'âge, entre 7 et 18 mg par jour. Ils sont, proportionnellement au poids, beaucoup plus élevés chez les nourrissons que chez les enfants plus âgés et les adultes.
Enfants de 6 mois à 12 ans : 9 à 10 mg / jour ; adolescents : 15 à 18 mg ; homme adulte : 10 mg ; femme adulte : 16 à 18 mg ; femme enceinte ou allaitant : 20 à 22 mg.
Chez les femmes, de la puberté à la ménopause, les besoins sont presque deux fois plus importants que ceux d'un homme, car les règles causent une perte supplémentaire de fer, proportionnelle à leur abondance.
Chez les femmes enceintes, les besoins en fer sont accrus (surtout dans la seconde moitié de la grossesse), ainsi que chez les femmes qui allaitent.
L'alimentation normale apporte en moyenne entre 10 et 15 mg par jour.
Compte tenu de son absorption réduite et variable selon les aliments, elle ne couvre donc pas les besoins de fer, dans pratiquement tous les cas.

Association conseillée

La vitamine C et la vitamine B6 (pyridoxine), pour assurer une bonne synthèse de l'hémoglobine.

Le Fluor

Le fluor est un constituant essentiel du squelette et de l'émail des dents. Il est présent dans l'eau du robinet, selon les conseils de l'OMS qui préconise une addition systématique de fluor dans l'eau afin de prévenir les caries.

Il est toxique à très forte dose (plus de 20 mg par jour) et néfaste à la longue, s'il y a une trop forte dose dans l'organisme.

Une surcharge entraîne des altérations graves des os et des dents.

Les principales fonctions

Il est particulièrement conseillé aux femmes ménopausées afin d'éviter l'ostéoporose ; en effet, il est indispensable pour la minéralisation du tissu osseux car il renforce la fixation du calcium. De plus, il active la synthèse du collagène renforçant les tissus.
Une baisse du fluor entraîne une baisse de la fécondité, par manque de sollicitation de l'hypophyse.

Les personnes qui ont une cheville qui se tord souvent sans raison et les sportifs, devraient en faire des cures régulières, en l'associant à la prêle pour l'apport en silice.

Les sources naturelles

En dehors de l'eau, on peut absorber du fluor en mangeant des fruits de mer, des algues, en buvant du thé et en prenant des compléments alimentaires, sous forme de poudre d'os.

La dose quotidienne recommandée

Les besoins sont estimés à environ 1 mg par jour.

L'Iode

L'Iode est un oligo-élément très important, qui entre dans la composition des hormones (thyroxine en particulier) produites par la glande thyroïde. Cette glande influence la vitesse des fonctions métaboliques dans tous les organes.

L'iode est détruit par la cuisson.
Certains végétaux : choux, patates douces, rutabagas, manioc, sorgho, contiennent une substance qui inhibe la formation des hormones thyroïdiennes et accentue les effets d'une éventuelle carence en iode.

La glande thyroïde contient 99 % de l'iode présent dans l'organisme.

Les principales fonctions

L'iode accroît les facultés mentales, il intervient dans la composition de la glande thyroïde et la formation des hormones thyroïdiennes ; celles-ci contrôlent de nombreuses fonctions de l'organisme, notamment le métabolisme des graisses et la production d'énergie. Il fortifie les cheveux, les ongles, la peau et les dents.

Contrairement à ce que l'on pense, on manque souvent d'iode. Ceci peut entraîner de la fatigue générale, de la constipation, des coups de pompe inexpliqués, tous ces troubles étant provoqués par un déficit en hormones thyroïdiennes, responsables d'une grande partie du métabolisme.

Je vous conseille donc de faire de temps en temps, des cures de ce

complément alimentaire, surtout si vous vivez dans des régions traditionnellement pauvres en iode ou si votre alimentation est dépourvue des aliments qui en sont riches.

Les sources naturelles

Les algues marines sont incroyablement riches en iode : 700 mg pour 100 g ; viennent ensuite, loin derrière, le soja, la farine de poisson, le hareng fumé, l'ail, les coquillages et crustacés puis les légumes, les fruits secs, etc.

Les symptômes de carence

Le goitre, une affection jadis courante dans les régions pauvres en iode (montagne, par exemple). La carence produit également de l'obésité, de la fatigue et une sensation de froid aux pieds et aux mains. La carence entraîne aussi ralentissement et hypofonctionnement psychique. Ces signes n'apparaissent que si les apports sont inférieursde 30 à 40 microgr. par jour, pendant une pérlode prolongée.

Les précautions d'emploi

Il n'y a pas de toxicité dans les formes composées de l'iode incluses dans les suppléments. Cependant, certaines personnes sont allergiques à l'iode. Méfiez-vous de la composition de certains opacifiants utilisés pour les radiographies.

La dose quotidienne recommandée

Pour un adulte, les apports conseillés sont de l'ordre de 120 à 200 microgr. par jour. Ils sont légèrement supérieurs, pendant la puberté, chez les femmes enceintes et chez les femmes qui allaitent.

Le Lithium

Le lithium appartient aux métaux alcalins susceptibles de combinaisons variées. Soluble dans l'eau, il s'unit facilement avec le brome (agent anti-nerveux) .

Les principales fonctions

C'est le remède par excellence des troubles du psychisme et de l'affectivité. Il est l'agent solubilisant de l'acide urique et constitue un remède de l'hypertension artérielle ; il combat l'obésité et la cellulite, et régularise la circulation.
Il est particulièrement recommandé à la ménopause, pour son action sur les troubles nerveux et circulatoires qui apparaissent à cet âge critique. Mais son renom lui

vient de son action prépondérante sur les troubles du psychisme. Il traite nervosisme, anxiété, instabilité, irritabilité, agressivité, agitation, troubles de l'humeur et du comportement (manies, obsessions), dépressions, inhibitions, troubles du caractère chez l'enfant, l'adulte et le vieillard, troubles de l'adaptation familiale et professionnelle, etc.
Certaines dermatoses ou prurits, d'ordre psychique, seront traités avec succès par le lithium.

Les sources naturelles

A l'état naturel, on le trouve dans les céréales complètes et les graines.

La dose quotidienne recommandée

Elle est de 100 à 200 microgr. par jour.

Associations conseillées

Son action est favorisée par la vitamine E. On peut l'associer à l'aluminium pour les troubles du sommeil et de la mémoire, et si l'insomnie est de caractère psychique, on devra ajouter cuivre, or et argent.

Le Magnésium

Le magnésium est le sel minéral le plus abondant dans l'organisme après le calcium et le phosphore. Le corps d'un adulte en renferme entre 25 et 30 grammes. L'importance biologique du magnésium fait à nouveau depuis quelques années, l'objet d'importantes recherches des deux côtés de l'Atlantique.

Plus de 70 % du magnésium de l'organisme sont contenus dans le squelette, combinés au calcium et au phosphore dans les sels complexes de l'os. Le reste se trouve dans les tissus mous (muscles, viscères, tissus nerveux) et les liquides de l'organisme.

Plusieurs constituants de la ration quotidienne peuvent entraver la rétention du magnésium ou augmenter le besoin de cet élément : le calcium, les protéines, le sucre et les phosphates, par exemple.
L'alcool entraîne lui aussi des pertes de magnésium, de même que les stress quotidiens.

Les principales fonctions

Le magnésium joue un rôle important dans les phénomènes chimiques qui accompagnent la vie.
Il nous est nécessaire pour la production et le transfert de l'énergie, pour la contraction musculaire, pour la synthèse des protéines, pour l'excitabilité de la cellule nerveuse. Son métabolisme est étroitement lié à celui du calcium, du phosphore et du potassium.

Les sources naturelles

Le cacao, le chocolat, les céréales entières, les fruits oléagineux, les mollusques, les légumes secs, le riz complet, le pain complet.
Le pain blanc est trois fois plus pauvre en magnésium que le pain complet (même différence entre le riz blanc et le riz complet), à cause de l'élimination du son qui contient nombre de vitamines et d'oligo-éléments, dont le magnésium. La teneur des aliments en magnésium (de même qu'en zinc et manganèse) n'a cessé de baisser depuis une cinquantaine d'années et encore plus, dans les dix dernières.

Aujourd'hui, chacun d'entre nous peut être sujet à un déficit en magnésium, en raison des technologies agricoles et alimentaires.

Le blé, privé du son, a perdu pratiquement tout son magnésium, de même que le sucre et les lipides végétaux raffinés. L'emploi de chélateurs dans la préparation des légumes surgelés en préserve la couleur verte au détriment du magnésium. De plus, une partie du magnésium résiduel se perd dans l'eau de cuisson. Enfin, l'acide oxalique (dans les épinards, par exemple) ou l'acide phytique (dans les céréales) forment avec le magnésium des sels insolubles que l'organisme ne peut absorber.

Les symptômes de carence

La ration alimentaire dans les pays industrialisés apporte seulement 120 mg de magnésium pour 1 000 calories, notamment à cause de la diminution de la consommation des céréales et des légumes secs. Elle peut donc être insuffisante, en particulier chez les personnes qui se soumettent à un régime pour maigrir (les aliments riches en magnésium sont pour la plupart riches en calories), et aussi chez les femmes enceintes ou celles qui allaitent. On peut aussi observer des carences en magnésium chez les alcooliques, dans les états de dénutrition et dans certaines maladies (malabsorption intestinale, pancréatites, diabète, hypo-parathyroïdie, hyperthyroïdie,...).
Les signes de carence sont : fatigue générale, crampes, hyperémotivité, anxiété, douleurs musculaires, palpitations, crises de tétanie sans déficit en calcium (spasmophilie). Le magnésium

améliore très souvent les états dits "spasmophiles", rendant le plus souvent inutiles les très nombreux médicaments administrés aux personnes qui en souffrent, en particulier tranquillisants, calcium,...

Les précautions d'emploi

Les intoxications par le magnésium sont rares. On en observe en cas d'apports excessifs de magnésium en injections chez les sujets ayant une insuffisance rénale : elles se traduisent par une baisse de la tension artérielle, des nausées, une somnolence et des troubles cardiaques.

La dose quotidienne recommandée

Chez l'adulte, les besoins en magnésium sont évalués à 5 mg par kilo de poids et par jour, soit 350 mg pour un adulte de 70 kilos. Chez la femme enceinte, les besoins sont plus élevés, de même que chez les femmes qui allaitent (400 mg). Les sportifs et les sujets très actifs auraient aussi des besoins accrus, de l'ordre de 500 à 600 mg par jour.

Association conseillée

Le potassium forme une bonne association avec le magnésium car il y a de nombreuses similitudes entre les métabolismes de ces deux éléments.
En d'autres termes, tout déficit en magnésium se répercute par un déficit en Potassium et réciproquement.
De même, une carence en calcium ne peut se corriger par une supplémentation en calcium sans magnésium en suffisance.

Le Manganèse

Sans manganèse, les plantes ne pourraient pas convertir l'énergie solaire par photosynthèse. D'importance vitale pour les plantes, il est également indispensable à l'homme. Il est contenu en très petite quantité dans le corps humain (20 mg) et fait partie des oligo-éléments.

Le manganèse est absorbé lentement et difficilement dans l'intestin grêle. La faible part du manganèse alimentaire absorbé est emmagasinée principalement dans le foie.

Les principales fonctions

Il est nécessaire à l'action d'un certain nombre d'enzymes, notamment ceux participant au métabolisme des vitamines B1, B8, et C, des hydrates de carbone et des graisses.
Il joue un rôle dans le système de reproduction (formation des hormones sexuelles) et dans le système nerveux.

Il tient également un rôle dans le domaine des affections articulaires et de la croissance osseuse.
Je vous conseille de prendre des suppléments en manganèse si vous souffrez d'allergies multiples sans causes particulières, et aussi si vous avez un pancréas fragile.
Les athlètes souffrant hors traumatisme des ménisques et d'une manière générale des genoux, doivent également en prendre.

Pour les personnes âgées, le taux de manganèse baisse avec l'âge et nombre de déminéralisations ne tiennent pas uniquement à la fuite du calcium. Faites des apports complémentaires de manganèse si vous êtes dans ce cas.

Les sources naturelles

On le trouve principalement dans les noix, les céréales complètes et les légumes à feuilles vertes.

Les symptômes de carence

Le manque de manganèse (et de zinc) joue un rôle dans les fameuses douleurs de croissance chez les enfants, de même que dans les problèmes articulaires et de dos, ainsi que la polyarthrite rhumatoïde.

Le manque de manganèse pourrait aussi être à l'origine de troubles de l'équilibre dus à des déficiences de l'oreille interne.
Il serait enfin impliqué dans des problèmes de stérilité, de diabète, d'allergie et de fatigue générale.

Les précautions d'emploi

Il n'y a pas de toxicité avec le manganèse inclus dans la nourriture ou les suppléments alimentaires, même à dose relativement élevée.
L'intoxication au manganèse peut cependant se produire dans les cas d'inhalation trop importante de poussière de manganèse, dans les mines, par exemple. Les symptômes ressemblent à ceux de la maladie de Parkinson.

La dose quotidienne recommandée

Les besoins quotidiens en manganèse sont encore mal connus. Ils seraient de l'ordre de 3 à 7 mg. Les suppléments peuvent comporter jusqu'à 10 mg de manganèse.

Association conseillée

La proportion de manganèse est en relation avec celles du calcium, du phosphore et du fer.
Une carence en cuivre induit une augmentation de manganèse.
Un excès de calcium, de phosphore et de fer inhibe son assimilation.
Il est intéressant de l'associer avec les vitamines B1, B8 et C.

Le Nickel

On a longtemps cru le nickel sans utilité pour l'homme et même, compte tenu des troubles qu'il est susceptible de provoquer, on le considérait plutôt comme nocif.

En effet, ingéré en excès, il crée des troubles du foie, ainsi que des dermatoses. La contamination externe par le nickel est aussi, malheureusement fréquente aujourd'hui, en raison de sa présence dans des articles très répandus, tels que pièces de monnaie, montures de lunettes, ustensiles de cuisine, épingles, bijoux de pacotille, boucles d'oreilles, provoquant eczémas et dermites de contact. (Voir **Allergies**).

Notre corps en contient pourtant 10 mg, et il intervient dans de nombreuses réactions.

Les principales fonctions

Le nickel semble nécessaire au maintien de la structure du noyau cellulaire par l'intermédiaire des acides nucléiques (ADN et ARN) dont il est l'un des constituants.

Il joue un rôle dans l'utilisation des hydrates de carbone et leur stockage par le foie ainsi que dans celui du métabolisme des lipides.

Son action s'exerce aussi en tant qu'antagoniste de l'adrénaline, avec des effets contraires à ceux que celle-ci peut entraîner.

Il est donc hypotenseur et modérateur cardiaque.

La dose quotidienne recommandée

L'apport quotidien se situe entre 0,2 et 0,5 mg et cette quantité suffit apparemment à couvrir nos besoins.

Son assimilation doit cependant être entravée dans l'organisme car l'analyse des cheveux révèle des déficits extrêmement fréquents. Sous forme d'oliglobules, il est facilement assimilé et aucun excès n'est à craindre.

Associations conseillées

Dans l'anémie Ferriprive, son association avec le cobalt renforce l'assimilation du fer.

L'Or

L'or a une action de stimulation de l'activité cellulaire. Il augmente le pouvoir de défense de l'organisme, en activant le pouvoir destructeur des globules blancs.

Les principales fonctions

C'est un anti-infectieux puissant comme le cuivre et l'argent auxquels on l'associe souvent.
Il répare les lésions des divers tissus, permettant par là une cicatrisation rapide des plaies.
L'or est fixé par le foie, la rate et la moelle des os. Sa polyvalence biologique lui permet de jouer sur toutes les fonctions, sur tous les organes, et sur tous les terrains : troubles cardio-vasculaires, hypertension, hémorroïdes, varices, tuberculose, néoplasies.
Chez les enfants, l'or aide à lutter contre les affections de la sphère ORL et il stimule leur croissance.

Associations conseillées

L'association cuivre-or-argent peut être considérée comme un véritable antibiotique polyvalent. L'or a une affinité spéciale vis-à-vis du bacille de la tuberculose, tout comme l'argent vis-à-vis du gonocoque et l'étain vis-à-vis du streptocoque.
Pour la tuberculose et les rhumatismes, on conseille d'y adjoindre le soufre, pour le cancer, de la vitamine C plus du sélénium, du platine, du cuivre et du nickel.

Le Phosphore

Le phosphore est présent dans toutes les cellules de l'organisme, sous forme de phosphates. Après le calcium, le phosphore est le sel minéral quantitativement le plus important dans l'organisme. Un adulte d'environ 70 kilos possède environ 700 grammes de phosphore dans le corps, dont 600 grammes dans le squelette.

Les principales fonctions

Le phosphore intervient dans la constitution des cellules, les échanges cellulaires et le métabolisme énergétique. En liaison avec le calcium, il constitue la trame minérale des os.

Les sources naturelles

Presque tous les aliments contiennent du phosphore, les aliments riches en protéines et en calcium étant également riches en phosphore. Les plus riches sont les fromages, le jaune d'œuf, les fruits oléagineux, les légumes secs, le chocolat, les sardines, le thon, les mollusques et les crustacés, les viandes et poissons.

Compte tenu d'un excès de phosphates dans notre alimentation, je vous conseille de limiter votre consommation de charcuteries et préparations alimentaires industrielles.
Votre silhouette s'en trouvera bien mieux et vos os aussi !

Les symptômes de carence

Un taux de phosphate sanguin insuffisant peut avoir pour causes l'alcoolisme, les anti-acides, les barbituriques, la grossesse et l'avitaminose D. Les symptômes de carence sont : la fatigue physique et nerveuse, l'atonie musculaire allant jusqu'à l'arrêt respiratoire, l'anémie et la sensibilité croissante aux affections.

Les précautions d'emploi

Le métabolisme du phosphore est en grande partie lié à celui du calcium. Ce qui importe, c'est le rapport entre ces deux minéraux : si l'un des deux est en excès, l'excrétion de l'autre s'en trouve augmentée.
Le rapport optimum CA / P est de 1,2 / 1.
Actuellement, on observe un excès de phosphates dans notre alimentation, par addition à certains produits : charcuteries, fromages fondus, crèmes-dessert, boissons. Cet excès peut entraîner des troubles du comportement chez de nombreux enfants et une excrétion exagérée du calcium osseux favorisant l'ostéoporose.

La dose quotidienne recommandée

Les besoins en phosphore sont pratiquement du même ordre que les besoins en calcium, soit 800 mg par jour, chez l'adulte. Ils sont plus élevés chez les adolescents et chez les femmes enceintes ou celles qui allaitent.

Association conseillée

Avec le calcium, dans un rapport optimal.

Le Potassium

Le potassium est par ordre d'importance quantitative, le troisième minéral de notre organisme. Le corps d'un adulte de 70 kilos en contient 170 grammes. Il est principalement présent dans nos cellules, lesquelles contiennent 90 % du potassium total de notre corps.

Les principales fonctions

Le potassium a un rôle essentiel dans la perméabilité de la membrane cellulaire, tout comme le sodium ; il est indispensable à l'utilisation des protéines et des sucres ; il a un rôle prépondérant dans l'excitabilité neuromusculaire et dans le fonctionnement du cœur.

Les sources naturelles

Les aliments les plus riches en potassium sont les légumes secs, les fruits secs et oléagineux, les viandes et les poissons fumés, certains poissons, les légumes, le chocolat, les bananes, le pamplemousse.

Les symptômes de carence

Une carence en potassium peut être observée, lors de certains traitements : corticothérapie prolongée, prise de certains diurétiques, régime sans sel strict, abus de laxatifs. Par ailleurs, tout déficit en magnésium se répercute aussi par une perte en potassium.

Les effets de carence peuvent être : crampes dans les membres et, plus grave, crampes au cœur susceptibles de déclencher une fibrillation fatale du myocarde. Un degré anormal de faiblesse musculaire et de fatigue générale peut être le signe d'une carence en cet élément.

La déperdition minérale par la sueur au cours d'efforts sportifs peut être telle que le bilan sodique et potassique soit négatif, ce qui peut entraîner des crampes et un arrêt cardiaque.

Un bon remède consiste à avaler, juste avant l'effort, un grand verre de jus de pamplemousse et, en cours d'effort, un comprimé de potassium pris dans un grand verre de jus de fruits. Les joggeurs devront être particulièrement vigilants.

Les précautions d'emploi

L'excès de potassium est très rare, il ne survient que si des apports excessifs sont faits, surtout sous forme médicamenteuse, chez les personnes qui présentent une insuffisance surrénale ou rénale, et lors de certaines associations de médicaments destinés à traiter l'hypertension artérielle.

La dose quotidienne recommandée

Les besoins en potassium sont évalués de 0,5 à 3 g par jour. Dans la majorité des cas, ils sont largement assurés par l'alimentation qui en fournit entre 2 et 4 g.

Association conseillée

Avec le magnésium.

Le Sélénium

Considéré jadis comme toxique et indésirable, le sélénium est un exemple type de nouvel oligo-élément essentiel. Utilisé à dose convenable, il est d'une grande importance pour l'animal et pour l'homme. Objet de nombreuses recherches et publications scientifiques dans les pays anglo-saxons, il doit être rangé dans les "grands" parmi les nutriments essentiels, au même titre que la vitamine C.

Il est détruit par la cuisson et par les métaux toxiques : mercure et cadmium.

Chez l'homme, il est stocké en partie dans les testicules et est expulsé avec le sperme.

Les principales fonctions

Il lutte contre le vieillissement, sous toutes ses formes ; il possède des propriétés anticancéreuses ; il protège contre les affections cardio-vasculaires.

Il stimule le système immunitaire ; il a un pouvoir détoxicant contre les métaux toxiques, l'alcool, la fumée, le tabac. Il aide à conserver l'élasticité de la peau. Il accroît la puissance sexuelle masculine. Il agit contre la formation de la cataracte mais peut être inducteur de cataracte, lorsqu'il est pris en excès.

Si vous souhaitez vous protéger contre les maladies de dégénérescence et freiner les effets de l'âge, je vous engage vivement à faire très régulièrement des cures de sélénium. N'ayez pas peur d'atteindre les doses toxiques car, sous forme de complément alimentaire, vous ne risquez rien.

Le sélénium purifie en permanence l'organisme, en éliminant les métaux toxiques (cadmium et mercure).

Si vous vivez dans des villes polluées ou si vous consommez trop d'alcool et fumez trop, vous diminuerez les effets de cette intoxication en prenant du sélénium. Mais n'en profitez pas pour croire que vous pouvez continuer sans danger !

Les sources naturelles

On le trouve principalement dans le blé germé, les céréales complètes (blé et riz), les oignons, la levure, l'ananas, la viande. La quantité de sélénium dans les aliments dépend de la richesse du sol. Les contrées touchées par les glaciations ont ainsi perdu tout leur sélénium, lessivé peu à peu (avec le zinc, le soufre et l'iode) par la fonte des glaces.

Les symptômes de carence

Les populations vivant dans une région pauvre en sélénium sont plus sensibles que les autres au cancer et aux maladies cardio-vasculaires.
Les enfants nourris exclusivement au lait de vache peuvent souffrir de manque de sélénium car celui-ci en est six fois plus pauvre que le lait humain.

Les précautions d'emploi

A partir de 500 microgr., le sélénium peut être toxique. Il ne faut pas en prendre à haute dose, en dehors d'un contrôle médical.
Les symptômes d'une intoxication sont : des nausées et des étourdissements et, dans le cas d'une prise prolongée, la fragilité des ongles.

La dose quotidienne recommandée

Pour les adultes, la dose quotidienne recommandée est de l'ordre de 50 à 150 microgr. Pour les enfants, moins de 50 microgr.

Association conseillée

La meilleure association du sélénium se fait avec la vitamine E avec laquelle il agit comme anti-oxydant et agent anti-vieillissement. Il joue aussi ce rôle avec les vitamines A et C.

Le Silicium

Dans la pratique, on regroupe sous le terme de silice toutes les substances contenant du silicium et, lorsqu'on dit silice, il vient tout naturellement à l'esprit la prêle, qui est dans la nature, la plante en comportant le plus.

L'organisme humain contient environ 18 grammes de silice qui intervient, avec le calcium, dans la formation des os et du tissu conjonctif, en maintenant les fibres de collagène et d'élastine entre elles. On peut qualifier la silice de véritable “ciment cellulaire” s'opposant au vieillissement de l'organisme.

Les principales fonctions

La silice fortifie les os et accroît la rapidité de consolidation des fractures, elle participe au bon état général de la peau, des ongles et des cheveux, elle donne du tonus au tissu conjonctif, luttant ainsi, d'une manière indirecte, contre la cellulite.

Par son effet diurétique puissant, le silicium est recommandé aux femmes faisant de la rétention d'eau ou souffrant de cellulite.

Je recommande le silicium chez les personnes souffrant d'ostéoporose (ou mieux encore à titre préventif), car il permet la fixation du calcium.
Les enfants en période de croissance, qui souvent souffrent des articulations, devront en faire des cures répétées.

Excellent catalyseur des glandes endocrines, le silicium est un facteur de développement chez les jeunes, d'équilibre du système nerveux, et de lutte contre l'atonie cérébrale et la déficience intellectuelle.
La silice soigne aussi les verrues (en bonne association avec le magnésium et l'aluminium), les ostéites et les adénopathies. Elle réhydrate la peau et les muqueuses, cicatrise les tissus (osseux ou peau) et enfin aide dans le prostatisme.
Si nous ajoutons à cela une action contre le cholestérol et l'hypertension, nous avons le panorama d'un minéral d'une grande importance.

Les sources naturelles

On trouve la silice dans les plantes ayant une tige et des feuilles résistantes, comme la prêle, bien entendu.
L'enveloppe des fruits et des céréales en contient aussi, de même que l'oignon, l'ail, l'échalote.

Le Sodium

Le sodium est l'élément minéral prépondérant dans le sang et dans les liquides extra-cellulaires du corps où il est présent. Le potassium, au contraire, étant présent dans les cellules de l'organisme.

Le sel qu'on rajoute aux aliments est le chlorure de sodium, qui contient 40 % de sodium (1 gr de sel contient donc 400 mg de sodium).

Les principales fonctions

Le sodium a un rôle extrêmement important dans le maintien de l'équilibre entre les différents liquides de l'organisme. Cette action est indissociable de celle du potassium et le rapport entre les deux est extrêmement important car ils agissent comme des antagonistes.
Il joue un rôle dans l'hydratation des cellules, dans le maintien de l'équilibre acido-basique et dans l'excitabilité des muscles.

Le rapport correct de sodium et de potassium à ingérer est proche de 1, si bien que notre forte consommation de sodium devrait nous engager à être beaucoup plus vigilants vis-à-vis de nos apports en potassium.
Je vous engage à revoir la liste des aliments qui sont susceptibles de nous en apporter, de manière à réaliser l'équilibre correct.

Je vous signale que, contrairement à une idée largement répandue, supprimer le sel dans son alimentation ne fait pas maigrir. Un œdème des membres inférieurs et des poches sous les yeux au réveil doivent vous alerter sur une possible surconsommation de sel et un risque d'hypertension.

Les sources naturelles

Les aliments très riches en sodium dont il faut se méfier sont le sel, naturellement, les algues marines, les viandes et poissons fumés, les olives, les charcuteries, les crevettes, les sauces industrielles, l'eau de Vichy, les cornichons, les câpres, les harengs fumés, les biscuits salés, les œufs de poisson, le saucisson, les saucisses, etc.

Les symptômes de carence

Le manque de sodium n'est possible que dans des circonstances anormales : diarrhées, vomissements, transpiration excessive, insuffisance surrénale aiguë, néphrite chronique, prescription d'un régime strictement sans sel avec des diurétiques.
Les symptômes qui en découlent sont une hydratation excessive des cellules avec, en parallèle, une déshydratation des liquides extra-cellulaires.

Les précautions d'emploi

Le sodium est apporté d'une part, par les aliments qui en contiennent (environ 60 % des apports) et d'autre part, par le sel qu'on leur rajoute pour les assaisonner et pour les cuire (environ 40 % des apports).
L'apport alimentaire en sodium dépasse toujours les besoins de l'organisme et il faut combattre l'habitude qui consiste à ajouter du sel aux aliments, notamment en éduquant les enfants, mais aussi en déconseillant aux adultes de le faire.

Une alimentation trop riche en sodium favorise l'hypertension artérielle chez les malades prédisposés.

La dose quotidienne recommandée

L'apport alimentaire en sodium étant largement excédentaire, il convient de limiter les apports journaliers.
Les besoins pour un adulte sont de 1 à 2 g alors que notre alimentation en apporte environ 4 à 6 g par jour et parfois beaucoup plus dans certains pays : jusqu'à 12 à 16 g au Japon, par exemple, où 30 à 40 % de la population souffre d'hypertension, contre 10 à 15 % dans les autres pays.

Association conseillée

L'apport de potassium combat efficacement l'excès de sodium, de même que celui de calcium et de magnésium.

Le Soufre

Le soufre entre dans la composition de certains acides aminés et dans celle des vitamines du groupe B.

Les principales fonctions

Il intervient dans de nombreuses fonctions métaboliques, au niveau du tissu conjonctif et dans l'oxygénation du cerveau. Il possède des vertus antioxydantes qui agissent dans la lutte contre le vieillissement ; cet effet anti-vieillissement se fait sentir aussi bien sur nos fonctions cérébrales que sur nos articulations qu'il protège de l'arthrose. Le soufre est un désensibilisant universel et, comme le manganèse, un antiallergique. Il est le remède de l'arthritisme sous ses formes les plus variées : asthme, éruptions cutanées, migraines, rhumatismes.
Il est à associer systématiquement à tous les traitements des affections de la peau, des syndromes allergiques et des dysfonctionnements hépato-biliaires. Il traite également de nombreux symptômes du système respiratoire : asthme, bronchites et laryngites chroniques, rhinite spasmodique,...
Il tonifie la peau et rend les cheveux plus soyeux ; à l'inverse, une carence en soufre rend les cheveux et les ongles cassants, ternes et fragiles.

Les sources naturelles

On le trouve principalement dans les protéines : viandes, poissons, œufs, ainsi que dans les haricots secs, l'oignon et l'ail.

La dose quotidienne recommandée

La dose quotidienne nécessaire n'est pas connue mais, en tout état de cause, un excès de soufre n'est pas à redouter car il n'est pas toxique.

Associations conseillées

Les vitamines du groupe B favorisent son action.

Le Vanadium

Le vanadium n'est pas encore très connu. Il intéresse de plus en plus les chercheurs car il intervient dans le métabolisme du cholestérol, notamment en empêchant son dépôt dans les vaisseaux sanguins.

Les principales fonctions

C'est un protecteur cardio-vasculaire car, il diminue les triglycérides.

Toxique en excès, il peut être éliminé par la vitamine C.

Les sources naturelles

On le trouve en petites quantités dans les aliments d'origine animale, les huîtres, l'huile d'olive de première pression à froid, le riz, le tournesol, le maïs, la farine de sarrasin, le soja, l'œuf, la carotte et l'ail.

Le Zinc

Le zinc est un oligo-élément présent dans le corps en très faible quantité : 300 mg par kilo, soit environ 1,7 à 2,4 grammes chez un adulte.

La reconnaissance du zinc comme élément indispensable remonte à 1934 ; toutefois, il a fallu attendre les dix dernières années pour qu'on se rende compte de la participation du zinc à la quasi-totalité des processus cellulaires. L'acide phytique contenu dans les céréales forme avec le zinc des sels insolubles qui empêchent son assimilation. Heureusement, l'adjonction de levain ou de levure à la pâte à pain détruit le phytate par électrolyse et marque une véritable révolution dans l'alimentation de certains peuples orientaux.

Constituant de plus de 80 enzymes, le zinc est présent dans chacune des six grandes catégories de ferments intervenant dans les grands métabolismes organiques.

Les principales fonctions

Le zinc intervient dans le métabolisme des lipides, hydrates de carbone, protéines et acides nucléiques.
Plus que tout autre oligo-élément, il intervient dans un nombre incalculable de réactions biologiques. Il exerce un effet protecteur vis-à-vis des membranes cellulaires.
Les besoins en zinc augmentent tellement sous l'effet des stress que certains sujets doivent en ingérer 500 mg, deux fois par jour ! D'autres suppléments en vitamines et oligo-éléments sont aussi souvent nécessaires, mais si vous avez la sagesse d'inclure dans votre alimentation des céréales complètes, du lait et des œufs, ces aliments naturels représenteront déjà un apport appréciable. Aussi, je vous recommande d'essayer en priorité la supplémentation en zinc et en B6, votre équilibre général en sera grandement amélioré.

Les sources naturelles

Le zinc est présent en petites quantités dans un grand nombre d'aliments, mais sa principale source alimentaire est constituée par les aliments d'origine animale : les huîtres en sont très riches, la viande de cheval, le pain complet, le jaune d'œuf, les foies d'animaux, la viande de veau, les abats, les poissons, les coquillages et les crustacés également. Les légumes et les fruits frais en contiennent peu.

Les symptômes de carence

Des carences en zinc ont été décrites dans des pays où la consommation d'aliments riches en acide phytique est importante (Iran, Egypte) ; elles se traduisent par un retard de croissance et parfois du nanisme, un retard du développement sexuel et des troubles cutanés qui disparaissent après un apport en zinc.
En Occident, des troubles dus à une carence en zinc ont été observés chez des personnes présentant une insuffisance hépatique, une infection sévère ou un traumatisme corporel important (brûlure grave, infarctus du myocarde, intervention chirurgicale importante, fracture des gros os).

Les précautions d'emploi

Il n'y a pratiquement pas de risques de surdosage en zinc, car les doses limites seraient difficiles à atteindre.
De fortes doses ingérées subitement (1 gramme de sulfate de zinc) peuvent cependant déclencher des vomissements et des diarrhées, tandis que de petites doses régulières sont normalement absorbées par l'organisme.
Une association zinc-manganèse, à certaines doses importantes, peut parfois faire monter la pression sanguine.

La dose quotidienne recommandée

Les besoins en zinc de l'organisme sont évalués, selon l'âge, entre 3 et 15 mg par jour.
Notre alimentation nous en apporte en général seulement 8 à 11 mg, d'où la nécessité pour chacun d'un apport complémentaire.
Les besoins quotidiens passent à 20 ou 25 mg par jour chez la femme enceinte ou celle qui allaite.

Association conseillée

Le zinc et la vitamine B6 sont nécessaires pour affronter les stress de la vie moderne et c'est pourquoi le pain complet riche en zinc, et le lait, riche en pyridoxine (B6), sont des aliments de haute valeur nutritive.

LA FORMULE DES PHYTO-ÉLÉMENTS

Les phyto-éléments sont une manière pratique et bien dosée d'absorber les oligo-éléments dont nous avons besoin. Rappelons que les oligo-éléments sont des substances présentes en très petites quantités dans notre organisme et dont il est démontré qu'ils sont indispensables à la vie. Ils règlent tous nos échanges cellulaires. Toute carence, même minime, provoque des troubles organiques.

La vie moderne crée des carences en oligo-éléments. Le stress en accroît le besoin. Pollution chimique (gaz des voitures, méthodes de culture), additifs alimentaires, certains médicaments (antibiotiques, anti-inflammatoires, hormones, etc.) emprisonnent les oligo-éléments dans de grosses molécules que nous éliminons par les voies naturelles.

Une complémentation judicieuse en oligo-éléments permet de soulager bon nombre de troubles, tant chroniques qu'aigus. L'amélioration, souvent spectaculaire, évite les désagréments des thérapeutiques classiques.

Pour faire les apports en oligo-éléments qui s'imposent, nous devons d'abord les absorber avec notre alimentation quotidienne, mais notre manière de nous nourrir ne permet pas toujours de donner à notre organisme ce dont il a besoin. De plus, il est impossible de contrôler de cette manière, les dosages. C'est pourquoi nous préférons les absorber sous la forme de phyto-éléments, qui sont des ampoules à avaler ; ceci permet une absorption directe et rapide sous la langue.

Les dosages sont faciles

Le poids de principe actif présent dans chaque catégorie de phyto-éléments est étudié pour qu'une dose de 2 ampoules fournisse à peu près la quantité journalière nécessaire. Vous ne devez donc pas vous étonner des disparités présentées au niveau du dosage dans chaque catégorie de minéral.

Pour un traitement de fond de troubles chroniques, il suffit généralement d'une ampoule de chacun des oligo-éléments nécessaires, matin, midi et soir, une demi-heure avant les principaux repas, pendant trois à dix semaines. Si plus de trois ou quatre oligo-éléments s'avèrent nécessaires ensemble, plutôt que de prendre nombre d'ampoules, il est conseillé de prendre pendant 15 jours les trois ou quatre premières, puis, les 15 jours suivants, les autres, ceci étant répété selon le besoin.

Pour un traitement intensif d'une maladie aiguë (infection, fièvre, angine, poussée inflammatoire), on augmentera la dose, de préférence en multipliant les prises, par exemple, 1 ampoule de chaque oligo-élément recommandé, une demi-heure avant les trois repas, ou en cinq prises toutes les deux heures.

Au total, dans les cas aigus, vous pouvez absorber environ 5 à 6 ampoules, pendant quelques jours. Ne vous étonnez pas de ce chiffre élevé, il s'agit là de quantités semblables à celles que l'on peut être amené à prendre dans le cadre d'un traitement homéopathique.

Revenez au dosage moyen de 2 ampoules par jour, pour stabiliser les résultats.

157 AFFECTIONS ET LEURS REMÈDES

Pictogrammes utilisés pour chaque type de recette ou remède

Ampoule

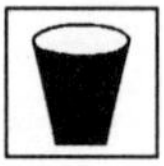
Bains de bouche

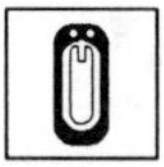
Bains

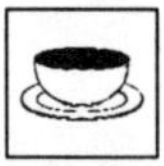
Bouillon

Cataplasme

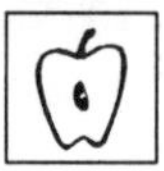
Cure

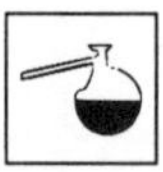
Décoction

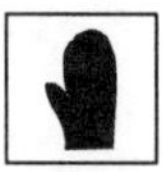
Friction

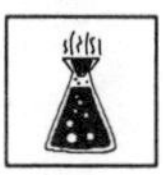
Fumigation

Gargarisme

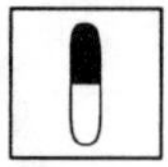
Gélule

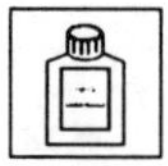
Huiles essentielles

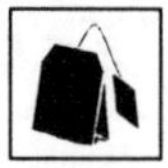
Infusion

Lotion

Macération

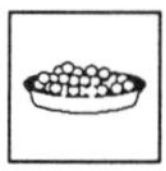
Oligo-éléments

Onguent

Régime

Tisane

Vin

A

ABCÈS
ABSENCE DE RÈGLES
ACCIDENTS MUSCULAIRES
ACIDE URIQUE
ACNÉ
ACOUPHÈNES
AÉROPHAGIE
ALBUMINURIE
ALCOOLISME
ALLAITEMENT
ALLERGIES
ALLERGIES SOLAIRES
AMÉNORRHÉE
ANÉMIE
ANGINE
ANGOISSE
ANORÉXIE
ANTHRAX
APHTES
ARTÉRITE
ARTHRITE
ARTHROSE
ARYTHMIE
ASTHME
ATHÉROSCLÉROSE

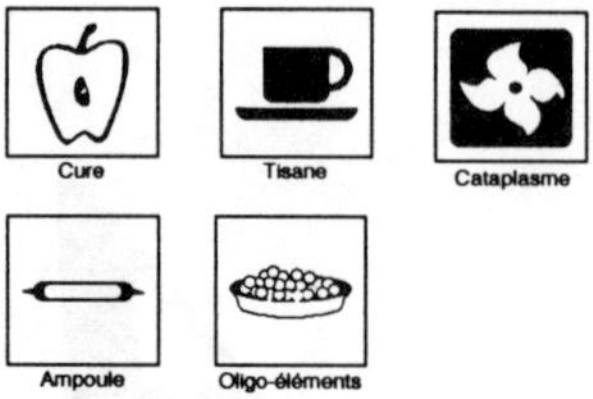

ABCÈS

En général, il s'agit d'une infection qui se forme rapidement et de manière très localisée. Souvent, elle commence dans le derme, parfois à la racine d'un poil, avec au centre une concentration de pus. Cette infection est presque toujours due à l'ennemi numéro un de la peau : le staphylocoque.

Tout commence par une petite excroissance dure et rouge qui grossit, donne une impression de tension de plus en plus forte et douloureuse, puis le centre devient moins dur et laisse échapper le pus. Mais certains furoncles dit borgnes disparaissent au bout de longues semaines sans avoir percé.

Dans tous les cas, l'affection est très douloureuse. L'une des causes essentielles qui prédispose aux abcès ou furoncles est tout simplement une grande fatigue (parfois due à un diabète non décelé). Mais le fait de se gratter peut en accentuer l'apparition. Le frottement des vêtements (surtout s'ils sont maculés) peut être également un facteur prédisposant aux boutons. Ainsi le cou est souvent une région facilement infectée.

Il ne faut jamais percer ou crever un abcès ou un furoncle, en particulier dans la région du nez : l'infection risque de se répandre de manière dangereuse et dégénérer en infection des méninges.

Les traitements que je vous propose vont drainer les toxines et renforcer votre résistance. Non seulement ces cures vont vous aider à guérir, mais elles vont éviter les récidives.

Cure

- **Le matin, à jeun** - 1 ampoule de Bardane.
- **Avant le repas du midi** - 1 ampoule de Bardane.
- **Pendant les deux principaux repas** - 1 ampoule de Frêne.
- **Après les trois repas** - 1 ampoule de phyto-éléments de Fer.
- **Dans la journée** - Boire entre les repas, un litre de cette tisane :

Bardane racine : 50 gr
Fumeterre plante : 50 gr
Anis vert semence : 25 gr
Chiendent racine : 50 gr
Eucalyptus feuille : 50 gr
Citron écorce : 50 gr
Genièvre baie : 50 gr

Mélanger les plantes entre elles. Compter cinq cuillerées à soupe du mélange, pour un litre d'eau froide.
Porter à ébullition pendant cinq minutes. Couvrir et laisser infuser dix minutes. Filtrer.

- **Durée du traitement** : suivre cette cure de drainage intense pendant un mois, même si l'abcès a disparu entre temps.

Deuxième cure

- **Avant les trois repas** - 1 ampoule de phytoconcentrat de Salsepareille.
- **Pendant les trois repas** - 2 gélules de Chiendent à 0,30 g.
- **Après les deux principaux repas** - 2 gélules de Complexe ADN + Vitamines E et F.

Tisane

Première recette

- **Dans la journée** - Boire un litre de cette tisane, entre les repas :

Thym feuille : 100 gr
Pensée sauvage plante : 50 gr
Olivier feuille : 50 gr
Fumeterre plante : 50 gr
Bardane racine : 50 gr

Mélanger les plantes entre elles. Compter cinq cuillerées à soupe du mélange, pour un litre et demi d'eau froide à faire bouillir deux minutes puis, infuser quinze minutes avant de filtrer.

- **Durée du traitement** : trois semaines, aux changements de saison.

Deuxième recette

Pour nettoyer votre organisme et accélérer la sortie des furoncles et des abcès, une recette de tisane qui a fait ses preuves.

- **Dans la journée** - Boire entre les repas, trois grandes tasses de cette tisane :

Bardane racine : 50 gr
Bouleau feuille : 50 gr
Frêne feuille : 50 gr
Ményanthe feuille : 25 gr
Pensée sauvage plante : 25 gr
Prêle plante : 50 gr
Thym feuille : 50 gr
Violette fleur : 25 gr

Mélanger les plantes entre elles. Compter quatre cuillerées à soupe du mélange, pour un

litre d'eau froide. Porter à ébullition. Faire bouillir une minute. Éteindre le feu et laisser infuser dix minutes. Filtrer.

- **Durée du traitement** : cures de 3 semaines.
  Parallèlement, utiliser une des formules de cataplasmes conseillées.

Troisième recette

(si vous avez, en plus, une constipation)

Tisane dermatologique

- **Dans la journée** - Boire un litre de cette tisane entre les repas, jusqu'à guérison complète :

Pensée sauvage plante : 20 gr
Salsepareille racine : 20 gr
Bardane racine : 30 gr
Bourdaine écorce : 20 gr
Ortie blanche fleur : 20 gr
Bouleau feuille : 20 gr

Mélanger les plantes entre elles. Compter quatre cuillerées à soupe du mélange et les faire tremper dans un litre d'eau froide pendant deux heures. Ensuite, chauffer à feu doux jusqu'à ébullition. Laisser bouillir quelques secondes.
Infuser dix minutes. Filtrer.

Cataplasme de Poireau

Pour préparer ce cataplasme anti-furoncles :

3 blancs de Poireau
6 morceaux de Sucre

Couper les Poireaux en petits morceaux, les recouvrir d'eau et cuire avec les sucres jusqu'à obtention d'une pâte.
Bien malaxer le tout. Appliquer sur le furoncle et recouvrir d'une gaze.

- **Durée du traitement** : conserver toute la nuit.

Cataplasme d'Oignon

Prendre un Oignon et le faire chauffer au four pendant trente-cinq minutes environ.
Attendre qu'il soit tiède. L'ouvrir en deux. Appliquer localement. Bander en serrant un peu. Conserver toute la nuit.

Cataplasme de Figue

Prendre une Figue fraîche et un peu de lait.
Faire cuire la Figue fraîche dans le lait pendant trente minutes et la piquer avec une fourchette. L'ouvrir en deux et l'appliquer localement, en comprimant.

Cataplasme de Lys

2 oignons de Lys
2 poignées d'Oseille
100 gr de Saindoux

Faire cuire les oignons de Lys dans une cocotte en terre, vingt à trente minutes. Les piler, les mélanger à l'Oseille écrasée. Ajouter le Saindoux. Bien mélanger et laisser refroidir. Appliquer. Peut s'utiliser pour abcès profonds ou larges contusions.

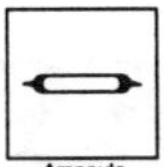

Ampoule

Phytoconcentrat de Bardane

La racine de Bardane est l'un des meilleurs dépuratifs qui soient.

C'est pourquoi on l'utilise aussi bien contre les dermatoses que contre les rhumatismes ou l'excès d'acide urique.

Elle possède aussi une action hypoglycémiante reconnue.

Elle contient un antibiotique naturel comparable à la pénicilline et conserve mieux ses propriétés sous forme de phytoconcentrat que de plante sèche.

- **Avant les trois repas** - 1 ampoule.
- **Durée du traitement** : trois semaines.

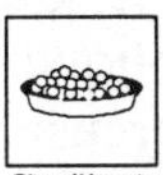

Oligo-éléments

Phyto-élément Argent

Les oligo-éléments sont indispensables à notre équilibre.

Présents dans notre organisme à doses infinitésimales, ils règlent nos échanges cellulaires.

L'Argent s'oppose au développement des germes. Il combat les états infectieux de la sphère O.R.L.

- **Cure d'attaque** - 2 ampoules, avant les principaux repas.
- **Cure d'entretien** - 1 ampoule, avant les principaux repas, à garder une minute sous la langue.

Phyto-élément Or

- **Cure d'attaque** - 2 ampoules, avant les principaux repas.
- **Cure d'entretien** - 1 ampoule, avant les principaux repas, à garder une minute sous la langue.

Phyto-élément Cuivre

Le Cuivre lutte contre les maladies infectieuses ou virales. Il a une action anti-inflammatoire et anti-spasmodique.

- **Cure d'attaque** - 2 ampoules, avant les principaux repas.
- **Cure d'entretien** - 1 ampoule, avant les principaux repas, à garder une minute sous la langue.

Phyto-élément Manganèse

Le Manganèse est un catalyseur général.

- **Cure d'attaque** - 2 ampoules, avant les principaux repas.
- **Cure d'entretien** - 1 ampoule, avant les principaux repas, à garder une minute sous la langue.

ABSENCE DE RÈGLES

(Voir Aménorrhée)

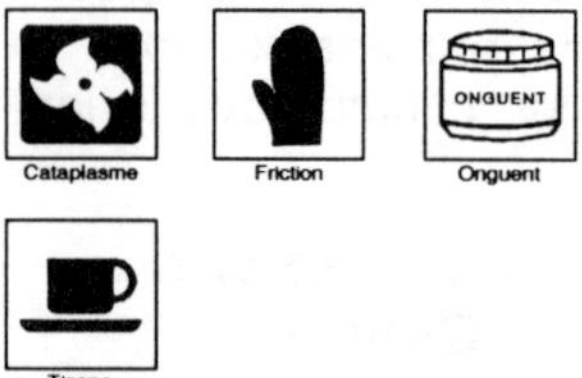

Cataplasme Friction Onguent Tisane

ACCIDENTS MUSCULAIRES

Le muscle est fragile quand il est traumatisé. De plus, il devient très douloureux. Aussi faut-il “anesthésier” en douceur, avec des produits naturels et sains. Face à une entorse, foulure, élongation ou claquage musculaire, le premier réflexe doit toujours être d’appliquer de la glace, pendant au moins une heure, sur la partie douloureuse. Ceci pour calmer la douleur, éviter l’inflammation, l’œdème (gonflement) et la diffusion du sang dans les tissus.

Surtout, il ne faut jamais appliquer une source de chaleur (bouillotte, par exemple) ou une crème lubrifiante.

Cataplasme

Le cataplasme de glace

Mettre les glaçons dans un sac en plastique et placer un petit linge entre l’épiderme et la glace pour éviter la brûlure.

Bain de glace

Pour les articulations mains et pieds, il est plus pratique, si possible, de prendre un bain de glace.
Mettre un peu d’eau dans une bassine. Vider des glaçons de votre réfrigérateur.

Baigner l'articulation douloureuse.

- **Durée du traitement** : trois quarts d'heure, à renouveler deux fois par jour, tant que la douleur persiste.

Bien souvent, parce que les premiers moments sont pénibles, la tentation est d'ôter le cataplasme ou de stopper le bain de glace. Il faut insister.
La première sensation désagréable passée, vous verrez apparaître une bienheureuse anesthésie.

Cataplasme d'urgence

Réunir les ingrédients suivants :

Poudre d'Argile verte : 100 gr
Eau tiède
Huile hyperoxygénée : 20 ml
Huile essentielle d'Origan :
20 gouttes
Huile essentielle de Romarin :
20 gouttes

Mélanger pour former une pâte. L'étendre sur un papier d'aluminium, sur cinq mm d'épaisseur. Appliquer sur la zone douloureuse et maintenir toute la nuit avec une bande.

Cataplasme de terre

Argile verte concassée ou terre argileuse (si vous êtes loin d'une ville ou si vous ne trouvez pas d'Argile pure).
Prendre de l'Argile. Mélanger avec de l'eau afin d'obtenir une pâte épaisse, peu fluide. Etaler la pâte sur un linge de coton. Appliquer l'Argile à même la peau. Laisser en place deux heures, minimum.

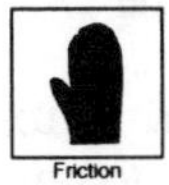
Friction

Huile miracle

Cette recette simple va vous permettre de fabriquer une huile très efficace contre la douleur.
Mélanger les ingrédients suivants :

1/2 litre d'Huile d'Olive vierge
(1ère pression à froid)
Romarin feuille : 50 gr
Camomille fleur : 25 gr
Marjolaine feuille : 25 gr
Huile essentielle de Genièvre :
15 ml
Huile essentielle de
Térébenthine : 15 ml
Huile essentielle d'Origan : 15 ml

Chauffer l'huile d'Olive à feu doux avec le Romarin, la Camomille et la Marjolaine. Dès que l'huile commence à bouillonner, arrêter le feu. Couvrir. Laisser reposer toute la nuit. Filtrer et ajouter les Huiles essentielles.
Secouer avant l'emploi.
Frictionner doucement les zones douloureuses.

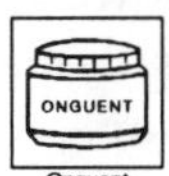

Onguent

Baume du guérisseur

Ce baume est une très ancienne recette qui a fait ses preuves.
L'utiliser en massages légers, pour bien faire pénétrer tous les principes actifs.

- **Par jour** - A faire deux à trois fois.

Tisane reminéralisante

- **Dans la journée** - Boire deux grandes tasses de cette tisane qui va permettre à vos muscles de se reconstituer :

Prêle plante : 50 gr
Sauge feuille : 50 gr
Lavande fleur : 25 gr
Romarin feuille : 50 gr
Houblon cône : 50 gr
Ortie blanche plante : 50 gr
Hibiscus fleur : 50 gr

Mélanger les plantes entre elles. Prendre quatre cuillerées à soupe du mélange, pour deux litres d'eau froide.
Porter à ébullition sans laisser bouillir. Infuser dix minutes. Filtrer.

- **Durée du traitement** : cures de trois semaines.

ACIDE URIQUE

(Voir également Goutte)

C'est, par définition, la maladie des bons vivants qui mangent trop et trop riche ! L'excès d'acide urique résulte soit d'une production excessive, soit d'un défaut d'élimination.

Il faut donc suivre un régime sévère. Supprimer ou, en tout cas, diminuer de manière très importante les viandes grasses, les viscères, les charcuteries, le gibier et, surtout, le gibier faisandé, les poissons gras, les crustacés et les mollusques.

Mais également, et les patients ne le savent pas toujours, l'oseille et la rhubarbe, les champignons, les fèves, les lentilles et les pois, les aliments fermentés ainsi que les graisses cuites, fritures et les fruits très gras comme les cacahuètes et autres amandes. L'alcool, la bière, le thé et le café sont également à proscrire.

La levure de bière riche en purines, peut être aussi néfaste.

Cure de Reine des prés

La Reine des prés est une plante bien connue pour son action anti-inflammatoire, sur les articulations, en particulier.

Ses propriétés sont attribuées à des dérivés salicylés, principes éliminateurs des toxines, voisins de ceux qui agissent dans l'aspirine.

C'est aussi un puissant diurétique, éliminateur de l'urée, de l'acide urique et des chlorures.

Elle est sudorifique, cholérétique, astringente, somnifère, fébrifuge, tonique du cœur et de l'estomac.

- **Chaque matin** - Prendre une dose L.I.V.E. de Reine des prés à jeun ou diluée dans un verre d'eau ou de jus de fruit.
- **Dans l'après-midi ou le soir, au coucher** - Prendre une deuxième dose.
- **Durée du traitement** : cure de vingt-quatre jours.

  La cure peut être répétée ou prolongée.

  On peut associer à une cure de Reine des prés, d'autres produits à visée drainante et éliminatrice : gélules de Pariétaire ou de Prêle ou d'Ortie piquante, pour accentuer l'effet reminéralisant de cette cure.

Toutes ces recettes et remèdes ont la même vocation : vous aider à mieux vous soigner.

Utilisez-les en alternance, en fonction de vos goûts et de l'effet produit sur votre cas personnel.

Certaines recettes correspondent mieux que d'autres à votre organisme. Pour découvrir les plus efficaces pour vous, n'hésitez pas à les essayer.

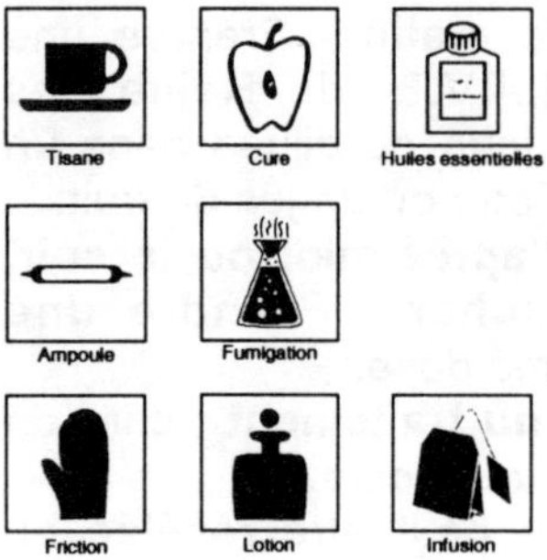

ACNÉ

L'acné est une affection de l'adolescence qu'il faut prendre très au sérieux, non qu'elle soit grave sur le plan de la santé mais parce qu'elle peut perturber beaucoup le jeune qui en souffre.

Un teint brouillé, une peau grasse maculée de points noirs et des boutons à tête blanche peuvent véritablement gâcher la vie d'un ou d'une adolescente.

Il serait stupide de les laisser souffrir d'une disgrâce que l'on peut très bien traiter : la nature est riche de remèdes qui ont fait leurs preuves et qui sont totalement dénués d'effets secondaires nocifs !

Certes, l'acné est un phénomène complexe causé à la fois par un déséquilibre endocrinien, un encrassement de l'organisme, du foie et une mauvaise assimilation.

A la puberté, les hormones provoquent une activité accrue des glandes sébacées. Le sébum, qui est le lubrifiant de la peau, obstrue le pore ce qui provoque une petite grosseur qui noircit en s'oxydant au contact de l'air. C'est la naissance du point noir.

Les pustules d'acné sont provoquées par une réaction inflammatoire de la peau contre ces bouchons de sébum. La peau s'épaissit et souvent, dans le même temps, les cheveux sont ternes et gras, accompagnés de pellicules, ce qui accentue l'état dépressif de la jeune fille ou du jeune homme qui se trouve et se sent laid.

Les complexes peuvent devenir très importants, jusqu'à modifier la psychologie et la personnalité.

Renfermé, timide, gêné, le jeune devient agressif par réaction et entre dans une spirale infernale de problèmes relationnels avec l'entourage.

De plus, le jeune qui ne s'aime pas physiquement fait des erreurs : plus ou moins consciemment, il s'abîme un peu plus en tripotant les boutons, même s'il sait qu'il ne fait qu'aggraver son acné en provoquant des cicatrices qui risquent de devenir définitives. Mais tout se passe comme s'il se punissait lui-même de son acné et des troubles psychologiques qu'elle entraîne.

C'est dire si l'acné est pour le jeune une source de troubles qu'il ne faut surtout pas minimiser ! Les réflexions du genre "Ce n'est pas grave ! On est tous passés par là" et autres fausses consolations, ne peuvent que convaincre l'adolescent que ses problèmes vous indiffèrent. La bonne formule consiste à lui proposer de se soigner par une méthode douce qui a fait ses preuves. Tout d'abord, il faut drainer l'organisme de ses toxines, éviter la prolifération des germes et consommer une nourriture saine :

- Supprimer les sucres et les graisses, l'alcool, le tabac et le café.
- Manger en quantité : du cresson, du pissenlit, des artichauts, asperges, concombres, poireaux, pommes et poires.

Un traitement anti-acné doit se faire en deux étapes distinctes :

- En premier lieu, comme toujours en médecine naturelle, le terrain doit être préparé. Il faut donc purifier l'organisme et l'épiderme par des soins internes. Une cure dépurative de deux mois, suivie régulièrement, est indispensable.
- En second lieu, il faut lutter contre les boutons disgracieux par des soins externes.

Les soins internes

Tisane

- **Dans la journée** - Boire un litre de cette tisane de drainage, en quatre ou cinq fois entre les repas.

Mélanger les ingrédients suivants :

Bruyère fleur : 50 gr
Millefeuille plante : 50 gr
Genièvre baie : 25 gr
Thym feuille : 50 gr
Romarin feuille : 50 gr

Bien malaxer les plantes entre elles.
Compter cinq cuillerées à soupe rases du mélange dans un litre d'eau froide, porter à ébullition, laisser bouillir une minute, infuser dix minutes.
Filtrer.

- **Durée du traitement** : au minimum pendant un mois. Il sera peut-être nécessaire de le renouveler.

- **Tous les jours, après les repas, midi et soir** - Boire également un bol de cette tisane (liste des ingrédients page précédente).
  Mélanger les plantes entre elles. Compter une cuillerée à soupe du mélange, pour un bol d'eau bouillante.
  Laisser infuser cinq minutes. Filtrer.
- **Durée du traitement** : il s'agit là d'un traitement de fond, à suivre pendant au moins deux mois.
  Pour en parfaire l'action, n'oubliez pas de vous masser le visage tous les jours avec de l'huile de Noisette ou du gel de Noisette, afin de purifier votre peau et d'éliminer les points noirs.

Cure

- **Avant les trois repas** - 2 gélules de Complexe ADN + Vitamines A et D .
- **Pendant les trois repas** :
  - 1 ampoule de phyto-élément Cuivre
  - 1 gélule de complexe Vitamines B.
- **Après les trois repas** - 2 ampoules de Pensée sauvage.
- **Et, le matin et à midi** :
  - 1 ampoule de phytoconcentrat de Bardane
  - 1 ampoule d'Ortie blanche
  - 1 ampoule de Pensée sauvage.

  Pour dynamiser le traitement, vous pouvez utiliser les Huiles essentielles par voie interne. Certaines ont des pouvoirs bactéricides et antiseptiques puissants.

Suivez très attentivement les conseils d'emploi et, surtout, n'augmentez sous aucun prétexte le nombre de gouttes prescrit, votre système digestif n'apprécierait pas.

Huiles essentielles

- **Le matin après le petit déjeuner** - Prendre une cuillerée à soupe de Miel de Thym avec une goutte d'Huile essentielle de Santal (pas plus).
- **A midi après le repas** - Prendre une cuillerée à soupe de Miel de Thym avec une goutte d'Huile essentielle de Santal et une goutte d'Huile essentielle d'Origan.
- **Le soir après le dîner** - Prendre une cuillerée à soupe de Miel de Thym avec 1 goutte d'Huile essentielle d'Origan et 1 goutte d'Huile essentielle de Genièvre.
  Avant d'avaler le Miel, patienter environ 2 minutes, le goût de l'huile essentielle sera moins prononcé.
- **Durée du traitement** : trois semaines, pas davantage. Il vous faudra, avant de le recommencer, attendre quinze jours.

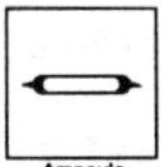
Ampoule

Phytoconcentrat de Bardane

La racine de Bardane est l'un des meilleurs dépuratifs qui soient : c'est pourquoi on l'utilise contre les dermatoses. Elle contient un antibiotique naturel comparable à la pénicilline et conserve mieux ses propriétés sous forme de gélules que de plante sèche.

- **Avant les trois repas** - 1 ampoule de phytoconcentrat de Bardane.
- **Durée du traitement** : cures de trois semaines.

Les soins externes

En cas d'acné légère, il suffira de vous laver le visage avec un savon à la Laitue et de vous lotionner après, avec un coton imprégné d'eau florale d'Hamamélis.
En revanche, face à une acné résistante, les fumigations peuvent aider à soigner la peau.

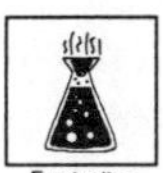
Fumigation

La fumigation suivante est à faire une fois par semaine, avant de procéder à un gommage.
Elle permet d'assouplir la peau et de la nettoyer en profondeur.

1/4 de litre d'eau froide
1 cuillerée à soupe de feuilles de Thym
1 cuillerée à soupe de baies de Genièvre

Faire bouillir trois minutes. Placer votre visage au-dessus du récipient en ayant soin de vous couvrir la tête d'une serviette pour bien profiter de la vapeur d'eau, pendant dix minutes.

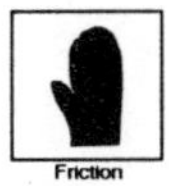
Friction

Le gommage aseptisant

Mélanger les ingrédients suivants :

1/2 cuillerée à café d'Huile d'Osiris
1 goutte d'Huile essentielle de Sassafras (pas plus)

Le mélange doit être homogène, il vous faudra le réaliser à l'aide d'un petit bâtonnet.
Masser délicatement le visage en tournant dans le sens des aiguilles d'une montre.

- **Durée du soin** : environ 4 minutes. Rincer à l'eau tiède.
- **Durée du traitement** : à faire deux fois par semaine.

Le gommage idéal

Mélanger les deux ingrédients suivants dans une petite coupelle :

Huile pure de Noisette :
1 cuillerée à café
Argile verte : 1 cuillerée à café

Etaler doucement sur tout le visage. Masser par de petits mouvements circulaires, les parties particulièrement grasses : ailes du nez, front, menton. Rincer à l'eau tiède.
Pulvériser ensuite une eau florale camphrée.

- **Durée du traitement** : à faire 2 fois par semaine.

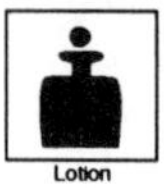

La lotion à l'Aspirine

Mélanger :

Alcool de Menthe : 120 gr
Eau de Rose : 80 gr
Aspirine effervescente à la Vitamine C : 4

Prendre un petit coton.
Tamponner votre visage **matin et soir.**

La lotion au Citron vert

Prendre des petits Citrons verts. Les couper en deux. Frotter tout le visage.
Le Citron vert non seulement tue les microbes, nettoie la peau, mais en même temps resserre les pores. Une façon bien simple de chasser les points noirs !

La lotion pour la beauté des ados

Mélanger les ingrédients :

Fleurs de Sauge : 1 cuillerée à café
Feuilles de Romarin : 1 cuillerée à café
La peau d'1 Orange et celle d'1/2 Citron
Menthe : 2 branches
Eau de Rose : 1/2 litre

Laisser macérer quatre jours en remuant de temps en temps. Filtrer.

- Utiliser **matin et soir**. Conserver au frais.

Lotion au phytoconcentrat d'Alliaire

Cette lotion a des propriétés purifiantes et asséchantes.
Elle assèche les boutons sans laisser de cicatrice.

- A faire **tous les jours :** appliquer avec précision sur chaque impureté de votre peau, quelques gouttes grâce au stiligoutte.

Masque à l'Argile rouge

Mélanger tous les ingrédients :

Argile rouge en poudre : 1 cuillerée à soupe
Huile végétale de Noisette : 10 gouttes
1 cuillerée à moka de Citron vert
1 jaune d'Œuf

Ajouter un peu d'eau tiède afin d'obtenir une pâte épaisse.
Appliquer sur le visage et laisser agir vingt minutes.
Rincer à l'eau froide.

Masque aux Huiles essentielles

Procurez-vous les ingrédients suivants :

Huile de Noisette : 125 ml
Huile essentielle de Thym : 10 ml
Huile essentielle de Citron : 10 ml
Argile surfine poudre : 2 cuillerées à soupe
Salsepareille poudre : 1 cuillerée à soupe

Mélanger les Huiles essentielles entre elles.
D'autre part, mélanger : l'Argile et la Salsepareille avec un peu d'eau tiède afin d'obtenir une pâte très épaisse. Y ajouter les huiles essentielles.
Appliquer en faisant attention aux yeux. Laisser agir vingt minutes.
Rincer à l'eau froide.

A utiliser au maximum trois fois par semaine. Surtout pas d'exposition au soleil après l'application.

Crème traitante camouflante à l'Alliaire

Cette crème désincruste, assèche les boutons et régularise les sécrétions de sébum tout en camouflant les imperfections de la peau.
Sa composition est riche en Vitamine B, Magnésium et Multivitamines purifiantes de l'épiderme.
Cette crème élimine aussi les boutons disgracieux et évite les cicatrices.

- **Matin et soir** - Appliquer sur chaque imperfection, en tapotant du bout des doigts.

Eau florale de Rose

L'eau florale de Rose, contrairement à la croyance populaire, n'est pas aussi douce que son nom le laisse prévoir.
Elle est fortement astringente et doit être employée avec précaution, par cures limitées dans le temps. Utilisez-la si vous sentez vos tissus relâchés, car son pouvoir astringent est très prononcé. Mais seules les peaux grasses peuvent en bénéficier, car elle régularise la sécrétion de sébum.
Elle est obtenue par distillation des pétales de Rose.
Si vous désirez la faire vous-même :

1/2 litre d'eau de pluie froide
100 gr de pétales de Roses rouges de Provins

Laisser macérer dix jours à l'ombre dans une pièce fraîche et filtrer.

- **Tous les jours** - Pulvériser votre visage, matin et soir.
- **Durée du traitement** : faire de courtes cures.

Eau florale Camphrée

L'eau florale Camphrée a été mise au point au Moyen-Age. C'est un produit vraiment naturel, vraiment efficace, qui vous

fera oublier boutons, points noirs et pores dilatés.
Elle est obtenue par distillation des fleurs fraîches de Rose, d'Hamamélis, de Bleuet et d'Oranger.

- **Matin et soir** - Pulvériser votre visage après l'avoir soigneusement démaquillé. Laisser sécher sans essuyer.

Emulsion nettoyante gommante Alliaire

Ce démaquillant est à la fois un soin nettoyant et exfoliant des cellules et des imperfections de la peau.
La Vitamine H combat les éruptions cutanées (boutons,...).

- **Matin et soir** - En massages du bout des doigts, pour débarrasser votre visage de ses impuretés et gommer ses imperfections, sans l'agresser.

Huile de Noisette

L'huile Végétale est un produit naturel très pratique.
Cette huile est extraite par pression à froid d'une Noisette bien déterminée (Corylus Avellana) provenant du bassin méditerranéen.
C'est la seule huile végétale ayant la propriété de désincruster la peau et de faire sortir les points noirs.

- **Tous les soirs** - Après votre démaquillage, déposer une petite perle d'huile sur le bout de vos doigts et masser votre visage en évitant le contour des yeux. Laisser agir toute la nuit.

Si votre peau est vraiment très grasse, avec des points noirs :

Appliquer l'huile en couche épaisse, masser et laisser poser comme un masque, pendant une 1/2 heure.
Essuyer avec un mouchoir en papier.

- **Durée du traitement** : cure de dix jours par mois.
A renouveler, si nécessaire.

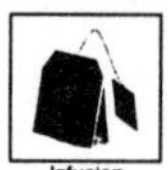
Infusion

Infusion Thym - Lavande

Après l'application de l'huile, vous pouvez vous rincer avec de l'eau tiède ou avec l'infusion suivante :

1 cuillerée à soupe de Lavande
1 cuillerée à soupe de Thym

Faire infuser dix minutes dans 1/2 litre d'eau bouillante.
Après quinze jours de traitement, et souvent bien avant, vous serez étonné de voir tous vos points noirs sortir et votre peau redevenir fine et belle.

ACOUPHÈNES

Les acouphènes sont des sensations sonores internes : tintements, **Bourdonnements** (voir ce mot) et **Sifflements** (voir ce mot).

Cette sensation d'origine locale (affection de l'oreille) ou générale (hypertension, artériosclérose), peut être rythmée par les battements cardiaques, et être présente dans une seule oreille ou dans les deux. Il faut consulter pour déterminer la cause du trouble.

Toutes ces recettes et remèdes ont la même vocation : vous aider à mieux vous soigner.

Utilisez-les en alternance, en fonction de vos goûts et de l'effet produit sur votre cas personnel.

Certaines recettes correspondent mieux que d'autres à votre organisme. Pour découvrir les plus efficaces pour vous, n'hésitez pas à les essayer.

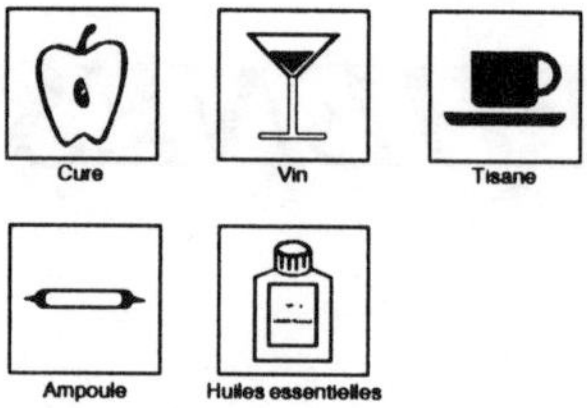

AÉROPHAGIE

L'aérophagie est due à une régurgitation inconsciente et souvent involontaire d'air qui s'accumule dans l'estomac.

Vous avez des déglutitions bruyantes en série et une production de salive exagérée. Quelques heures plus tard, une douleur à l'estomac avec la sensation pénible qu'il est distendu.

Cette impression présente même, chez certains, une forme d'angoisse, une oppression. Cette affection est souvent liée directement à un état de stress, c'est-à-dire de nervosité excessive. En règle générale, il s'agit de sujets particulièrement nerveux, souvent grands fumeurs, habitués à avaler de l'air.

Sans gravité, ce qui ne l'empêche pas d'être très désagréable et gênante en société, l'aérophagie peut-être chronique ou occasionnelle, elle peut provoquer des gargouillements mais aussi des renvois.

Les causes sont le fait de : manger trop vite, de consommer trop d'hydrates de carbone, mais il semble également que lorsque la flore intestinale a été détruite par des antibiotiques, les crises soient plus fréquentes chez ceux qui souffrent déjà d'aérophagie chronique.

En cas de crise importante, vous ne serez soulagé qu'en vous allongeant sur le ventre, ce qui dégage l'œsophage.

Si vous souffrez en permanence de ce dérangement, il vous faut envisager un traitement suivi.

Cela dit, il peut vous arriver après un repas trop copieux, ou tout simplement parce que vous êtes nerveux et que vous avez mangé trop vite, de vous sentir ballonné, d'avoir une digestion lente, des flatulences, des renvois d'air.

La première chose à faire est de vous détendre car l'aérophagie est accentuée par une trop grande nervosité. C'est d'ailleurs chez les angoissés et les nerveux qu'elle sévit le plus.

Quand vous êtes contrarié, prenez une ampoule de Cohobat d'Angélique. Et sachez respecter certains principes indispensables tels que manger à heures fixes, ne pas trop boire en mangeant, et surtout, mastiquer longuement les aliments. De plus, il est nécessaire, pour bien digérer et avoir le ventre plat, de varier votre alimentation et de toujours prévoir fruits et légumes à tous les repas.

Plusieurs recettes différentes sont envisageables et vous adopterez, selon votre cas, celles qui correspondent le mieux à vos goûts et habitudes.

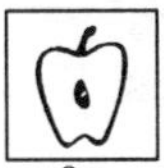

Cure

- **Avant les deux principaux repas** - 1 ampoule de Cohobat d'Angélique dans un peu d'eau.
- **Pendant les deux principaux repas** - 1 ampoule de phytoconcentrat de Thym.
- **Après les deux principaux repas** - 1 ampoule de phytoconcentrat de Fenouil.
- **Dans la journée** - Boire la tisane suivante :

Anis semence : 25 gr
Basilic feuille : 50 gr
Fenouil semence : 25 gr
Camomille fleur : 25 gr
Romarin feuille : 50 gr

Mélanger les plantes entre elles. Mettre trois cuillerées à soupe rases du mélange dans 1/2 litre d'eau froide.
Porter à ébullition, laisser bouillir une minute, infuser dix minutes et filtrer.

- **Durée du traitement** : cures de trois semaines. A renouveler, selon le besoin.
On peut faire cette cure de manière suivie, sans inconvénient.

Complexe Levure Vitalinée

Levure de Bière : 99,5 %
Oxyde de magnésium : 0,5 %

- **Avant les 2 principaux repas** - Prendre 2 gélules
- **Durée du traitement** : un mois.
Ce Complexe est riche en oligo-éléments. En effet, les oligo-éléments sont des métaux ou des minéraux dont la présence infinitésimale dans l'organisme est indispensable à son bon fonctionnement.
La Levure Vitalinée permet d'améliorer le renouvellement de la flore intestinale et de stimuler la digestion.

Vin

Vin cordial

Cet apéritif est non seulement un moyen efficace pour lutter contre l'aérophagie mais il a, de plus, un goût délicieux.

Il vous faudra vous procurer :

Gentiane racine : 10 gr
Angélique racine : 10 gr
Orange écorce : 5 gr

Myrte baie : 5 gr
Vin rouge biologique : 1 litre

Mélanger le tout. Chauffer jusqu'à ébullition sans laisser bouillir. Laisser reposer deux heures. Filtrer.
Sucrer avec du sucre non raffiné.

- **Avant le repas du soir** - Boire 1 verre à apéritif.

Vin stimulant la digestion

- **Avant le repas** - Et un petit apéritif des familles pour le bien-être et le plaisir !

Absinthe sommité fleurie : 35 gr
Gentiane racine : 5 gr
Petite Centaurée sommité fleurie : 5 gr
Vin blanc doux biologique : 1 litre

Mettre le tout à macérer dans le litre de Vin blanc, pendant cinq jours, en prenant soin de remuer de temps en temps.

- **Après les deux principaux repas** - Boire un verre à apéritif.
- **Durée du traitement** : trois semaines, suivies d'un arrêt du même temps.

Ne pas boire ce vin en permanence.

Vinaigre au Miel

Vinaigre de Cidre : 1 cuillerée à soupe
Miel de Chou : 1 cuillerée à soupe

Mélanger les deux composants et les prendre à la fin du repas.

- **Avant les trois repas** - Boire une tasse d'Anis vert.
  Prendre quatre cuillerées à soupe, pour un litre d'eau bouillante. Laisser infuser 10 minutes. Filtrer.
- **Après les trois repas** - Boire une tasse de Badiane ou de Basilic.
  – 4 cuillerées à soupe, pour un litre d'eau bouillante.
  Laisser infuser dix minutes. Filtrer.
- **Dans la journée** - Boire un litre, entre les repas, de tisane au Bigaradier ou au Carvi noir :
  – 4 cuillerées à soupe, pour un litre d'eau bouillante.
  Laisser infuser dix minutes. Filtrer.

Tisane contre les ballonnements

Cette tisane est particulièrement efficace contre les ballonnements d'origine nerveuse grâce à la présence du Basilic, de la Marjolaine et de la Mélisse qui sont les antispasmodiques rééquilibrants du système nerveux.

- **Après les trois repas** - Boire une grande tasse (1/4 de litre), 3 fois par jour, de cette tisane :

Basilic feuille : 50 gr
Camomille fleur : 25 gr
Fenouil semence : 25 gr
Marjolaine feuille : 25 gr
Mélisse feuille : 25 gr
Citronnelle plante : 25 gr
Anis vert semence : 25 gr

Mélanger les plantes entre elles. Compter quatre cuillerées à soupe du mélange, pour un litre d'eau froide. Porter à ébullition sans faire bouillir.
Éteindre le feu et laisser infuser dix minutes. Filtrer.

Tisane des "4 semences chaudes"

- **Avant les trois repas** - Boire une grande tasse de cette tisane qui vous évitera les sensations désagréables que donne l'aérophagie.
Mélanger ces plantes entre elles :

Carvi semence : 20 gr
Fenouil semence : 20 gr
Anis vert semence : 20 gr
Coriandre semence : 20 gr

Mettre une cuillerée à café du mélange par tasse d'eau bouillante.
Laisser infuser dix minutes.

Tisane dynamisante-calmante

- **Après les repas de midi et du soir** - Boire une tasse bien chaude de cette tisane.
Mélanger les plantes suivantes entre elles :

Menthe douce feuille : 30 gr
Sauge feuille : 30 gr
Carvi noir semence : 20 gr
Fenouil semence : 20 gr
Millefeuille plante : 20 gr
Gentiane racine : 25 gr

Mettre une cuillerée à soupe du mélange dans une grande tasse d'eau froide. Porter à ébullition et éteindre le feu, dès que l'eau commence à bouillir.
Couvrir et infuser dix minutes.

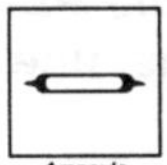
Ampoule

Phytoconcentrat de Bigaradier

- **En cas de crise aiguë** - prendre 2 ampoules par jour, pendant quelques jours.
- **Si votre aérophagie est chronique** - faites des cures régulières de trois ou quatre semaines.

Fenouil

- **Dans la journée** - Prendre 4 cuillerées à soupe de semences, pour un litre d'eau bouillante. Laisser infuser 10 minutes. Filtrer.

Phytoconcentrat de Fenouil

Quand les autres remèdes ont échoué, prendre :

- **Après ou au milieu des 3 repas** :
  - 1 ampoule de phytoconcentrat de Fenouil
  - 2 gélules de Prune-Goyave.
- **Durée du traitement** : en cures de 3 semaines. A renouveler.

Huiles essentielles

Miel à l'essence de Basilic

Miel
Huile essentielle de Basilic

Verser trois gouttes d'Huile essentielle de Basilic dans une cuillerée à café de Miel.

- A prendre une fois **dans la journée.**

Toutes ces recettes et remèdes ont la même vocation : vous aider à mieux vous soigner.

Utilisez-les en alternance, en fonction de vos goûts et de l'effet produit sur votre cas personnel.

Certaines recettes correspondent mieux que d'autres à votre organisme. Pour découvrir les plus efficaces pour vous, n'hésitez pas à les essayer.

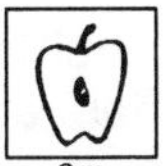

ALBUMINURIE

Cet excès d'albumine dans les urines peut provoquer une néphrite. Le rein faisant mal son office, le sang est mal épuré.

Divers symptômes peuvent alors apparaître : maux de tête, crampes, picotements dans les doigts, vertiges, bourdonnements d'oreilles.

Dans les cas de néphrite avec rétention d'eau, il peut y avoir formation d'œdèmes. Il faut suivre un régime alimentaire, diminuer le sel, boire beaucoup d'eau et de tisanes diurétiques, supprimer le lait et faire, si possible, une sieste en position couchée après chaque repas.

En revanche, si la néphrite s'accompagne d'hypertension ou de signes cardiaques, il faut réduire les liquides à un litre par jour au maximum.

Dans tous les cas, la phytothérapie va vous aider à exciter l'activité de vos reins et facilitera leur régénération pour obtenir un meilleur fonctionnement du filtre rénal.

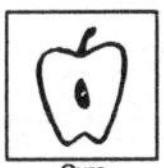

- **Pendant les 3 repas** :
  – 2 ampoules de phytoconcentrat de Frêne
  – 1 ampoule de phytoconcentrat de Ményanthe.
- Boire dans la journée, entre les repas, un litre de la tisane suivante :

Tilleul aubier : 50 gr
Chiendent racine : 50 gr
Cassis feuille : 50 gr
Pissenlit racine : 50 gr
Ményanthe feuille : 25 gr
Cerise queue : 50 gr
Bardane racine : 50 gr

Mélanger les plantes entre elles. Compter quatre cuillerées à soupe du mélange, pour un litre d'eau froide.
Faire bouillir deux minutes. Éteindre le feu et jeter dans l'eau une cuillerée à soupe de plante de Prêle. Couvrir et laisser infuser dix minutes. Filtrer.

- **Durée du traitement** : trois semaines.

Tisane anti-albuminurie

Maïs stigmate : 25 gr
Frêne feuille : 50 gr
Chiendent racine : 50 gr
Prêle plante : 50 gr

Pensée sauvage plante : 25 gr
Cerise queue : 50 gr
Verveine feuille : 50 gr

Mélanger les plantes entre elles. Compter quatre cuillerées à soupe du mélange, pour un litre d'eau froide.

Porter à ébullition. Faire bouillir une minute. Éteindre le feu et laisser infuser dix minutes. Filtrer.

- **Par jour** - Boire trois tasses entre les repas, de préférence en période de lune décroissante.

Tisane

ALCOOLISME

La France a le triste privilège de compter un peu plus d'un demi-million d'alcooliques qui auraient vraiment besoin de se sevrer rapidement s'ils ne veulent pas voir leur avenir fortement perturbé par les méfaits de l'alcool.

Il faut néanmoins distinguer trois catégories différentes de buveurs :

– Les alcooliques légers ou mondains qui ne sont par forcément conscients de leur goût excessif pour les substances alcoolisées. Coupes de champagne ou verres de whisky ne sont pour eux que des symboles de convivialité parfaitement assumés. Ils sont souvent bien peu conscients de la réelle quantité d'alcool ingérée chaque jour, tout simplement parce qu'ils seraient bien incapables de dire combien de fois on les a resservis au cours de ce sympathique cocktail. Pourtant, ces buveurs dits mondains absorbent déjà une dose qui peut être dangereuse.
Néanmoins, ce sont certainement ceux qui pourraient le plus facilement diminuer progressivement leur consommation, à condition, bien entendu, d'avoir pris conscience du problème.

– La deuxième catégorie, dite des gros buveurs, est déjà plus intoxiquée. Ces personnes-là boivent et aiment boire.

Elles boivent tous les jours et même dans la solitude et sans le prétexte de la convivialité. Il leur est déjà difficile, voire impossible de supprimer leur dose d'alcool quotidienne. Elles peuvent simplement être en mesure de la diminuer mais elles ont déjà besoin d'une aide extérieure.

– Les véritables alcooliques qui forment le troisième groupe n'aiment plus vraiment l'alcool mais sont contraints à boire par l'accoutumance ; c'est un besoin impérieux de l'organisme qui exige sa dose quotidienne.

Les causes de l'alcoolisme sont diverses mais il est évident qu'il se répand plus facilement dans les pays comme le nôtre où les boissons alcoolisées sont bon marché et où l'alcool n'est pas considéré comme une drogue dangereuse.

Pourtant, à tous les stades, l'alcoolisme peut avoir sur la santé des effets très néfastes. Si au début, il apporte une légère euphorie, supprime les inhibitions, il annihile aussi le sens critique, dilate les vaisseaux, entame un processus de gastrite et demande au foie un travail bien trop important.

Une consommation excessive peut provoquer, dans un deuxième stade, des nausées, des vomissements, un dégoût progressif de la nourriture, puis des comas alcooliques.

Sur un organisme jeune, ces méfaits sont sans incidence durable mais ils deviennent dangereux pour les personnes plus âgées.

A un stade très avancé, les lésions au cœur, aux artères, au foie et la congestion des veines sont irréversibles.

Les conséquences mentales dramatiques, incapacité à se concentrer, irritabilité ajoutée à la perte de tout sens des responsabilités, détruisent véritablement l'être humain.

Le delirium tremens dont les crises sont d'abord annoncées par des périodes d'insomnie, de dépression, d'agitation, mais aussi des hallucinations, est l'un des stades dramatiques de l'alcoolisme.

On ne peut pas soigner l'alcoolisme si le malade n'a pas pris conscience de la nécessité de se guérir. Dès que cette volonté est établie, les remèdes naturels font partie des aides auxquelles peut avoir utilement recours le malade.

Tisane

Tisane contre les intoxications

Romarin feuille : 50 gr
Artichaut feuille : 50 gr

Cynorrhodon baie : 50 gr
Houblon cône : 50 gr
Mélisse feuille : 50 gr
Mauve fleur : 25 gr
Thym feuille : 50 gr
Cassis feuille : 50 gr
Citron écorce : 50 gr

Mélanger les plantes entre elles. Compter quatre cuillerées à soupe du mélange, pour un litre d'eau froide.
Porter à ébullition sans faire bouillir. Éteindre le feu et laisser infuser 10 minutes. Filtrer.

- **En cas de crise aiguë** - Boire une grande tasse (1/4 de litre), toutes les heures.
- **En cure** : trois tasses par jour, entre les repas.

Tisane Régime Cure

ALLAITEMENT

L'allaitement maternel est l'alimentation la mieux adaptée au nouveau-né. En effet, sa composition en principes nutritifs est idéale, le lait est propre, stérile en permanence et à la bonne température. Il apporte surtout aux nourrissons les anticorps qui le protègent contre les infections. De plus, sur le plan psychologique, il est très favorable à l'épanouissement de l'enfant.

L'alimentation de la mère pendant l'allaitement doit être variée, bien équilibrée : protéines, calcium et vitamines en bonnes proportions.

Evitez les graisses animales, les excès importants en viande ou charcuterie. Buvez beaucoup, de l'eau et du lait. Il faut, en revanche, modérer la consommation de certains aliments comme le chou ou la rhubarbe ainsi que le chocolat en grande quantité et éviter l'alcool et le café.

En période d'allaitement, une mère doit se reposer et être détendue, éviter les tensions et les angoisses excessives. Lorsque la mère souffre de crevasses aux mamelons, il vaut parfois mieux arrêter l'allaitement durant quelques jours (de même à la suite d'une affection importante). Il est possible de reprendre l'allaitement si la sécrétion n'a pas été interrompue (le lait doit être tiré de manière mécanique pendant cet arrêt).

J'ai recueilli pour vous quelques bonnes recettes de nourrices pour avoir un bon lait et un superbe bébé. Si, au moment du sevrage, vous avez besoin de produits pour aider l'arrêt de la lactation, vous trouverez également des solutions naturelles.

Tisane pour favoriser l'allaitement

Angélique semence : 30 gr
Anis vert semence : 30 gr
Carvi semence : 30 gr
Cumin semence : 30 gr
Coriandre semence : 30 gr

Prendre quatre cuillerées de ce mélange, pour un litre d'eau bouillante. Laisser infuser dix minutes. Filtrer.

- **Au cours de la journée** - Boire en quatre prises.

Salade pour favoriser l'allaitement

Carottes crues
Lentilles cuites
Topinambours cuits
Huile d'Olive
Vinaigre de Miel

Manger cette salade le plus souvent possible.

Surtout ne mettez pas de persil, car il tarit la production de lait.

Pour arrêter la lactation :

Le matin - Boire un jus de carotte à jeun, pendant 4 jours consécutifs.

- **Par jour** - Boire quatre tasses de la tisane suivante :

Scolopendre feuille : 20 gr
Fumeterre plante entière : 30 gr
Fraisier feuille : 20 gr
Fenouil semence : 15 gr

Prendre quatre cuillerées de ce mélange, pour un litre d'eau bouillante. Laisser infuser dix minutes. Filtrer.

Ajouter dix gouttes de teinture mère de Cannelle dans chaque tasse.

- **Au cours de la journée** - Boire en quatre prises.

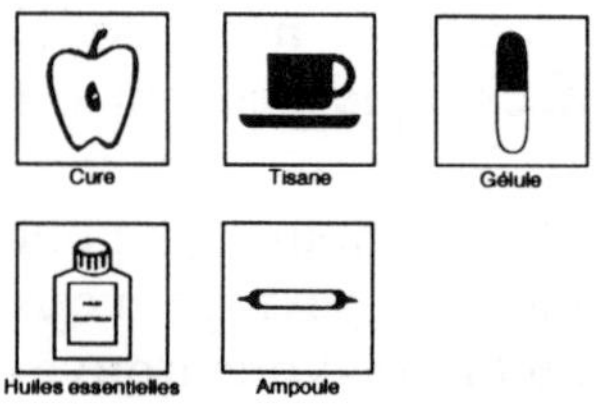

ALLERGIES

Mal connues et mal définies, les allergies sont souvent mal soignées parce que patients et médecins les traitent parfois par le dédain. Ces affections touchent pourtant une part très importante de la population (15 % environ) .

Avec le printemps, de nombreux allergiques vont voir revenir, comme chaque année, rhumes, conjonctivite, asthme ou eczéma sans bien savoir à quel allergène (produit cause de l'allergie) ils doivent d'être ainsi trop sensibles.

Qu'est-ce donc que l'allergie ?

Pourquoi des produits tout à fait anodins pour la majorité peuvent provoquer chez certains des malaises plus ou moins importants ?

On a vu des réactions chocs de type anaphylactique. Ce choc est la forme la plus sévère des allergies : urticaire géant, malaise et perte de connaissance, œdème énorme capable de provoquer l'étouffement voire la mort. Ces accidents sont, Dieu merci, rarissimes, mais ils prouvent combien l'allergie est un mécanisme à considérer avec sérieux.

L'explication de l'allergie est d'autant plus difficile à donner que le processus est mal connu et qu'il varie avec chaque individu.

L'allergie est, en fait, une réaction exagérée de l'organisme à l'entrée d'un élément étranger. Que ce soit par les poumons, la bouche ou la peau, le corps réagit alors contre, avec plus ou moins de violence selon les individus.

Naît-on allergique ? Il semble qu'il y ait effectivement un terrain plus ou moins héréditaire. Mais pour être vraiment allergique, une sensibilisation préalable est nécessaire. C'est-à-dire qu'il faut avoir été en contact au moins une fois avec l'allergène sans qu'il ne se passe rien. Une seule fois d'ailleurs ou des centaines de fois avant que l'organisme fasse une mauvaise réaction. C'est pourquoi la recherche de l'allergène est parfois si difficile.

De plus, on peut très bien vivre au contact de l'allergène pendant très longtemps et ne devenir allergique qu'un beau matin, sans raison apparente. On dit que l'organisme s'est alors sensibilisé.

Cela complique très sérieusement le travail de recherche. Dans certains cas, on a vu des patients faire subitement une première réaction allergique très violente et ne plus jamais réagir au produit, comme si le corps s'était auto-défendu et guéri.

Les piqûres de guêpes peuvent provoquer ce type de réaction très violente mais unique. D'autres patients, au contraire, feront une réaction un peu plus forte à chaque piqûre pour aboutir aux cas les plus spectaculairement dramatiques.

C'est dire s'il n'est pas simple de définir les allergies et de les comprendre. Pourtant, les spécialistes sont parvenus à les classer en trois grandes catégories : les allergies de contact, les allergies alimentaires et les allergies respiratoires.

– **Les allergies de contact**

  Dans les allergies de contact, les allergènes passent par la peau. Il s'agit le plus fréquemment de lessives, shampooings, produits de vaisselle, produits chimiques ou insecticides.

  La réaction la plus classique est l'eczéma. Quand il s'agit des mains, la meilleure prévention consiste à se protéger la peau avec des gants.

  Les allergies aux cosmétiques ont pratiquement disparu, en revanche les médecins n'ont jamais autant vu d'allergies aux bijoux fantaisie : le Nickel est souvent le métal responsable de la mauvaise réaction de l'organisme.

- **Les allergies alimentaires**
  Elles peuvent être très spectaculaires. Vous pouvez tout à coup, à table, vous couvrir de plaques rouges ou enfler terriblement des lèvres. Cet œdème des lèvres est toujours impressionnant même s'il n'est pas dangereux. Le sont bien davantage, les œdèmes de la langue ou de la gorge qui peuvent provoquer un étouffement.
  Les aliments concernés sont souvent les crustacés, les œufs, les laitages, le céleri ou la moutarde. Mais on a vu aussi des allergies aux fruits secs ou au Coca-Cola.
  Il n'est pas toujours facile de déterminer le ou les aliments auxquels on est allergique, il faut parfois des mois et une recherche très précise.
  D'autant que l'allergie qui semble alimentaire peut être provoquée, en fait, par un médicament. On connaît bien les allergies à certains antibiotiques, on connaît moins par exemple celle à l'Alka-Seltzer qui devrait faire digérer !
  Contrairement à une idée reçue et tenace dans l'esprit du public, les allergies aux fraises sont assez rares alors que les allergies à l'aspirine ou aux sulfamides sembleraient beaucoup plus nombreuses.
- **Les allergies respiratoires**
  Elles concernent le nez, les bronches et les yeux. De la rhinite à l'asthme, la crise est toujours fatigante pour les nerfs et l'organisme.
  Plusieurs facteurs peuvent être responsables d'une allergie respiratoire. Mais, les médecins ont déterminé les grands classiques qui provoquent ce type d'allergies. En tête, arrivent les acariens. Ce sont d'affreuses et minuscules bestioles qui vivent dans la literie et la poussière et qui provoquent des réactions, en particulier chez les enfants de familles allergiques. On assiste alors à des bronchites à répétition qui deviennent parfois asthmatiformes.
  L'asthme n'est pas toujours d'origine allergique mais chez l'enfant, l'allergie aux acariens est, la plupart du temps, la cause de l'asthme infantile. Il faut alors tenter de supprimer toutes les poussières et éléments où les acariens sont susceptibles de se développer. Remplacer la literie en laine par le synthétique, par exemple.
  Les poils de chats, chiens, cobayes, chevaux, peuvent être responsables d'allergies plus ou moins violentes.

La seule bonne solution consiste à faire disparaître l'animal de l'entourage de l'allergique. La désensibilisation peut aussi donner des résultats mais elle est longue et difficile, aussi est-elle réservée aux cas dramatiques.

Enfin, et c'est au printemps, la saison des allergies multiples : rhumes des foins, éternuements en rafales, conjonctivites, larmoiements et picotements qui sont dus au pollen des fleurs. Ces allergies respiratoires sont celles qui sont les plus pénibles. En effet, impossible de supprimer toutes les fleurs et les arbres, d'autant que le pollen porté par le vent est partout présent dans l'air.

Même si on ne comprend pas toujours le mécanisme, on sait aujourd'hui de mieux en mieux soigner les allergies.

Une allergie est toujours une manifestation d'élimination par l'organisme. Il faut donc songer à "nettoyer" votre organisme et à stimuler les défenses générales.

Cure

- **Avant les deux principaux repas** :
  - 1 ampoule de jus de Radis noir dans un verre d'eau
  - 2 gélules de Genièvre.
- **Après les 2 principaux repas** :
  - 1 capsule d'huile d'Onagre
  - 2 gélules de Complexe ADN + Vitamines F et E.
- **Dans l'assaisonnement de votre salade** - 2 gouttes d'Huile essentielle d'Estragon, tous les jours.

Tisane

- **Dans la journée** - Prenez 1 litre de la tisane suivante :

Bardane racine : 50 gr
Fraisier feuille : 50 gr
Genièvre baie : 50 gr
Cassis feuille : 50 gr
Frêne feuille : 50 gr

Mélanger les plantes entre elles. Mettre cinq cuillerées à soupe rases du mélange dans un litre d'eau froide, porter à ébullition, laisser bouillir une minute, infuser dix minutes et filtrer.

- **Entre les repas** - Boire le litre, en quatre ou cinq fois.
- **Durée du traitement** : deux à trois fois par an, pendant 1 mois, selon l'importance de vos allergies.

Tisane anti-allergique

Première recette

- **Dans la journée** - Boire un litre de la tisane suivante :

Bardane racine : 50 gr
Fraisier feuille : 50 gr
Genièvre baie : 50 gr
Frêne feuille : 50 gr

Mélanger les plantes entre elles. Compter cinq cuillerées à soupe du mélange, pour un litre d'eau froide. Faire bouillir deux minutes et infuser dix minutes. Filtrer.

Deuxième recette

Bouleau feuille : 50 gr
Frêne feuille : 50 gr
Ményanthe feuille : 25 gr
Thym feuille : 25 gr

Mélanger les plantes entre elles. Compter cinq cuillerées à soupe du mélange, pour un litre d'eau froide. Faire bouillir deux minutes. Infuser dix minutes. Filtrer.

- **Durée du traitement** : deux à trois fois par an, pendant un mois, selon l'importance de l'allergie.

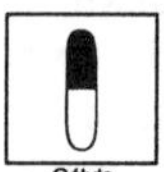

Complexe Onagre

Cette huile contient des acides gras dits essentiels, indispensables à la vie.
Malheureusement, l'organisme est incapable de les fabriquer et il en a de plus en plus besoin.
En effet, l'acide Gamma linoléique, que l'Onagre contient en grande quantité à l'état naturel, est indispensable à la régénération des fibres.
Ce fameux acide Gamma linoléique est le précurseur dans l'organisme des "prostaglandines E1" dont l'action est très vaste et très bénéfique : il s'étend des troubles du cycle menstruel à la peau sèche, aux rides en passant par les ongles cassants.
Il est également très efficace pour lutter contre les allergies.

- **Pendant 14 jours par mois** - 2 à 3 capsules par jour, dans la 2ème partie de votre cycle.
A renouveler.

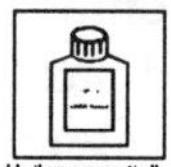

Huile essentielle d'Estragon

C'est la seule Huile essentielle anti-allergique connue.
Le simple fait d'en respirer un flacon peut arrêter net une crise de rhume des foins. Tous les allergiques devraient en avoir un flacon sur eux, au printemps.

- **Par jour** - 2 gouttes, 3 à 4 fois par jour, sur un sucre.
Ou grain d'essence :
3 granules, 3 fois par jour, à avaler sans croquer, avec un peu d'eau ou de nourriture.
- **Durée du traitement** : 3 semaines, au maximum.

Les huiles essentielles sont extrêmement actives.
Un surdosage peut entraîner des troubles indésirables.
Ne pas aller au-delà de 12 granules par jour, pour un adulte. Ne pas prolonger le traitement par un même grain

d'essence, au-delà de 3 semaines.
En cas d'infection ou de maladie qui se prolonge, avoir toujours recours au médecin.

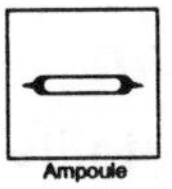
Ampoule

Jus de Radis noir biocinétique

- **Le matin à jeun** - Prendre une ampoule dans un demi-verre d'eau tiède. Vous pouvez ajouter un jus d'Orange ou de Citron.
- **Durée du traitement** : en cures de 12 à 20 jours. A renouveler épisodiquement. Pour les personnes qui n'aiment pas l'odeur du jus de Radis noir, il est conseillé, tout simplement, de le boire en se bouchant le nez car si son odeur peut indisposer, son goût, lui, est très supportable.

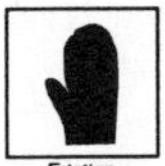
Friction

Cataplasme

ALLERGIES SOLAIRES

Là aussi, la salade à base d'Huile essentielle d'Estragon est conseillée pour ses pouvoirs histaminiques.

Pour plus d'efficacité, il faut prendre l'habitude d'en manger au moins une fois par jour, quinze jours avant votre première exposition au soleil. Et si vous l'appréciez, pourquoi ne pas la consommer pendant tout l'été ?

- **Si l'allergie se déclare** - Sucer, toutes les heures, 3 granules du produit homéopathique : Apis Mellifica 5 ch, qui est du venin d'abeille et qui donne des résultats immédiats. (également pour les piqûres de guêpes, fréquentes en cette saison).

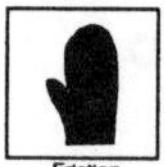
Friction

Friction au Thym

Remplir une bouteille d'huile de Germe de Blé et de Thym fleuri .

Ne prendre que les parties terminales de la plante, sommités fleuries. Laisser macérer deux semaines au soleil, en remuant de temps en temps. Filtrer.

Utiliser en frictions dès que vous sentez la moindre brûlure ou démangeaison.

Vous pouvez parfaitement vous servir de cette huile comme d'une huile solaire.

Cette huile est très peu filtrante !

Cataplasme

Cataplasme au Bicarbonate

Bicarbonate de soude : 4 cuillerées à soupe
Vinaigre de Cidre : quelques gouttes

Il faut juste assez de Vinaigre pour obtenir une pâte très épaisse que vous appliquerez sur votre visage dès qu'apparaitront les premières rougeurs.

Cataplasme au Lierre

Si vous vous trouvez loin de tous commerçants, en pleine campagne, vous trouverez toujours quelques feuilles de Lierre, de préférence grimpant, pour préparer cette recette.

Lierre : 15 feuilles
Eau : 1/4 de litre
Eau de vie ou Vinaigre : 2 cuillérées à soupe

Déchirer les feuilles de Lierre en petits morceaux et les faire bouillir dix minutes dans l'eau. S'il reste de l'eau, il faut la jeter.

Ajouter deux cuillerées à soupe d'Eau de vie (ou Vinaigre). Faire chauffer deux minutes.

Si vous pouvez disposer d'un peu de Miel liquide, ajouter deux cuillerées à café que vous malaxerez avec les feuilles. Le résultat n'en sera que meilleur et plus rapide.

Quand les feuilles sont tièdes, les appliquer sur la peau.

- **A renouveler toutes les 2 heures,** jusqu'à cessation de l'effet de brûlure.

Huile de Buis

Feuilles de Buis pilées au mortier : 5 cuillerées à soupe
Huile d'Olive : 1/2 litre

Laisser macérer dix jours au soleil, en remuant tous les jours.

- Appliquer sur la peau **avant et après l'exposition au soleil.**

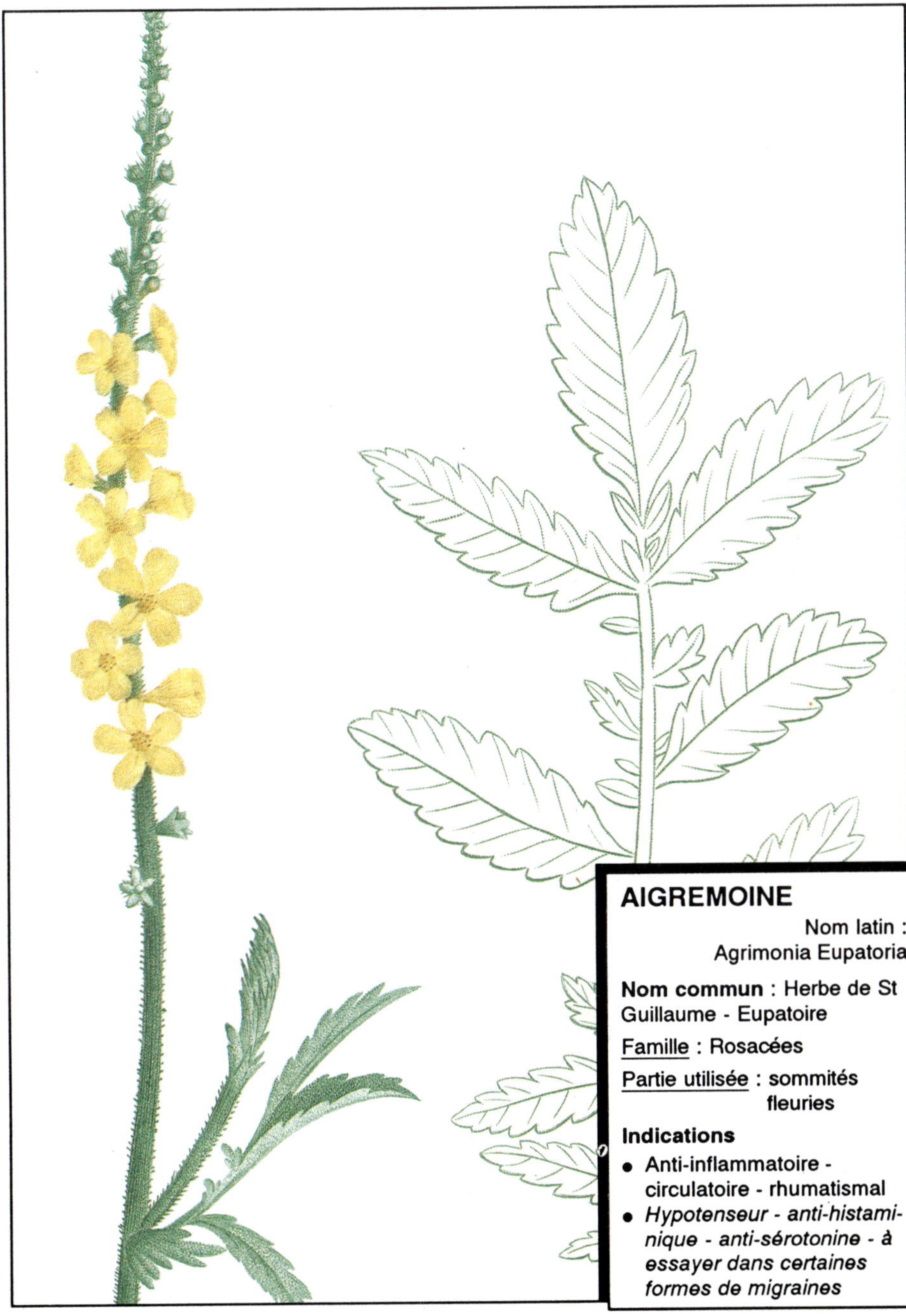

AIGREMOINE

Nom latin :
Agrimonia Eupatoria

Nom commun : Herbe de St Guillaume - Eupatoire

Famille : Rosacées

Partie utilisée : sommités fleuries

Indications

- Anti-inflammatoire - circulatoire - rhumatismal
- *Hypotenseur - anti-histaminique - anti-sérotonine - à essayer dans certaines formes de migraines*

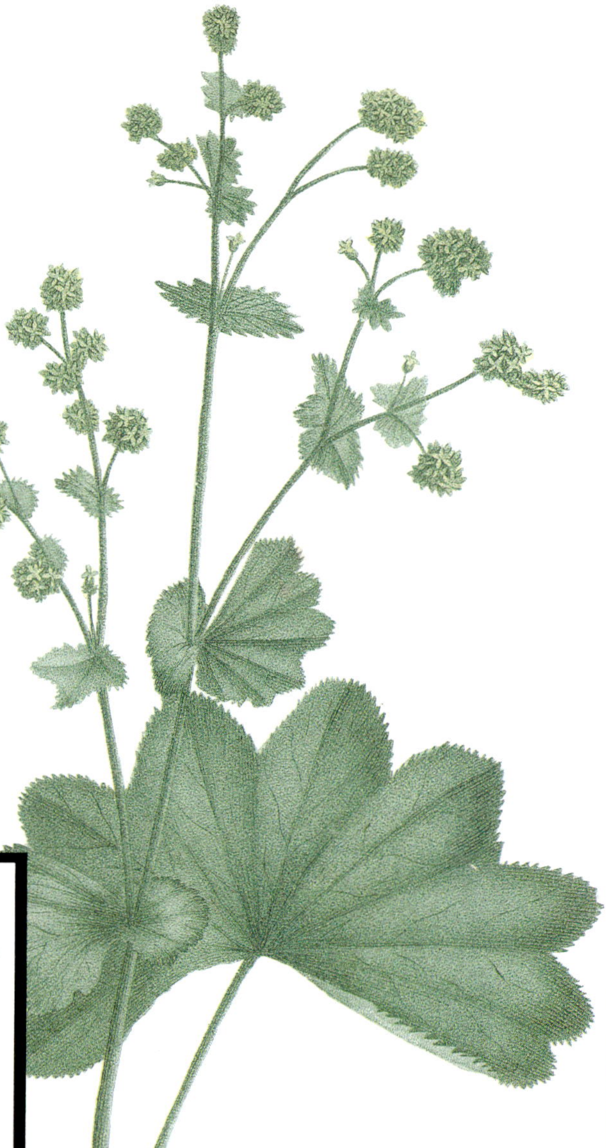

ALCHEMILLE

Nom latin :
Alchemilla vulgaris

Nom commun : Pied de lion - Porte-rosée

Famille : Rosacées

Partie utilisée : plante entière

Indications

- Anti-inflammatoire - astringente - stomachique - vulnéraire - anti-diarrhéique
- *Affections gynécologiques*

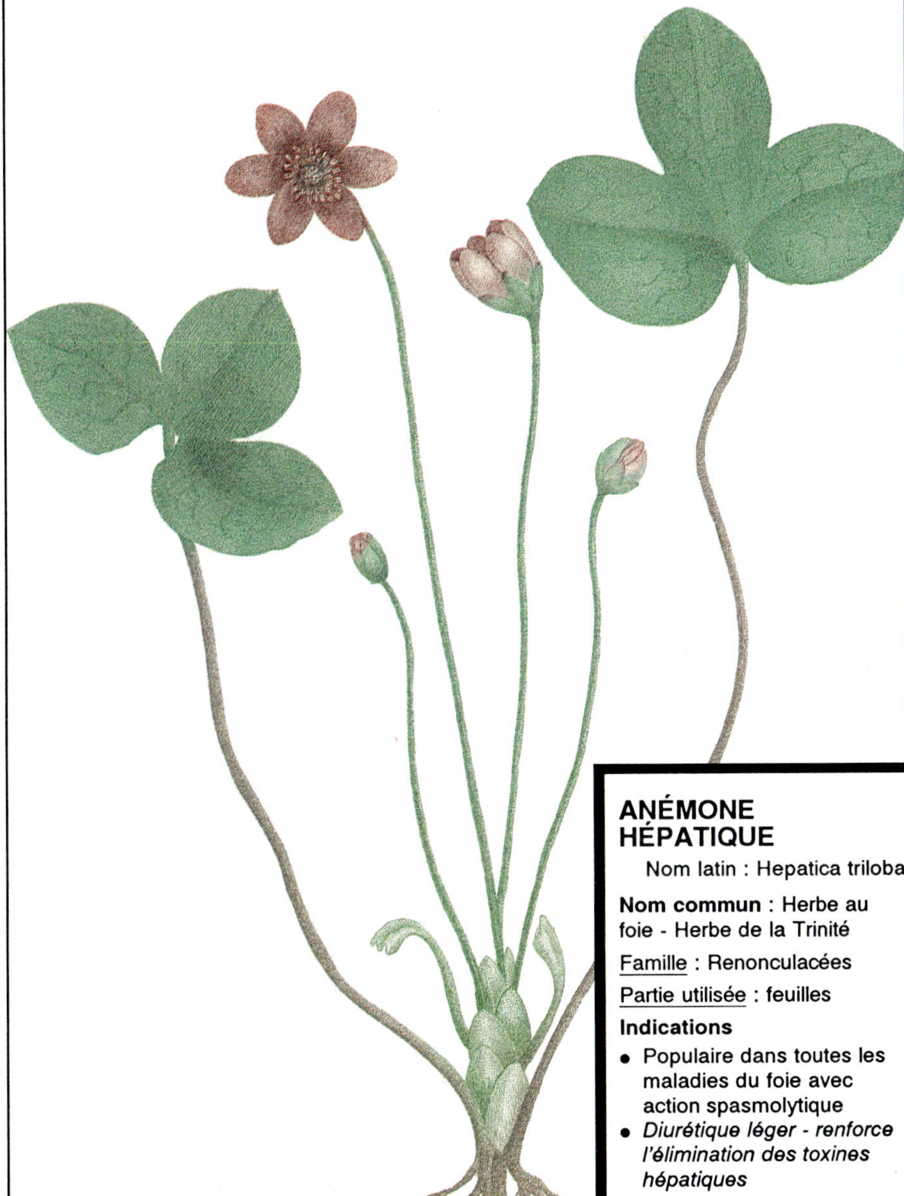

ANÉMONE HÉPATIQUE

Nom latin : Hepatica triloba

Nom commun : Herbe au foie - Herbe de la Trinité

Famille : Renonculacées

Partie utilisée : feuilles

Indications

- Populaire dans toutes les maladies du foie avec action spasmolytique
- *Diurétique léger - renforce l'élimination des toxines hépatiques*

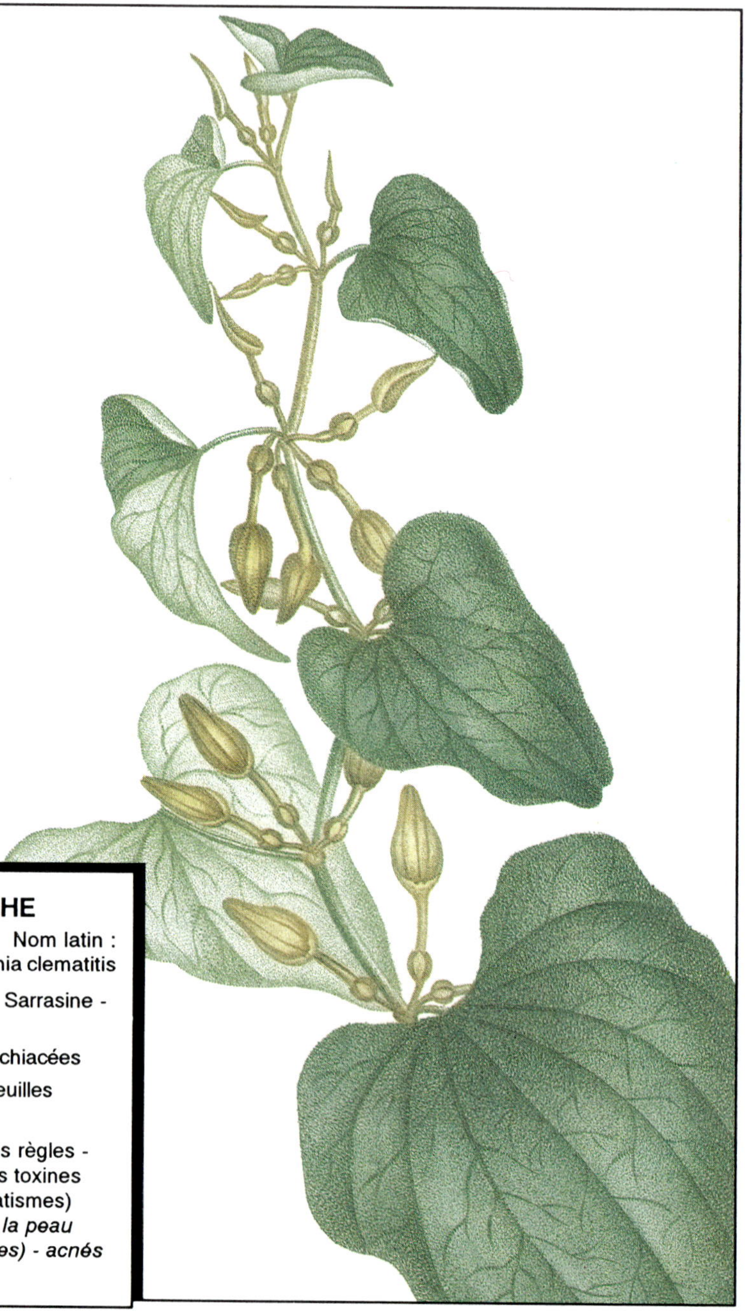

ARISTOLOCHE

Nom latin :
Aristolochia clematitis

Nom commun : Sarrasine - Poison de terre

Famille : Aristolochiacées

Partie utilisée : feuilles

Indications

- Régulateur des règles - élimination des toxines (goutte, rhumatismes)
- *Cicatrisant de la peau (fistules, ulcères) - acnés rebelles*

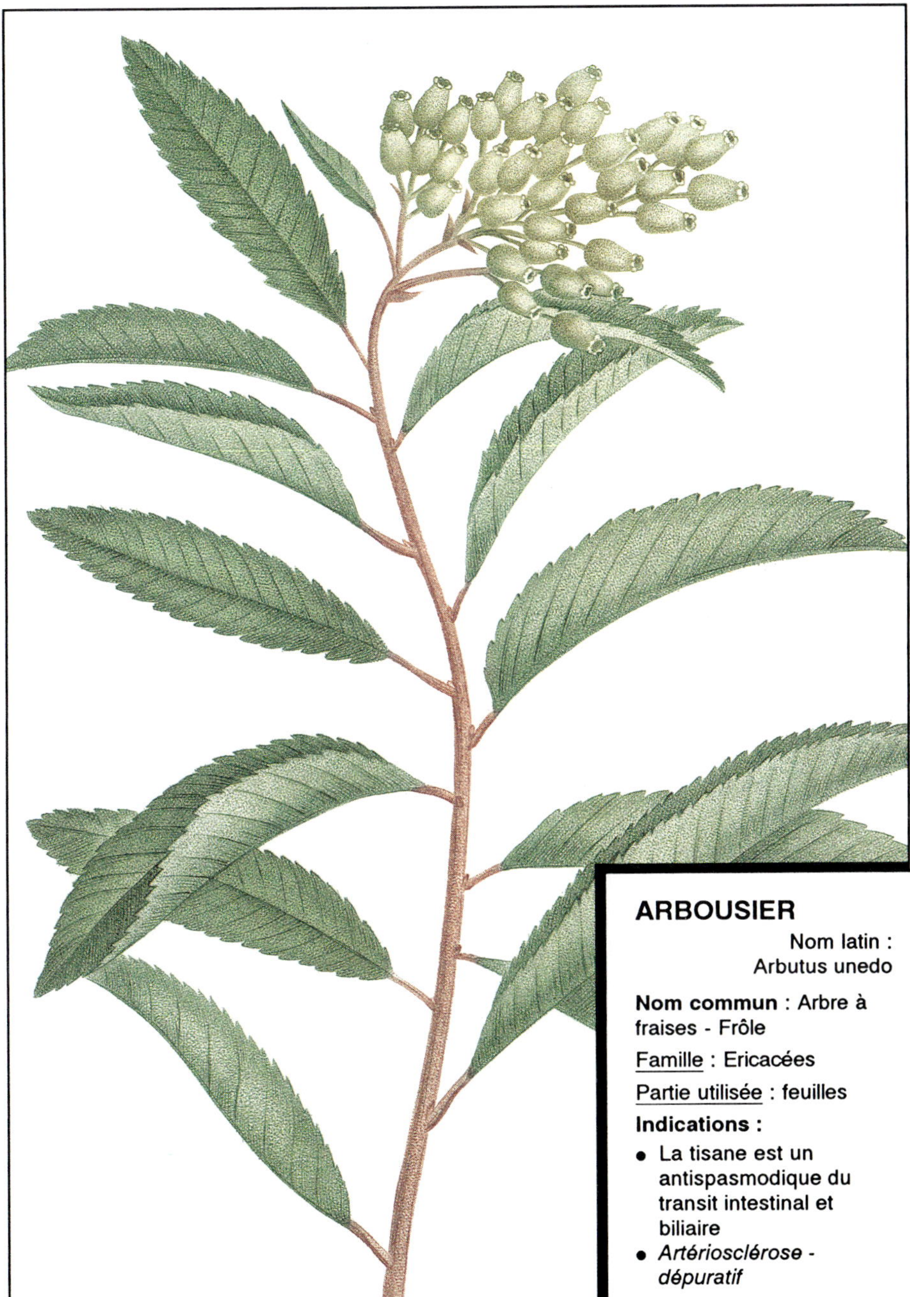

ARBOUSIER

Nom latin :
Arbutus unedo

Nom commun : Arbre à fraises - Frôle

Famille : Ericacées

Partie utilisée : feuilles

Indications :

- La tisane est un antispasmodique du transit intestinal et biliaire
- *Artériosclérose - dépuratif*

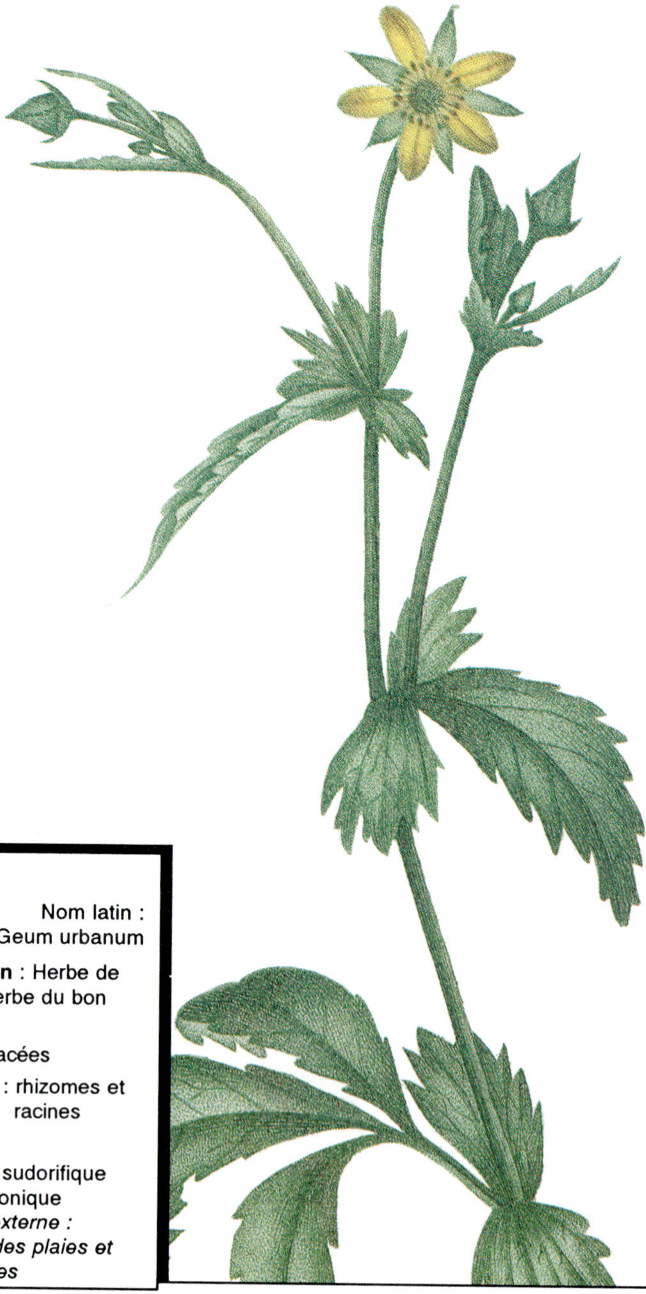

BENOITE

Nom latin :
Geum urbanum

Nom commun : Herbe de St Benoît - Herbe du bon soldat

Famille : Rosacées

Partie utilisée : rhizomes et racines

Indications

- Fébrifuge - sudorifique avec effet tonique
- *En usage externe : nettoyage des plaies et conjonctivites*

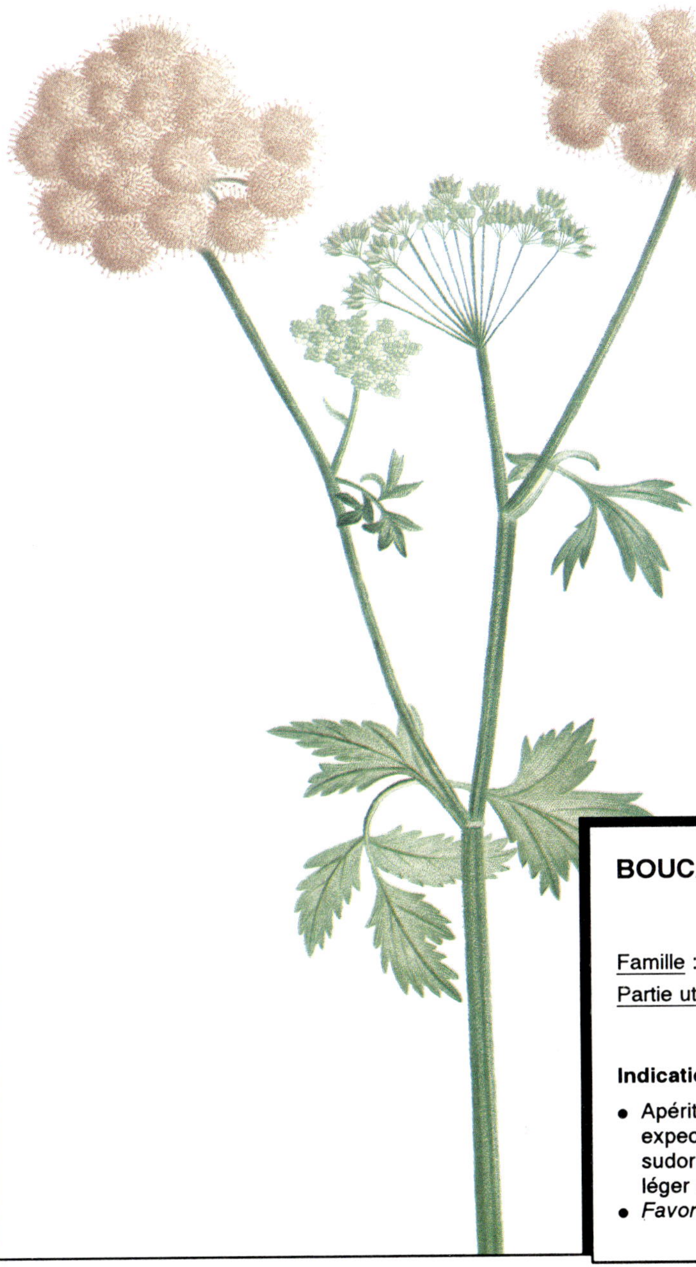

BOUCAGE

Nom latin :
Pimpinella magna

Famille : Ombellifères

Partie utilisée : racines et sommités fleuries

Indications

- Apéritif - émollient - expectorant - sudorifique - sédatif léger des toux grasses
- *Favorise la lactation*

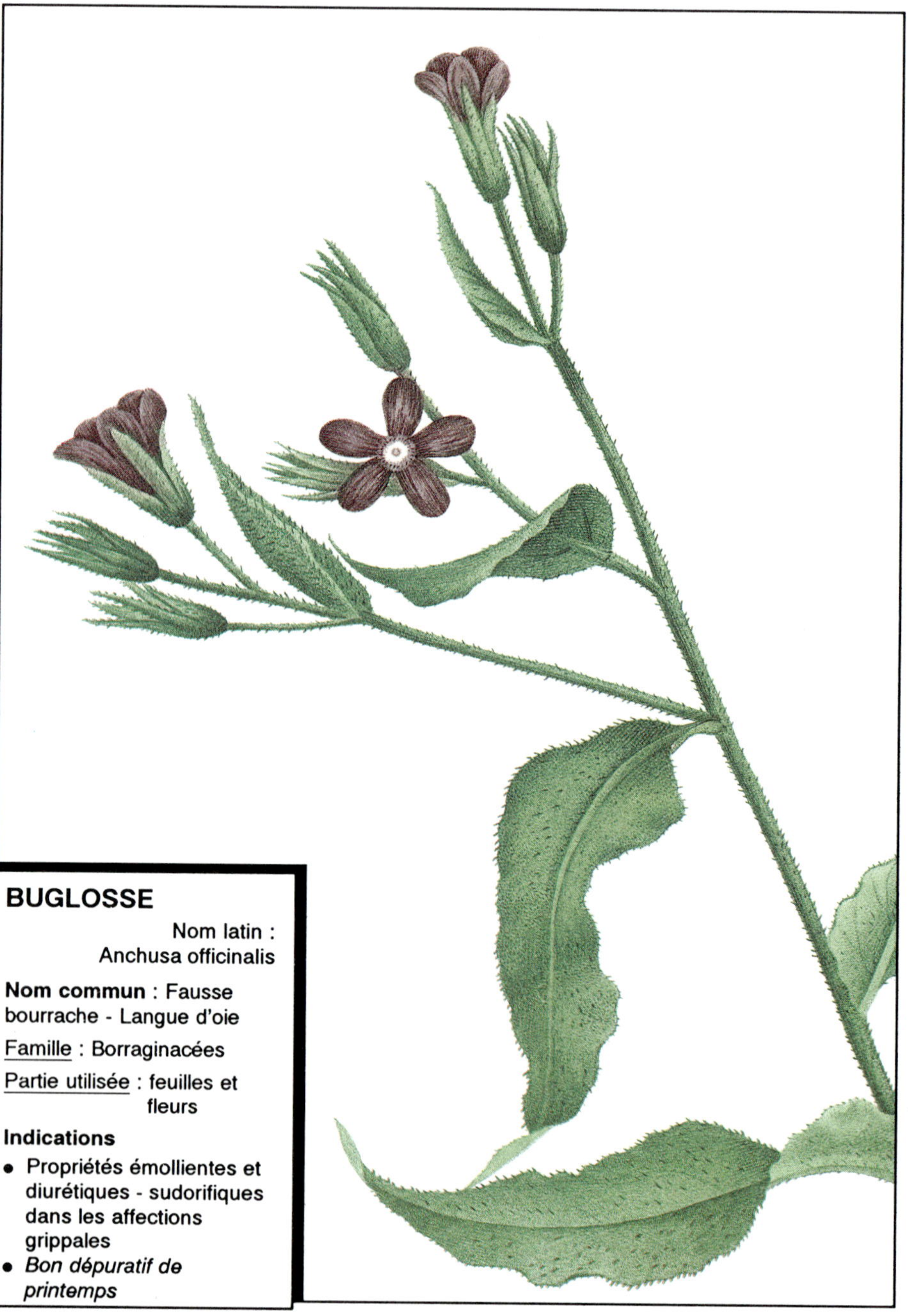

BUGLOSSE

Nom latin :
Anchusa officinalis

Nom commun : Fausse bourrache - Langue d'oie

Famille : Borraginacées

Partie utilisée : feuilles et fleurs

Indications

- Propriétés émollientes et diurétiques - sudorifiques dans les affections grippales
- *Bon dépuratif de printemps*

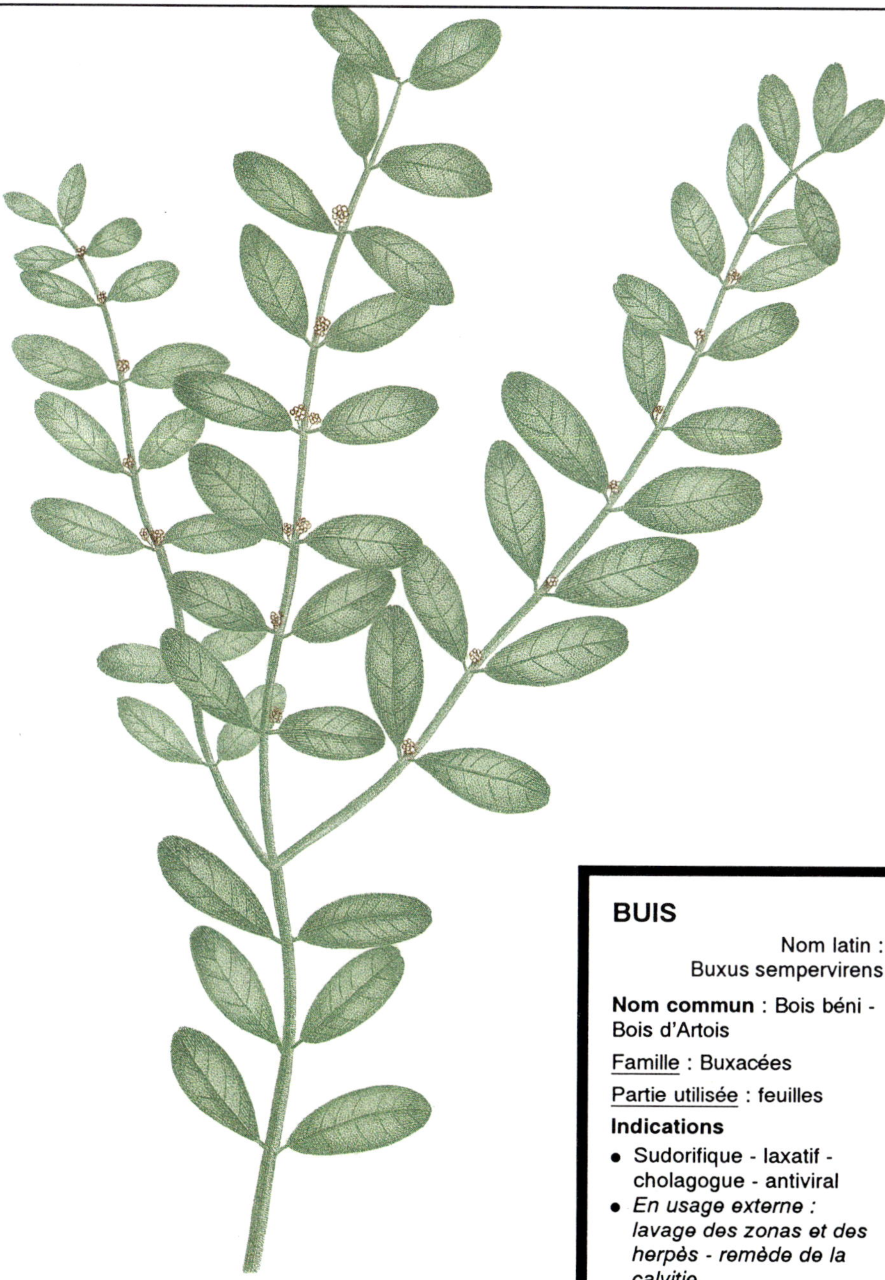

BUIS

Nom latin :
Buxus sempervirens

Nom commun : Bois béni - Bois d'Artois

Famille : Buxacées

Partie utilisée : feuilles

Indications

- Sudorifique - laxatif - cholagogue - antiviral
- *En usage externe : lavage des zonas et des herpès - remède de la calvitie*

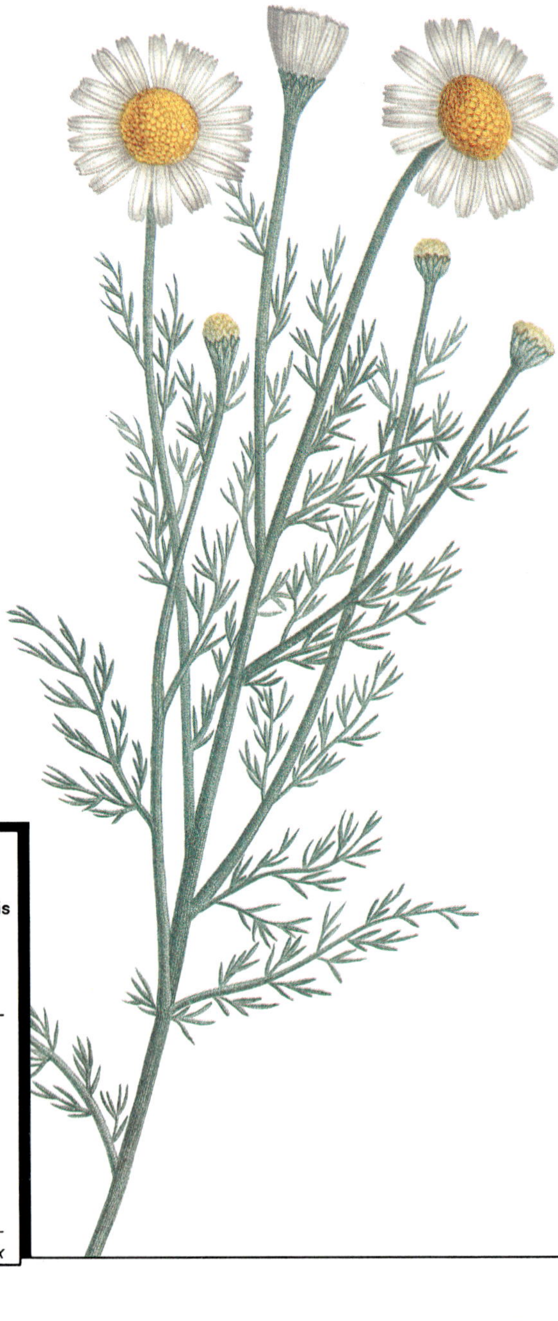

CAMOMILLE ROMAINE

Nom latin : Anthemis nobilis

Famille : Composées
Partie utilisée : fleurs

Indications

- Migraines - névralgies faciales - vertiges - inappétence - ballonnements - digestions difficiles - anémie - dysménorrhées liées à des troubles nerveux - fièvres intermittentes des nerveux - insomnies par digestion lente
- *Troubles de la ménopause - ulcères à l'estomac - troubles digestifs des enfants - entérite - irritabilité - parasites intestinaux*

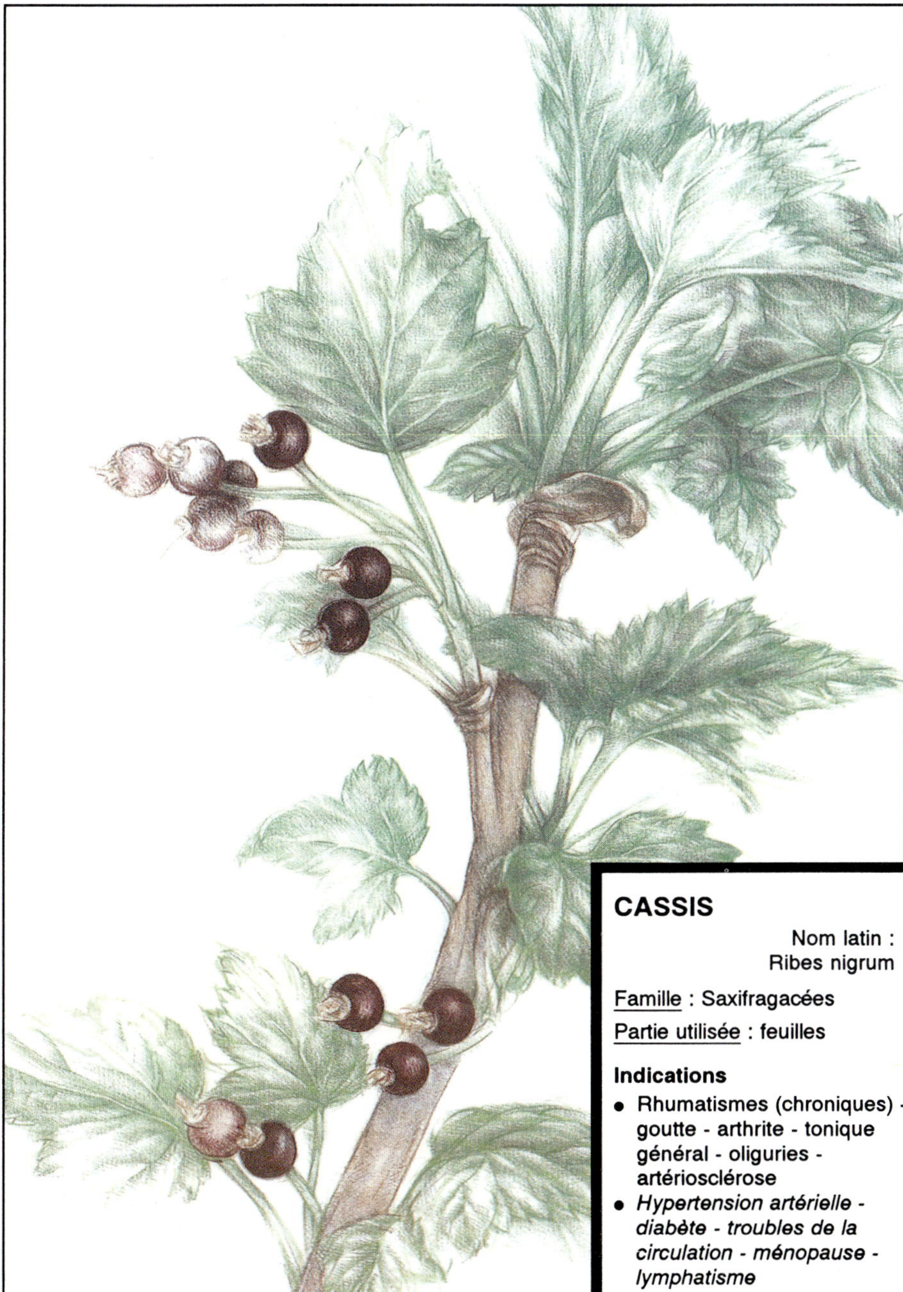

CASSIS

Nom latin :
Ribes nigrum

Famille : Saxifragacées

Partie utilisée : feuilles

Indications

- Rhumatismes (chroniques) - goutte - arthrite - tonique général - oliguries - artériosclérose
- *Hypertension artérielle - diabète - troubles de la circulation - ménopause - lymphatisme*

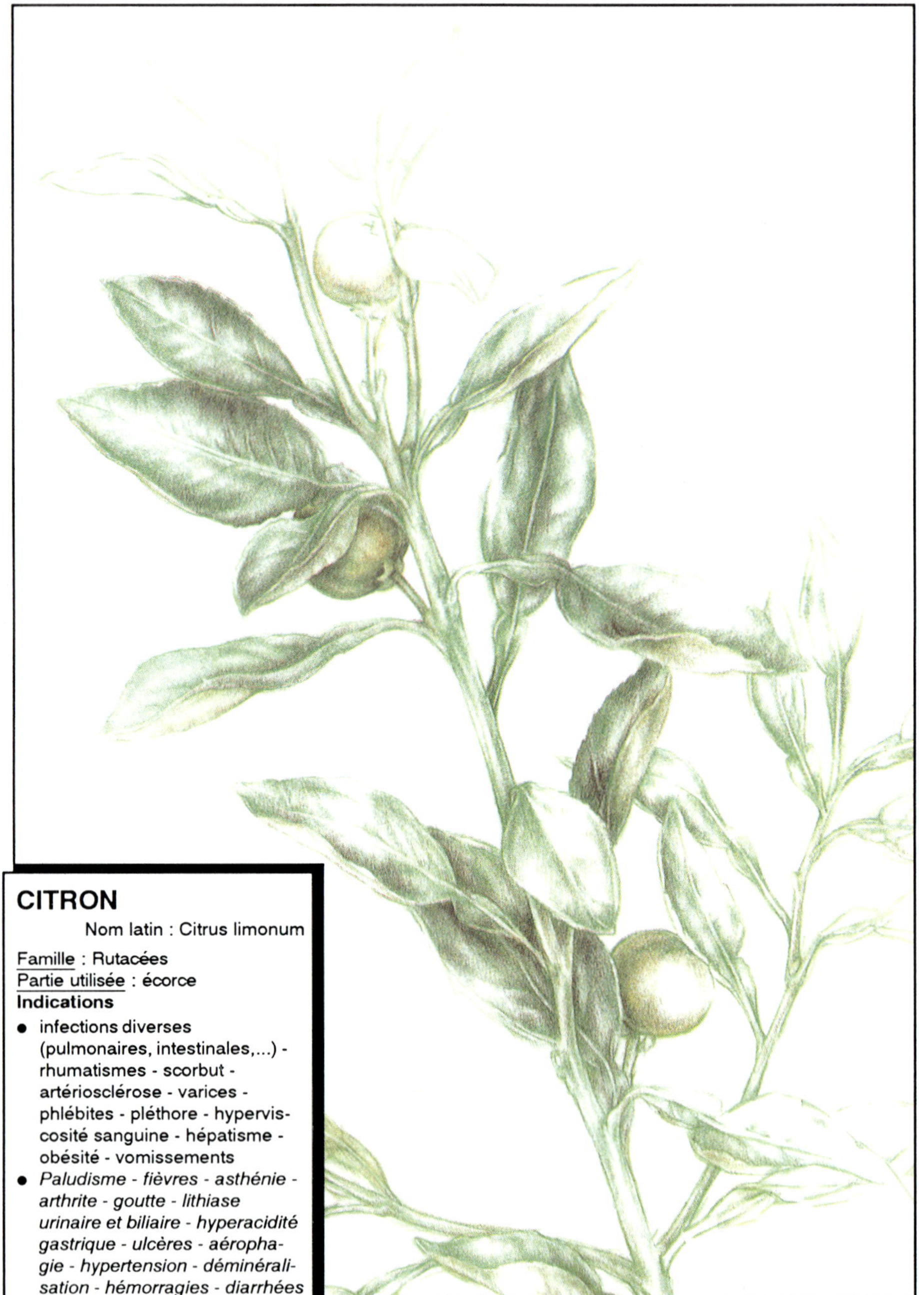

CITRON

Nom latin : Citrus limonum

Famille : Rutacées
Partie utilisée : écorce

Indications

- infections diverses (pulmonaires, intestinales,...) - rhumatismes - scorbut - artériosclérose - varices - phlébites - pléthore - hyperviscosité sanguine - hépatisme - obésité - vomissements
- *Paludisme - fièvres - asthénie - arthrite - goutte - lithiase urinaire et biliaire - hyperacidité gastrique - ulcères - aérophagie - hypertension - déminéralisation - hémorragies - diarrhées*

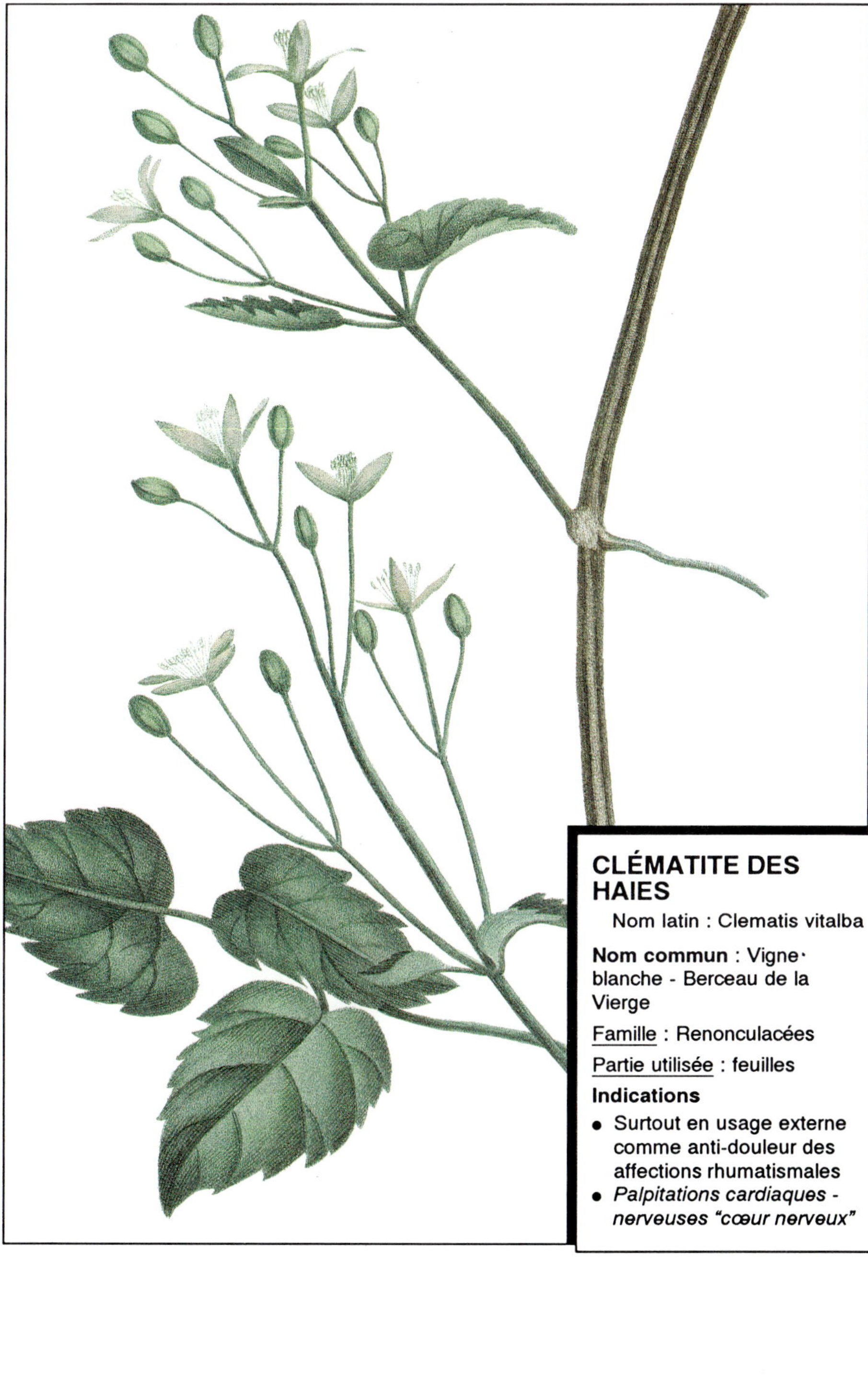

CLÉMATITE DES HAIES

Nom latin : Clematis vitalba

Nom commun : Vigne· blanche - Berceau de la Vierge

Famille : Renonculacées

Partie utilisée : feuilles

Indications

- Surtout en usage externe comme anti-douleur des affections rhumatismales
- *Palpitations cardiaques - nerveuses "cœur nerveux"*

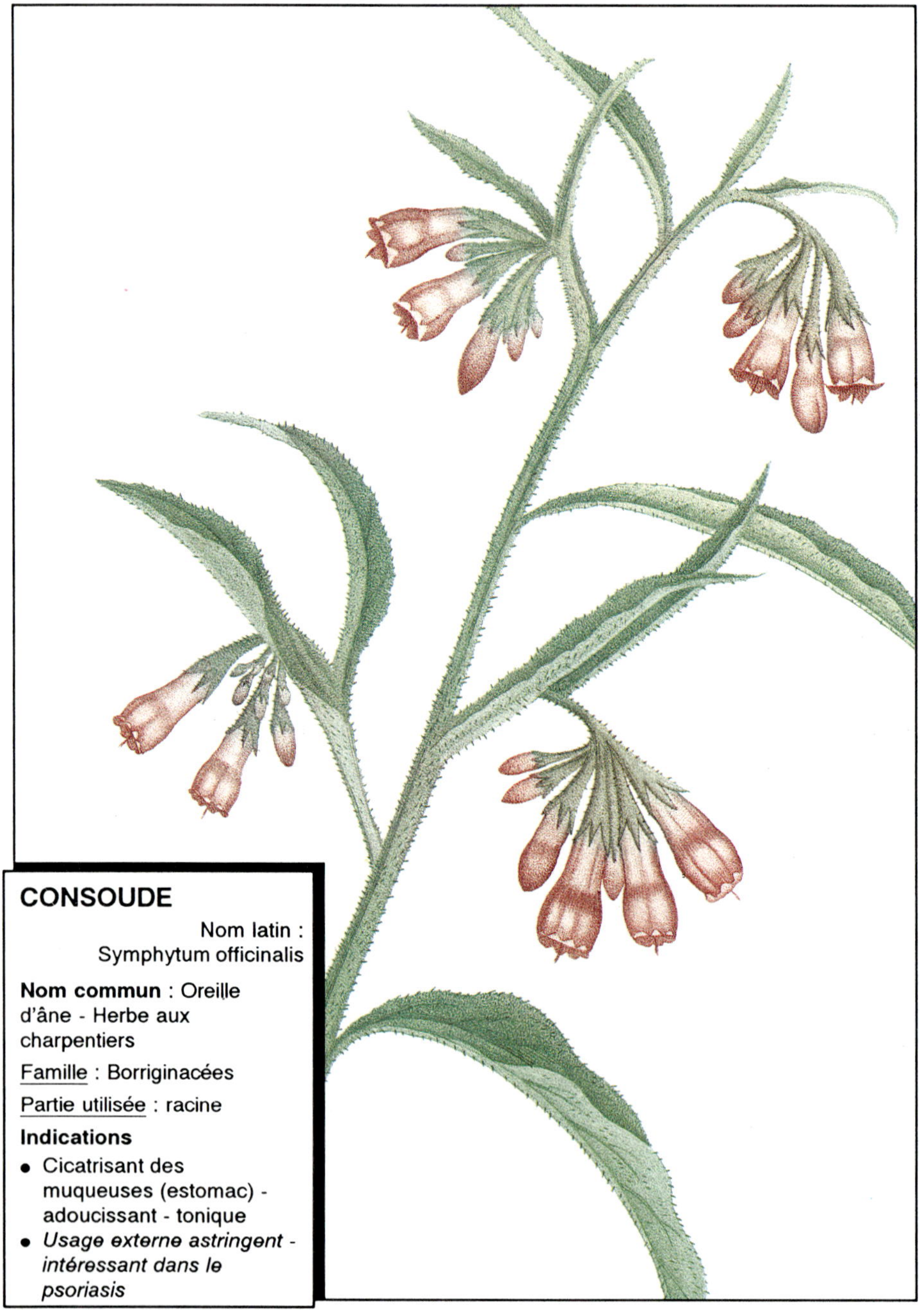

CONSOUDE

Nom latin :
Symphytum officinalis

Nom commun : Oreille d'âne - Herbe aux charpentiers

Famille : Borriginacées

Partie utilisée : racine

Indications

- Cicatrisant des muqueuses (estomac) - adoucissant - tonique
- *Usage externe astringent - intéressant dans le psoriasis*

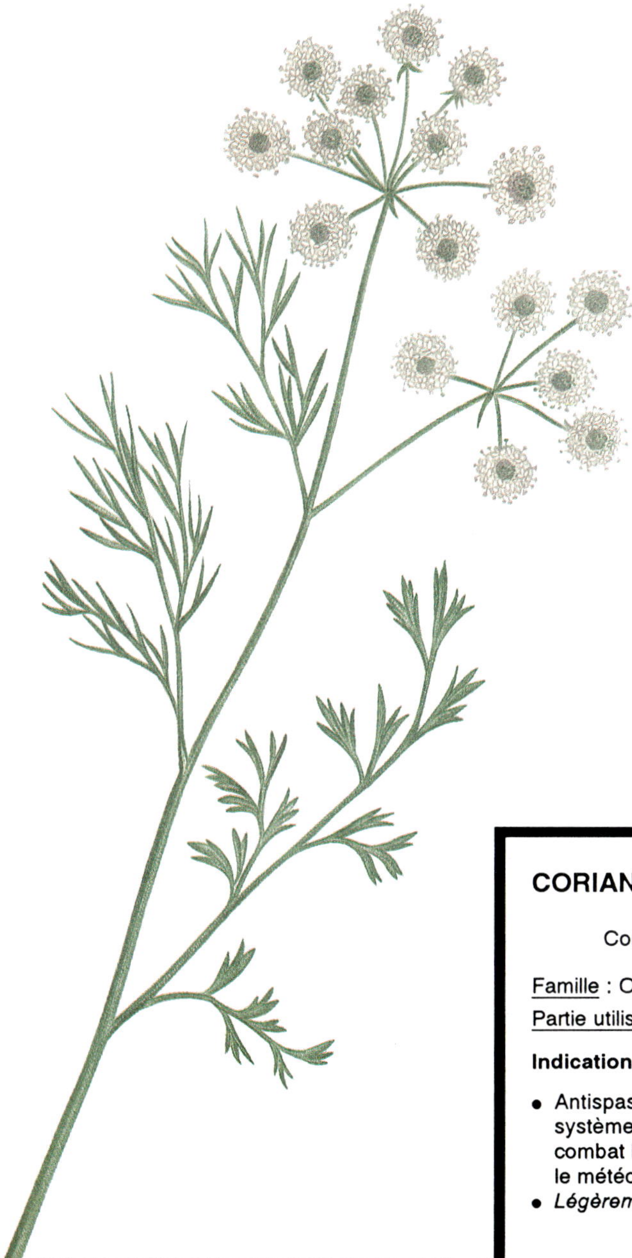

CORIANDRE

Nom latin :
Coriandrum sativum

Famille : Ombellifères

Partie utilisée : fruit

Indications

- Antispasmodique du système digestif - combat l'aérophagie et le météorisme intestinal
- *Légèrement euphorisant*

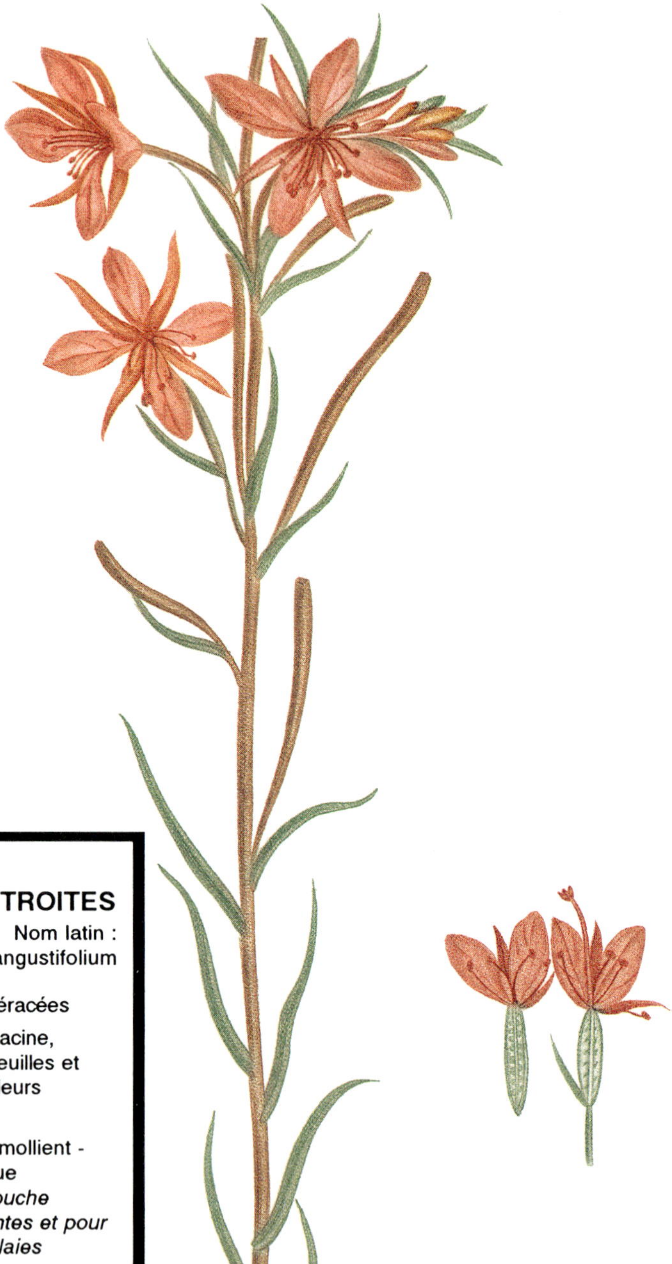

ÉPILOBE À FEUILLES ÉTROITES

Nom latin :
Epilobium angustifolium

Famille : Œnothéracées

Partie utilisée : racine, feuilles et fleurs

Indications

- Astringent - émollient - anti-diarrhéique
- *En bain de bouche contre les aphtes et pour nettoyer les plaies*

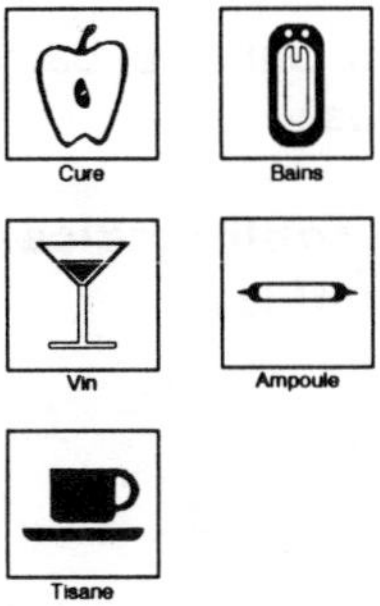

AMÉNORRHÉE

L'absence de règles ou des règles rares ou insuffisantes est un phénomène qui peut avoir plusieurs causes.

L'aménorrhée est naturelle quand il s'agit d'une adolescente réglée depuis moins de deux ans. On constate souvent des interruptions qui peuvent aller de deux mois à un an, sans conséquence. On peut néanmoins, par des remèdes naturels, aider la jeune fille à retrouver un cycle plus régulier.

L'absence de règles se rencontre également au cours de l'allaitement. Leur retour signale d'ailleurs une production amoindrie de lait : il est alors temps d'arrêter l'alimentation au sein.

A l'occasion de la ménopause (qui peut avoir ses premiers effets à partir de 40 ans), une interruption des règles pendant deux ou trois mois, puis un retour, est un phénomène tout à fait normal.

En revanche, si vos règles disparaissent alors que vous n'êtes pas enceinte, il faut en découvrir la cause. Diabète ou désordre thyroïdien peuvent en être responsables. Certains médicaments ont aussi pour effet d'interrompre temporairement les règles.

Un régime trop sévère ou une obésité peuvent avoir le même effet.

Il est donc important de faire établir un diagnostic précis. Mais quand on ne trouve pas d'explication purement physique, il faut bien savoir que l'absence de règles est souvent due à des désordres à caractère psychique.

Choc nerveux, bouleversement émotif, divorce, deuil peuvent avoir comme répercussion une aménorrhée.

C'est particulièrement dans ces situations que la phytothérapie peut être efficace en douceur.

- **Le matin à jeun et le soir au coucher** - Boire cette tisane, à raison d'une tasse à chaque fois :

Fenouil semence : 50 gr
Ményanthe feuille : 50 gr
Millefeuille plante : 50 gr
Romarin feuille : 100 gr

Mélanger les plantes entre elles. Compter quatre cuillerées à soupe du mélange, pour un litre d'eau bouillante que vous laisserez infuser quinze minutes avant de filtrer.

Trois jours avant la date présumée de vos règles, faire tous les soirs un bain de pieds très chaud.
Mélanger dans un récipient contenant de l'eau très chaude, deux cuillerées à soupe d'huile de bain à l'essence de Romarin.
Il faudra ajouter de l'eau chaude pendant toute la durée du bain, soit dix à quinze minutes.

- **Durée du traitement** : suivre cette cure pendant deux mois.

Bain de pieds aux Essences

Huile de bain aux Huiles essentielles de Sauge et de Thym : 1 cuillerée à soupe
Huile de bain à l'Huile essentielle de Romarin : 1 cuillerée à soupe

Prendre une grande bassine d'eau très chaude - 38° à 40° -. Ajouter les Huiles de bain.

Mettre vos pieds dans le bain pendant 8 minutes.

Une seule contre indication : les varices.

Vin d'Absinthe

Ce vin est un excellent stimulant général.
Il est indiqué si la diminution des règles s'accompagne d'une anémie générale :

Muscat blanc : 1 litre
Feuilles d'Absinthe : 30 gr

Ajouter les feuilles d'Absinthe au Muscat. Laisser macérer 48 heures en agitant de temps en temps. Passer en pressant fortement. Filtrer.

- **Avant les deux principaux repas** - Boire un verre à liqueur.

Vin stimulant la digestion

Absinthe sommité fleurie : 35 gr
Gentiane racine : 5 gr
Petite Centaurée sommité fleurie : 5 gr
1 litre de Vin blanc doux biologique

Mettre le tout à macérer dans le litre de Vin blanc, pendant cinq jours, en prenant soin de remuer de temps en temps.

- **Après les deux principaux repas** : Boire un verre à apéritif.
- **Durée du traitement** : cures de 3 semaines, suivies d'un arrêt du même temps.

Ne pas boire ce vin en permanence.

Ampoule

Extrait hydro-alcoolique de Ményanthe

La Ményanthe est un remarquable dépuratif du sang et de la vésicule.

- **1/2 heure avant les repas matin, midi et soir** - 1 ampoule.
A renouveler.

Tisane

Lavande

– 4 cuillerées à soupe, pour un litre d'eau bouillante.

Infuser 10 minutes. Filtrer.

- **Dans la journée** - Boire le litre entre les repas.

Millefeuille

– 4 cuillerées à soupe, pour un litre d'eau froide.

Faire bouillir 1 minute. Infuser 10 minutes. Filtrer

- **Dans la journée** - Boire le litre, loin des repas.

Origan ou Sauge

Même posologie que précédemment.

Tisane anti-aménorrhées

Cette tisane favorise les règles, régularise le cycle et décongestionne les organes génitaux.

Millefeuille feuille : 50 gr
Ortie blanche plante : 50 gr
Marjolaine feuille : 50 gr
Sauge feuille : 50 gr
Oranger fleur : 50 gr
Houblon cône : 50 gr

Mélanger les plantes entre elles. Compter quatre cuillerées à soupe du mélange, pour un litre d'eau froide.
Porter à ébullition sans faire bouillir. Éteindre le feu et laisser infuser dix minutes. Filtrer.

- **Par jour** - Boire 3 grandes tasses, entre les repas.
- **Durée du traitement** : quinze jours par mois, avant les règles.

Toutes ces recettes et remèdes ont la même vocation : vous aider à mieux vous soigner.

Utilisez-les en alternance, en fonction de vos goûts et de l'effet produit sur votre cas personnel.

Certaines recettes correspondent mieux que d'autres à votre organisme. Pour découvrir les plus efficaces pour vous, n'hésitez pas à les essayer.

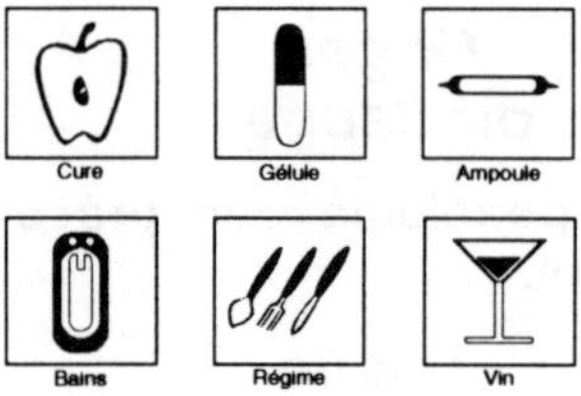

ANÉMIE

Le terme anémie signifie littéralement “manque de sang”. Carence en globules rouges dans le sang, l’anémie est caractérisée par un manque en fer dans l’hémoglobine, ce fer qui permet le transport de l’oxygène au cerveau, dans les muscles et autres organes. D’où la fatigue, la lassitude, les palpitations, un sentiment d’oppression, une enflure des chevilles et, surtout, la pâleur sont les symptômes caractéristiques de l’anémie.

Plusieurs causes peuvent être responsables. Tout d’abord, bien sûr, une perte de sang importante, mais aussi des maladies chroniques comme les hémorroïdes et aussi des règles très abondantes. Une faible teneur en fer due à un régime alimentaire inadapté ou encore une carence en vitamine B12 ou en acide folique, peuvent également expliquer une anémie. Le manque en fer se voit essentiellement chez les femmes. Une langue lisse et luisante, des crevasses fréquentes aux commissures des lèvres, des diarrhées, peuvent suggérer le diagnostic, mais seule une analyse sanguine le confirmera.

Chez de très nombreuses personnes, cette carence en fer est endémique et il faudra adopter un régime alimentaire particulier en mangeant, notamment, des coquillages, des sardines, du chocolat, des jaunes d’œufs, des abricots, des lentilles, des épinards (à condition de consommer aussi l’eau dans laquelle ils sont cuits).

En revanche, le fer contenu dans les viandes rouges n’est pas assimilable par l’organisme humain. Mais les protéines aident notablement à la fabrication de l’hémoglobine.

Dans certains cas, les symptômes d’anémie sont également accompagnés de picotements dans les jambes et de perte d’équilibre.

Durant les périodes de grossesse, les futures mères font régulièrement une carence en fer. L’enfant en gestation en est particulièrement gourmand ainsi qu’en acide folique. Pour pallier ces manques, la mère devra consommer particulièrement des asperges et de la laitue.

Acerola Vitamine C

L'Acérola est originaire des Tropiques, où il est appelé "arbre de santé".
Son fruit est une baie qui contient beaucoup de Vitamine C. On y trouve également, en proportion moindre, de la Vitamine A qui lui donne un pouvoir certain.

- **Par jour** - 6 à 8 capsules.
- **Enfants** : 4 à 6, de 3 à 6 ans. Aucun risque de surdosage.

Ne pas en prendre après le repas du soir, car cela perturberait le sommeil.

Cure anti-fatigue

- **Avant les 2 principaux repas** - 1 ampoule de Cohobat d'Angélique.
- **Pendant les 3 principaux repas** - 1 ampoule de L.I.V.E. d'Algues Laminaria + Fer.
- **Après les 2 principaux repas** - 2 ampoules de phyto-élément Cuivre (le Cuivre est indissociable du mécanisme de fixation du Fer).
- **De plus, avant chacun des 3 repas** - Prendre 1 grande tasse de cette tisane :

Gentiane racine : 25 gr
Fraisier feuille : 50 gr
Fumeterre plante : 50 gr
Lierre terrestre plante : 50 gr
Verveine feuille : 25 gr

Mélanger les plantes entre elles.
Mettre trois cuillerées à soupe rases du mélange dans un demi-litre d'eau froide, porter à ébullition, laisser bouillir une minute, infuser dix minutes et filtrer.

- A boire **avant les trois repas.**
- **Durée du traitement** : pour retrouver un bon équilibre en Fer, il est indispensable de faire cette cure au moins pendant un mois. Au bout de cette période, faire contrôler le taux de Fer sérique.

Deuxième recette

Si votre tonus n'est pas au plus bas.

- **Avant les repas, matin, midi et soir** - 1 ampoule de cohobat d'Angélique.
- **Pendant les repas, matin, midi et soir** - 1 ampoule de phyto-élément Fer.
- **Avant les repas, matin, midi et soir** - Boire une grande tasse de cette tisane :

Gentiane racine : 25 gr
Fraisier feuille : 50 gr
Fumeterre plante : 50 gr
Lierre terrestre plante : 50 gr
Verveine feuille : 25 gr

Mélanger les plantes entre elles.
Compter deux cuillerées à soupe du mélange, pour un demi-litre d'eau froide. Laisser bouillir une minute et infuser dix minutes. Filtrer.

Gélules de Fumeterre

- **Après les trois repas** - 2 gélules.
- **Durée du traitement** : en cures de 3 semaines. A renouveler.

C'est la meilleure plante pour drainer les toxines. A associer avec toutes les tisanes pour la fatigue.
Une précision toutefois : pendant les quinze premiers jours de cure, vous obtiendrez un effet tonique.

L'usage prolongé est calmant, somnifère et amaigrissant.

Gélules de Gentiane

La Gentiane a la propriété d'accroître les défenses organiques en augmentant le nombre de globules blancs.

- **2 heures avant les 2 repas** - 2 gélules.
- **Durée du traitement** : en cures de 3 semaines. A renouveler

Phytoconcentrat d'Ortie piquante

- **Au moment des 2 principaux repas** - 1 ampoule de phytoconcentrat.
- **Durée du traitement** : en cures de 3 semaines.

Vitamine A Bétacarotène

- **Pendant les repas, matin, midi et soir** - 2 capsules.
- **Durée du traitement** : en cures de 3 semaines.

La Vitamine A est à utiliser dans tous les cas de fatigue et surtout en cas d'anémie.

Phytoconcentrat de Romarin

Le Romarin est la plante tonique par excellence. Très efficace pour donner un coup de fouet à l'organisme, son action est prolongée dans le temps car il favorise l'assimilation des aliments, en stimulant le fonctionnement du foie et accélère la circulation artérielle, permettant un apport de sang neuf dont nos cellules ont tant besoin pour se régénérer.

- **Matin et soir** - 1 ampoule de phytoconcentrat, après les repas.
- **Durée du traitement** : en cures de 3 semaines, avec arrêt d'une semaine entre chaque cure. A renouveler.

Bain au Romarin

Le bain "coup de fouet" par excellence.
A prendre en période de baisse de tonus ou, tout simplement, avant une soirée qui s'annonce difficile. Il vous permettra, dans tous les cas, de tenir le coup.

Sommités fleuries séchées de Romarin : 2 kilos
Huile essentielle de Romarin : 10 gouttes
Savon noir : 4 cuillerées à soupe
ou
Lait en poudre : 5 cuillerées à soupe

Mettre les deux kilos de sommités fleuries dans cinq litres d'eau. Faire bouillir l'eau pendant quinze minutes. Filtrer. Jeter l'eau dans votre baignoire. Prendre l'huile essentielle et la mélanger soit au savon noir, soit au lait. Emulsionner le tout sous le robinet.

- **Durée du bain** : dix minutes, suivies d'une douche froide des jambes.

Bain Basilic-Muscade

1 cuillerée à soupe de base hydrodispersante
Huile essentielle de Basilic : 10 gouttes
Huile essentielle de Muscade : 5 gouttes

Mélanger sous le robinet de la baignoire.

- **Durée du bain** : quinze minutes, suivies d'une douche froide.

Le petit déjeuner délicieux

La Figue est l'un des fruits faisant partie des plus anti-asthéniques.

Flore regena et Turbinal améliorent le transit et l'assimilation. Le Germe de Blé apporte vitamines et oligo-éléments.

Fromage blanc : 5 cuillerées à soupe
Pecto-Transit : 1 sachet
Turbinal : 2 gélules
Germe de blé : 1 cuillerée à café
Figues coupées menues

Mélanger le tout.

- Savourer **à jeun.**

Salade de Fruits secs

Figues sèches
Abricots secs
Raisins blonds secs
Pignons de Pin
Eau de fleur d'Oranger
Yaourt maigre au Bifidus

Couper menus les fruits. Les faire gonfler pendant deux heures dans de l'eau tiède avec de l'Eau de fleur d'Oranger.
Ajouter le yaourt. Mélanger.

- **Manger à la fin du repas,** comme dessert.

Salade riche en Fer

Coques
Persil
Jus de Citron
Huile d'Olive

Consommer régulièrement, en cas de carence en Fer.

Le Ratafia dynamique

Angélique semence : 12 gr
Fenouil semence : 8 gr
Anis vert semence : 8 gr
Eau-de-vie : 200 ml
Eau plate : 1 verre
Sucre roux : 500 gr

Mélanger tous les ingrédients. Laisser macérer pendant dix jours. Ajouter le sucre roux. Filtrer.

- **Avant les repas** - Boire un verre à apéritif.

Vin

Le tonique du pape

1 litre de bon Vin vieux doux (Malaga, Porto, Xérès ou simplement bon Bordeaux)
Ecorce de Cannelle : 30 gr
Racine de Gentiane : 15 gr
Clous de Girofle : 5
Baies de Genièvre : 20

Faire macérer les plantes dans le Vin pendant sept jours, en période de lune croissante.

Remuer doucement tous les jours. Filtrer le huitième jour.

- **Avant le repas du soir** - Boire 1 verre à madère.
- **Durée du traitement** : par cure de 10 jours, renouvelable si nécessaire.

La liqueur fortifiante

Baies de Cynorrhodon : 1/3 de litre
Sucre candi : 150 g
Eau-de-vie : 1 litre

Ajouter à l'Eau-de-vie, le sucre et les baies. Laisser macérer quinze jours, dans un endroit chaud. Filtrer.
Diluer à 50 % liqueur/eau.

- **Après le repas du soir** - Boire un demi-verre.

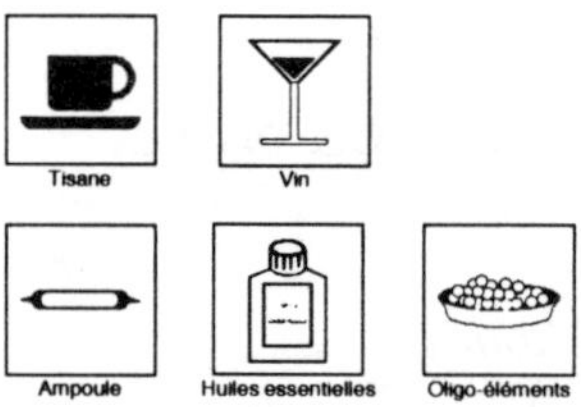

ANGINE

Une angine est une inflammation de la paroi postérieure de la gorge produite par une bactérie ou un virus.

L'angine est souvent le début d'une autre maladie infectieuse des voies aériennes. Les angines épidémiques des crèches et écoles, en particulier, sont souvent dues aux streptocoques.

Infection très courante, l'angine atteint tout particulièrement les enfants entre quatre et huit ans, mais aussi fréquemment adolescents et adultes jusqu'à trente-cinq ans.

L'affection peut survenir à n'importe quel moment de l'année, certaines personnes ont tendance à multiplier les angines à la fin du printemps et au cours de l'été. Les symptômes en sont bien caractéristiques : maux de gorge, la gorge est rouge, enflée et dans les formes aiguës, on peut observer des taches blanches sur les amygdales.

Une augmentation brutale et forte de la température ainsi que la présence de ganglions signalent que l'infection s'installe. La température peut s'accompagner de douleurs au ventre et parfois même de vomissements ou de diarrhées. Certaines angines à virus accompagnent la rougeole ou même la grippe. Un faux mieux-être apparaît souvent au bout de 48 heures, mais l'angine dure au minimum 5 à 6 jours et peut récidiver si elle est mal soignée (voire devenir chronique). Surveillez votre température et si elle dépasse 39°, appelez votre médecin. Chez les enfants entre quatre et huit ans, les amygdales grossissent naturellement mais il arrive que cela prédispose l'enfant à une infection qui provoque l'angine.

Une angine chez un enfant peut dégénérer, il faut donc toujours appeler le médecin pour éviter le terrible rhumatisme articulaire infectieux.

Tisane

Le plus tôt possible, dès la première gêne dans la gorge, boire à volonté cette tisane :

Bouillon blanc fleur : 50 gr
Bigaradier bouton : 50 gr
Cynorrhodon baie : 50 gr
Lierre terrestre plante : 50 gr
Menthe douce feuille : 25 gr
Hysope plante : 50 gr
Bourrache plante : 50 gr

Mélanger les plantes entre elles. Mettre cinq cuillerées à soupe rases du mélange dans un litre d'eau froide, porter à ébullition, laisser bouillir une minute, infuser dix minutes et filtrer.

- **Dans la journée** - Boire le litre en 4 ou 5 fois, entre les repas.
- **Durée du traitement** : à continuer au moins pendant une semaine après la disparition de la fièvre et de la douleur.

Tisane contre les angines

Cette tisane combat la fièvre, aide à l'élimination des germes et des toxines, adoucit et décongestionne la gorge.

Cynorrhodon baie : 50 gr
Thym feuille : 50 gr
Ronce feuille : 50 gr
Mauve fleur : 25 gr
Citron écorce : 50 gr
Bouillon blanc fleur : 50 gr

Mélanger les plantes entre elles. Compter quatre cuillerées à soupe du mélange, pour un

litre d'eau froide.
Porter à ébullition sans faire bouillir. Éteindre le feu et laisser infuser dix minutes. Filtrer.

- **Toutes les deux heures** - Boire une grande tasse (1/4 de litre).

Tisane de Citron (écorces)

– 4 cuillerées à soupe, pour 1 litre d'eau froide.

Laisser bouillir une minute.
Infuser dix minutes. Filtrer

- **Dans la journée** - Boire le litre, loin des repas.

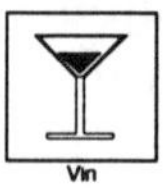

Vin

Vin fébrifuge stimulant

Réunissez les ingrédients suivants :

Vin rouge doux : 1 litre
Ecorce de Saule : 15 gr
Ecorce de Frêne : 8 gr
Ecorce de Chêne : 8 gr

Faire chauffer le Vin doucement. Au premier bouillon, jeter le mélange des trois écorces. Éteindre le feu, couvrir et laisser macérer toute la nuit.
Filtrer.

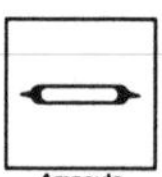

Ampoule

Phytoconcentrat de Bouillon blanc

Le Bouillon blanc est adoucissant, émollient, diurétique et sudorifique.
Il est à employer pour lutter contre les refroidissements avec inflammation des bronches et mal de gorge ou, contre les problèmes respiratoires chroniques.

- **Avant les trois repas** - 1 ampoule de phytoconcentrat midi et soir.
- **Durée du traitement** : 3 semaines.

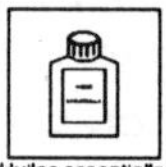

Huiles essentielles

Huile essentielle de Thym ou Grain d'essence

L'Huile essentielle de Thym est, avec l'Origan, le plus puissant bactéricide et antiseptique connu du monde végétal.
Plus efficace que bien des antibiotiques, l'Huile essentielle de Thym fera toujours partie de vos mélanges pour combattre grippe, sinusite, toux, affections virales de tout acabit. Elle est à utiliser systématiquement, en complément d'autres essences, pour désinfecter l'atmosphère en période d'épidémie.

- **Huile** - 2 gouttes, 3 fois par jour, sur un sucre.
  Ou grain d'essence :
  3 granules, 3 fois par jour, à avaler sans croquer, avec un peu d'eau ou de nourriture.
- **Durée du traitement** : 3 semaines, au maximum.

Les huiles essentielles sont extrêmement actives.
Un surdosage peut entraîner des troubles indésirables.
Ne pas aller au-delà de 12 granules par jour, pour un adulte.
Ne pas prolonger le traitement par un même grain d'essence, au-delà de 3 semaines.
En cas d'infection ou de maladie qui se prolonge, consulter le médecin.

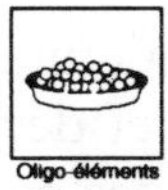

Phyto-élément Argent

L'Argent s'oppose au développement des germes.

Il combat les états infectieux de la sphère O.R.L.

- **Avant les principaux repas** - 1 ampoule, à garder une minute sous la langue.
- **Durée du traitement** : huit jours.

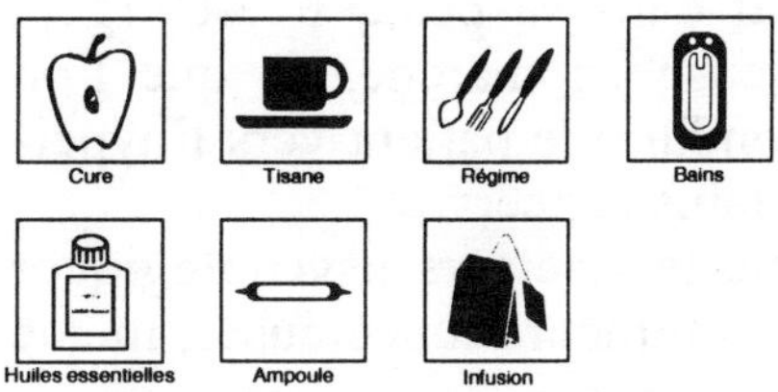

ANGOISSE

L'angoisse chronique ou occasionnelle est cause d'un tiers des consultations chez le généraliste. Elle touche 4 % de la population française, 17 % des hommes, 35 % des femmes mais, aujourd'hui, on sait parfaitement la soigner.

Il ne faut pas la confondre avec le trac, encore dénommé à tout propos stress, dont chaque victime connaît parfaitement les raisons.

L'anxiété ou l'angoisse qu'il faut traiter, peut être indépendante de toute cause ou situation réelle. La faculté parle de "sentiment de danger indéfinissable, d'attente pénible d'une menace imminente et impalpable".

En clair, l'angoisse serait une peur apparemment sans cause. Du moins, sans cause connue et décelable facilement. A la différence du stress, elle peut engendrer des comportements aberrants ou dangereux, inhiber complètement le sujet, le conduire à la déprime. Et les enfants ne sont pas à l'abri, au contraire. Leur émotivité naturelle est un terrain des plus favorables à l'angoisse.

Si l'hyper-émotivité est normale chez le nourrisson, dans la petite enfance et jusqu'à l'adolescence, elle devient de l'anxiété chez certains adultes qui y restent plus sensibles que d'autres et, continuent à ressentir particulièrement les émotions et à y réagir intensément.

C'est donc l'excès d'émotivité et l'incapacité à gérer son angoisse qui engendre la souffrance.

En fait, être anxieux devient anormal lorsqu'on le reste, dans une situation qui ne le justifie pas ou plus.

Une démarche thérapeutique est alors nécessaire car il ne faut, en aucun cas, laisser l'anxiété s'installer : 50 % des malades non traités évoluent vers la dépression nerveuse, beaucoup plus difficile (et longue) à soigner.

Lorsque l'anxiété conduit à voir l'existence en noir, ne plus dormir que quelques heures par nuit, être mal dans sa peau, il est urgent d'intervenir. Outre la dépression nerveuse en marche, ce que l'on appelle la dépression somatique peut conduire le patient vers l'hypertension, l'ulcère de l'estomac, voire certains cancers.

En effet, on sait bien aujourd'hui que les facteurs psychologiques ont un rôle dans la formation de certaines tumeurs cancéreuses, même si leur origine physiologique est bien antérieure.

En plus d'une grande difficulté à respirer avec sensation de serrement au creux de l'estomac, l'angoisse s'accompagne de pâleur de la face, de refroidissement des extrémités. L'anxieux est très nerveux dans son comportement courant.

Manque de sommeil, nervosité, teint blafard, fragilité des ongles, troubles de la digestion sont autant de signes révélateurs d'une angoisse latente. L'angoisse est bien souvent provoquée par une trop grande tension nerveuse et musculaire. Il faut donc apprendre à vous détendre.

Pour vous y aider, vous écouterez tous les soirs, pendant vingt minutes, pendant dix jours, une cassette de relaxation. Vous vous apercevrez bien vite que vous avez appris à vous détendre.

Lorsque vous serez capable de contrôler votre tension musculaire, il vous suffira de quelques secondes seulement pour supprimer les contractions musculaires.

Voici, en outre, quelques recettes qui vous aideront à lutter contre l'angoisse.

Cure

- **Avant le petit déjeuner et vers 17 h** - 1 ampoule de Cohobat d'Angélique dans 1/2 verre d'eau.
- **Dans la matinée, vers 15 h et 19 h** - 1 ampoule de phytoconcentrat d'Aubépine.
- **Après les trois repas** - 2 gélules de Complexe Magnésium + Vitamine D.
- **Dans la journée** - Boire la tisane suivante :

Basilic feuille : 50 gr
Bigaradier bouton : 50 gr
Camomille fleur : 25 gr
Lavande fleur : 50 gr
Millefeuille plante : 50 gr
Verveine feuille : 50 gr

Mélanger les plantes entre elles. Mettre cinq cuillerées rases du mélange dans un litre d'eau froide, porter à ébullition pendant une minute, faire infuser dix minutes et filtrer.

- **Dans la journée** - Boire le litre, entre les repas et le soir, au coucher.
- **Durée du traitement** : pendant au moins un mois, de manière à permettre à votre organisme de réagir. Continuer éventuellement encore un mois.

L.I.V.E. de Betterave et Algue brune + Rubidium

Le Rubidium est un oligo-élément qui, jusqu'à maintenant, était très peu connu.
De récentes recherches nous ont permis de mettre à jour ses nombreuses propriétés au niveau du système nerveux.
Le Rubidium est en compétition avec le Lithium dans le système nerveux car, par comparaison, il agit plus longtemps et n'a pas les effets secondaires qu'a le lithium en cas de surdosage : dépression de l'humeur, mélancolie,...

- **Le matin, à jeun** - 1 dose pure ou diluée dans un verre d'eau ou de jus de fruit.
Doubler la dose, en cas de besoin important.
- **Durée du traitement** : vingt-quatre jours minimum, deux fois par an.

Tisane

Tisane anti-angoisse

Bigaradier bouton : 1 pincée
Cohobat d'Angélique : 1 ampoule

Mettre le Bigaradier dans un bol d'eau bouillante.
Laisser infuser dix minutes.

Filtrer. Ajouter 1 ampoule de Cohobat d'Angélique.

- Boire une tasse **le matin** et une tasse **le soir.**

Deuxième recette, plus relaxante

La Lavande, la Marjolaine, le Bigaradier et l'Oranger, sont des sédatifs du système nerveux et des antispasmodiques, qui dénoueront vos nerfs.
Cependant que la Sarriette et le Romarin, remarquables toniques de l'organisme, aideront à chasser votre fatigue.
Cette formule vous conviendra particulièrement bien si vous ressentez de temps en temps, des palpitations d'origine nerveuse.

Lavande fleur : 50 gr
Marjolaine feuille : 25 gr
Bigaradier bouton : 50 gr
Oranger fleur : 50 gr
Romarin feuille : 50 gr
Sarriette feuille : 50 gr

Mélanger les plantes entre elles. Compter quatre cuillerées à soupe du mélange, pour un litre d'eau froide. Porter à ébullition. Faire bouillir une minute. Éteindre le feu et laisser infuser dix minutes. Filtrer.

- **Dans la journée** - Boire 3 grandes tasses, entre les repas.
- **Durée du traitement** : cures de trois semaines.

Régime

Déjeuner anti-stress

Lait écrémé chaud
Poudre de Cacao dégraissé
1/2 cuillerée à café de Pollen
1 cuillerée à café de Miel de Lavande
1 cuillerée à café de Poudre de Germe de Blé

Manger cette préparation tous les matins, avec une tartine de pain complet grillé et pourquoi pas un peu de confiture.

Dessert anti-stress

Composer une salade de fruits avec :

Poire
Datte
Banane
Pomme
Sucre de raisin
Eau de fleur d'Oranger

La gourmandise anti-stress

Idéal pour retrouver calme et dynamisme... à condition de ne pas dépasser la dose prescrite !

Baies d'Églantier
Huile essentielle de Marjolaine : 50 gouttes
Eau-de-vie

Remplir un flacon d'un demi-litre, aux trois quarts de baies d'Églantier. Compléter avec de l'Eau-de-vie. Ajouter l'Huile essentielle de Marjolaine.

Laisser macérer dix jours à l'abri de la lumière, en remuant tous les jours.

- **Après le repas du soir** - Boire un verre à liqueur.

Sirop détente

Ce sirop permet de se détendre. Attention, il ne s'agit pas d'un traitement de fond, mais seulement d'une formule pour faire passer la crise.

Mélisse feuille : 25 gr
1/4 de litre d'alcool à 60°
Sucre roux cristallisé : 250 gr
Eau

Faire macérer les feuilles de Mélisse dans l'alcool, pendant dix jours. Faire un sirop avec l'eau et le sucre roux. Laisser bouillir jusqu'à réduction de moitié. Mélanger avec la macération.

- **Après les trois repas** - Boire un verre à liqueur.

Bains

Bain Camomille - Pin

Il est indispensable de faire suivre le bain d'une rapide douche froide des jambes, en insistant sur les mollets.

Compter 2 cuillerées à soupe d'huile de bain pour un grand bain chaud.

Température de l'eau de 38° à 42°.

- **Durée du bain** : dix à quinze minutes. A prendre 2 à 3 fois par semaine.

Huiles essentielles

Massage anti-stress

Huile essentielle de Marjolaine : 1 goutte
Huile essentielle de Lavande : 1 goutte

Masser le plexus solaire et la base du cou.

A faire en cas d'urgence pour calmer l'angoisse.

Ampoule

Phytoconcentrat de Bigaradier

Il est l'ami des petites nervosités.

Son action très douce est surtout intéressante en cas de fatigue nerveuse, de tension nerveuse débutante, d'agitation nocturne.

Il saura vous détendre en douceur et vous rendre votre bonne humeur sans vous abrutir, mais il ne pourra rien pour vous, en cas de dépression grave et d'insomnies persistantes. C'est pourquoi il faut le prendre dès les premières apparitions nerveuses.

- **Aux repas midi et soir** - Prendre 2 ampoules de phytoconcentrat.
- **Durée du traitement** : en cures de 3 semaines. A renouveler.

Phytoconcentrat d'Aubépine

La fleur d'Aubépine est particulièrement bénéfique dans ce

siècle stressant. Son action régulatrice sur le système neurovégétatif (le "grand sympathique") est précieuse entre toutes.

- **Après les trois repas** - 1 ampoule de phytoconcentrat.
- **Durée du traitement** : trois semaines. A renouveler.

Phytoconcentrat de Mélilot

Le Mélilot est un excellent calmant du système sympathique.

- **Avant les trois repas** - 1 ampoule de phytoconcentrat.
- **Durée du traitement** : trois semaines.

Ne pas l'utiliser avant une intervention chirurgicale, à cause de ses propriétés anticoagulantes.

Phytoconcentrat de Passiflore

- **Dans la journée** - 1 ampoule de phytoconcentrat.
- **Pour les troubles nerveux** - 1 ampoule de phytoconcentrat le matin et à 17 heures.
- **Pour l'insomnie** - 1 ampoule de phytoconcentrat vers 19 heures et 2 autres au coucher.

Infusion

L'infusion "grand calme"

Une infusion particulièrement calmante.

Marjolaine feuille : 50 gr
Bigaradier bouton : 25 gr

Mélanger les plantes entre elles. Compter une cuillerée à soupe du mélange, pour une grande tasse d'eau bouillante. Infuser quinze minutes. Filtrer.

Cure Tisane

ANORÉXIE

L'anoréxie peut avoir deux causes bien différentes. Elle peut être due à une maladie grave, comme l'alcoolisme ou les maladies invalidantes de l'estomac.

Une autre forme est l'anoréxie mentale, celle que l'on rencontre le plus fréquemment et qui touche tout spécialement les jeunes filles. Elle se traduit par un refus systématique de nourriture, par terreur de grossir souvent.

Mais elle est le signe de perturbations très profondes comme le refus de son corps et de ses formes, le refus de devenir femme ou adulte et souvent aussi, en fait, le refus plus ou moins inconscient de vivre. Ce refus est souvent la conséquence d'un choc psychologique important.

La guérison passe donc, dans la plupart des cas, par des soins psychologiques, une infinie patience et compréhension de l'entourage ou une séparation d'avec la famille si le dialogue est, soit impossible, soit source de malentendus momentanément insolubles.

Mais si une amorce de guérison est perceptible, vous pouvez alors aider la jeune patiente à retrouver l'appétit grâce aux recettes suivantes :

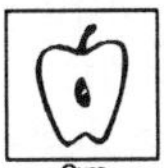
Cure

Distillat du Centaure biocinétique

- **Pour un effet tonique** - 2 ampoules dans un litre d'eau ou d'infusion. Boire le litre, dans la journée.
- **Pour un effet immédiat** - 4 ampoules, dans la journée.

Tisane

Houblon

Laisser infuser 10 minutes quatre cuillerées à soupe de Houblon pour un litre d'eau bouillante. Filtrer.

- **Dans la journée** - Boire le litre, entre les repas.

ANTHRAX

L'anthrax est constitué par un amas de furoncles. On le trouve généralement sur le cou, le dos ou les fesses, chez des adultes très fatigués, ou diabétiques ou alcooliques.

Une large zone rougit, durcit, devient de plus en plus douloureuse. Puis apparaissent des têtes d'abcès, et le patient se sent alors très faible. L'infection doit être soignée d'urgence. Elle exigera ensuite beaucoup de repos et une alimentation très saine et reconstituante.

Pour les remèdes, voir **Abcès**.

Bains de bouche Tisane

APHTES

Les aphtes sont des lésions très banales qui se présentent sous forme de petites ulcérations isolées ou multiples, survenant par poussées.

Ils se situent généralement sur la face interne des joues ou des lèvres, ou sur la pointe et les bords de la langue. Certains aliments bien connus comme les noix, les ananas, le raisin, les fromages de gruyère, déclenchent des poussées d'aphtes.

Les aphtes touchent plus particulièrement les jeunes et les personnes nerveuses. Mais, certaines familles semblent prédisposées. Il semble également qu'une émotion forte, une anxiété, puissent aussi déclencher l'apparition de ces lésions.

En règle générale, la cicatrisation se fait dans le délai de cinq à huit jours, mais il existe des remèdes naturels qui l'accélèrent et évitent les récidives.

Bains de bouche

Brossage aux plantes

Poudre de Prêle : 100 gr
Poudre de Salsepareille : 100 gr

Mélanger les deux composants. Mettre sur la brosse à dents. Frotter vigoureusement pendant trois minutes.

Tisane

Citron

Ecorce de Citron séchée : 50 grammes

Prendre quatre cuillerées à soupe, pour 1 litre d'eau froide. Laisser bouillir 1 minute.
Infuser 10 minutes.

- **Dans la journée** - Boire le litre, loin des repas.

Tisane contre les aphtes

Cette tisane facilite la digestion, assainit la cavité buccale et les intestins, tout en adoucissant les muqueuses :

Sauge feuille : 50 gr
Anis vert semence : 25 gr
Thym feuille : 50 gr
Mauve fleur : 25 gr
Citron écorce : 50 gr
Fraisier feuille : 50 gr

Mélanger les plantes entre elles. Compter quatre cuillerées à soupe du mélange, pour un litre d'eau froide.
Porter à ébullition sans faire bouillir. Éteindre le feu et laisser infuser dix minutes. Filtrer.

- **Dans la journée** - Boire 3 grandes tasses entre les repas et faire des bains de bouche.
- **Durée du traitement** : quinze jours, à renouveler périodiquement, pour éviter les récidives.

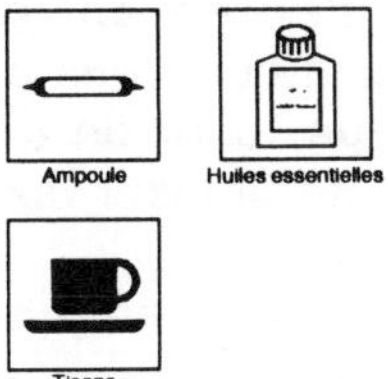

Ampoule Huiles essentielles Tisane

ARTÉRITE

L'artérite est l'inflammation d'une artère. Quand elle devient chronique, chez les personnes âgées, elle se traduit par des troubles de la sensibilité, un refroidissement et une pâleur très particulière du membre concerné. La marche devient douloureuse, avec des crampes qui disparaissent après un court arrêt pour se reproduire dès la reprise de la marche : c'est la claudication intermittente.

Quand les douleurs deviennent continues, même la nuit on ne peut même plus percevoir les battements artériels.

L'inflammation peut provoquer la formation de caillots. La complication extrême est la gangrène.

La phytothérapie peut vous aider à renforcer la résistance des parois artérielles et à calmer l'inflammation.

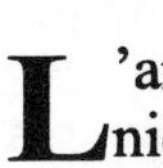

Ampoule

Phytoconcentrat de Romarin

Le Romarin est la plante tonique par excellence. Très efficace pour donner un coup de fouet à l'organisme, son action est prolongée dans le temps car d'une part, il favorise l'assimilation des aliments, en stimulant le fonctionnement du foie et d'autre part, il accélère la circulation artérielle, permettant un apport de sang neuf dont nos cellules ont tant besoin pour se régénérer.

- **Matin et soir** - 2 ampoules, après les repas.
- **Durée du traitement** : cures de trois semaines, avec arrêt d'une semaine entre chaque.
  A renouveler.

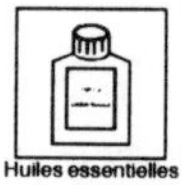
Huiles essentielles

Huile essentielle de Romarin

- **3 fois par jour** - 2 gouttes sur un sucre, ou grains d'essence.

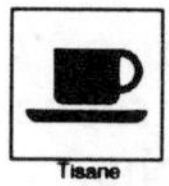
Tisane

Tisane anti-artérite

Cassis feuille : 50 gr
Frêne feuille : 50 gr
Reine des prés fleur : 50 gr
Serpolet plante : 50 gr
Cerise queue : 50 gr
Bouleau feuille : 50 gr

Mélanger les plantes entre elles. Compter cinq cuillerées à soupe du mélange, pour un litre d'eau bouillante. Infuser dix minutes. Filtrer.

- **Dans la journée** - Boire en 3 à 4 fois, entre les repas.
- **Durée du traitement** : cures de 3 semaines, avec arrêt d'une semaine entre chaque cure.
  A renouveler si la douleur n'a pas complètement disparu.

Toutes ces recettes et remèdes ont la même vocation : vous aider à mieux vous soigner.

Utilisez-les en alternance, en fonction de vos goûts et de l'effet produit sur votre cas personnel.

Certaines recettes correspondent mieux que d'autres à votre organisme. Pour découvrir les plus efficaces pour vous, n'hésitez pas à les essayer.

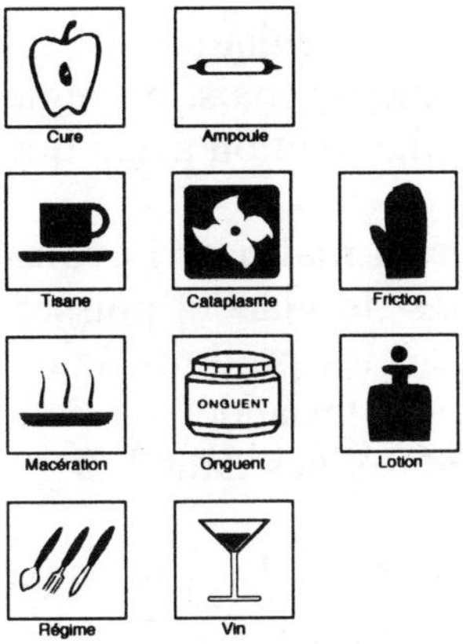

ARTHRITE

Vos articulations vous font mal, vous les sentez ankylosées, elles sont rouges, gonflées. A l'endroit douloureux, la peau est plus chaude, certains de vos mouvements perdent de leur amplitude.

Si mobiliser votre articulation provoque une douleur plus ou moins intense, vous souffrez certainement d'arthrite qui est une affection de nature inflammatoire.

L'arthrite est une inflammation des articulations. Mais ce terme générique regroupe de très nombreuses formes de troubles articulaires à caractère inflammatoire.

En fait, quelles qu'en soient les raisons, on retrouve en général une accumulation de déchets acides qui ont traversé la membrane synoviale et qui contribuent à abîmer l'articulation. Les bactéries responsables sont le plus souvent des streptocoques ou des staphylocoques.

Sous ce terme d'arthrite, on regroupe donc les rhumatismes, tendinites, tennis elbow, ainsi que toutes les inflammations qui ankylosent et gênent l'articulation. Des ganglions existent souvent en son voisinage.

A la radio, les os apparaissent moins denses et, dans certains cas, on a même l'impression que les deux os qui forment l'articulation sont soudés.

A l'analyse, le sang est moins riche en globules rouges et les globules blancs sont très nombreux.

Une arthrite peut endommager définitivement l'articulation si l'infection parvient à détruire la membrane cartilagineuse mais, en règle générale, on arrive aujourd'hui à interrompre l'inflammation avant que les dommages ne soient trop importants.

Un bon régime diététique peut déjà vous aider à maîtriser l'évolution de votre arthrite. En diminuant vos portions de viande, poisson gras, matières grasses et en évitant complètement les produits acidifiants comme les asperges par exemple, les gibiers faisandés ou non, les noix, vous éviterez déjà une accumulation de toxines dans l'organisme.

En revanche, vous favoriserez les légumes comme les poireaux, artichauts, ail, fruits et vous boirez beaucoup d'eau. Ce régime aide déjà à ne pas trop souffrir de cette affection.

Il est également très important de ne pas laisser vos articulations se rouiller complètement. Même si les efforts vous sont un peu douloureux, astreignez-vous chaque jour à quelques mouvements réguliers, lents, mais quotidiens, qui entretiendront une bonne irrigation de l'articulation et éviteront que le mal ne s'aggrave.

Sachez enfin que tout excès de poids fait souffrir inutilement vos articulations déjà fatiguées. Un léger régime suivi pendant plusieurs mois vous soulagera, sans accentuer la fatigue. Mangez des fruits, des crudités, des céréales (pâtes, riz complet, pil-pil de blé, couscous. (Voir **Régimes**).

Les médications de drainage proposées ici n'agiront que très lentement mais, au moins, leur effet est durable !

Cure

- **Avant les trois repas** - 2 gélules de Membraneuf.
- **Pendant les trois repas** - 2 gélules de Complexe Magnésium + Vitamine D.
- **Après les trois repas** :
  - 1 gélule de poudre de Coquille d'Huître
  - 1 ampoule de L.I.V.E. de Reine des prés.
- **Dans la journée** - Boire, entre les repas, un litre de la tisane suivante :

Bouleau feuille : 50 gr
Cassis feuille : 50 gr
Cerise queue : 50 gr
Fraisier feuille : 50 gr
Camomille fleur : 25 gr
Prêle plante : 50 gr

Mélanger les plantes entre elles. Mettre cinq cuillerées à soupe rases du mélange dans un litre d'eau froide, porter à ébullition une minute, infuser dix minutes et filtrer.

- **Durée du traitement** : suivre cette cure pendant 3 à 4 semaines.

Distillat de St Fiacre biocinétique

C'est le Bouillon blanc, herbe de Saint Fiacre, qui donne son nom à cet extraordinaire tonique.
La présence de Fenouil dans cette formule, par ses effets diurétiques et draineurs, accélère l'élimination des toxines.

- **Midi et soir** - Prendre une ampoule dans un verre d'eau, aux repas.
- **Durée du traitement** : en cure de 20 jours, en hiver.

Ampoule

Phytoconcentrat de Frêne

- **Pendant quelques jours** - 2 ampoules par jour, pour un problème aigu.
- **Durée du traitement** : cures de trois ou quatre semaines, pour un problème de fond.

Phytoconcentrat de Cassis

Le Cassis est l'une des plantes les plus employées par la nouvelle phytothérapie en tant qu'anti-rhumatismal et régulateur des troubles circulatoires de la ménopause.
Associé au Frêne et à la Reine des prés, il constitue une merveilleuse cure de drainage des toxines pour tous ceux qui souffrent de douleurs articulaires et d'un embonpoint tenace.

- **Avant les trois repas** - 1 ampoule.
- **Durée du traitement** : en cures de trois semaines.

Jus de Bouleau biocinétique

C'est une cure que les femmes doivent faire si elles constatent une prise de poids et de cellulite, sans raison. De plus, cela permettra de nettoyer leur organisme, en particulier, si elles éliminent mal l'acide urique, l'urée et les chlorures.
Le jus de Bouleau est :

– diurétique : il chasse cellulite, jambes lourdes, œdèmes, rhumatismes.
– désintoxicant : élimine arthrite, goutte, lithiases rénales légères.
– cholagogue : stimule le flux biliaire, décongestionne le foie, vide la vésicule, améliore la digestion, facilite le transit intestinal, combat la constipation.

- **Le matin, à jeun** - 1 ampoule dans un demi-verre d'eau.
- **Avant le repas de midi** - 1 ampoule.

Dans les cas aigus : 1 ampoule, avant les 3 repas.

L.I.V.E. de Reine des prés

La Reine des prés est une plante bien connue pour son action anti-inflammatoire, sur les articulations en particulier. Ses propriétés sont attribuées à des dérivés salicylés, principes éliminateurs des toxines, voisins de ceux qui agissent dans l'aspirine. C'est pourquoi on appelle parfois la Reine des prés "l'aspirine végétale".
C'est aussi un puissant diurétique, éliminateur de l'urée, de l'acide urique et des chlorures.

- **Chaque matin, à jeun** - prendre une dose diluée dans un verre d'eau ou de jus de fruits.
- **Dans l'après-midi ou le soir, au coucher** - prendre une deuxième dose.
- **Durée du traitement** : cures de 24 jours.
  La cure peut être répétée ou prolongée.
  On peut associer à une cure de Reine des prés, d'autres produits à visée drainante et éliminatrice, tels que :
  - 3 gélules d'Oignon-Poireau.
  - 3 ampoules de phytoconcentrat de Prêle; pour accentuer ces effets reminéralisants.

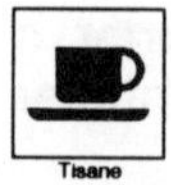
Tisane

Tisane détente anti-douleur

Serpolet plante : 25 gr
Bigaradier bouton : 25 gr
Reine des prés plante : 50 gr
Mélisse feuille : 25 gr
Citronnelle plante : 50 gr
Lierre terrestre plante : 50 gr

Mélanger les plantes entre elles. Compter cinq cuillerées à soupe du mélange, pour un litre d'eau bouillante. Infuser 15 minutes. Filtrer.

- **Dans la journée** - Boire le litre, entre les repas.
- **Durée du traitement** : faire des petites cures de trois semaines, plusieurs fois dans l'année.

Cataplasme

Cataplasme de Chou

5 feuilles de Chou

Ecraser 5 feuilles de Chou avec un rouleau à pâtisserie ou, mieux, au fer à repasser.
Les appliquer directement sur la poitrine ou les articulations douloureuses.
Recouvrir d'un linge de coton.

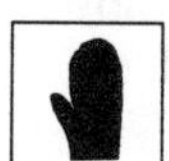
Friction

Friction Arnica + Huiles essentielles

Teinture mère d'Arnica
Huile essentielle de Romarin
Huile essentielle de Gingembre

Masser doucement l'articulation pour faire pénétrer, le premier soir surtout.

Préparer 1 compresse imbibée de ce mélange et l'appliquer sur l'articulation.
L'entourer d'un linge et la conserver toute la nuit.

Macération

Macération suractive

1 litre d'alcool à 90°
(ou Eau-de-vie de Pomme)
Origan plante : 25 gr
Romarin feuille : 25 gr
Thym feuille : 25 gr
Clou de girofle : 6

Laisser macérer 10 jours après avoir bouché le flacon, en remuant vigoureusement tous les jours.
Filtrer, en pressant fortement les plantes.

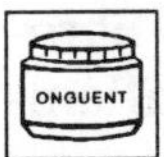

Onguent

Baume du guérisseur

En massages légers, pour bien faire pénétrer tous les principes actifs.

- **Durée du traitement** : à faire deux à trois fois par jour.

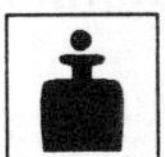
Lotion

Huile anti-douleur

L'huile d'Osiris, très riche en oxygène, va régénérer peu à peu les tissus et augmenter la formation de cellules neuves.
Peu à peu, vos douleurs s'espaceront pour ne plus revenir.

Huile d'Osiris : 100 ml
Huile essentielle de Pin : 40 gouttes
Huile essentielle de Genièvre : 20 gouttes

Bien mélanger les trois ingrédients en secouant énergiquement le flacon, avant chaque emploi.
Frictionner la zone douloureuse deux fois par jour.

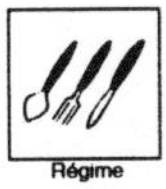
Régime

Le petit déjeuner souplesse

2 carottes
1 bulbe de Fenouil
1 poignée de Cassis

Passer le tout à la centrifugeuse.

- Prendre avec 2 gélules de Membraneuf.
- **Durée du traitement** : boire tous les matins, à jeun.

Vin

Vin anti-douleur

Oignons : 500 gr
Miel de Thym : 150 gr
Vin blanc doux : 1 litre

Hacher finement les Oignons. Les mélanger avec le Miel. Ajouter le Vin blanc, en délayant peu à peu avec une cuillère en bois.
Laisser reposer deux semaines (en remuant si possible deux à trois fois, tous les deux jours).
Filtrer.

- **Durée du traitement** : boire à raison de deux verres et demi par jour.

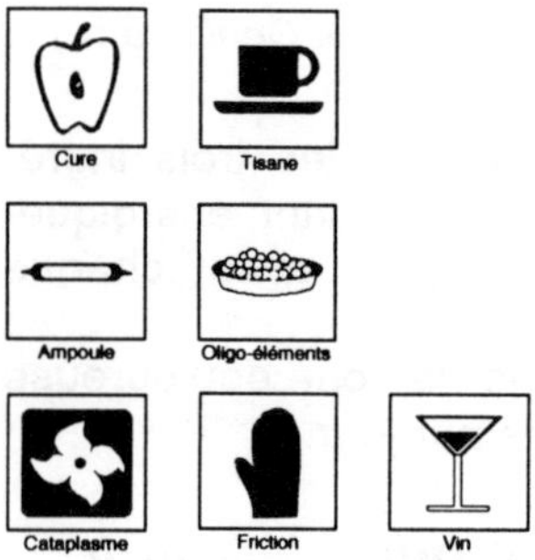

ARTHROSE

Quinze millions de personnes souffrent d'arthrose en France. C'est donc plus de 30 % de la population et 80 % de l'ensemble des rhumatisants.

Cette affection est deux fois plus fréquente que les maladies cardiaques : elle touche un Français sur quatre, un sur deux après l'âge de 50 ans et, un peu plus fréquemment, les femmes que les hommes.

Les arthrosiques ont, le matin, la sensation que leurs articulations sont raides et qu'il leur faut bouger pour se dérouiller. Maladie chronique, douloureuse, déformante, mais qui n'est pas forcément inflammatoire au début des symptômes, l'arthrose est, en fait, une usure, un vieillissement plus ou moins précoce qui atteint le cartilage mais modifie également l'os situé sous le cartilage concerné.

Elle agit comme une sorte de rouille qui fait souffrir lorsqu'on fait bouger l'articulation concernée. Elle peut toucher, d'ailleurs, toutes les articulations, que ce soit celles des membres ou celles de la colonne vertébrale.

Les origines de l'arthrose sont multiples et varient en fonction des individus :

- **Traumatismes** dus à un grand choc ou à de petits chocs répétés, ou même à une mauvaise position d'origine professionnelle (travail assis de longue durée devant des écrans informatiques notamment).
- **Articulations mal emboîtées** : arthrose dite secondaire, due à des malformations de naissance (les hanches ou les genoux).
- **Troubles de la circulation sanguine** : une mauvaise irrigation de l'os et du cartilage explique leur vieillissement précoce.

Mais l'arthrose peut être due également à un mauvais fonctionnement des glandes, un dépôt de microcristaux, un climat froid et humide ou, tout simplement, à l'hérédité (il y a des familles à arthrose).

Il est important de bien connaître les mécanismes de l'arthrose et de les comprendre pour adopter de bonnes habitudes qui éviteront que le mal s'aggrave trop prématurément.

Tout d'abord, il vous faut faire travailler vos articulations et vos muscles. En revanche, sachez bien que tout excès peut être nocif : le surmenage d'une articulation chez le sportif de compétition peut, par exemple, provoquer une arthrose. En fait, tout ce qui abîme ou a abîmé le cartilage peut provoquer secondairement une arthrose.

Le cartilage ne reçoit aucun vaisseau sanguin, il trouve son alimentation dans la synovie dont il s'imbibe ainsi que dans les petits vaisseaux de l'os. Pour que le cartilage soit correctement nourri, il faut que la membrane synoviale et l'os soient bien irrigués.

Pour ce faire, le travail musculaire est essentiel. Chaque contraction de muscle propulse le sang dans les vaisseaux de l'os et de la membrane synoviale. Toute insuffisance de travail musculaire est nocive pour le cartilage qui se détériore progressivement.

Après l'usure du cartilage, l'os se condense et se déforme avec création d'excroissances osseuses (ostéophytes, par exemple, les becs de perroquet dans l'arthrose cervicale).

Les symptômes de l'arthrose sont multiples et doivent amener à consulter rapidement, afin de tenter d'enrayer l'évolution.

Mais il faut aussi vérifier que malaises et douleurs ne sont pas dus à une maladie beaucoup plus grave (cancer, myélome) qu'un médecin saura déceler sur les résultats d'une vitesse de sédimentation du sang, notamment.

Une douleur d'arthrose caractéristique se fait oublier au repos, ne vous réveille pas la nuit, s'accentue avec l'effort et vous donne l'impression que vous allez devoir changer de position pour parvenir à vous "dérouiller". Ce n'est que dans un deuxième stade d'évolution que la douleur peut s'installer, devenir permanente ou réveiller le malade au milieu de la nuit.

Une articulation qui augmente de volume et se déforme est une des manifestations de l'arthrose. Au fur et à mesure de l'aggravation de l'arthrose, certains mouvements des membres ou du cou devenant de plus en plus douloureux, vous en réduisez instinctivement l'amplitude.

Ces limitations articulaires sont dues aux modifications de l'os mais aussi à des muscles qui s'atrophient avec l'âge pour échapper à la douleur. Evidemment, les limitations de mouvements contribuent, hélas, à entretenir le raidissement.

Ces craquements internes que l'on peut entendre, de manière si forte que l'on a l'impression qu'ils peuvent être perçus par l'entourage proche, sont également un signe clinique d'arthrose caractérisée (pour l'arthrose cervicale, lorsque l'on tourne la tête en arrière pour effectuer un créneau en voiture, par exemple).

La **kinésithérapie** est une formule efficace, elle entretient la bonne qualité du muscle mais fait aussi travailler l'articulation.

La **balnéothérapie** donne des résultats parfois plus probants que la kinésithérapie car les résistances du corps sont moindres dans l'élément liquide et, donc, les mouvements sont plus amples parce que moins douloureux.

La **thalassothérapie** ajoute, au bénéfice des deux précédents traitements, les effets bénéfiques de l'eau de mer, par pénétration cutanée de ses éléments.

Sachez bien qu'il est difficile, en cas de rhumatismes froids, d'espérer une action rapide. Le plus important est de drainer votre organisme dans un premier temps, afin de l'aider à éliminer les toxines qui l'encombrent.

C'est pourquoi il est judicieux de commencer le traitement par une grande cure dépurative.

Cure

- **Le matin, à jeun** - 1 ampoule de phytoconcentrat d'Artichaut dans un verre d'eau ou dans la tisane ci-après.
- **Avant les 3 repas** - 2 grains d'essence de Genièvre.
- **Pendant les 3 repas** - 2 gélules de Complexe ADN + Vitamines A et D.
- **Après les 3 repas** - 2 gélules de Complexe Structurel.
- **Dans la journée** - Boire, entre les repas, un litre de cette tisane :

Bouleau feuille : 50 gr
Cassis feuille : 50 gr
Chiendent racine : 50 gr
Frêne feuille : 50 gr
Mélisse plante : 50 gr
Marjolaine feuille : 50 gr

Mélanger les plantes entre elles. Mettre quatre cuillerées à soupe du mélange dans un litre d'eau froide, porter à ébullition, laisser bouillir une minute, infuser dix minutes et filtrer.

- **Durée du traitement** : dès le déclenchement de la douleur, commencer ce traitement et continuer pendant vingt et un jours. Si ce n'est pas suffisant, arrêter dix jours puis, reprendre pour encore dix jours.

Tisane

Tisane anti-arthrose

Pariétaire plante : 10 gr
Chiendent racine : 12 gr
Reine des prés plante : 8 gr
Fraisier racine : 2 gr
Asperge racine : 4 gr
Patience racine : 3 gr
Verveine feuille : 17 gr
Mélisse feuille : 10 gr
Romarin feuille : 3 gr
Serpolet plante : 2 gr

Mélanger les plantes entre elles. Jeter une cuillerée à café du mélange dans une tasse d'eau bouillante. Éteindre le feu. Infuser dix minutes. Filtrer.

- **Dans la journée** - Boire trois tasses.

Ampoule

Phytoconcentrat de Bardane

La racine de Bardane est l'un des meilleurs dépuratifs qui soient :

- **Avant les repas, matin, midi et soir** - 1 ampoule.
- **Durée du traitement** : en cures de trois semaines.

Oligo-éléments

Phyto-élément Manganèse

- **Avant les principaux repas** - 1 ampoule, à garder une minute sous la langue.
- **Cure d'attaque** - 2 ampoules, avant les principaux repas.

Phyto-élément Potassium

- **Avant les principaux repas** - 1 ampoule, à garder une minute sous la langue.
- **Cure d'attaque** - 2 ampoules, avant les principaux repas.

Phyto-élément Silicium

- **Avant les principaux repas** - 1 ampoule, à garder une minute sous la langue.
- **Cure d'attaque** - 2 ampoules, avant les principaux repas.
  Le Silicium est indispensable dans la structure des tissus.

Cataplasme

Les douleurs de l'arthrose peuvent également être bien soulagées par la pose de cataplasmes.

Première recette

Algues séchées micronisées :
2 cuillerées à soupe
Son de Blé : 2 cuillerées à soupe
Huile essentielle de Pin :
25 gouttes
Huile essentielle de Romarin :
25 gouttes

Mélanger les Algues et le Son de Blé. Ajouter de l'eau très chaude, de façon à obtenir une pâte épaisse et homogène. Faire le mélange dans une casserole en émail pour pouvoir le faire chauffer, si celui-ci est trop liquide. Etaler la pâte sur du papier d'aluminium.

Ajouter les Huiles essentielles et bien les répartir sur toute la surface du cataplasme.

Appliquer à même la peau en plaquant bien le papier d'aluminium de façon à conserver la chaleur le plus longtemps possible.

Deuxième recette

Les propriétés analgésiques de la Bruyère sont connues depuis la plus haute Antiquité et vous serez étonné : votre douleur va disparaître très rapidement.

Bruyère fleur : 50 gr
1 petit sac en toile de coton
1 bande

Confectionner un petit sac en toile de coton, assez grand pour couvrir votre articulation.

Le remplir avec les fleurs de Bruyère.

Mettre le sac dans un four très chaud, pendant dix minutes. Sitôt sorti du four, appliquer le sac sur l'articulation douloureuse.

Maintenir en place au moins une heure, à l'aide d'une bande.

Troisième recette

Graines d'Avoine : plusieurs poignées (la quantité est fonction de la surface à traiter)
Vinaigre de Cidre
Vin rouge

Moudre les graines d'Avoine dans un moulin à café. Verser dessus le vinaigre de Cidre.

Laisser macérer une nuit, si possible, après avoir mélangé de façon à obtenir une pâte épaisse.

Verser dessus du Vin rouge jusqu'à ce que la pâte en soit entièrement recouverte. Faire bouillir jusqu'à obtenir le même volume que la veille.

Appliquer le plus tôt possible (sans brûler !) sur l'articulation douloureuse. Envelopper de flanelle ou de laine.

A renouveler, autant de fois que nécessaire.

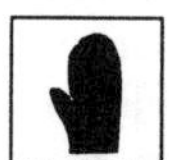
Friction

Huile douce

Huile d'Amande douce : 1/2 litre
Terébenthine : 1/2 litre
Huile essentielle de Romarin : 4 g
Huile essentielle de Genièvre : 4 g

Dans un récipient en terre ou émaillé, mélanger à parts égales, l'huile d'Amande douce et la résine de Pin. Chauffer doucement au bain-marie en remuant avec une cuillère en bois. Éteindre le feu. Ajouter les Huiles essentielles. Frictionner les endroits douloureux avec cette préparation.

Bière de Ményanthe

Ményanthe séchée : 30 gr
Bière : 1 litre

Passer la plante au moulin à café pour la pulvériser. Verser dessus 1 litre de bière. Laisser macérer 1 heure.
Filtrer avec un filtre en papier.

- **Dans la journée** - Boire par petits verres.

Vin anti-douleur

Contrairement à ce que vous pourriez croire, ce vin est d'un goût délicieux et vaut bien le petit effort de fabrication.

Oignons : 500 gr
Miel de Thym : 150 gr
Vin blanc doux : 1 litre

Hacher finement les Oignons. Les mélanger avec le Miel. Ajouter le Vin blanc en délayant peu à peu avec une cuillère en bois. Laisser reposer deux semaines (en remuant si possible deux à trois fois tous les deux jours). Filtrer.

- **Par jour** - Boire à raison de deux verres et demi.

Vin de Nèfle et de Fenouil

Noyaux de Nèfles concassés : 80 gr
Semences de Fenouil écrasées : 20 gr
Vin blanc doux : 1 litre

Ajouter les Nèfles et le Fenouil dans le litre de Vin blanc. Laisser macérer vingt-quatre heures (en agitant si possible). Filtrer.

- **Chaque jour** - Boire, avant le repas de midi, un verre à apéritif.

Vin dépuratif

Vin de Bordeaux : 1 litre
Semences de Fenouil écrasées : 1 cuillérée à café
Genièvre : 10 baies
Radicelles de Poireau coupées menues : 10 gr
Muscade râpée : 1/2 noix

Faire macérer les semences de Fenouil dans le litre de Bordeaux pendant une semaine. Ajouter le Genièvre, les Radicelles et la Muscade.
Remuer doucement la bouteille tous les jours.

- **Avant les deux principaux repas** - Boire un verre à apéritif.
- **Durée du traitement** : à faire pendant vingt et un jours, au début du printemps et à l'automne.

ARYTHMIE

Ces perturbations du rythme cardiaque peuvent être sans importance ou très graves.
Voir les mots **Palpitations** et **Troubles cardiaques.**

ASTHME

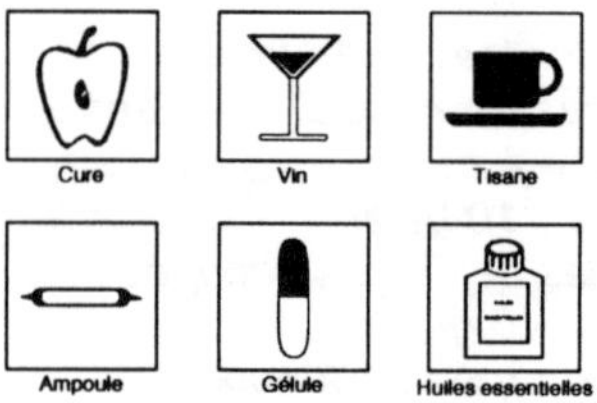

L'asthme se caractérise par des crises d'oppression très pénibles qui sont dues à l'occlusion temporaire des plus petits canaux des bronches mais qui assurent la respiration.

Les parois de ces petits canaux se gonflent subitement et les petits muscles se contractent automatiquement. Il y a alors une production accrue de mucus dans les bronches. L'expiration devient difficile, longue et accompagnée d'un sifflement : l'air tente de passer dans des canaux trop étroits.

L'hérédité est certainement l'un des facteurs primordiaux de l'asthme que l'on retrouve dans des familles également atteintes d'urticaire ou de rhume des foins. Il est évident qu'une sensibilité allergique particulière accentue les crises (voir **Allergies**).

Il semble pourtant que les crises d'asthme ne soient pas indifférentes aux émotions.

Les asthmatiques savent bien, par exemple, qu'une crise peut les guetter s'ils sont profondément contrariés ou même simplement très émus. La crise connue de la soirée d'anniversaire ou du jour de Noël est un classique. La crise d'asthme s'annonce par une tension dans la gorge ou dans la poitrine, parfois une petite bronchite, avec expectorations glaireuses.

Chez certains sujets, les crises se produisent plus fréquemment la nuit ou tôt le matin. Elles peuvent alors revenir plusieurs fois pendant la journée ou disparaître complètement pendant des mois.

Si vous avez des tendances asthmatiques, certaines précautions sont à prendre : ne pas fumer, éviter l'embonpoint et, dans la mesure du possible, s'épargner les émotions fortes.

Il est également judicieux de procéder à une recherche d'allergènes qui peuvent être à l'origine des crises. L'asthme chez l'enfant disparaît souvent à la puberté.

Aujourd'hui, la recherche précoce et la découverte des allergènes permet souvent de faire totalement disparaître les crises.

L'asthme est aussi souvent lié soit à une très grande nervosité, soit à un encrassement des intestins, à une mauvaise digestion, à une destruction de la flore intestinale.

Dans le cas de la nervosité, l'asthme peut être amélioré par la **sympathicothérapie**. C'est une thérapie qui consiste à toucher des points très précis à l'intérieur du nez, sur la muqueuse nasale, à l'aide d'un petit stylet et d'huile essentielle.

L'**aromatogramme** est une autre technique médicale et cependant naturelle, qui donne souvent des résultats inespérés.

Le médecin vous fait des prélèvements par frottements (nez et gorge en général), les adresse à un laboratoire spécialisé qui étudie les germes qui se développent.

Sur les microbes, on laisse tomber des gouttes d'huile essentielle. Les plus efficaces pour détruire les germes sont relevées. Elles serviront à établir un traitement par gélules ou sirop. Il s'agit là d'un traitement très efficace.

Les médecines douces peuvent soulager l'asthme en cas de crise mais ne peuvent le soigner.

Si vous êtes sous traitement à base de cortisone, vous ne devez en aucun cas supprimer votre traitement brutalement. Seul votre médecin peut juger de l'opportunité de diminuer les doses.

Asthme et stress

- **Le matin, à jeun** - 1 ampoule de Cohobat d'Angélique dans une grande tasse de cette tisane :

Thym feuille : 50 gr
Eucalyptus feuille : 50 gr
Menthe douce feuille : 50 gr
Mélisse feuille : 50 gr
Sarriette feuille : 50 gr

Mélanger les plantes entre elles. Mettre trois cuillerées à soupe rases du mélange dans un demi-litre d'eau froide, porter à ébullition, laisser bouillir une minute, infuser dix minutes et filtrer.

- **Matin, midi et soir, avant les repas** - 2 gélules d'Hysope.
- **Après les 3 repas** - 1 gélule de Levure enrichie en Zinc.
- **Durée du traitement** : cures de 4 semaines à renouveler fréquemment, dès que les crises réapparaissent.

Deuxième recette asthme et nervosité

- **Matin et midi, avant les repas** :
  - 1 gélule de Mauve
  - 1 gélule de Lavande
  - 1 gélule d'Hysope.
- **Le soir, après le repas** - Prendre un bol de cette tisane :

Thym feuille : 50 gr
Eucalyptus feuille : 25 gr
Menthe douce feuille : 50 gr
Mélisse feuille : 50 gr
Sarriette feuille : 50 gr

Mélanger les plantes entre elles. Compter une cuillerée à soupe du mélange, pour un bol d'eau bouillante. Laisser infuser dix minutes, avant de filtrer.

Les plantes pourront vous aider puissamment. En revanche, si vous prenez déjà de la cortisone, en aucun cas vous ne pourrez la supprimer du jour au lendemain.
Demandez donc conseil à votre médecin traitant qui seul sera juge de la façon de diminuer progressivement les doses.

Troisième cure asthme allergique Complexe Onagre

- **Par jour** - 2 à 3 capsules, pendant 14 jours par mois, dans la 2ème partie de votre cycle.
  A renouveler.

Cure d'Essences de plantes

Huile essentielle de Citron : 1 g
Huile essentielle de Estragon : 1 g
Huile essentielle de Lavande : 1 g
Huile essentielle d'Eucalyptus : 1 g

- **Tous les soirs** - Prendre une goutte d'huile essentielle de Citron sur un morceau de sucre.

- **Tous les jours, le matin après déjeuner** :
  En alternance prendre : un grain d'essence d'Huile essentielle d'Estragon, le lendemain d'Eucalyptus, le lendemain de Lavande, etc.

Alcool d'Ail

1 tête d'Ail
Eau-de-vie de Cidre : 3 litres

Couper l'Ail en fines lamelles.
Le mettre à macérer pendant deux semaines dans les 3 litres d'Eau-de-vie.
Agiter la bouteille au moins une fois par jour.
Après les 2 semaines, filtrer dans un linge fin.

- **En cas de crise** - Tremper un sucre dans cet alcool et le sucer doucement.
  Si la crise est forte, prendre en même temps un linge, le tremper dans de l'eau très chaude, l'essorer rapidement et l'imprégner ensuite de cet alcool avant de l'appliquer sur la poitrine, en entourant le buste de flanelle.

Il faut retirer le linge avant qu'il ne soit froid et renouveler l'opération, autant de fois que nécessaire. Il faut donc faire très vite et prendre de l'eau très chaude. Veiller également à ce que la pièce soit très chaude pendant l'application.

Vin de racine d'Asaret

Racine d'Asaret
Vin blanc doux : 1 litre

Faire macérer la racine d'Asaret dans le Vin pendant une semaine, en remuant tous les jours.
Les proportions varient selon l'âge du malade :

16 gr de racine pour un litre, à 15 ans
32 gr de racine pour un litre, après 20 ans

- **En période de difficulté respiratoire** - Prendre 1 cuillerée à soupe toutes les 3 heures.

Cette recette est efficace, mais il vaut mieux l'éviter avant l'âge de 15 ans.

Tisane anti-asthme

Thym feuille : 50 gr
Eucalyptus feuille : 25 gr
Menthe douce feuille : 50 gr
Mélisse feuille : 50 gr
Sarriette feuille : 50 gr

Mélanger les feuilles entre elles. Compter une cuillerée à soupe du mélange, pour un bol d'eau bouillante. Laisser infuser cinq minutes. Filtrer.

- **Durée du traitement** : boire chaud, à raison de 3 à 4 bols par jour.

Tisane bonne fame

Bardane racine : 50 gr
Bouleau feuille : 50 gr
Camomille fleur : 25 gr
Frêne feuille : 50 gr
Marjolaine feuille : 50 gr
Cerise queue : 50 gr
Citronnelle plante : 50 gr

Mélanger les plantes entre elles. Compter quatre cuillerées à soupe pour un litre d'eau froide. Porter à ébullition pendant trois minutes. Infuser dix minutes. Filtrer et boire le litre tous les jours, entre les repas.

- **Durée du traitement** : dix jours. Vous pouvez parfaitement recommencer cette cure trois fois de suite, en respectant une semaine d'intervalle entre chaque cure.

Tisane contre l'asthme

Cette tisane a des propriétés calmantes et antispasmodiques. Elle régularise la sensation d'oppression thoracique. Vous pouvez la prendre soit préventivement, soit en période de crise.

Lavande fleur : 50 gr
Marjolaine feuille : 25 gr
Hysope plante : 50 gr
Eucalyptus feuille : 25 gr
Sapin bourgeon : 25 gr
Citron écorce : 50 gr

Mélanger les plantes entre elles. Compter quatre cuillerées à soupe du mélange, pour un litre d'eau froide. Porter à ébullition sans faire bouillir. Éteindre le feu et laisser infuser dix minutes. Filtrer.

- **Dans la journée** - Boire 3 tasses, entre les repas.

Les tisanes qui suivent peuvent être prises régulièrement, en alternance :

Bouillon Blanc, Cerfeuil, Eucalyptus ou Fenouil

– 4 cuillerées à soupe, pour un litre d'eau bouillante.

Laisser infuser 10 minutes. Filtrer.

- **Dans la journée** - Boire le litre, entre les repas.

On peut également prendre régulièrement des **extraits vifs de Bouillon blanc, de Fraisier, de Sureau.**

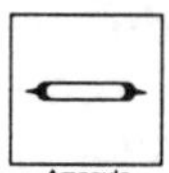
Ampoule

Phytoconcentrat d'Eucalyptus

La feuille d'Eucalyptus renferme une grande quantité d'Huile essentielle qui possède un pouvoir bactéricide puissant, s'exerçant sur les muqueuses des voies respiratoires.

- **Avant les 3 repas** - 2 ampoules.

- **Durée du traitement** : cures de 15 jours / 3 semaines. A renouveler.

Phytoconcentrat de Bouillon blanc

C'est un antiseptique puissant des voies respiratoires.

A utiliser pendant l'hiver comme préventif.

- **Avant les 3 repas** - 1 ampoule.
- **Durée du traitement** : cures de 15 jours / 3 semaines. A renouveler.

Gélule

Gélules de Salsepareille

- **Avant les 3 repas** - 2 gélules.
- **Durée du traitement** : cures de trois semaines, avec arrêt d'une semaine entre chaque.

Huiles essentielles

Huile essentielle de Pin

- **3 fois par jour** - 2 gouttes sur un sucre.

Ou en grain d'essence :
3 granules, 3 fois par jour, à avaler sans croquer, avec un peu d'eau ou de nourriture.

- **Durée du traitement** : cures de 3 semaines, au maximum.

Un surdosage peut entraîner des troubles indésirables. Ne pas aller au-delà de 12 granules par jour, pour un adulte. Ne pas prolonger le traitement au-delà de 3 semaines.

Toutes ces recettes et remèdes ont la même vocation : vous aider à mieux vous soigner.

Utilisez-les en alternance, en fonction de vos goûts et de l'effet produit sur votre cas personnel.

Certaines recettes correspondent mieux que d'autres à votre organisme. Pour découvrir les plus efficaces pour vous, n'hésitez pas à les essayer.

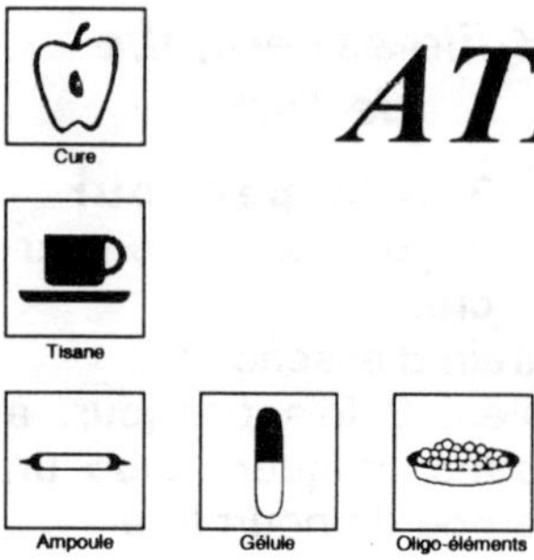

ATHÉROSCLÉROSE

L'athérosclérose est l'autre terme médical désignant l'**artériosclérose**.

On appelle ainsi la perte d'élasticité du tissu des artères, en particulier. C'est l'affection type des personnes âgées mais elle peut toucher aussi des sujets très jeunes (le tabagisme ou une mauvaise hygiène alimentaire étant des facteurs aggravants).

Les parois des artères devenant plus faibles, des matières graisseuses s'y déposent, rétrécissant les vaisseaux qui ne sont plus capables d'alimenter correctement en sang neuf les diverses parties du corps. L'athérosclérose des artères coronaires se manifeste par des douleurs après l'effort (voir **Angine de poitrine**).

L'athérosclérose du cerveau se manifeste par un ralentissement de la pensée, des difficultés accrues à comprendre les idées nouvelles ou à se concentrer. La mémoire devient moins fidèle et, curieusement, surtout pour les événements récents.

Autres signes caractéristiques : une nervosité, une irritabilité particulière mais aussi, curieusement, une bonne humeur qui se révèle avec beaucoup moins d'inhibition que par le passé. Cette tendance à se moquer de soi et des autres, donne aux personnes très âgées une réputation d'égoïsme qui trouve là une de ses causes ignorées.

Malheureusement, il existe aussi des symptômes plus physiques comme des maux de tête, des étourdissements, une perte d'équilibre significative.

Les personnes atteintes d'athérosclérose ont également des difficultés à coordonner leurs mouvements avec précision : les pianistes âgés découvrent dramatiquement ce symptôme.

L'athérosclérose, lorsqu'elle se manifeste au niveau des reins, provoque notamment de l'hypertension artérielle. L'athérosclérose des membres inférieurs est douloureuse au niveau des mollets ou des fesses. Située au niveau des glandes, l'athérosclérose peut provoquer des sensations de froid ou un léger diabète. La maladie de Parkinson pourrait être une athérosclérose qui affecte une partie précise du cerveau.

Les traitements que je vous propose ne vont pas, bien sûr, faire disparaître comme par magie votre maladie. Mais ils amélioreront votre circulation artérielle et, en les associant à un régime alimentaire (voir **régimes**), vous diminuerez vos risques cardio-vasculaires.

Cure

- **Le matin à jeun et avant le repas de midi** - 1 ampoule de Jus de Bouleau dans 1/2 verre d'eau.
- **Avant les 2 principaux repas** - 1 capsule d'huile d'Onagre.
- **Pendant les 3 principaux repas** - 2 ampoules de phytoconcentrat d'Olivier.
  Prendre la tisane suivante :

  Bruyère fleur : 50 gr
  Frêne feuille : 50 gr
  Olivier feuille : 50 gr
  Bardane racine : 50 gr
  Chiendent racine : 50 gr
  Cerise queue : 50 gr

  Mélanger les plantes entre elles.
  Mettre cinq cuillerées à soupe rases du mélange dans un litre d'eau froide, porter à ébullition, laisser bouillir une minute, infuser dix minutes et filtrer.
- **Dans la journée** - Boire le litre entre les repas, en 4 ou 5 fois.
- **Durée du traitement** : cure d'un mois à chaque changement de saison.

Deuxième recette

A prendre dès la réapparition de l'un des signes.

- **Le matin, à jeun** - 1 ampoule de jus de Bouleau dans 1/2 verre d'eau.
- **Avant chacun des 3 repas** - 1 ampoule de phytoconcentrat d'Aubépine.
- **Pendant chacun des 3 repas** - 1 ampoule de phytoconcentrat de Prêle.
- **Dans la journée** - Boire, entre les repas, une tasse de la tisane suivante :

  Bruyère fleur : 50 gr
  Frêne feuille : 50 gr
  Olivier feuille : 50 gr
  Cerfeuil feuille : 25 gr
  Chiendent racine : 50 gr
  Cerise queue : 50 gr

  Mélanger les plantes entre elles. Compter cinq cuillerées à soupe du mélange, pour un litre d'eau bouillante. Laisser infuser quinze minutes. Filtrer.
- **Durée du traitement** : suivre cette cure 2 à 3 fois par an

pendant un mois, afin de bien nettoyer votre sang.
En cas de mauvaise circulation artérielle, un minimum d'exercice physique est indispensable pour rester en bonne santé.

Complexe A.G.E.

Il est constitué d'huile de Bourrache et de poissons des mers froides.
C'est la meilleure source d'acide Gamma linoléique, indispensable avec l'âge. A partir de la cinquantaine, on devrait prendre régulièrement 2 capsules de ce Complexe par jour.

Huile de Bourrache : 42,1 %
Huile de Saumon : 27,8 %

- **Avant les repas** - 2 à 4 capsules par jour.
- **Durée du traitement** : cures de 3 semaines à renouveler.

L.I.V.E. d'Algues rouges + Ginkgo

Ce L.I.V.E. a une action circulatoire exceptionnelle due à la synergie des principes actifs (flavonoïdes) d'une algue et d'une plante, aux pouvoirs médicalement reconnus.
Il renforce la résistance des vaisseaux et revitalise les tissus atones et engorgés.

- **Le matin à jeun** - 1 dose pure ou diluée dans un verre d'eau ou de jus de fruit.
Doubler la dose, en cas de besoin important.
- **Durée du traitement** : cures de vingt-quatre jours minimum, deux fois par an.

Tisane contre l'athérosclérose

Cette tisane est, avant tout, désintoxicante et dépurative.
Elle permet de régulariser la circulation artérielle et d'éviter les dépôts de cholestérol et autres facteurs d'artériosclérose.

Artichaut feuille : 50 gr
Bardane racine : 50 gr
Frêne feuille : 50 gr
Olivier feuille : 50 gr
Pensée sauvage plante : 25 gr
Verveine feuille : 25 gr
Citron écorce : 50 gr
Millefeuille feuille : 50 gr

Mélanger les plantes entre elles. Compter quatre cuillerées à soupe du mélange, pour un litre d'eau froide.
Porter à ébullition. Faire bouillir une minute. Éteindre le feu et laisser infuser dix minutes. Filtrer.

- **Par jour** - Boire 3 grandes tasses, entre les repas.

Bouleau ou Cassis

- **En alternance, en cure d'entretien** - 4 cuillerées à soupe, pour un litre d'eau froide.
Faire bouillir 3 minutes. Infuser 10 minutes. Filtrer.
- **Dans la journée** - Boire le litre, à des moments très éloignés des repas.

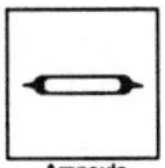

Ampoule

Phytoconcentrat d'Olivier

L'Olivier est la plante par excellence pour traiter les troubles de la circulation artérielle et leurs effets secondaires, avec cet avantage de pouvoir être utilisé sans limite de durée et sans provoquer d'effets cardio-dépresseurs.
De plus, il améliore le fonctionnement du pancréas et permet d'obtenir une baisse du taux de glucose.

- **Après les repas** - 1 ampoule de phytoconcentrat.
- **Durée du traitement** : cures de 3 semaines, avec arrêt d'une semaine entre chaque.
A renouveler.

Phytoconcentrat de Cassis

Le Cassis est l'une des plantes les plus employées par la nouvelle phytothérapie en tant qu'anti-rhumatismal et régulateur des troubles circulatoires de la ménopause.

- **Avant les trois repas** - 1 ampoule de phytoconcentrat.
- **Durée du traitement** : cures de trois semaines.

Associé au Frêne et à la Reine des prés, le Cassis constitue une merveilleuse cure de drainage des toxines pour tous ceux qui souffrent de douleurs articulaires.

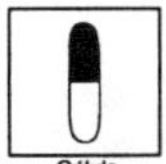

Gélule

Gélules de Fumeterre

C'est la meilleure plante pour drainer les toxines. A associer avec toutes les tisanes pour l'athérosclérose.

- **Après les trois repas** - 2 gélules.
- **Durée du traitement** : cures de trois semaines.
En cures prolongées, l'effet est calmant.

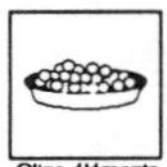

Oligo-éléments

Phyto-élément Chrome

Le Chrome a une action anti-artériosclérose.

- **Avant les principaux repas** - 1 ampoule, à garder une minute sous la langue.
- **Cure d'attaque** - 2 ampoules, avant les principaux repas.

B

BALLONNEMENTS
BLENNORRAGIE
BOUFFÉES DE CHALEUR
BOULIMIE
BOURDONNEMENTS D'OREILLES
BRONCHITE
BRÛLURES

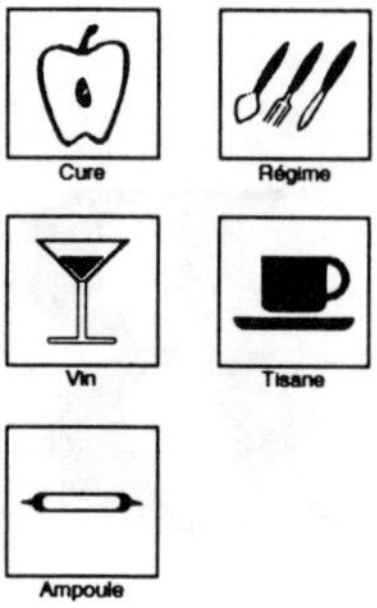

BALLONNEMENTS

Affection très commune chez les femmes, les ballonnements sont des troubles qui sont souvent le propre des sujets émotifs.

Lors des crises, réfléchissez aux aliments que vous avez consommés les jours précédents, vous finirez certainement par repérer les produits qui ne vous conviennent pas.

En effet, certaines personnes sont plus ou moins sensibles à des aliments particuliers et vous êtes seul à pouvoir mener à bien l'enquête minutieuse indispensable. En tout état de cause, vous pouvez calmer ces crises très désagréables par des remèdes aussi doux que naturels. (Voir **Colite** et **Aérophagie**).

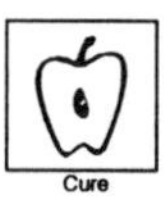

- **Avant les repas, midi et soir** - 1 ampoule d'extrait hydroalcoolique de Mélisse.
- **Pendant les repas, midi et soir** - 2 gélules de Complexe Levure Vitalinée.
- Midi et soir - Boire, avant les repas, une grande tasse de cette tisane :

Anis vert semence : 25 gr
Basilic feuille : 50 gr
Fenouil semence : 25 gr
Gentiane racine : 25 gr
Romarin feuille : 50 gr

Mélanger les plantes entre elles. Compter une cuillerée à soupe du mélange, pour un bol d'eau bouillante. Laisser infuser quinze minutes et filtrer.

Pecto-Transit classique

Ce complexe possède une action régulatrice du transit intestinal particulièrement douce, qui fait qu'il peut être utilisé contre la constipation aussi bien chez les enfants, les vieillards, les femmes enceintes ou les personnes aux intestins fragiles.

Grâce à la présence de poudre d'orge de blé lacto-fermenté et de brocoli, les inflammations intestinales seront calmées et la muqueuse régénérée.

- **Après les deux principaux repas** - 1 sachet.
- **Durée du traitement** : en cures de 14 jours renouvelables.
- **Pour les enfants** - 1 sachet le matin, dans un yaourt.

La cure ventre plat

- Turbinal
- Phytoconcentrat de Thym
- Fenouil en phytoconcentrat
- Cohobat d'Angélique

- **Le matin à jeun** - 2 gélules de Turbinal.
- **Pendant le repas** - 1 ampoule de phytoconcentrat de thym.
- **Après le repas** - 1 ampoule de Fenouil.
- **Au coucher** - 1 ampoule de Cohobat d'Angélique.

Pecto transit

Le Pecto transit vous permet de rejeter ce poison redoutable de vos intestins : l'acide lactique endogène.

- **Tous les matins, à jeun** - Prendre un sachet dans un verre d'eau ou dans un yaourt nature (de préférence à l'acidophilus).
- **Durée du traitement** : cures de trois semaines, avec arrêt d'une semaine puis, reprise si nécessaire.

– Si vous êtes ballonné, prenez Pecto transit Charbon.
– Si votre intestin est très sensible, prenez Pecto Transit Ortie blanche.

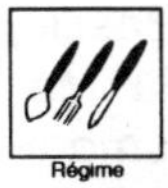

Régime

Sucre digestif

1 sucre roux (de préférence)
Huile essentielle de Menthe : 2 gouttes
Huile essentielle de Marjolaine : 2 gouttes

Ajouter les Huiles essentielles au morceau de sucre.

- **Dans la journée** - Prendre après les repas.

Vin

Vin digestif

Laurier feuilles : 15 gr
Gentiane racine : 30 gr
Quinquina écorce : 8 gr
Orange écorce : 4 gr
Cannelle écorce : 4 gr
Eau-de-vie : 100 ml
Vin rouge : 1 litre

Mélanger les ingrédients. Laisser macérer dix jours. Filtrer.

- **Durée du traitement** : boire un verre à liqueur, après les repas.

Tisane

Carvi noir

– 4 cuillerées à soupe, pour un litre d'eau froide.

Porter à ébullition. Infuser dix minutes. Filtrer.

- **Durée du traitement** : boire le litre dans la journée, entre les repas.

Tisane contre les ballonnements

Cette tisane est particulièrement efficace contre les ballonnements d'origine nerveuse, grâce à la présence du Basilic, de la Marjolaine et de la Mélisse qui sont les antispasmodiques rééquilibrants du système nerveux.

Basilic feuille : 50 gr
Camomille fleur : 25 gr
Fenouil semence : 25 gr
Marjolaine feuille : 25 gr
Mélisse feuille : 25 gr
Citronnelle plante : 25 gr
Anis vert semence : 25 gr

Mélanger les plantes entre elles. Compter quatre cuillerées à soupe du mélange, pour un litre d'eau froide.
Porter à ébullition sans faire bouillir. Éteindre le feu et laisser infuser dix minutes. Filtrer.

- **Durée du traitement : boire une grande tasse (1/4 de litre), 3 fois par jour, après les repas.**

Hibiscus

– 4 cuillerées à soupe, pour un litre d'eau bouillante.
Laisser infuser 10 minutes. Filtrer.

- **Durée du traitement : boire une tasse avant les principaux repas.**

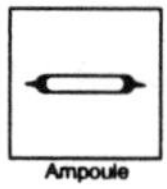
Ampoule

Phytoconcentrat de Fenouil

- **Avant les trois repas - 2 ampoules, après ou au milieu des 3 repas.**
- **Durée du traitement : en cures de 3 semaines. A renouveler.**

Toutes ces recettes et remèdes ont la même vocation : vous aider à mieux vous soigner.

Utilisez-les en alternance, en fonction de vos goûts et de l'effet produit sur votre cas personnel.

Certaines recettes correspondent mieux que d'autres à votre organisme. Pour découvrir les plus efficaces pour vous, n'hésitez pas à les essayer.

BLENNORRAGIE

Maladie vénérienne sexuellement transmissible, la blennorragie se caractérise d'abord par une sensation de brûlure très intense, chaque fois que le malade urine.

Ultérieurement, on peut constater un écoulement de pus par le méat urinaire ou le vagin. Outre les risques de contamination à d'autres personnes, une blennorragie négligée ou mal traitée peut entraîner des complications graves telles qu'une inflammation de la prostate chez les hommes et, chez les femmes, une inflammation des trompes qui peut être cause de stérilité.

Autres effets induits par une blennorragie : arthrite, inflammation des talons, infection des yeux (les femmes ne devront pas négliger un écoulement d'origine gonococcique : le gonocoque s'attaque aux yeux des enfants, dès leur naissance).

La pénicilline est le traitement le plus approprié. Si elle reste sans effet (actuellement les gonocoques sont de plus en plus résistants aux antibiotiques), il faudra essayer les nouvelles souches de pénicilline.

Huile essentielle de Genièvre

- **3 fois par jour** - 4 grains.

Cure

Tisane Bains

Ampoule

BOUFFÉES DE CHALEUR

Effets secondaires pénibles et parfois épuisants de la ménopause, les bouffées de chaleur sont - en partie - dues aux règles insuffisantes ou en retard, qui augmentent la congestion habituelle.

Si les bouffées s'atténuent pendant les règles et juste après, les symptômes s'aggravent le matin et à la chaleur (au soleil notamment) : rougeurs de la face, sensations de cœur accéléré, palpitations, maux de tête.

Des traitements médicaux (hormones) sont souvent préconisés mais le vieillissement n'étant pas une maladie, c'est une évolution naturelle (au même titre que la puberté) qu'il faut apprendre à vivre, à accepter.

Il faut cependant savoir que, traités par les médecines douces, les symptômes s'améliorent souvent en même temps que leurs corollaires : rhumatismes, palpitations, déminéralisation, insomnies, troubles circulatoires, cystites.

Si vous avez un fibrome, ne prenez pas de sauge puisque les œstrogènes sont contre-indiqués.

Cure

- **Avant les 3 repas** - 1 capsule d'huile d'Onagre.
- **Pendant les 3 repas** - 3 comprimés de Complément Algues rouges.
- **Après les 3 repas** - 1 ampoule de phytoconcentrat de Prêle.
- **Dans la journée** - Boire un litre de la tisane suivante, entre les repas :

Marjolaine feuille : 50 gr
Camomille fleur : 50 gr
Bigaradier bouton : 50 gr
Olivier feuille : 25 gr
Millefeuille plante : 50 gr

Mélanger les plantes entre elles. Mettre cinq cuillerées à soupe rases du mélange dans un litre d'eau froide, porter à ébullition, laisser bouillir une minute, infuser dix minutes et filtrer.

- **Durée du traitement** : cures d'un mois. A renouveler, aux changements de saisons.

Tisane

Tisane de Tilleul feuille

Faire infuser 5 cuillères à soupe de feuilles pour un litre d'eau.

- **Durée du traitement** :
  - prendre 2 ou 3 tasses par jour, sur quelques jours, pour un problème aigu.
  - par cures de 3 ou 4 semaines, pour un problème de fond.

Tisane contre les bouffées de chaleur

Vigne rouge feuille : 50 gr
Sauge feuille : 50 gr
Millefeuille feuille : 50 gr
Genièvre baie : 50 gr
Cassis feuille : 50 gr
Marjolaine feuille : 50 gr
Menthe poivrée feuille : 50 gr

Mélanger les plantes entre elles. Compter quatre cuillerées à soupe du mélange, pour un litre d'eau froide. Porter à ébullition. Faire bouillir une minute. Éteindre le feu et laisser infuser dix minutes. Filtrer.

- **Dans la journée** - Boire 3 grandes tasses, entre les repas.
- **Durée du traitement** : cures de 3 semaines.

Bains

Bain dynamisant circulatoire

Vigne rouge feuille : 100 gr
Romarin feuille : 50 gr
Millefeuille plante : 50 gr
Lamier blanc plante : 50 gr

Mélanger les plantes entre elles. Les faire bouillir pendant vingt minutes, dans quatre litres d'eau. Mélanger à l'eau de votre bain qui doit être la plus chaude possible.

- **Durée du bain** : environ quinze minutes, suivies obligatoirement d'une douche froide des jambes.

Ampoule

Phytoconcentrat d'Aubépine

- **Midi et soir** - 2 ampoules, aux repas.
- **Durée du traitement** : en cures de 3 semaines à 1 mois. A renouveler.

Phytoconcentrat de Vigne Rouge

La Vigne Rouge tonifie la paroi des veines et des capillaires, et active la circulation de retour. Régulatrice de la circulation en période de ménopause, elle est aussi très efficace contre les varices et les hémorroïdes.

- **Dans la journée** - Prendre 3 ampoules.
- **Durée du traitement** : en cures de 4 semaines avec arrêt d'une semaine puis, reprise.

A faire principalement aux changements de saisons.

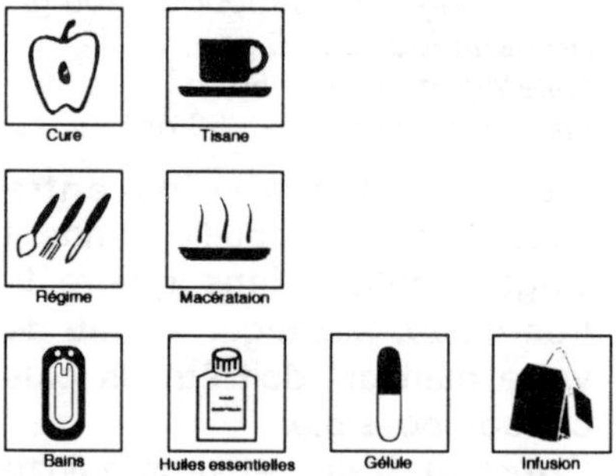

BOULIMIE

Environ deux à trois cent mille Français souffrent de boulimie. La boulimie est une véritable pathologie qui n'a rien à voir avec un excès de gourmandise ou une fringale soudaine. Remplir son estomac dans ce cas, correspond à un besoin irrépressible provoqué par l'anxiété ou le stress.

Cette affection est la source de souffrances morales très importantes et il ne faut surtout pas traiter par le mépris cette maladie. Un ou une boulimique est capable d'ingurgiter en quelques heures la valeur calorique de plusieurs repas moyens.

Les chercheurs commencent à comprendre le phénomène : au cœur du cerveau, l'hypothalamus est le siège des centres de l'appétit et de la satiété. Des facteurs psychologiques comme le stress sont capables de perturber le fonctionnement de cette glande. De plus, quand l'estomac est bien rempli, le cerveau sécrète des endorphines qui sont des molécules de morphine naturelle qui provoquent un sentiment de bien-être. Le boulimique est à la recherche inconsciente de cette drogue naturelle qui calmera son stress.

La voracité du boulimique lui fait honte et il mange en cachette puis, la plupart du temps, se fait vomir. Aussi, dans de nombreux cas, la maladie échappe aux proches qui ne découvrent pas facilement le drame vécu par le boulimique.

Par crainte des reproches ou des moqueries, le boulimique se renferme dans sa solitude, sa souffrance et ses remords.

Il faut soigner les causes de cette affection : c'est-à-dire soigner l'anxiété et le stress.

Voici quelques cures qui pourront aider à surmonter votre malaise. Mais n'hésitez pas non plus, à consulter un psychologue ou un psychiatre.

- **Avant le petit déjeuner et vers 17 h** - 1 ampoule de Cohobat d'Angélique dans 1/2 verre d'eau.
- **Dans la matinée, vers 15 h et 19 h** - 1 ampoule de phytoconcentrat de Passiflore.
- **Après les trois repas** - 2 gélules de Complexe Magnésium + Vitamine D.
- **Dans la journée** - Boire la tisane suivante :

Basilic feuille : 50 gr
Bigaradier bouton : 50 gr
Camomille fleur : 25 gr
Lavande fleur : 50 gr
Millefeuille plante : 50 gr
Verveine feuille : 50 gr

Mélanger les plantes entre elles. Mettre cinq cuillerées rases du mélange dans un litre d'eau froide, porter à ébullition pendant une minute, faire infuser dix minutes et filtrer.

- **Dans la journée** - Boire le litre, entre les repas et le soir au coucher.
- **Durée du traitement** : suivre ce traitement pendant au moins un mois, de manière à permettre à votre organisme de réagir. Continuer éventuellement, encore un mois.

L.I.V.E. de Betterave Algue brune + Rubidium

Le Rubidium est un oligo-élément qui, jusqu'à maintenant était très peu connu.

De récentes recherches nous ont permis de mettre à jour ses nombreuses propriétés au niveau du système nerveux.

Le Rubidium est en compétition avec le Lithium dans le système nerveux car, par comparaison, il agit plus longtemps et n'a pas les effets secondaires qu'a le Lithium en cas de surdosage : dépression de l'humeur, mélancolie,...

- **Le matin, à jeun** - 1 dose pure ou diluée dans un verre d'eau ou de jus de fruit.

Doubler la dose, en cas de besoin important.

- **Durée du traitement** : cure de 24 jours minimum, deux fois par an.

Tisane

Tisane anti-angoisse

Bigaradier bouton : 1 pincée
Cohobat d'Angélique : 1 ampoule

Mettre le Bigaradier dans un bol d'eau bouillante. Laisser infuser dix minutes. Filtrer.
Ajouter 1 ampoule de Cohobat d'Angélique.

- **Durée du traitement** : boire une tasse le matin et une tasse le soir.

Deuxième recette

La Lavande, la Marjolaine, le Bigaradier et l'Oranger, qui sont des sédatifs du système nerveux et des antispasmodiques, dénoueront vos nerfs. Cependant que la Sarriette et le Romarin, remarquables toniques de l'organisme, vous rendront confiance en vous.

Lavande fleur : 50 gr
Marjolaine feuille : 25 gr
Bigaradier bouton : 50 gr
Oranger fleur : 50 gr
Romarin feuille : 50 gr
Sarriette feuille : 50 gr

Mélanger les plantes entre elles. Compter quatre cuillerées à soupe du mélange, pour un litre d'eau froide. Porter à ébullition. Faire bouillir une minute. Éteindre le feu et laisser infuser dix minutes. Filtrer.

- **Dans la journée** - Boire 3 grandes tasses, entre les repas.
- **Durée du traitement** : cures de 3 semaines.

Régime

Ces gourmandises vont satisfaire votre appétit mais, en calmant votre stress, elles vous aideront à lutter contre les crises.

Déjeuner anti-stress

Lait écrémé chaud
Poudre de Cacao dégraissé
1/2 cuillerée à café de Pollen
1 cuillerée à café de Miel de Lavande
1 cuillerée à café de Poudre de Germe de Blé

Manger cette préparation tous les matins, avec une tartine de pain complet grillé et, pourquoi pas, un peu de confiture.

Dessert anti-stress

Composer une salade de fruits avec :

Poire
Datte
Banane
Pomme
Sucre de Raisin
Eau de fleur d'Oranger

La gourmandise anti-stress

Idéal pour retrouver calme et dynamisme... à condition de ne pas dépasser la dose prescrite !

Baies d'Églantier
Huile essentielle de Marjolaine : 50 gouttes
Eau-de-vie

Remplir un flacon d'un demi-litre, aux 3/4 de baies d'Églantier. Compléter avec de l'Eau-de-vie. Ajouter l'Huile essentielle de Marjolaine. Laisser macérer dix jours à l'abri de la lumière, en remuant tous les jours.

- **Après le repas du soir** - Boire 1 verre à liqueur.

Sirop détente

Ce sirop permet de se détendre.

Attention, il ne s'agit pas d'un traitement de fond mais seulement d'une formule pour faire passer la crise.

Mélisse feuille : 25 gr
1/4 de litre d'alcool à 60°
Sucre roux cristallisé : 250 gr
Eau

Faire macérer les feuilles de Mélisse dans l'alcool, pendant dix jours. Faire un sirop avec l'eau et le sucre roux. Laisser bouillir, jusqu'à réduction de moitié.
Mélanger avec la macération.

- **Après les trois repas** - Boire un verre à liqueur.

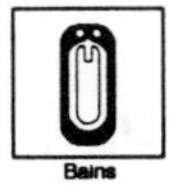

Quand vous sentez poindre une crise, au lieu de vous diriger vers la cuisine, prenez la direction de la salle de bains avec un bon livre.
Ou écoutez de la musique et détendez-vous en pensant à des choses agréables. Votre plus joli souvenir par exemple, ou remémorez-vous un film que vous avez aimé.

Bain Camomille - Pin

Il est indispensable de faire suivre le bain d'une rapide douche froide des jambes, en insistant sur les mollets.
Compter 2 cuillerées à soupe d'huile de bain pour un grand bain chaud.
Température de l'eau de 38° à 42°.

- **Durée du bain** : dix à quinze minutes.
- **Durée du traitement** : à prendre 2 à 3 fois par semaine.

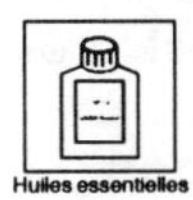

Massage anti-stress

Huile essentielle de Marjolaine : 1 goutte
Huile essentielle de Lavande : 1 goutte

Masser le plexus solaire et le haut du sternum (base du cou). A faire en cas d'urgence, pour calmer l'angoisse.

Gélules Aubier de Tilleul

Le Tilleul est l'ami des petites nervosités. Son action très douce est surtout intéressante en cas de fatigue nerveuse, de tension nerveuse débutante.

Il saura vous détendre en douceur et vous rendre votre bonne humeur sans vous abrutir, mais il ne pourra rien pour vous, en cas de crise grave.

C'est pourquoi, il faut le prendre dès les premières apparitions nerveuses.

- **Midi et soir** - 2 gélules aux repas.
- **Durée du traitement** : en cures de 3 semaines. A renouveler.

Gélules d'Aubépine

La fleur d'Aubépine est particulièrement bénéfique dans ce siècle stressant.

Son action régulatrice sur le système neuro-végétatif (le "grand sympathique") est précieuse entre toutes.

- **Après les trois repas** - 2 gélules.
- **Durée du traitement** : en cures de 3 semaines. A renouveler.

Gélules de Mélilot

Le Mélilot est un excellent calmant du système sympathique.

- **Avant les trois repas** - 2 gélules.
- **Durée du traitement** : en cures de 3 semaines renouvelables.

Ne pas l'utiliser avant une intervention chirurgicale à cause de ses propriétés anticoagulantes.

Gélules de Valériane

- **Dans la journée** - 4 gélules.
- **Pour les troubles nerveux** - 2 gélules le matin et 2 gélules à 17 heures.

L'infusion "grand calme"

Une infusion particulièrement calmante, surtout si vous la sucrez avec du complexe Tilleul.

Marjolaine feuille : 50 gr
Bigaradier bouton : 25 gr

Mélanger les plantes entre elles. Compter une cuillerée à soupe du mélange, pour une grande tasse d'eau bouillante. Infuser quinze minutes. Filtrer.

Ampoule

BOURDONNEMENTS D'OREILLES

Qu'il s'agisse d'un bourdonnement grave et continu ou de sifflements plus ou moins réguliers, les bourdonnements d'oreilles sont toujours très gênants et agaçants pour le patient qui en est affligé.

Leurs causes peuvent être multiples : hypertension, artériosclérose, troubles digestifs ou du foie, contractures vertébrales, arthrose, diabète, surdité. Mais les bourdonnements d'oreilles peuvent être également l'un des signes d'une maladie cardiaque ou d'une intoxication. C'est dire s'il est indispensable qu'un diagnostic médical fasse le point pour trouver l'origine de ce phénomène très désagréable.

Si jamais la médecine ne trouve pas d'explication à ces bruits anormaux dans votre oreille, il est tout à fait possible qu'il s'agisse d'un problème nerveux : vous remarquez alors, très certainement, que ces bourdonnements sont bien plus présents, réguliers et gênants au moment de vous endormir.

C'est en effet l'instant où vous vous retrouvez seul avec vous-même et faites plus ou moins consciemment un bilan de votre journée, voire de votre vie et, peut-être, êtes-vous difficilement apte à vous écouter et feriez-vous en sorte de ne pas vous entendre.

Un traitement phytothérapique calmant peut vous aider à mieux vous accepter.

Ampoule

Phytoconcentrat d'Aubépine

- **Dans la journée** - 2 ampoules aux repas, matin, midi et soir.
- **Durée du traitement** : en cures de 3 semaines à 1 mois. A renouveler.

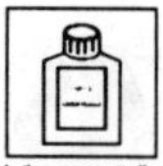
Huiles essentielles

Tisane

BRONCHITE

Inflammation des bronches aiguë ou chronique, une bronchite est, en général, amenée par une grippe ou un simple rhume. Mais elle peut être due à une pollution trop longtemps supportée : tabagisme des parents pour des bronchites d'enfants qui reviennent obstinément sans être précédées par le moindre rhume !

Quelle qu'en soit l'origine, la bronchite s'installe souvent pour au moins deux semaines. Les rechutes et les récidives peuvent être fréquentes, c'est pourquoi il s'agit d'une affection à ne surtout pas négliger. Le repos au lit est vivement conseillé même si le malade n'en éprouve pas le besoin. L'alimentation doit être légère.

La bronchite aiguë, qui a débuté par un écoulement nasal, commence par une toux sèche qui s'accompagne, par la suite, de crachements. Elle est accompagnée de fièvre.

La toux, très désagréable, a pourtant son utilité : l'expectoration permet d'évacuer les excès de sécrétions muco-purulentes. Pourtant, il est utile de tenter de fluidifier ces sécrétions afin que le malade puisse les évacuer plus aisément. Au cours d'une crise, suivez un régime : supprimez les sucres, les laitages et les fritures. Privilégiez les bouillons de légumes et les jus de fruits frais.

La bronchite chronique

Une bronchite devient chronique lorsqu'elle dure plus de trois mois par an et revient obstinément plus de trois ans de suite.

La toux et les expectorations existent seules sans que le patient se sente particulièrement fatigué ou fiévreux. Par la suite, apparaissent des difficultés à respirer qui se manifestent soit par crises ressemblant à des crises d'asthme, soit par crises plus discrètes mais permanentes.

Au stétoscope, une écoute attentive permet de déceler des râles bronchitiques. Deux causes essentielles à la bronchite chronique : les climats brumeux et humides, et le tabagisme. Pour soigner la bronchite chronique, la suppression des irritants (fumée ou polluants) est la première mesure indispensable et obligatoire.

Mais il est rare d'obtenir une guérison complète. On peut simplement éviter l'apparition de nouvelles crises importantes. Et il est recommandé de faire de longs séjours en climats chauds et secs.

Un conseil très simple pour drainer les bronches : se coucher sur le ventre en laissant la tête pendre hors du lit, plus bas que la poitrine. Cette position est à garder pendant une minute (deux fois par jour).

Huiles essentielles

Mélange pour assainir l'atmosphère

Si vous avez de la bronchite chronique, je vous conseille d'assainir votre atmosphère. Pour cela, faire préparer en pharmacie le mélange suivant :

Huile essentielle de Cajeput
Huile essentielle de Thym rouge
Huile essentielle d'Eucalyptus
Huile essentielle de Pin
Huile essentielle de Myrthe

– 6 ml de chaque Huile, de façon à avoir 1 flacon de 30 ml.

- **Matin et soir** - Mettre quelques gouttes dans une assiette placée sur un radiateur.

Vous obtiendrez des résultats encore meilleurs en utilisant de petits nébulisateurs vendus dans les maisons de régime et certaines pharmacies.

Bronchite aiguë

Tisane

- **Dans la tasse de tisane du matin, du midi et de l'après-midi** - Diluer 1 ampoule de jus de Radis noir.
- **Matin, midi et soir** - 1 ampoule de Bouillon blanc.
- **Trois fois par jour** - 2 gouttes d'Huile essentielle de Cannelle sur un sucre ou un grain d'essence
- **Dans la journée** - Boire à volonté cette tisane :

Bouillon blanc fleur : 50 gr
Genièvre baie : 50 gr
Cynorrhodon baie : 50 gr
Eucalyptus feuille : 50 gr
Menthe douce feuille : 25 gr
Hysope plante : 50 gr
Bourrache plante : 50 gr

Mélanger les plantes entre elles. Mettre cinq cuillerées à soupe rases du mélange dans un litre d'eau froide, porter à ébullition, laisser bouillir une minute, infuser dix minutes et filtrer.

- **Durée du traitement** : continuer le traitement pendant au moins une semaine, après la guérison.

Cataplasme

Lotion

BRÛLURES

On distingue trois degrés dans les brûlures :

- L'érythème, la peau est simplement rouge. De l'eau très chaude tombant sur une main à l'air libre entraîne, par exemple, une brûlure du **premier degré**.
- **Deuxième degré**, la peau est douloureuse au moindre contact, elle se couvre de cloques où s'accumule une sérosité. Un liquide bouillant, eau ou huile, qui imprègne un vêtement, entraîne ce type de brûlure.
- **Troisième degré**, la peau est détruite et la brûlure s'étend en profondeur.

Mais il faut bien savoir que ce qui fait la gravité d'une brûlure est plus son étendue que la profondeur.

Une brûlure du deuxième degré sur tout le corps peut entraîner la mort à cause du choc avec baisse de tension, intoxication par les toxines libérées, infection et, dans les cas les plus dramatiques, l'organisme qui a pompé une quantité très importante de protéines dans ses muscles s'est, en quelque sorte, vidé de sa propre substance.

Dès qu'il s'agit de brûlure très étendue, le mieux est de ne pas toucher le blessé et d'appeler le Samu.

En cas de brûlure peu étendue, voici quelques recettes qui calmeront la douleur et aideront la cicatrisation.

Cataplasme

Cataplasme Bicarbonate Vinaigre

Bicarbonate de soude
Vinaigre de vin

Mélanger les deux ingrédients de façon à obtenir une pâte épaisse. Appliquer sur la brûlure.

Cataplasme de Pomme de terre

1 Pomme de terre crue
1 jus de Citron entier
Huile de noyau d'Abricot

Râper la Pomme de terre. L'imprégner soigneusement avec le jus de Citron. Ajouter un peu d'huile afin d'obtenir une pâte un peu épaisse.
Appliquer à même la cicatrice ou la brûlure et maintenir pendant une heure, à l'aide d'une bande ou d'une gaze.

Cataplasme jaune d'Œuf et Beurre

Beurre
Jaune d'Œuf

Faire ramollir le beurre. Mélanger avec un jaune d'œuf.
Appliquer sur la brûlure et recouvrir d'une gaze.

Huile de Millepertuis ou de St Jean

Sa principale qualité est de réparer les tissus organiques, ce qui en fait une huile idéale pour lutter contre les brûlures, les coups de soleil, les irritations multiples de la peau.

D'après l'abbé Fournier, l'un des plus grands phytothérapeutes français, c'est le remède universel contre tous les accidents externes tels que les brûlures.
Elle est obtenue par macération à froid et au soleil de l'herbe de la St Jean (Millepertuis), dans une huile végétale pure, pendant dix jours.
Pour la préparer vous-même, remplir une bouteille à moitié avec des fleurs de Millepertuis. Compléter avec de l'huile d'Olive vierge. Laisser au soleil pendant quinze jours. Filtrer.
Appliquer sur les zones atteintes.

Huile anti-brûlure

Huile de St Jean : 50 ml
Huile d'Amande douce : 50 ml
Huile essentielle d'Eucalyptus : 20 gouttes
Huile essentielle de Thym : 10 gouttes

Mélanger les Huiles entre elles.
Secouer avant l'emploi.
Appliquer par effleurages.

Toutes ces recettes et remèdes ont la même vocation : vous aider à mieux vous soigner.
Utilisez-les en alternance, en fonction de vos goûts et de l'effet produit sur votre cas personnel.
Certaines recettes correspondent mieux que d'autres à votre organisme. Pour découvrir les plus efficaces pour vous, n'hésitez pas à les essayer.

C

CALCULS RENAUX

Les premiers symptômes à prendre en compte sont une douleur dans la région lombaire et sous les côtes antérieures, qui s'aggrave lorsqu'on bouge, surtout lorsqu'on monte les escaliers.

Les calculs rénaux sont formés d'une concrétion de sels comme le calcium, le phosphore.

Plusieurs raisons expliquent leur formation : la teneur du sang en sels, mais aussi l'acidité et la concentration des urines ainsi que des éventuelles affections urinaires.

Ils sont plus fréquents chez les hommes que chez les femmes, apparaissent en général entre 40 et 70 ans, restent silencieux parfois pendant de longues années, mais provoquent de violentes douleurs (coliques néphrétiques) qui peuvent s'accompagner de sang dans les urines ou de pus. Lorsque le calcul douloureux est situé au niveau de l'uretère, il s'y est rarement formé mais a pu s'y bloquer lors d'évacuation, entre le rein et la vessie.

La présence de calculs rénaux exige une hygiène alimentaire appropriée : il faut boire beaucoup d'eau, éviter de manger trop de protéines. Au petit déjeuner et au dîner, prévoyez jus de fruits (le matin) et céréales. Mais toute affection du système urinaire doit être traitée immédiatement et énergiquement.

Vin anti-urée

Bourgogne blanc doux : 1 litre
Radicelles de Poireaux : 30 gr

Couper menues les radicelles et bien les laver.

Les faire macérer dans le Vin pendant 10 jours.
Filtrer.

- **Le matin** - Boire 1/2 verre.

Tisane contre les calculs rénaux

Cette tisane, à la fois diurétique et désinfectante, favorise l'élimination des calculs avant qu'ils ne provoquent des coliques néphrétiques.

Bouleau feuille : 50 gr
Bourrache plante : 50 gr
Bruyère fleur : 50 gr
Cassis feuille : 50 gr
Maïs stigmate : 25 gr
Rose pâle bouton : 50 gr
Hysope plante : 50 gr

Mélanger les plantes entre elles. Compter quatre cuillerées à soupe du mélange, pour un litre d'eau froide.
Porter à ébullition. Faire bouillir une minute.
Éteindre le feu et laisser infuser dix minutes. Filtrer.

- **Dans la journée** - Boire 3 grandes tasses.
- **Durée du traitement** : cures de vingt jours par mois.

Boire le matin à jeun, 1 grand verre d'eau plate et compléter l'apport hydrique dans la journée, en buvant cette tisane.

Bardane ou Bouleau ou Céleri ou Cerise

– 4 cuillerées à soupe, pour un litre d'eau froide.
Laisser bouillir 3 minutes.
Infuser 10 minutes. Filtrer.

- **Dans la journée** - Boire le litre, entre les repas.

Cynorrhodon

– 4 cuillerées à soupe, pour un litre d'eau bouillante.
Faire bouillir une minute. Infuser 10 minutes.Filtrer.

- **Dans la journée** - Boire le litre entre les repas.

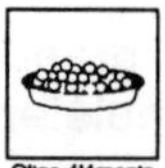
Oligo-éléments

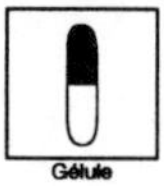
Gélule

CARIE DENTAIRE

La cause exacte en est inconnue. On sait cependant que la décalcification de la dent et sa destruction sont stimulées par l'action de certains microbes ou bactéries. Mais une mauvaise hygiène et une mauvaise alimentation prédisposent aux caries dentaires. Une dentition inégale accentue également les risques.

Les caries dentaires sont le signe d'un état général défectueux. En effet, l'acidose qui favorise la carie caractérise un organisme fatigué ou carencé. C'est ainsi que l'on est plus sensible aux caries pendant une grossesse ou au cours d'une maladie. De plus, les dents abîmées ont une incidence sur l'état général et accentuent la fatigue. C'est le cercle vicieux qui épuise peu à peu le patient.

Chez les sujets ayant une maladie cardiaque, les infections dentaires doivent être surveillées de très près car elles peuvent favoriser les accidents.

Pour éviter cette affection, il faut tout d'abord avoir un régime alimentaire bien équilibré, riche en calcium et en vitamines. Il ne faut pas consommer trop de sucre, surtout loin des repas et des lavages de dents. De plus, un excès d'alcool ou de tabac favorise les caries.

On sait aujourd'hui que de petites quantités de fluor jouent un rôle efficacement préventif. Notre alimentation est trop riche en sucre, carencée en oligo-éléments, principalement en fluor, indispensable pour protéger l'émail de nos dents.

Bien des facteurs extérieurs favorisent, eux aussi, la carie dentaire.

Non seulement les français ne consultent pas assez leur dentiste, mais l'hygiène bucco-dentaire est très relative : 1 Français sur 5 ne se lave, paraît-il, jamais les dents, et seulement 1 sur 3 se les lave deux fois par jour.

Conséquences de cette mauvaise hygiène : destruction de la dent, déséquilibre de la mâchoire, d'où des migraines et des névralgies. Et ce que vous ne savez peut-être pas, c'est qu'une infection dentaire peut être à l'origine de rhumatismes inflammatoires et de maladies cardiaques.

Que faire pour éviter la carie ?

Tout d'abord, se brosser les dents après chaque repas, doucement, en frottant de haut en bas, avec un dentifrice riche en fluor. Seuls les dentifrices contenant plus de 150 mg de fluor par 100 gr de dentifrice sont véritablement efficaces.

Ensuite, rééquilibrer son alimentation. Les aliments riches en fluor sont rares. Ce sont les crustacés qui en contiennent le plus.

Résultat : apporter à l'organisme le fluor nécessaire sous forme d'oligo-éléments.

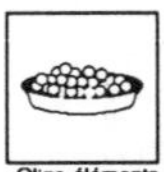

Oligo-éléments

Phyto-élément Fluor

- **Avant les principaux repas** - 1 ampoule, à garder une minute sous la langue.
- **Cure d'attaque** - 2 ampoules, avant les principaux repas.

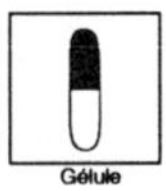

Gélule

Coquille d'Huître

- **Aux principaux repas** - 2 gélules.

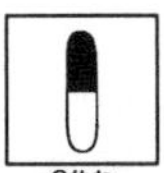

Gélule

Ampoule

CATARACTE

La cataracte se guérit aujourd'hui très bien grâce aux implants et au laser. Perte de transparence de la lentille qui se trouve derrière la pupille (cristallin), la forme non congénitale de cette affection atteint en général les personnes de plus de 45 ans.

La vision lointaine devient de plus en plus trouble et la vision proche peut s'améliorer très temporairement. Un des signes principaux est de voir plusieurs fois le même objet.

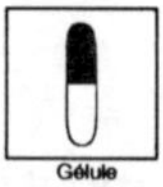
Gélule

Coquille d'Huître

- **A chacun des trois repas** - 2 gélules.
- **Durée du traitement** : en cures de 4 à 6 semaines.
  Pour une action encore plus rapide, pensez à faire un apport complémentaire de Vitamine D.

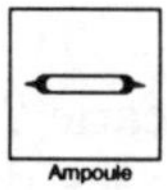
Ampoule

Phytoconcentrat de Prêle

- **A chacun des trois repas** - 1 ampoule.
- **Durée du traitement** : en cures de 4 à 6 semaines.

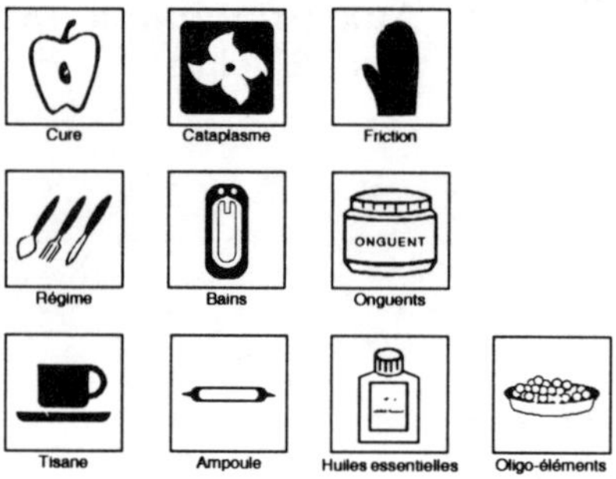

CELLULITE

Obsession pour certaines, et dès le plus jeune âge, ou simple souci pour d'autres, la cellulite touche 90 % des femmes. Est-ce pour autant une fatalité qu'il faut subir sans rien tenter ? Bien qu'il ne s'agisse pas d'une maladie, la "peau d'orange" peut cependant être traitée.

La cellulite est due à un déséquilibre hormonal et circulatoire dont la première conséquence est la rétention d'eau. Cette rétention s'organise peu à peu en amas, circonscrits par des filets de tissu conjonctif qui enserrent également dans leurs mailles des amas graisseux comme de multiples kystes. Ces amas graisseux constituent une matière qui devient inerte. Et ce sont eux qui donnent cette structure granuleuse et irrégulière en peau d'orange.

De plus, ces boules altèrent les fibres conjonctives, appuient sur les formations nerveuses et gênent la micro-circulation. Importante et épaisse, la cellulite peut même être douloureuse.

Cette infiltration du tissu cellulaire qui forme des empâtements, des épaississements, des petites boules palpables au toucher, siège aussi bien à la nuque qu'aux bras, sur le tronc, mais elle se localise le plus souvent sur le haut des cuisses, à la partie interne des genoux, sur la face interne des chevilles ou à la face postérieure des fesses et des mollets.

Si vous saisissez votre peau entre les doigts et qu'en faisant glisser l'un sur l'autre les deux feuillets, vous voyez se former des creux et des bosses, la peau prenant une apparence de peau d'orange, vous êtes atteinte !

Les origines multiples de la cellulite

Trois éléments déterminent l'apparition de cellulite :

- le sexe (ce sont essentiellement les femmes qui en sont atteintes) ;
- les facteurs métaboliques (un mauvais métabolisme du cholestérol, un foie fatigué, une alimentation trop riche en molécules d'amidon sont des facteurs aggravants) ;
- enfin, interviennent les fonctions hormonales : ovarienne, surrénale et thyroïdienne. Elles sont autant de facteurs pouvant favoriser la constitution des amas graisseux.

Mais la cellulite est également due à une insuffisance veineuse : une mauvaise irrigation sanguine accentue l'accumulation de graisse.

C'est souvent à la puberté que l'on voit apparaître les premières traces de cellulite.

Dans la deuxième partie de son cycle menstruel, la femme fait un peu de rétention d'eau : les seins gonflent, mais aussi les jambes, les chevilles. Si, à cause d'une circulation sanguine un peu paresseuse, cette eau est mal drainée vers les reins, le processus se met en place.

Les grossesses (avec aggravation de l'insuffisance veineuse), la pilule et enfin la ménopause, peuvent encore accentuer ces mécanismes. C'est pourquoi, vers la quarante-cinquantaine, la cellulite est bien installée et difficile à supprimer.

Il ne faut pas non plus occulter le rôle de l'hérédité. Indiscutablement, certaines familles sont génétiquement prédisposées à souffrir de cellulite.

Les excès de sucre et d'alcool sont tout à fait à redouter : les sucres, on le sait, se transforment en graisse dans le sang.

Mais malgré ces facteurs favorisants, il faut le savoir, aujourd'hui on peut soigner la cellulite. Car il s'agit bien d'un dysfonctionnement, même si ce n'est pas une maladie.

Solutions et traitements

La première règle, pour combattre et vaincre la cellulite, est bien sûr d'adopter un régime équilibré.

Il faut, pour obtenir une fonte des graisses, suivre des règles diététiques strictes.

- Faire trois vrais repas par jour en privilégiant le petit déjeuner et en évitant de trop manger le soir pour ne pas favoriser le stockage, pendant le sommeil.
- Le régime doit être très pauvre en sucre (glucides) et en graisses (lipides).
- Il faut non seulement éviter les sucres à absorption rapide (pâtisseries, glaces, confitures, sodas, etc.) mais également les sucres contenus dans les féculents et farineux.
- En revanche, ne supprimez pas le pain complet qui apporte des glucides lents et des fibres indispensables (à prendre de préférence au petit déjeuner).
- Réduisez les lipides au maximum.
- Privilégiez les viandes et les poissons maigres.
- Supprimez les charcuteries, les fritures, les sauces à base d'huile (il faut néanmoins prendre une cuillerée d'huile par jour pour satisfaire les besoins en acides gras essentiels).
- Les protéines, en revanche, sont indispensables pour conserver intacte la masse musculaire (essentiellement viandes et poissons maigres, fromage à 0 % et œufs).
- Vous maigrirez plus vite avec 1.000 K calories par jour de protéines qu'avec 600 K calories de glucides et lipides.

– Les légumes verts doivent trouver une place de choix dans votre alimentation anti-cellulite : ils vous apportent les vitamines et les fibres indispensables. Vous pouvez en manger à volonté.

Une bonne formule consiste à prendre une petite collation à 10 h et à 16 h pour éviter les fringales. Un yaourt maigre, un œuf dur, une tranche de jambon ou une pomme, toujours avec deux grands verres d'eau, vous permettront de tenir.

Pour lutter efficacement contre la cellulite, il faut diminuer votre ration alimentaire pendant le traitement.

Voici ce que vous pouvez manger par jour en fonction du nombre de calories que vous avez décidé de vous accorder.

Calories :		**1000**	**1500**	**1800**
Matin	Yaourt	1	1	1
	Lait		100 ml	200 ml
	Pain		30 g	30 g
Déjeuner	Viande	150 g	150 g	150 g
	Légumes verts	200 g	200 g	200 g
	Pommes de terre			300 g
	Huile			20 g
	Fromage		25 g	40 g
	Pain	30 g	30 g	30 g
	Fruits	150 g	200 g	200 g
Dîner	œuf	1	1	1
	Légumes verts	200 g	200 g	200 g
	Fruits	150 g	200 g	200 g
	Fromage		50 g	50 g
	Pain		50 g	50 g
	Huile	10 g	20 g	40 g

Aliments interdits

– Laitages : lait entier et demi-écrémé, yaourts et petits suisses parfumés, fromages à plus de 45 % de matières grasses.
– Viandes : porc et mouton gras, charcuterie sauf le jambon.

- Poissons : sardines et thon à l'huile.
- Féculents : tous, y compris le pain, les biscottes et les pâtisseries.
- Fruits : secs et oléagineux.
- Sucres et sucreries : tous.
- Boissons : limonades, sirops, vin, bière, cidre, alcools, coca-cola.

Les médicaments très dangereux

Les spécialités pharmaceutiques qui associent les diurétiques, les extraits thyroïdiens et les anorexigènes, doivent être définitivement proscrites :

- Les diurétiques vous font perdre de l'eau mais pas de gras.
- Les extraits thyroïdiens provoquent un amaigrissement spectaculaire mais aux dépens des muscles et non de la graisse.
- Outre que les effets secondaires sont importants et dangereux (accélération du rythme cardiaque, angoisse, insomnie), la reprise de poids est immédiate et souvent supérieure à la perte, dès l'arrêt du traitement.
- Les anorexigènes, enfin, créent un effet d'accoutumance : il faut augmenter régulièrement les doses et les dépressions sont très fréquentes à l'arrêt du traitement.

Les produits efficaces

Certains produits peuvent vous aider à lutter contre la cellulite.

Pour combattre ce processus cellulitique d'agglomération de graisse dans un filet de tissu conjonctif, il existe des enzymes ayant la propriété de créer une scission et un décloisonnement dans ce filet, tout en favorisant les échanges liquidiens et métaboliques locaux.

Les réponses de la phytothérapie

Le Fucus : cette algue a une action sur le métabolisme de la cellule adipeuse. Elle est très riche en oligo-éléments et en vitamines A et B. Le Fucus est, en outre, légèrement laxatif si on l'utilise sous forme d'extrait aqueux.

La Piloselle, l'Orthosiphon, le Bouleau, le Pissenlit, le Fenouil : toutes ces plantes, entre autres, sont des draineurs de la fonction rénale et hépatique, et peuvent aider à l'amincissement. Elles peuvent être prises en alternance. La posologie moyenne est de 3 à 6 gélules par jour.

Le Marron d'Inde et la Vigne rouge : ces toniques veineux, en améliorant la circulation, peuvent aider votre organisme à évacuer les surplus graisseux.

La gomme Guar et la gomme de Caroube sont des leurres végétaux pour lutter contre la sensation de faim. Avec l'eau, ces produits gonflent dans l'estomac et donnent une impression de satiété. Deux à trois gélules à prendre une demi-heure avant chaque repas.

Les crèmes : à base d'Hamamélis, de Vigne rouge, elles sont phlébodynamiques et anti-démateuses ; à base de Lierre, elles décongestionnent la peau et assouplissent les placards cellulitiques.

Il est possible d'adjoindre, à ces différentes plantes, de petites quantités de caféine qui activent la fonte des graisses.

A proscrire : les cosses de Haricots qui irritent l'intestin.

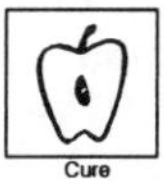

- **Avant les 2 principaux repas** - 1 ampoule de phytoconcentrat de Fenouil
- **Pendant les 3 repas** - 2 gélules de Complexe Vigne rouge.
- **Après les 3 repas** - 1 phytoélément Manganèse.
- **Dans la journée** - Boire la tisane suivante, entre les repas :

Pariétaire plante : 50 gr
Ményanthe plante : 50 gr
Bouleau feuille : 50 gr
Cassis feuille : 50 gr
Frêne feuille : 50 gr
Thym feuille : 50 gr
Genièvre baie : 50 gr

Mélanger les plantes entre elles. Mettre cinq cuillerées à soupe rases du mélange pour un litre d'eau froide, porter à ébullition pendant une minute, faire infuser dix minutes et filtrer. Ajouter alors 2 ampoules de Distillat d'Algues.

- **Durée du traitement** : cures de 3 semaines. A renouveler aux changements de saisons, surtout si vous avez une mauvaise circulation.

Deuxième cure à faire en alternance - Syraline

Maigrir, cela signifie avant tout perdre des graisses. Pour puiser dans vos surcharges afin de les transformer en énergie, c'est simple : il suffit de leur associer les bons nutriments, dans un dosage parfait.

La vie entière, notre organisme entier fonctionne selon des transformations biochimiques.
Pour éliminer les graisses corporelles, le système est simple.
Prenez une cellule adipeuse, ajoutez-lui de la lysine et de la méthionine (deux acides aminés) et votre graisse se transforme en énergie !
Cette réaction naturelle est à la base de Syraline, un aide-minceur vraiment génial.
Premier produit diététique autostimulant, Syraline va permettre à votre organisme de stimuler naturellement ses processus d'élimination des graisses.
Résultat : vous avez moins faim, vous maigrissez sans y penser et vous avez une pêche d'enfer !
Si la lysine et la méthionine font disparaître les graisses, elles ne suffisent pas à régler votre métabolisme et votre appétit. Aussi, la formule de Syraline associe à ces acides aminés des composants très importants dans un programme amincissant : la spiruline, qui régule l'appétit naturellement, l'épinard, qui contient de l'ubiquinone (starter de la combustion des graisses) et de l'extrait de syrrah, qui amène tous les éléments nécessaires pour activer votre métabolisme de base, c'est-à-dire relancer votre "machine". Tous vos organes sont stimulés et fonctionnent à plein rendement.

- **Dans la journée** - Prendre 2 comprimés, midi et soir.
- **Durée du traitement** : 20 jours. A renouveler, si nécessaire.

Distillat d'Algues biocinétique

La distillation particulière subie par les Algues permet de concentrer leurs nombreux principes actifs, en particulier les minéraux et oligo-éléments et les principes actifs contre les excès de poids et les surcharges toxiques.

- **Dans la journée** - Prendre 2 ampoules, dans un litre d'eau ou de tisane. Boire le litre, entre les repas.
- **Durée du traitement** : en cures d'un mois. A renouveler.

Pour démarrer un amaigrissement, voici une cure de choc à ne pas prolonger !

L.I.V.E. de Caprus fort

Prendre 2 doses dans un litre d'eau plate ou de tisane.

- **Dans la journée** - Boire le litre, entre les repas.
- **Durée du traitement** : en cures de vingt-quatre jours.
A renouveler trois ou quatre fois par an.

L.I.V.E. de Christe Marine

La Christe Marine, comme son nom l'indique, pousse au bord de la mer, concentre tous les principes actifs contenus dans

l'eau de mer et, en particulier, les précieux oligo-éléments dont elle est riche.
On y trouve aussi, en quantité notable, de la Vitamine C dont les effets tonifiants et protecteurs contre les agressions sont bien connus.
Dans les composants de la Christe Marine se trouve également une Huile essentielle, la Chrithmène, qui neutralise une partie des graisses dans l'estomac. L'excès de cholestérol est moins à craindre et le foie se fatigue moins.

- **Dans la journée** :
  - Boire 1/4 d'heure avant les repas, midi et soir, une dose pure ou diluée dans un verre d'eau, une tisane ou un jus de fruit.
  - Mettre 2 doses dans un litre d'eau et boire le litre dans la journée, entre les repas.
- **Durée du traitement** : cures de vingt-quatre jours. La cure peut être répétée ou prolongée.

L.I.V.E. de Reine des prés

C'est un puissant diurétique, éliminateur de l'urée, de l'acide urique et des chlorures.

Elle est sudorifique, cholérétique, astringente, somnifère, fébrifuge et tonique du cœur et de l'estomac.
Enfin, pour les personnes sujettes à l'obésité et à la cellulite sur un terrain œdémateux, elle sera précieuse pour désinfiltrer les tissus, favoriser l'amincissement et apaiser les sensations douloureuses.

- **Chaque matin** - Prendre une dose pure, à jeun, ou diluée dans un verre d'eau ou de jus de fruit.
- **Dans l'après-midi** - Prendre une deuxième dose, ou le soir au coucher.
- **Durée du traitement** : en cure de vingt-quatre jours. La cure peut être répétée ou prolongée.

Cataplasme

Cataplasme Algues - Plantes - Son

Algues laminaires
Fucus vésiculeux
Son de Blé : 2 cuillerées à soupe
Un mélange de 4 plantes pulvérisées : Bouleau, Bouillon blanc, Matricaire, Lierre
Huile essentielle de Romarin : 10 gouttes
Huile essentielle de Cyprès : 10 gouttes

Mélanger à parts égales l'Algue laminaire et le Fucus.
Mélanger ensemble les quatre cuillerées d'Algues, les deux cuillerées de Son de Blé et la cuillère de mélange de plantes pulvérisées. Ajouter une quantité d'eau chaude pour obtenir une pâte épaisse. Etaler sur un papier d'aluminium.
Appliquer à même la peau environ trente minutes.
Un petit truc pour plus de facilité : recouvrir le mélange d'une

gaze fine avant de l'appliquer sur la peau. L'opération en sera facilitée. Pour faire tenir la gaze, il suffit de rouler les bords du papier d'aluminium.
Enfin, si vous arrivez à en trouver (mais c'est très rare), ajouter une cuillerée à soupe d'extrait fluide de Prêle et une cuillerée à soupe d'extrait fluide d'Hamamélis.
Ceci n'est pas obligatoire. L'efficacité du cataplasme est garanti, même sans ces deux composants.
Cette recette est aussi utile aux messieurs pour les aider à retrouver un ventre plat.

Cataplasme Chou - Lierre grimpant - Persil

Feuilles de Chou vert fraîches : 1 poignée
Feuilles de Lierre grimpant : 1 poignée
Persil frais : 1 poignée
Son de blé : 1 poignée
Romarin feuille : 2 cuillerées à soupe

- **Préparer une décoction de romarin :**
  Compter deux cuillerées à soupe, pour un demi-litre d'eau froide. Laisser bouillir très doucement pendant dix minutes. Il n'est pas nécessaire de filtrer.
- **Mixer à parts égales le Chou, le Lierre et le Persil.**
  Mélanger les plantes avec la décoction jusqu'à obtenir une pâte épaisse.
  Etaler cette pâte sur du papier d'aluminium. Recouvrir d'une gaze fine et appliquer sur la peau côté gaze. Conserver ce cataplasme pendant une demi-heure.
- **Faire suivre immédiatement d'une douche froide.**

Cataplasme de Fromage blanc

Fromage blanc non écrémé et non pasteurisé de préférence

Etaler le fromage blanc sur un linge de coton, sur environ deux centimètres d'épaisseur. Appliquer à même la peau et conserver une demi-heure minimum.

Cataplasme Lierre grimpant + Algues

Lierre grimpant : 1 cuillerée à soupe
Fucus vésiculeux : 1 cuillerée à soupe
Laminaires : 1 cuillerée à soupe
Son de blé : 2 cuillerées à soupe
Huile essentielle de Romarin : 2 gouttes
Huile essentielle de Cyprès : 2 gouttes
Extrait fluide de Prêle : 1 cuillerée à soupe
Extrait fluide d'Hamamélis : 1 cuillerée à soupe

Mélanger le Lierre, le Fucus, le Laminaire, le Son de Blé.
Ajouter de l'eau tiède afin d'obtenir une consistance de cataplasme. Appliquer à même la peau.
Ce cataplasme est encore plus efficace si vous ajoutez les Huiles essentielles et les

Extraits (qui eux sont très rares).
Garder en place 1/2 heure.
Les proportions sont à régler en fonction des surfaces à traiter.

Cataplasme minceur

Ce cataplasme est très efficace pour faire disparaître ce que nous avons localement "en trop".

- **Fromage blanc et poudre d'Algues** : favorisent l'amincissement, font "éclater" les cellules cellulitcuses.
- **Poudre de Prêle** : reminéralise et raffermit l'épiderme.
- **Huile essentielle de Menthe** : stimule la circulation, resserre les pores.
- **Marjolaine-Verveine-Citron** : dissout la cellulite, excite l'élimination, favorise la sudation.

Fromage blanc lisse : 3 cuillerées à soupe
Poudre d'Algues : 3 cuillerées à soupe
Poudre de Prêle : 2 cuillerées à soupe
Huile essentielle de Menthe : 3 gouttes
Bain aux Huiles essentielles Marjolaine-Verveine-Citron : 1 cuillerée à soupe

Mélanger tous ces ingrédients. Si nécessaire, ajouter un peu d'eau tiède. Etaler le mélange sur une feuille d'aluminium. Recouvrir d'une gaze fine.
Appliquer sur la peau, pendant vingt minutes, un jour sur deux. Pour accentuer l'efficacité, il est conseillé de masser les endroits "critiques" pendant quelques minutes avec le bain Marjolaine-Verveine-Citron, avant d'appliquer le cataplasme.

Cataplasme Prêle + huile d'Osiris

Poudre de Prêle : 100 gr
Huile d'Osiris

Mélanger la poudre avec l'huile jusqu'à obtenir une pâte épaisse.

- **Le soir au coucher** - Etaler sur les zones à traiter et garder le cataplasme une heure, en le maintenant avec une bande légère.

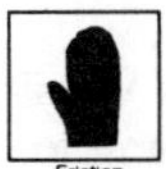
Friction

Huile amincissante

Huile essentielle de Sauge : 2 ml
Huile essentielle de Thym : 2 ml
Huile essentielle de Genièvre : 5 ml
Huile essentielle de Romarin : 5 ml
Huile essentielle de Citron : 5 ml
Huile de pépins de Raisin codex : 125 ml
Huile de noyau d'Abricot hydrogénée : 25 ml

Mélanger toutes les huiles (ou plutôt, faire faire le mélange par votre pharmacien).
Appliquer l'huile sur les jambes et les cuisses, masser de bas en haut en malaxant doucement.
Faire suivre ces massages par une douche froide des jambes.

Ne vous exposez pas au soleil après l'application de cette huile, les essences de plantes pouvant, par une action photosensibilisante au soleil, provoquer des taches de pigmentation difficiles à faire disparaître.
Appliquez-la après votre douche, le soir.

La friction idéale

Vinaigre de Cidre : 125 ml
Huile essentielle de Citron : 5 gouttes
Huile essentielle de Lavande : 5 gouttes
Huile essentielle de Verveine : 5 gouttes

Mélanger les Huiles et le Vinaigre. Bien agiter avant l'emploi. Frictionner la peau.

Compote de Poires à la Cannelle

4 Poires de bonne taille
1/2 verre de jus de Pomme
4 pincées de Cannelle

Peler les fruits et ôter cœur et pépins. Les couper en petits morceaux. Verser dans une casserole le jus de Pomme et les morceaux de Poire. Couvrir et laisser cuire dix minutes à feu doux. Retirer la casserole du feu et ajouter la Cannelle. Bien mélanger.

- Servir chaud ou froid **à la place des repas.**

Crème de Cassis diurétique

Bourgogne Blanc : 2 litres
Cassis écrasés au pilon : 1,5 kg

Ajouter les Cassis au Vin blanc. Laisser macérer 48 heures. Filtrer en tamisant.
Peser le liquide et ajouter un poids égal de sucre roux en poudre. Faire bouillir cinq minutes dans une casserole émaillée. Laisser refroidir à 40°. Filtrer et conserver dans une bouteille bien bouchée.

- **Dans la journée** - Boire une cuillerée à soupe mélangée à un grand verre d'eau, entre les repas, plusieurs fois par jour, pour éliminer délicieusement.

Cure de Poires

Très riche en sels minéraux : Phosphore, Sodium, Magnésium, Soufre, Potassium, Chlore, Cuivre, Fer, Manganèse, Iode Et Arsenic !,
En Vitamines (A, B, C, PP), la Poire est particulièrement diurétique et désintoxicante.
Elle vous permet d'éliminer cellulite et toxines tout en faisant le plein d'oligo-éléments et de vitamines. Résultat : des kilos en moins, du tonus en plus.

Des poires
De l'eau

- **Tous les matins, à jeun** - 1 Poire.
- **Tous les midis** - des Poires, uniquement des Poires et de l'eau.

- **Le soir** - une Poire avant le repas qui sera léger (légumes, poisson).
- **Durée du traitement** : suivez cette agréable cure pendant 10 jours et admirez votre silhouette !

La boisson de la journée

1 litre et demi d'eau plate
1 Orange fraîche pressée
1 Pamplemousse frais pressé
3 doses de L.I.V.E. de Caprus

Mélanger tous les ingrédients.

- **Entre les repas** - Boire le litre et demi.
Cette boisson est hyper-tonique et hyper-diurétique. Prévoir des allers et retours fréquents pour vous isoler !
Eviter viande et sucre.
Manger léger : légumes cuits, glucides lents (pâtes et riz... sans sauce).

La préparation diurétique

1 verre d'eau
Le jus de 2 Mandamousses (hybride de Pamplemousse et de Mandarine)
2 ampoules de jus de Bouleau

Mélanger.

- **Le matin** - Boire à jeun.
Mandamousse : plus sucré, plus riche en Vitamine C, plus tonique que le Pamplemousse et tout aussi diurétique.
Jus de Bouleau : dépuratif majeur, chasse les toxines.

Le bouillon tonique

Oignon
Fenouil
Céleri
Carotte
Poireau
Pomme de terre
Persil
Thym
Graines d'Anis
Eau minérale

Cuire dans un faitout avec passoire incorporée, pour retirer les légumes plus facilement.
Laisser cuire pendant une heure et demie.

- **Par jour** - Boire deux litres. Boire un citron pressé après les deux litres de bouillon.
- **Durée du traitement** : cette cure est à faire pendant seulement trois jours.
Il ne faut absorber aucun aliment solide.
Trois jours pour perdre trois à quatre kg, sans aucun danger..., mais pas plus de trois jours !

Salade minceur

Pissenlit : 100 gr
Persil plat : 1 bouquet
Pamplemousse rose (pour le plaisir des yeux)

Mélanger.
Assaisonnez au jus de Citron et à l'huile de Carthame.
Pas de sel.

- **Durée du régime** : manger cette salade pendant dix jours, tous les midis et tous les soirs.
Vous pouvez remplacer le Pis-

senlit uniquement avec : Poireau, Navet, Carotte, Chou, cuits ou crus. Ne prenez rien d'autre..., sauf de la tisane !

Bains

Bain amincissant

La Sauge possède des propriétés multiples.
Elle draine les toxines, améliore la digestion, stimule l'élimination et, surtout, elle harmonise le fonctionnement des glandes endocrines, ce qui est primordial en cas d'excès de poids.
Le Thym tonifie votre peau, évite son relâchement et dynamise vos échanges cellulaires.
Quant au Citron, il vous aidera à éliminer toutes les toxines par la peau, en provoquant une abondante sudation.
Pour cette raison, il faut absolument vous couvrir après le bain, sans vous rincer, et rester au chaud, pendant une heure, dans un peignoir éponge.

Huile essentielle de Sauge : 10 ml
Huile essentielle de Thym : 5 ml
Huile essentielle de Citron : 5 ml
Huile de noyau d'Abricot hydrogénée : 30 ml
Huile de pépins de Raisin : 50 ml

Faites réaliser cette préparation chez votre pharmacien. Ajouter à l'eau de votre bain deux cuillerées à soupe de cette solution. L'eau doit être à 37°.

- **Durée du bain** : quinze minutes, suivies d'une rapide douche froide des jambes.

Bain Marjolaine - Verveine - Citron

Huile essentielle de Marjolaine : 7 gouttes
Huile essentielle de Verveine : 7 gouttes
Huile essentielle de Citron : 7 gouttes.
Base hydrodispersante : 2 cuillerées à soupe
Ou Huile de bain toute prête à 12 % d'Huiles essentielles Marjolaine-Verveine-Citron, pour ceux qui n'ont ni le temps, ni le courage de faire la préparation.

Mélanger les Huiles essentielles avec la base hydrodispersante, sous le robinet de la baignoire. Ajouter l'eau du bain.

- **Durée du bain** : dix minutes, suivies d'une douche froide des jambes.
Prendre 2 à 3 bains par semaine.

Onguent

Crème amincissante Christe Marine

La Christe Marine est inégalable, car elle affine votre silhouette en la raffermissant.
Le résultat est étonnant !
La Christe Marine doit son action non seulement à la Crithmène, mais également à sa grande richesse en sel qui, par osmose, extirpe l'eau de votre épiderme.

- **Tous les matins** - Masser doucement les zones à traiter. Rouler la peau du bout des doigts pour la décoller et favoriser votre circulation.

Crème amincissante tonique au Caprus

Le Caprus contient un enzyme avide de brûler les graisses : la Myrosine. Cet enzyme est insatiable.
Chaque fois qu'il se trouve en contact avec votre épiderme, il se précipite au plus profond de vos tissus pour assouvir son appétit démesuré.
Cette crème permet de mincir vite.
Frictionner délicatement la peau afin que la crème pénètre totalement. Laisser agir.

- A faire **tous les jours**, pendant au minimum 1 mois. A renouveler.

Mousse Élastique Syraline

Pour retrouver une ligne sculpturale, des contours fermes et nettement dessinés, il ne suffit pas d'éliminer vos graisses en excès. Il faut aussi tonifier vos tissus.
La Mousse Élastique Syraline est un amincissant sans précédent.
Surconcentrée en extraits actifs auto-stimulants, la Mousse Élastique Syraline pénètre facilement dans les zones à affiner.
Elle contient les substances biologiques naturelles qui stimulent les capacités énergétiques des cellules au lieu de se substituer à elles. Elle tonifie votre circulation sanguine, expulse l'eau piégée et lutte contre le vieillissement de la peau.
Pulvérisée localement, la mousse se fond dans l'épiderme pour tonifier efficacement vos tissus et leur rendre leur élasticité. Un effet amincissant et sculptant, immédiatement visible.

- **Chaque jour, après la douche** - Appliquer la Mousse Élastique en massages rotatifs, sur les zones adipeuses.

Mousse craquante à la Pourpeline

Vous voulez mettre tous les moyens en œuvre pour (re)devenir mince ? Alors, attaquez sur tous les fronts, conjuguez l'action d'un ou plusieurs complémentaires alimentaires avec l'action externe de la mousse craquante.
La Pourpeline, sous forme de mousse effervescente, va faire littéralement craquer vos plaques de cellulite. Elle s'infiltre en pétillant dans les couches superficielles de votre épiderme, pour y dissoudre, peu à peu, tous les amas graisseux. Vous l'appliquez et vous sentez craquer, sous vos doigts, les cellules adipeuses !

- **Chaque jour, après la douche** - Appliquer en massages rotatifs.

Fluide extrême zones rebelles de Caprus

- **Matin et soir** - En application sur les surcharges pondérales.
- **Durée du traitement** : cures de 12 jours. A renouveler.

Gel bain-douche Christe Marine

- **Sous la douche**, répartir une quantité suffisante de gel sur l'ensemble du corps et frictionner doucement.
- **Pour le bain** : verser 2 doses-bouchon de gel dans la baignoire et faire couler l'eau sur le produit.
- **Durée du bain** : dix minutes, suivies d'une douche froide des jambes.

Gel raffermissant Caprus

Ce soin externe s'adresse aux personnes qui désirent mincir sans risquer de perdre la fermeté de leur tissu cutané, surtout : bras, intérieur des cuisses, ventre, fesses, mollets. Convient aux femmes après 45 ans, ou à celles dont la peau manque de tonus, à celles qui ne font pas de sport, pendant et après une grossesse.

- **Tous les matins** - après la douche (plutôt fraîche de préférence), masser tout le corps ou les zones relâchées.
- **Durée du traitement** : en cures d'un mois par trimestre.

Pulseur actif Christe Marine

Surconcentré en Huiles essentielles, le produit va pénétrer très en profondeur et pulvériser vos capitons.

Attention, il doit être réservé aux petites zones très précises et, il irrite parfois les peaux tendres.

- **Après une douche ou un bain chaud** - Frictionner les zones critiques avec une loofa ou un gant de crin.
- Ensuite, pulser l'Extrait vif de Christe Marine à 15 cm de la peau. Laisser agir sans frotter.

Savon amincissant Caprus

Ce savon peut devenir votre savon quotidien.

Mais il préfère les jambes auxquelles il rendra leur galbe.

Savon amincissant Christe Marine

Ce savon peut devenir votre savon quotidien. Mais il préfère les ventres ronds qu'il aplatira inexorablement.

Tisane 3 kilos

Frêne feuille : 50 gr
Reine des prés plante : 50 gr
Chiendent racine : 50 gr
Artichaut feuille : 50 gr
Sureau fleur : 50 gr
Bourrache feuille : 50 gr
Cerise queue : 50 gr

Citron écorce : 50 gr

Mélanger les plantes entre elles. Compter quatre cuillerées à soupe du mélange, pour un litre d'eau froide. Faire bouillir 2 minutes et infuser 10 minutes. Filtrer.

- **Dans la journée** - Boire la totalité en 1 heure, avant les repas.

Tisane amincissante

Pissenlit racine : 50 gr
Cerise queue : 50 gr
Fucus Vesiculus plante : 100 gr
Romarin feuille : 50 gr
Reine des prés plante : 50 gr
Anis vert semence : 25 gr

Mélanger les plantes entre elles. Compter quatre cuillerées à soupe du mélange, pour un litre d'eau froide.
Porter à ébullition 2 minutes. Eteindre le feu. Couvrir. Infuser 10 minutes. Filtrer.

- **Dans la journée** - Boire le litre, entre les repas.

Tisane anti-cellulite

Busserole feuille : 10 gr
Pariétaire plante : 10 gr
Renouée racine : 10 gr
Romarin feuille : 10 gr
Verge d'or plante : 10 gr
Frêne feuille : 10 gr
Cerise queue : 20 gr
Saule écorce : 20 gr

Mélanger les plantes entre elles. Compter quatre cuillerées à soupe du mélange, pour un litre d'eau froide. Laisser bouillir 2 minutes. Infuser 10 minutes. Filtrer.

- **Par jour** - Boire 3 tasses, entre les repas.

Il faut alterner cette tisane avec la tisane anti-cellulite suivante :

Tisane anti-graisse

Cassis feuille : 30 gr
Reine des prés plante : 30 gr
Cerise queue : 30 gr
Bruyère fleur : 30 gr
Prêle plante : 30 gr
Tilleul Aubier : 30 gr

Mélanger les plantes entre elles. Compter quatre cuillerées à soupe du mélange, pour un litre d'eau froide.
Faire chauffer doucement jusqu'à ébullition, sans laisser bouillir. Infuser 15 minutes.
Filtrer.

- **Dans la journée** - Boire le litre entre les repas, de préférence en 3 fois : le matin à jeun, à 11 h et à 17 h.
- **Durée du traitement** : prendre cette tisane pendant deux semaines, sans interruption.

Tisane de beauté

Bardane racine : 50 gr
Bouleau feuille : 50 gr
Genièvre baie : 50 gr
Lierre terrestre plante : 50 gr
Pariétaire plante : 50 gr
Pissenlit racine : 50 gr
Prêle plante : 50 gr

Mélanger les plantes entre elles. Compter quatre cuillerées à soupe du mélange, pour un litre d'eau froide. Faire bouillir trois minutes. Infuser dix minutes. Filtrer.

- Boire le litre **en deux jours,** entre les repas.

Tisane de drainage reminéralisante

Prêle plante : 50 gr
Reine des prés plante : 50 gr
Ményanthe feuille : 25 gr
Pariétaire plante : 50 gr
Sureau fleur : 50 gr
Houblon cône : 50 gr
Fumeterre plante : 50 gr

Mélanger les plantes entre elles. Compter quatre cuillerées à soupe du mélange, pour un litre d'eau froide.
Faire bouillir deux minutes.
Infuser dix minutes. Filtrer.

- Boire une grande tasse, **une heure avant les repas.**

La tisane choc

Pariétaire plante : 50 gr
Cerise queue : 50 gr
Cassis feuille : 50 gr
Bouleau feuille : 50 gr
Ményanthe feuille : 50 gr
Verveine feuille : 50 gr

Mélanger les plantes entre elles. Compter quatre cuillerées à soupe du mélange, pour un litre d'eau froide.
Laisser bouillir une minute.
Infuser dix minutes. Filtrer.

- **Dans la journée** - Boire le litre, entre les repas.

Grande tisane dépurative

Bouillon blanc fleur : 50 gr
Bourrache plante : 50 gr
Artichaut feuille : 50 gr
Bruyère fleur : 50 gr
Cassis feuille : 50 gr
Ményanthe feuille : 25 gr
Pariétaire plante : 50 gr
Verveine feuille : 25 gr

Mélanger les plantes entre elles. Compter cinq cuillerées à soupe du mélange, pour un litre d'eau froide.
Faire bouillir trois minutes. Éteindre le feu. Infuser dix minutes. Filtrer.

- **Dans la journée** - Boire le litre, loin des repas.

Les tisanes suivantes sont à prendre en alternance. Choisissez deux ou trois d'entre elles dont le goût vous séduit.

Artichaut

Feuilles d'Artichaut séchées

Prendre 1 cuillerée à soupe, pour un litre d'eau bouillante. Laisser infuser dix minutes.
Filtrer.

- **Dans la journée** - Boire le litre, entre les repas.

Bourrache ou queues de Cerises ou Chiendent ou Bruyère

Prendre quatre cuillerées à soupe, pour un litre d'eau froide.
Laisser bouillir une minute.
Infuser dix minutes. Filtrer.

- **Dans la journée** - Boire le litre, loin des repas.

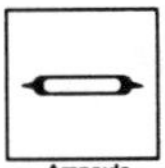
Ampoule

Phytoconcentrat de Cassis

Le Cassis est l'une des plantes les plus employées par la nouvelle phytothérapie en tant qu'anti-rhumatismal et régulateur des troubles circulatoires de la ménopause.
Associé au Frêne et à la Reine des Prés, il constitue une merveilleuse cure de drainage des toxines pour tous ceux qui souffrent de douleurs articulaires ou d'un embonpoint tenace.

- **Avant les 2 repas** - Prendre 1 ampoule.
- **Durée du traitement** : en cures de trois semaines.

Phytoconcentrat de Prêle

- **Avant les 2 repas** - Prendre 1 ampoule.
- **Durée du traitement** : en cures de trois semaines.
A renouveler, si nécessaire.

Phytoconcentrat de Reine des prés

- **Avant les deux repas** - Prendre 1 ampoule, si la plante n'entre pas dans la composition d'une tisane que vous pourriez éventuellement boire en même temps, sinon réduire à 1 ampoule.
La Reine des près doit accompagner tout traitement pour combattre la cellulite et les rhumatismes.

Phytoconcentrat de Romarin

Le Romarin est la plante tonique par excellence.
Très efficace pour donner un coup de fouet à l'organisme, son action est prolongée dans le temps car, il favorise l'assimilation des aliments, en stimulant le fonctionnement du foie et, accélère la circulation artérielle, permettant un apport de sang neuf dont nos cellules ont tant besoin pour se régénérer.

- **Avant les deux repas** - Prendre 1 ampoule.
- **Durée du traitement** : en cures de 3 semaines avec arrêt d'une semaine entre chaque.
A renouveler.

Phytoconcentrat de Fucus - Fenouil

Les Algues sont bénéfiques pour tous. Elles rééquilibrent en profondeur, dynamisent, débarrassent l'organisme des déchets et toxines.
Pour toutes ces raisons, elles sont irremplaçables pendant les cures d'amaigrissement. Elles vous permettront de maigrir sans aucune fatigue car elles contiennent un grand nombre d'oligo-éléments.

- **Avant les deux repas** - Prendre 1 ampoule.
- **Durée du traitement** : en cures de trois semaines, avec arrêt d'une semaine entre chaque cure. A renouveler.

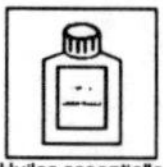
Huiles essentielles

Huile essentielle de Citron

L'huile essentielle de Citron est la plus utile pour lutter contre la cellulite, lorsqu'on l'utilise en cataplasme.

- **Dans la journée** - 2 gouttes, 3 à 4 fois par jour, sur un sucre.
- **Durée de la cure** : dix jours environ.

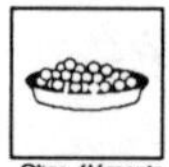
Oligo-éléments

Phyto-élément Potassium

Le Potassium est un régulateur de l'eau dans l'organisme.

- **Dans la journée** - 1 ampoule, avant les principaux repas, à garder une minute sosu la langue.
- **Cure d'attaque** - 2 ampoules, avant les principaux repas.

Voir également Stabilité de poids

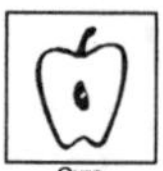
Cure

Tisane

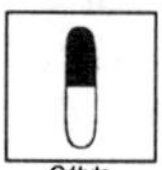
Gélule

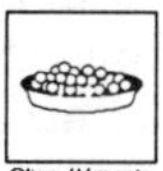
Oligo-éléments

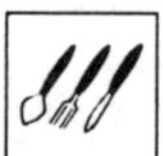
Régime

CHOLESTÉROL

Le cholestérol est une substance indispensable à l'organisme qui est capable de le synthétiser. C'est le foie qui assure les deux tiers de la production de cholestérol, dont un tiers seulement provient de l'alimentation. Le sang véhicule ces productions internes et apports externes de cholestérol grâce à des protéines porteuses, les lipoprotéines.

La molécule de cholestérol est un constituant essentiel des membranes cellulaires et elle sert de matière première à la fabrication de toute une gamme d'hormones. C'est dire si le cholestérol est, avant tout, un élément indispensable.

Contrairement aux idées reçues, il n'y a pas de bon et de mauvais cholestérol mais le cholestérol, qui est un corps gras insoluble dans le sang, est transporté par deux types de protéines différentes : les unes vont vers le foie qui joue son rôle éliminateur par le biais de la bile, les autres emmènent le cholestérol vers les cellules et également dans les artères où ce corps gras, s'il est en excès, risque de se déposer.

Ce sont donc ces protéines qui peuvent induire un éventuel risque. Des plaques se déposent sur les artères avec une tendance à les boucher à la longue. Ce n'est que si votre taux de cholestérol dans le sang dépasse deux grammes cinquante qu'un régime très strict se justifie.

En deçà, il vaut beaucoup mieux faire confiance à la nature et suivre régulièrement des cures naturelles pour prévenir un éventuel risque.

Si, tout au long de l'hiver, vous avez consommé des aliments lourds, gras, hautement caloriques et peut-être accumulé des kilos superflus, votre sang a besoin d'être nettoyé. Si, en outre, vous avez tendance à avoir un taux de cholestérol élevé, c'est le moment de l'année où il est à son maximum.

Le printemps est donc une bonne saison pour commencer une cure. Et même si votre taux de cholestérol reste stable, suivez ces conseils pendant quinze jours, vous vous sentirez plus en forme.

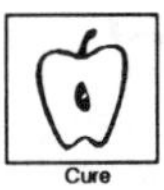
Cure

Cure anti-cholestérol

- **Le matin, à jeun** - Boire un verre de jus de Pomme (frais si possible).

Vous pouvez aussi râper une Pomme crue et la manger doucement, en salivant beaucoup. La Pomme est le fruit idéal dans tous les cas de symptômes de surcharges et, bien sûr, d'hyper-cholestérolémie.

- **Avant le déjeuner de midi** - Boire un verre de macération de radicelles de Poireaux :

Un litre de Vin blanc doux
Radicelles de Poireaux (les petites racines que l'on n'utilise pas en cuisine) - 30 grammes - que vous aurez au préalable, bien lavées

Laisser macérer pendant 10 jours. Agiter la bouteille une fois par jour. Au bout de 10 jours, filtrer et conserver dans une bouteille bien bouchée. Cette macération alcoolique permet de combattre, non seulement, l'excès de cholestérol mais également l'urée.

- **Pendant le repas du midi** - Manger une salade ainsi composée :

Cœurs d'Artichauts frais
Une gousse d'Ail pilée
Un jus de Citron
Huile de pépins de Raisin

Saupoudrer cette salade d'une cuillerée à soupe de Son de Blé.

- **Au repas du soir** - Manger une salade verte ainsi assaisonnée :

Une gousse d'Ail pilée
Du vinaigre de Cidre
De l'huile de Carthame (en magasin diététique)

La Carthame est un chardon. Saupoudrer cette salade d'une cuillerée à soupe de Son de Blé.
Tous ces produits sont connus pour leurs propriétés dépuratives et anti-cholestérol.

Deuxième recette

- **Avant les 2 repas** - 1 ampoule de phytoconcentrat d'Artichaut et 1 de Bardane.
- **Pendant les 3 repas** - 1 gélule de Complexe ADN + Vitamines E et F.
- **Après les 3 repas** - 1 ampoule de phytoconcentrat de Romarin.
- **Dans la journée** - Boire au minimum un litre de la tisane suivante :

Frêne feuille : 50 gr
Bruyère fleur : 50 gr
Chiendent racine : 50 gr
Fraisier feuille : 50 gr
Olivier feuille : 50 gr
Bardane racine : 50 gr

Mélanger les plantes entre elles. Mettre cinq cuillerées à soupe rases du mélange dans un litre d'eau froide, porter à ébullition une minute, infuser dix minutes et filtrer.

- **Durée du traitement** : cures de trois semaines, tous les deux ou trois mois.

L.I.V.E. d'Algues Laminaria + Fer

- **Tous les matins à jeun** - 1 dose pure ou diluée dans un verre d'eau ou de jus de fruit.
- **Durée du traitement** : cures de vingt-quatre jours A renouveler, en cas de besoin.
- **En cas de besoin accru** - 2 doses par jour, matin et soir, avant les repas.

Tisane anti-cholestérol

Artichaut feuille : 50 gr
Menthe poivrée feuille : 50 gr
Romarin feuille : 50 gr
Fumeterre plante : 50 gr

Mélanger les plantes entre elles. Compter quatre cuillerées à soupe du mélange, pour un litre d'eau froide.
Laisser bouillir deux minutes.
Laisser infuser dix minutes.
Filtrer.

- **Dans la journée** - Boire la totalité, entre les repas.

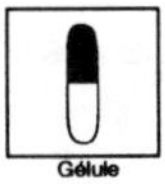
Gélule

Complexe ADN + Vitamines E et F

La Vitamine E, avec la Vitamine A, la Vitamine C et le Sélénium, sont des protecteurs de la cellule, anti-oxydants capables de lutter contre les radicaux libres.

- **Dans la journée** - 2 gélules, pendant les deux repas.
- **Durée du traitement** : en cures d'un mois. A renouveler.

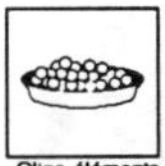
Oligo-éléments

Oligo-élément Chrome

- **Avant les repas** - 1 ampoule.

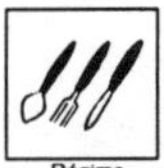
Régime

Eau aillée

Ail : 2 gousses
Eau : un verre

- **Préparer le soir, au coucher** : 2 gousses d'Ail coupées menues. Faire macérer toute la nuit dans le verre d'eau.
- **Le lendemain, à jeun** - Boire l'eau, en ajoutant éventuellement un jus de Citron.

La Salade médicament

Cette salade permet d'empêcher le cholestérol de se fixer aux parois des artères.
L'huile de Carthame est un véritable médicament puisqu'elle est connue comme hypocholestérolémiant en gélules.
Elle est beaucoup moins chère au litre.

Fonds d'Artichauts frais
Graines de Maïs
Pousses de Soja
Huile de Carthame
Vinaigre de Cidre

Manger à volonté.

Petit déjeuner anti-cholestérol

Ce petit déjeuner va vous permettre de résoudre trois problèmes : mincir, combattre le cholestérol et la fatigue.

Céréales
Jus d'Orange : 3/4
Jus de Citron : 1/4
1 Pomme râpée crue

Une assiette de Céréales enrichies en Fer et en Vitamines, que vous prendrez soin d'humecter, non pas avec du lait, mais avec un mélange de 3/4 de jus d'Orange et 1/4 de jus de Citron.

1ère recette Salade anti-cholestérol

Chou, Épinard, huile d'Olive, huile de Germe de Blé, sont très riches en Vitamine E.
Pour éviter le cholestérol, il faut avoir une quantité quotidienne importante de Vitamine E : 13 mg.

Feuilles de Chou cru
Feuilles d'Épinards frais
Huile d'Olive : 1 cuillerée à soupe
Huile de Germe de Blé :
1 cuillerée à soupe
1 jus de Citron

Manger cette salade à volonté.

2ème recette
Salade anti-cholestérol

Chicorée et Artichaut agissent sur le foie.
L'Aubergine tapisse les parois de l'intestin et évite aux graisses de "passer" dans le sang : c'est le plus efficace des remèdes naturels.

Aubergine
Chicorée
Cœur d'Artichaut
Huile de Tournesol
Jus de Citron

Composer une salade.

Cataplasme

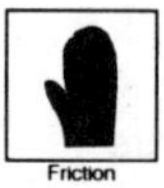
Friction

CICATRICES

Lorsque vous avez été opéré ou accidenté et que vous avez envie de voir s'estomper au plus vite la cicatrice disgracieuse qui enlaidit votre peau, il vous faut tout d'abord en calmer l'inflammation.

En effet, si cette inflammation locale, tout le long de la cicatrice, persiste trop longtemps, il y a de fortes chances pour qu'elle devienne indurée et crée des adhérences avec les plans profonds du derme. Elle risque, dans ce cas, d'être non seulement douloureuse mais également inesthétique, épaisse et large. On dit quelle devient chéloïde.

Il est indispensable de régénérer les tissus afin d'éviter cet inconvénient et de gommer au maximum la cicatrice. Pour cela, vous devez la masser deux fois par jour, mais d'une manière très particulière.

Il est primordial de ne pas la toucher, simplement de poser le bout de vos doigts de chaque côté et, très délicatement de la faire bouger pour la décoller des plans épidermiques profonds. Ce massage évitera les adhérences et facilitera la cicatrisation, en favorisant l'apport sanguin.

Mais il ne suffit pas de masser, il faut également utiliser des produits naturels favorisant la régénération des tissus.

Cataplasme

Cataplasme d'Argile pour cicatrices

Argile verte en poudre fine, pure, séchée au soleil
Huile essentielle de Romarin : 5 gouttes
Huile essentielle de Thym : 5 gouttes

Mélanger l'Argile avec de l'eau chaude pour obtenir une pâte épaisse. Ajouter les Huiles essentielles. Bien mélanger la pâte pendant cinq minutes.

- Appliquer sur la cicatrice et garder au moins **une heure**. Nettoyer ensuite avec une huile de Carotte.

Cataplasme de Pomme de terre

1 Pomme de terre crue
1 jus de Citron entier
Huile de Noyau d'Abricot

Râper la Pomme de terre. L'imprégner soigneusement avec le jus de Citron. Ajouter un peu d'huile afin d'obtenir une pâte un peu épaisse.

- Appliquer à même la cicatrice ou la brûlure et maintenir pendant **une heure**, à l'aide d'une bande ou d'une gaze.

Cataplasme Prêle + huile d'Osiris

Huile d'Osiris
Poudre de Prêle : 100g

Mélanger la poudre avec l'huile jusqu'à obtenir une pâte épaisse.

- **Le soir, au coucher** - Etaler sur les zones à traiter et garder le cataplasme une heure, en le maintenant avec une bande légère.

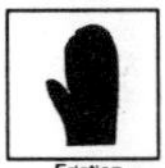

Friction

Huile régénératrice

Il s'agit d'un mélange très pur, enrichi au maximum en atomes d'oxygène qu'il va libérer au contact de la peau, permettant ainsi une régénération tissulaire.

Huile d'Amande douce pure et vierge : 100 ml
Huile essentielle de Sassafras : 10 ml
Huile essentielle de Cyprès : 10 ml
Huile essentielle de Sauge : 10 ml
Huile hyperoxygénée : 50 ml
Huile de pépins de Raisin : 50 ml

Mélanger l'huile d'Amande douce et les Huiles essentielles. Bien remuer puis, ajouter l'huile hyperoxygénée et l'huile de pépins de Raisin. Remuer avant chaque emploi.

- **Matin et soir** - Se masser avec quelques gouttes de cette huile.

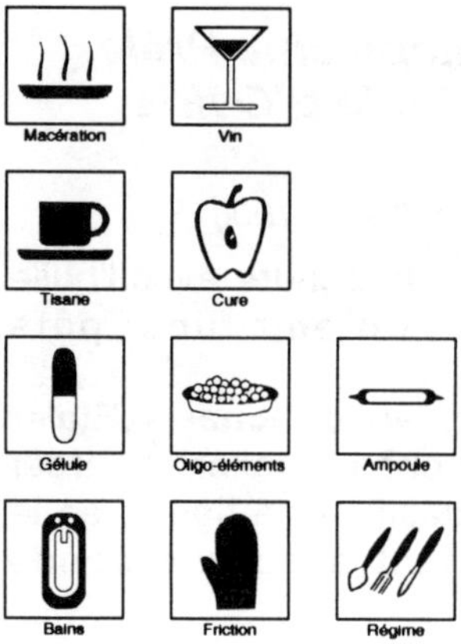

CIRCULATION SANGUINE

Les troubles de circulation sanguine ont divers effets. Une mauvaise circulation est à l'origine des varices, par exemple, mais aussi de stases visibles au niveau de la peau sous forme de plaques rouges ou violacées, surtout sur les membres inférieurs, les mains ou le visage.

Il s'agit souvent d'une insuffisance fonctionnelle des capillaires artério-veineux que l'on rencontre tout particulièrement chez des femmes jeunes qui sont, en outre, fréquemment nerveuses ou très émotives.

Mais ces troubles apparaissent également si l'on mange trop d'aliments riches et gras, ce qui alourdit le sang. Il faut donc l'épurer, le nettoyer et l'alléger.

Une autre cause de mauvaise circulation est la chaleur. En effet, il est fréquent, l'été, que vous ayez à souffrir de troubles circulatoires.

Ces symptômes sont également révélés, si vous vivez dans une ambiance surchauffée ou dans un appartement ou un bureau avec un système de chauffage par le sol. La chaleur dilate exagérément vos veines, si bien que le sang a du mal à refluer vers le cœur. Il se produit alors des “stases veineuses”.

C'est-à-dire que le sang a tendance à stagner aux extrémités, surtout au niveau des membres inférieurs, des mollets et des chevilles.

Pour palier, il faut déjà suivre des conseils simples comme s'allonger le plus souvent possible avec les jambes surélevées.

Pour la nuit, mettre un coussin entre le sommier et le matelas. Tous les matins et tous les soirs, terminer votre bain ou votre douche par une douche froide des jambes en commençant d'abord par le pied droit, la jambe droite, le pied gauche, la jambe gauche.

Un traitement par les plantes viendra compléter ces conseils si ceux-ci ne sont pas suffisants. De toute manière, quelle que soit la cause de votre mauvaise circulation, il existe un grand nombre de recettes efficaces, même si elles n'ont pas les mêmes composants ou ingrédients. Il suffit que les plantes, qui figurent dans ces recettes, aient toutes les propriétés requises, à savoir désintoxiquer, purifier, alléger, nettoyer, pour vous permettre d'atteindre le résultat souhaité.

Voici deux recettes spécifiques à utiliser en particulier au printemps. Votre circulation sera grandement améliorée et vous vous sentirez plus dynamique. Je vous recommande de les commencer en début de lune croissante, elles n'en seront que plus efficaces.

Macération

Macération de Gui

Le gui est un merveilleux régénérateur cellulaire.

Prendre les feuilles. Il est conseillé de les cueillir pendant l'inflorescence, avant que les boules ne soient formées. L'idéal serait de choisir un soir de pleine lune.

Couper ces feuilles en très menus morceaux sans utiliser de mixer.

Gui haché : 4 cuillerées à soupe dans un bocal
Un litre de très bon Vin blanc doux de Bordeaux

Mélanger. Boucher le bocal et laisser macérer pendant 7 jours en prenant soin de secouer tous les jours. Le septième jour, filtrer la préparation.

- **Avant l'un des deux principaux repas** - Boire un verre à apéritif.
- **Durée du traitement** : cette cure est à suivre pendant vingt et un jours.

Vin

Eau-de-vie d'Ail

Ail frais : 400 grammes
Eau-de-vie de Cidre : un demi-litre

Eplucher les têtes. Les passer au mixer et les mettre dans un bocal. Ajouter le demi-litre d'Eau-de-vie de Cidre.

Laisser macérer dix jours, de préférence au soleil, en prenant soin de bien remuer, au moins une fois par jour. Passés ces dix jours, filtrer avec un linge très fin (un "chinois").

- **Deux fois par jour** - 20 gouttes dans une cuillerée à

café de Miel de Romarin. Vous pouvez également le boire dans un peu d'eau.

- **Durée du traitement** : cette cure est à suivre pendant vingt et un jours.

Indispensable tisane

Millefeuille plante : 50 gr
Vigne rouge feuille : 50 gr
Olivier feuille : 50 gr
Prêle plante : 50 gr
Ortie blanche plante : 50 gr
Sureau fleur : 50 gr

Mélanger les plantes entre elles. Compter quatre cuillerées à soupe du mélange, pour un litre d'eau bouillante.
Laisser infuser 10 minutes.
Filtrer.

- **Dans la journée** - Boire le litre, entre les repas.
- **Durée du traitement** : par cures de trois semaines.

Tisane "bonne circulation"

Millefeuille plante : 50 gr
Vigne rouge feuille : 50 gr
Ortie blanche fleur : 25 gr
Pensée sauvage plante : 25 gr
Fumeterre plante : 50 gr

Mélanger les plantes entre elles. Compter quatre cuillerées à soupe du mélange, pour un litre d'eau bouillante.
Infuser dix minutes. Filtrer.

- **Dans la journée** - Boire le litre, entre les repas.

- **Le matin et le midi, avant le repas** :
  - 1 gélule de Vigne rouge
  - 1 gélule de Cassis
  - 1 gélule de Myrtille
- **Le soir, après votre repas** - Boire un bol de cette tisane :

Millefeuille plante : 50 gr
Thym feuille : 50 gr
Tilleul fleur : 50 gr
Sauge feuille : 50 gr
Olivier feuille : 50 gr

Mélanger les plantes entre elles. Compter une cuillerée à soupe du mélange, pour un bol d'eau bouillante. Laisser infuser cinq minutes. Filtrer.

Deuxième recette

- **Avant le repas, matin et midi** :
  - 1 ampoule de Cassis
  - 1 gélule de complément Algues rouges.
- **Après le repas, matin, midi et soir** - 3 gélules de Complexe Vigne rouge.
- **Dans la journée** - Boire, entre les repas, un litre de la tisane suivante :

Romarin feuille : 50 gr
Millefeuille plante : 50 gr
Thym feuille : 50 gr
Sauge feuille : 50 gr
Olivier feuille : 50 gr
Genièvre baie : 50 gr

Mélanger les plantes entre elles. Mettre cinq cuillerées à soupe rases du mélange dans un litre d'eau froide, porter à ébullition une minute, infuser dix minutes et filtrer.

- **Durée du traitement** : cures de trois à quatre semaines.
A renouveler.

Ajouter à ces cures et tisanes les traitements phytothérapiques suivants, pris en alternance :

Co enzyme Q10

C'est le composant naturel qui, dans la cellule, assure le transport d'oxygène.
Sous forme de complément alimentaire, il révolutionne la lutte contre le vieillissement et les maladies cardio-vasculaires.

- **Par jour** - 2 à 3 comprimés.
- **Durée du traitement** : en cures de trois semaines.
A renouveler.

L.I.V.E. d'Algues rouges + Ginkgo

Ce L.i.v.e. a une action circulatoire exceptionnelle due à la synergie des principes actifs (flavonoïdes) d'une Algue et d'une plante aux pouvoirs médicalement reconnus.
Il renforce la résistance des vaisseaux et revitalise les tissus atones et engorgés.

- **Le matin, à jeun** - 1 dose pure ou diluée dans un verre d'eau ou de jus de fruit.
Doubler la dose, en cas de besoin important.
- **Durée du traitement** : en cures de vingt-quatre jours minimum, deux fois par an.

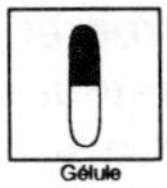
Gélule

Complexe Vigne rouge

Véritable concentré de plantes stimulantes de la circulation de retour, le Complexe Vigne rouge convient à tous ceux qui souffrent des jambes ou à tous ceux qui craignent que l'hérédité ne les prédispose à des troubles veineux et veulent s'en protéger.

- **Par jour** - 2 gélules, aux deux principaux repas.
- **Durée du traitement** : en cures de six à huit semaines.

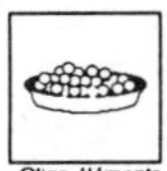
Oligo-éléments

Phyto-élément Silicium

- **Avant les principaux repas** - 1 ampoule, à garder une minute sous la langue.
- **En cure d'attaque** - 2 ampoules, avant les principaux repas.

Ampoule

Phytoconcentrat de Mélilot

- **Après les repas** - 1 ampoule.
- **Durée du traitement** : en cures de trois semaines, avec arrêt d'une semaine entre chaque.

Phytoconcentrat de Vigne rouge

La Vigne rouge tonifie la paroi des veines et des capillaires et active la circulation de retour. Régulatrice de la circulation en période de ménopause, elle est aussi très efficace contre les varices et les hémorroïdes.

- **Par jour** - 3 ampoules.
- **Durée du traitement** : en cures de quatre semaines, avec arrêt d'une semaine, puis reprise.
A faire principalement aux changements de saison.

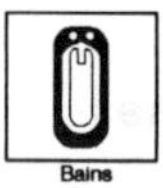
Bains

Bain aux Huiles essentielles

Huile essentielle de Cyprès : 10 ml
Huile essentielle de Romarin : 5 ml
Huile essentielle de Citron : 5 ml
Huile de Noyaux hydrogénée codex : 30 ml
Huile de pépins de Raisin : 50 ml

Prendre trois cuillerées à soupe pour un grand bain chaud de 38° à 42°.

- **Durée du bain** : dix minutes, suivies d'une douche froide des jambes.

Bain dynamisant circulatoire

Vigne rouge feuille : 100 gr
Romarin feuille : 50 gr
Millefeuille plante : 50 gr
Lamier blanc plante : 50 gr

Mélanger les plantes entre elles. Les faire bouillir pendant vingt minutes dans quatre litres d'eau. Mélanger à l'eau de votre bain qui doit être la plus chaude possible.

- **Durée du bain** : environ quinze minutes, suivies obligatoirement d'une douche froide des jambes.

Bain tonifiant

Berce plante entière : 2 cuillerées à soupe
Mélilot plante entière : 2 cuillerées à soupe
Chêne écorce : 1 cuillerée à soupe

Faire bouillir ces trois plantes dans un litre d'eau pendant quinze minutes à feu doux.
Filtrer. Ajouter la décoction obtenue à l'eau d'un bain complet à 37° - 38° environ.

- **Durée du bain** : quinze minutes, suivies d'une rapide douche froide des jambes.
Il ne faut pas se sécher avec une serviette mais frotter la peau avec la paume de la main.

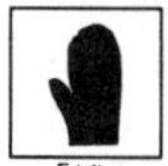
Friction

Huile de massage

Huile essentielle de Cyprès : 10 ml
Huile essentielle de Genévrier : 5 ml
Huile essentielle de Sarriette : 10 ml
Huile de noyau d'Abricot hydrogénée : 30 ml
Huile de pépins de Raisin : 45 ml
Ou Huile de bain toute prête à 12 % d'Huiles essentielles de Cyprès-Sarriette-Genévrier

– 2 cuillerées à soupe, pour un grand bain chaud.

Il faut masser les jambes de bas en haut. La position la plus adéquate est de s'allonger sur le dos, jambes en l'air, et de vous masser de la cheville en remontant jusqu'en haut de la cuisse.

Ce bain sera toujours suivi d'une douche froide des jambes.

Crème corps au Porphyre rouge

Si vous avez remarqué sur vos jambes de petits vaisseaux violets qui commencent à se manifester sous la peau, n'attendez pas qu'ils aient évolué en varices catastrophiques pour agir.

- **Chaque soir, au coucher** - Allongez-vous, les pieds plus hauts que la tête, et massez-vous les jambes en direction du cœur, avec la crème corps au Porphyre rouge.

Dormez avec un oreiller sous votre matelas, côté pieds, pour surélever vos mollets.

Huile anti-varicosités

Huile d'Achillée Millefeuille : 100 ml
Huile essentielle de Romarin : 30 gouttes.
Huile essentielle de Sauge sclarée : 20 gouttes

Mélanger les Huiles entre elles.

- **Matin et soir** - Se frictionner les jambes.

Cocktail

Ce cocktail purifie le sang, améliore la circulation mais en plus, il calme et détend.

Laitue
Tomate
Persil
1 ampoule de jus de radis noir

Passer les légumes à la centrifugeuse.

Jus de fruits stimulant

Rééquilibre la circulation sanguine.

Myrtille
Cassis
Prune (ou Raisin)
une dose de L.I.V.E. d'Algues rouges

Passer les fruits à la centrifugeuse.

- A boire **le matin, à jeun.**

Bains

CLAQUAGE

Lors d'un claquage musculaire, ce sont les ligaments qui souffrent. De petites fibres de tendons se rompent. Immédiatement, il se produit une réaction locale importante : forte douleur, gonflement, chaleur. Lorsque vous sentez que votre muscle a souffert mais que ce n'est pas très grave, vous pouvez essayer ma recette.

Si la douleur persiste, consultez un médecin : le claquage est trop grave, lui seul pourra vous conseiller.

Bains

Bain de pieds alterné

Huile de bain Camomille - Pin : 2 bassines

Dans la première bassine, mettre deux cuillerées à soupe d'huile de bain Camomille-Pin. Ajouter de l'eau très chaude.
Dans la deuxième bassine, mettre de l'eau très froide.
Tremper les pieds cinq minutes dans la bassine d'eau très chaude. Puis, une minute, dans la bassine d'eau très froide. Et recommencer.

- **Par jour** - A faire deux à trois fois.

Tisane

COLIQUES NÉPHRÉTIQUES

(Voir Calculs Rénaux)

Crise douloureuse, très violente, les coliques néphrétiques sont dues à la migration dans les voies urinaires supérieures d'un corps étranger, en général un calcul rénal.

La crise survient brusquement, mais elle peut avoir pour origine une fatigue particulière, un voyage ou souvent une cure thermale qui a beaucoup sollicité les reins et dont les eaux sont très minéralisées.

Les premiers symptômes sont une douleur dorsale, dans la région du rein et d'un seul côté. Mais la douleur irradie vers la vessie, l'anus, les organes génitaux et même les cuisses. Cette douleur est réputée pour être particulièrement vive.

Les calculs rénaux sont formés d'une concrétion de sels comme le calcium, le phosphore. Plusieurs raisons expliquent leur formation : la teneur du sang en sels, mais aussi l'acidité et la concentration des urines ainsi que d'éventuelles affections urinaires.

Ils sont plus fréquents chez les hommes que chez les femmes, apparaissent en général entre 40 et 70 ans, restent silencieux parfois pendant de longues années, mais provoquent de violentes douleurs, les coliques néphrétiques, qui peuvent s'accompagner de sang dans les urines ou de pus.

La présence de calculs rénaux exige une hygiène alimentaire appropriée, il faut boire beaucoup d'eau, éviter de manger trop de protéines.

Au petit déjeuner, prévoyez des jus de fruits. Et au dîner, supprimez les protéines que vous remplacerez par des céréales, par exemple.

Toute affection du système urinaire doit être traitée immédiatement et énergiquement.

Tisane pour prévenir les coliques néphrétiques

Cette tisane, à la fois diurétique et désinfectante, favorise l'élimination des calculs, avant qu'ils ne provoquent des coliques néphrétiques.

- **Le matin, à jeun** - Boire un grand verre d'eau plate et compléter l'apport hydrique dans la journée, en buvant cette tisane :

Millefeuille feuille : 50 gr
Bouleau feuille : 50 gr
Bourrache plante : 50 gr
Bruyère fleur : 50 gr
Cassis feuille : 50 gr
Maïs stigmate : 25 gr
Rose pâle bouton : 50 gr
Hysope plante : 50 gr

Mélanger les plantes entre elles. Compter quatre cuillerées à soupe du mélange, pour un litre d'eau froide.

Porter à ébullition. Faire bouillir une minute. Éteindre le feu et laisser infuser dix minutes.

Filtrer.

- **Par jour** - Boire trois grandes tasses.
- **Durée du traitement** : cures de vingt jours par mois.

Bourrache, Céleri

Vous pouvez prendre l'une de ces plantes au choix en tisane et, en alternance, une par semaine pour éviter une accoutumance et une perte d'effets.

– 4 cuillerées à soupe, pour un litre d'eau froide.

Faire bouillir trois minutes. Infuser dix minutes. Filtrer.

- **Dans la journée** - Boire le litre, loin des repas.

Infusion de Bouleau

– 5 cuillères à soupe de bouleau, pour un litre d'eau.

Laisser infuser un quart d'heure.

- **Par jour** - Prendre deux ou trois tasses, sur quelques jours.

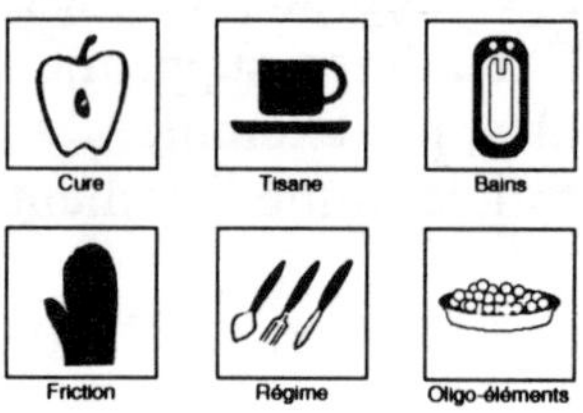

COLITE

Affection commune chez les femmes, la colite se signale par des douleurs intestinales violentes, un ballonnement important et, parfois, une alternance de diarrhées et de constipations.

A la moindre irritation, le colon se contracte violemment et sécrète de fortes quantités de mucus. Ces troubles sont souvent le propre de sujets émotifs et les récidives sont, chez certains sujets, dues à des agressions psychiques.

Les colites, irritations de la muqueuse intestinale, sont souvent la conséquence d'une sensibilité particulière des intestins et d'une alimentation mal équilibrée (excès de crudités, prise de repas trop rapide, abus d'antibiotiques, de sucre, d'excitants tels que le café, le thé, les épices, etc.).

Lors des crises, réfléchissez aux aliments que vous avez consommés les jours précédents, vous finirez certainement par repérer les produits qui ne vous conviennent pas. En effet, certaines personnes sont plus ou moins sensibles à des aliments particuliers et vous êtes seul à pouvoir mener à bien l'enquête minutieuse indispensable.

Mais, on l'a vu, les colites peuvent avoir des causes psychologiques, surtout et avant tout : stress, nervosité, fatigue, soucis.

Si les colites sont gênantes, les complications graves sont rarissimes. Certaines colites peuvent être microbiennes ou parasitaires (amibes en particulier). Les symptômes sont alors différents avec dysenterie et faux besoins.

Des douleurs abdominales que vous ne sauriez pas expliquer doivent toujours vous conduire à consulter un médecin, pour prévenir les risques de cancer du colon, par exemple.

Les causes étant diverses, imbriquées et multiples, nous agirons face à cette maladie de façon empirique, sans complexe. Pour ma part, je me contenterai de l'apaiser selon les techniques éprouvées par nos grands-mères !

La première des règles : adopter des heures de repas régulières, au moins pendant quelque temps. Une alimentation réglée, un régime qui évite les sauces, les légumes secs, les fruits frais et les boissons alcoolisées, permettent d'espacer les crises (n'hésitez pas, en revanche, à boire beaucoup de jus de légumes et de fruits).

Vous pouvez également réduire le sucre, diminuer votre consommation de viande : un seul repas carné par jour.

Préférez les légumes cuits, les céréales, les œufs, les fromages frais.

Si vous souffrez de colite, il est très important de manger beaucoup de fibres, elles facilitent le travail des intestins et le passage des selles. Réduisez également votre consommation de lait et mastiquez longuement les aliments. Il est, en tout cas, essentiel de supprimer complètement laxatifs et autres lavements.

Et enfin, des recettes naturelles, les meilleures !

Tout d'abord, que faire lorsqu'on souffre de maux de ventre violents, pour les calmer rapidement ?

La première solution, qui est la plus radicale, à mon avis : les bains de pieds.

Si vous souffrez, astreignez-vous à cette petite gymnastique quotidienne :

– assis
– jambes tendues
– dos très droit
– bras tendus derrière le dos, mains posées au sol
– rentrez le menton
– respirez très profondément par le nez, en gonflant le ventre
– rejetez l'air par le nez, en rentrant le ventre.

Vous devez :

– tirer au maximum sur le dos pendant tout le mouvement
– gonfler le ventre au maximum
– rentrer le ventre le plus possible, pendant l'expiration.

Ce mouvement réalise un brassage abdominal très bénéfique, mais surtout, débloque en douceur toutes les vertèbres lombaires et le sacrum dont, très souvent, les douleurs sont à l'origine.

Pour conclure, tous ces conseils, aussi efficaces soient-ils, ne seront d'aucune utilité durable si vous n'apprenez pas à vous détendre, à reprendre un rythme, à ne plus fumer... bref, à vivre normalement !

- **Avant les repas, matin et soir** - 1 ampoule de jus de radis noir dans 1/2 verre d'eau.
- **Pendant les 3 repas** - 1 gélule de Turbinal.
- **Après les 2 principaux repas** - 2 ampoules d'extrait de Mélisse.
- **Dans la journée** - Boire entre les repas, un litre de la tisane suivante :

Guimauve racine : 50 gr
Marjolaine feuille : 50 gr
Mélisse feuille : 50 gr
Ortie blanche plante : 50 gr
Hysope plante : 50 gr
Bourrache plante : 50 gr

Mélanger les plantes entre elles. Mettre cinq cuillerées à soupe rases du mélange, dans un litre d'eau froide, porter à ébullition une minute, infuser dix minutes et filtrer.

- **Dans la journée** - Boire en sucrant avec une cuillerée de Miel de Lavande.
- **Durée du traitement** : suivre le traitement jusqu'à cessation des symptômes s'il s'agit d'une colite aiguë, inhabituelle.
  Si vous souffrez de colite chronique, prolonger la cure pendant trois à quatre semaines.

Deuxième cure

- **Avant chacun des 3 repas** - 1 ampoule de Cohobat d'Angélique.
- **Pendant les repas, matin et midi** - 1 ampoule de phytoconcentrat de Bigaradier.
- **Après les repas, midi et soir** - 2 gélules de Complexe Levure Vitalinée.
- **Par jour** - Boire un litre de cette tisane :

Bruyère fleur : 100 gr
Marjolaine feuille : 100 gr
Rose pâle bouton : 100 gr
Thym feuille : 100 gr
Mélisse feuille : 100 gr

Mélanger les plantes entre elles. Compter quatre cuillerées à soupe du mélange, pour un litre d'eau bouillante que vous laisserez infuser dix minutes en couvrant. Filtrer.

Tisane

Tisane anti-colites avec constipation et ballonnements légers

Myrtille baie : 20 gr
Millefeuille plante : 30 gr
Mauve fleur : 30 gr
Ronce feuille : 20 gr
Ortie blanche fleur : 15 gr
Pensée sauvage feuille : 15 gr

Mélanger les plantes entre elles. Compter cinq cuillerées à soupe du mélange, pour un litre d'eau froide. Porter à ébullition sans laisser bouillir. Infuser sept à huit minutes. Filtrer.

- **Dans la journée** - Boire le litre.

Deuxième recette adoucissante pour les parois de l'intestin

Guimauve racine : 50 gr
Marjolaine feuille : 25 gr
Mélisse feuille : 25 gr
Ortie blanche fleur : 25 gr
Hysope plante : 50 gr
Bourrache plante : 50 gr

Mélanger les plantes entre elles. Compter cinq cuillerées à soupe du mélange, pour un litre d'eau bouillante. Laisser infuser quinze minutes. Filtrer.

- **Tous les jours** - Boire le litre, entre les repas.

Troisième recette anti-infectieuse

Bruyère fleur : 25 gr
Ortie blanche fleur : 25 gr

Mélanger les fleurs ensemble. Prendre une cuillerée à soupe du mélange, pour un bol d'eau bouillante. Infuser dix minutes. Filtrer.

- **Dans la journée** - Boire deux fois par jour, après les repas.

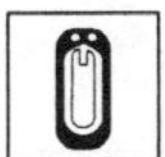
Bains

Bain de pieds aux Huiles essentielles de Thym et d'Estragon

Huile de Thym : 2 g
Huile d'Estragon : 2 g

Prendre un bain de pieds très chaud. Mélanger les huiles entre elles. Ajouter, à l'eau de ce bain, deux cuillerées à soupe du mélange.

Il est souhaitable de faire préparer le mélange en pharmacie.

- **Durée du traitement** : renouveler les bains tous les jours, de préférence après le repas du soir.

Bain de pieds aux Huiles essentielles Sauge - Thym

Huile essentielle de Sauge :
20 gouttes
Huile essentielle de Thym :
20 gouttes
Base hydrodispersante :
2 cuillerées à soupe

Délayer dans une bassine d'eau très chaude : 40° à 42°.

- **Durée du bain** : dix minutes.

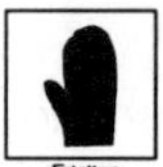

Friction

Massage aux Huiles essentielles

Huile essentielle de Carvi :
1 gr
Huile d'Amande douce : 125 ml

Mélanger les deux composants. Masser le ventre en tournant dans le sens contraire des aiguilles d'une montre.

- A faire **après chaque repas**.

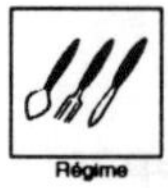

Régime

La salade bienfaisante

Carotte
Avocat
Mâche
Huile d'Olive vierge
Vinaigre de Cidre
Argile rouge : 1/4 de cuillerée à café

Composer une salade avec tous ces ingrédients.

- **Tous les midi** - La manger à la place de votre repas habituel.

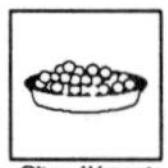

Oligo-éléments

Oligo-élément Cuivre

Le Cuivre a une action anti-inflammatoire et antispasmodique.

- **Cure d'attaque** - 3 globules ou 2 ampoules, avant les principaux repas.
- **Cure d'entretien** - 2 globules ou 1 ampoule, avant les principaux repas.

Toutes ces recettes et remèdes ont la même vocation : vous aider à mieux vous soigner.

Utilisez-les en alternance, en fonction de vos goûts et de l'effet produit sur votre cas personnel.

Certaines recettes correspondent mieux que d'autres à votre organisme. Pour découvrir les plus efficaces pour vous, n'hésitez pas à les essayer.

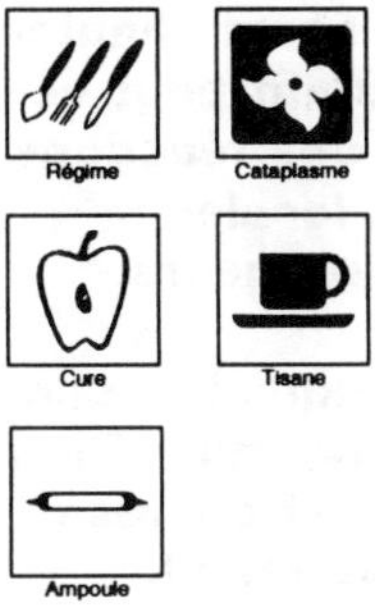

CONGESTION DU FOIE

La congestion du foie provoque un grossissement de cet organe qui devient très sensible.

Cette congestion est due à une accumulation de toxines que le foie ne parvient pas à éliminer. Si vous mangez trop, trop gras et trop arrosé, vous pouvez souffrir de cette affection. Les états congestifs du foie peuvent entraîner bien des malaises et des maladies.

Au début, vous ne ferez pas forcément la relation entre les symptômes et l'état congestif de votre foie. Vous vous sentirez un peu lourd, fatigué, mal à l'aise, barbouillé. Ce n'est qu'à l'irruption de la véritable "crise de foie", avec envie de vomir, douleurs hépatiques, fatigue, vertiges, que vous comprendrez que votre foie est en cause : il souffre et il est grand temps de le drainer pour le soulager. Il faut commencer par ne manger que des légumes verts, crus ou cuits. L'artichaut devient un allié essentiel, cru ou cuit.

Bien entendu, devant un état d'urgence, il faut au plus vite décongestionner l'organe en souffrance.

Mais un traitement de choc n'est pas suffisant, il vous faut désormais alléger votre alimentation, avoir un régime plus équilibré et plus sain. Ne boire de l'alcool qu'avec beaucoup de modération, éviter les plats en sauce, les fritures, les graisses animales et les sucres.

Et entreprendre régulièrement des cures de drainage.

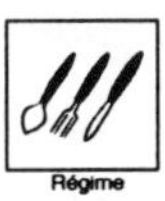

Si vous avez la sagesse de suivre cette cure pendant trois semaines après une crise de foie, vous retrouverez teint frais, force et vigueur.

- **Le matin, à jeun** - Le jus d'un Citron mêlé à 1/2 verre d'eau tiède. Il est indispensable de ne pas sucrer.

- **A midi** - Ne manger qu'une salade (Laitue de préférence). Assaisonner à l'huile d'Olive vierge et au jus de Citron.
- **Le soir** - Supprimer la viande, la charcuterie, les poissons de mer, les conserves, le sucre, les épices, l'alcool (vin compris). Manger beaucoup de légumes crus ou cuits, et de préférence : Pomme de terre cuite à l'eau, Radis noir, Aubergine, Avocat, Artichaut, Asperge, Carotte, Céleri, Pissenlit, Salade verte, Haricot vert.

Cataplasme

Cataplasme d'urgence

Huile hyperoxygénée : 100 ml
Huile essentielle de Sauge : 15 ml
Bardane racine : 50 gr
Bouleau feuille : 50 gr
Bourrache plante : 50 gr
Pensée sauvage plante : 50 gr
Romarin feuille : 50 gr

Mélanger les plantes entre elles. Prendre six cuillerées à soupe du mélange. Verser dessus un litre d'eau froide. Porter à ébullition. Laisser bouillir dix minutes. Filtrer.

Après le filtrage, placer les plantes dans un récipient. Verser dessus : l'huile hyperoxygénée et l'Huile essentielle de Sauge. Remuer.

Appliquer ce mélange encore tiède sur le foie.

- **Durée du traitement** : Garder en place 1 heure.

Ce cataplasme hautement dépuratif peut occasionner des réactions dermiques locales : éruptions, rougeurs, cloques.
Ne vous inquiétez pas, ceci est normal. Plus votre foie est encrassé, plus la peau réagit.

Vous pouvez recommencer plusieurs jours de suite, jusqu'à vous sentir complètement en forme.

Cette recette est à associer avec la "cure de choc" pour en multiplier l'action, et, je ne connais pas de crise de foie ou d'états nauséeux qui résistent à deux ou trois jours de cette cure !

Cure

Cure dépurative de choc

En deux ou trois jours de cette cure, votre foie et votre vésicule seront complètement nettoyés.

Tous les livres anciens de médecine populaire affirment que ce traitement est capable d'éliminer les boues contenues dans la vésicule et même certains calculs.

Huile d'Olive vierge (1ère pression à froid) : 1 cuillerée à soupe
Jus de Citron : 1 cuillerée à soupe
Huile essentielle de Romarin : 5 gouttes

Mélanger les trois ingrédients.

- **Dans la journée** - Boire ce mélange en deux fois :
  - La moitié, le matin à jeun.
  - L'autre moitié, avant le repas du soir.

Tisane amie du foie

Romarin feuille : 50 gr
Bouleau feuille : 50 gr
Menthe douce feuille : 50 gr
Artichaut feuille : 50 gr
Citron écorce : 50 gr
Sauge feuille : 50 gr

Mélanger les plantes entre elles. Compter quatre cuillerées à soupe du mélange pour un litre d'eau froide.
Porter doucement à ébullition sans laisser bouillir.
Eteindre dès les premiers bouillons, couvrir et laisser infuser 10 minutes. Filtrer.

- **Dans la journée** - Boire en quatre fois, loin des repas.
- **Durée du traitement** : à suivre pendant trois semaines.

Ajouter à ces cures et tisanes, les traitements phytothérapiques suivants, pris en alternance :

Infusion de Ményanthe

Faire infuser 5 cuillères à soupe de Ményanthe dans un litre d'eau.

- **Dans la journée** - Boire 2 ou 3 tasses.
- **Durée du traitement** : 10 jours.

Jus de Radis noir biocinétique

- **Le matin à jeun** - 1 ampoule dans un demi-verre d'eau tiède.
Vous pouvez ajouter un jus d'Orange ou de Citron.
- **Durée du traitement** : en cures de douze à vingt jours.
A renouveler épisodiquement.
Pour les personnes qui n'aiment pas l'odeur du jus de Radis noir, je conseille tout simplement de le boire en se bouchant le nez car, si son odeur peut indisposer, son goût est très supportable.
Si vraiment vous ne vous sentez pas le courage de le boire, vous pouvez le remplacer par le jus d'Artichaut.

Toutes ces recettes et remèdes ont la même vocation : vous aider à mieux vous soigner.

Utilisez-les en alternance, en fonction de vos goûts et de l'effet produit sur votre cas personnel.

Certaines recettes correspondent mieux que d'autres à votre organisme. Pour découvrir les plus efficaces pour vous, n'hésitez pas à les essayer.

Cataplasme

CONJONCTIVITE

La conjonctivite est une inflammation de la fine membrane qui recouvre la partie blanche des blocs oculaires, ainsi que de la face interne des paupières.

Une blessure, une allergie ou une affection peuvent en être la cause (rhume, rhume des foins et autres maladies de l'appareil respiratoire).

Il existe une forme chronique de la conjonctivite qui affecte les personnes très fatiguées et malades. Les effets pouvant devenir extrêmement néfastes à la longue, il est très important de se soigner très rapidement.

Chez un nouveau-né, une conjonctivite doit amener à consulter immédiatement le médecin car cela signifie souvent que les premiers soins à donner aux yeux, au moment de la venue au monde, n'ont pas été suffisamment efficaces.

La lésion est parfois due également à une trop longue exposition au vent, à la poussière ou au soleil. Les symptômes sont la rougeur, les démangeaisons, une impression de brûlure et le larmoiement.

Quand il y a infection, on constate un épanchement de pus. On se réveille le matin avec les paupières collées. Cela impressionne beaucoup les enfants en particulier, qui ont plus facilement des conjonctivites à infection car ils se frottent le nez puis les yeux quand ils sont tout petits et enrhumés, et ils promènent ainsi les germes.

Seules ces conjonctivites de type infectieux sont contagieuses. Si vous avez les yeux rouges, et que cela ne passe pas dans la journée, il faut absolument vous en inquiéter et ne pas laisser dégénérer cette irritation en conjonctivite.

Certains métiers entraînent une fatigue oculaire souvent considérée comme normale puisque constante. On dit alors que l'on a les "yeux fragiles" et on ne cherche pas à remédier à cela. Cependant, arrive un jour où cette fragilité devient un véritable problème. On s'inquiète, alors, d'avoir conjonctivite sur conjonctivite.

Il existe pourtant des remèdes si simples, si peu onéreux et avant tout si efficaces pour empêcher cela. Il faut consommer de la vitamine E, que vous trouverez dans les huiles de foie de poisson et les céréales (blé, maïs, etc.). Mais vous pouvez acheter des gélules d'huile toute prêtes.

Pour soulager vos yeux, faites plusieurs fois par jour des pulvérisations d'eau florale de bleuet.

Cataplasme

Et appliquez sur vos yeux le cataplasme suivant :

Mauve fleur : une cuillerée à soupe, pour un bol d'eau bouillante

Faire bouillir une minute et infuser dix minutes.
Jeter l'eau et appliquer directement sur les yeux les fleurs humides et tièdes.
Ces conseils seront suffisants si l'inflammation est tout à fait occasionnelle.
Sinon, il faudra consulter un ophtalmologue.

Cataplasme de mie de Pain

Cette recette soulagera les yeux fatigués par une longue route, par une nuit de veille, des révisions d'examen, mais soulagera tout aussi rapidement une conjonctivite rebelle.

De la mie de Pain Complet
Du Lait tiède
Un jaune d'Œuf

Mélanger jusqu'à obtenir une pâte épaisse, légèrement humide.
Appliquer tiède sur les yeux.

- En cas de conjonctivite récalcitrante, renouveler l'application **toutes les deux heures**.

Compresse de Réglisse

La racine de Réglisse a des qualités calmantes et émollientes.

Racine de réglisse : 50 gr

Mettre la Réglisse dans un litre d'eau bouillante.
Laisser infuser dix minutes.
Faire refroidir de façon à obtenir un liquide pas trop chaud.
Imprégner un coton ou un linge très propre et appliquer sur les yeux.
Renouveler l'application dès que le coton (ou le linge) devient froid.

Il est indispensable de s'allonger dans un endroit obscur et de consacrer au moins vingt minutes à l'application de ces compresses. Il ne suffit pas de se mouiller les yeux quelques instants pour chasser le mal.

Décoction anti-conjonctivite

- **Le soir, au coucher** - Utilisée régulièrement, cette décoction calme les rougeurs et fortifie la vue.
  Elle est particulièrement indiquée dans les cas de conjonctivite que provoquent les radiations du soleil.

Trois têtes de Camomille Romaine

Plonger les trois têtes de Camomille Romaine dans l'équivalent d'une tasse d'eau froide. Faire bouillir trois minutes. Infuser dix minutes.
Dès que la décoction est tiède, imbiber des cotons.

- **Durée du traitement** : appliquer sur les yeux pendant cinq minutes.

Compresse pour les yeux

Camomille fleur : 25 gr
Mauve fleur : 25 gr
Lavande fleur : 50 gr
Citron écorce : 50 gr
Rose pâle bouton : 50 gr

Mélanger les plantes entre elles. Compter quatre cuillerées à soupe du mélange, pour un litre d'eau froide. Porter à ébullition sans faire bouillir. Éteindre le feu et laisser infuser dix minutes.

- **Trois fois par jour** - A utiliser en lavages et compresses .
- **Durée du traitement** : laisser en place un quart d'heure.
  Cette préparation peut être utilisée froide ou tiède.

Eau florale de Bleuet

L'eau florale de Bleuet est connue pour ses irremplaçables propriétés, en cas d'irritation des yeux.
Employée depuis l'Antiquité, elle a fait ses preuves et, dans ce domaine, aucune plante ne peut la détrôner.
Elle calme les irritations, qu'elles soient causées par le vent, le soleil, la fatigue, le sel marin ou le tabac.

- **Matin et soir** - En pulvérisations.
- **Durée du traitement** : faire des cures d'un mois, trois fois par an.

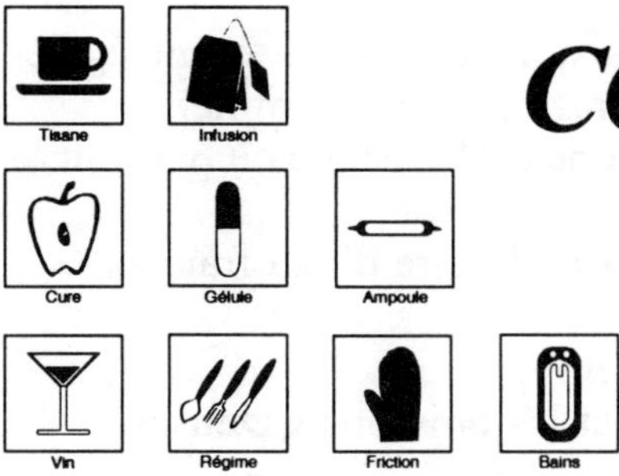

CONSTIPATION

La constipation est une maladie qui perturbe beaucoup la vie quotidienne de ceux qui en sont affectés : 80 % des femmes en souffrent plus ou moins.

Cette affection, qui peut entraîner oppression, angoisse, prise de poids, cellulite, insomnie, insuffisance respiratoire, fatigue, rhumatismes et bien d'autres troubles, est donc à prendre très au sérieux.

Une constipation chronique peut avoir plusieurs causes :

- Une trop grande nervosité, ce qui bloque les fonctions intestinales.
- Un usage de sucre et de viande immodéré. Depuis la dernière guerre, la consommation de sucre et de viande a beaucoup augmenté avec, pour résultat, l'aggravation de bien des maladies, dont la constipation.
- Un manque certain d'exercices physiques : lorsque les muscles abdominaux et le diaphragme manquent de tonus, les intestins ne sont plus brassés en permanence et ceci ralentit le travail intestinal.

Pour guérir de la constipation, il faut, tout d'abord, changer d 'habitudes alimentaires :

- Supprimer le sucre pendant 3 mois.
- Ne manger de la viande que trois fois par semaine.
- Manger un fruit avant chaque repas. Jamais après !
  (abricot, cerise, figue, fraise, groseille à maquereau, orange, pêche, prune, pruneau, raisin, poire, pomme, framboise et ananas frais sont les meilleurs).
- Consommer des légumes riches en fibres à tous les repas :
  aubergine, bette, poireau, carotte, chou, citrouille, épinard, melon, salade, pissenlit, radis noir et rouge, topinambour, asperge, artichaut, haricot vert.

– Consommer des céréales complètes qui vous apporteront également des fibres, comme le riz, le sarrazin, le blé, le millet...
– Incorporez du son de blé à raison d'une cuillerée à café par jour, à vos plats habituels, potages, yaourts, compotes.
– Boire tous les matins, au réveil, un grand verre d'eau fraîche.
– Boire beaucoup entre les repas.
– Manger lentement, en mastiquant bien.
– Éviter l'alcool, le tabac, le chocolat et les boissons gazeuses.
– Aller à la selle à heures très régulières.

Une vie saine et régulière favorise le bon fonctionnement de vos intestins. Ces conseils valent un traitement. Si vous les suivez régulièrement, tout devrait rentrer dans l'ordre.

Mais il existe aussi différentes recettes naturelles qui peuvent vous aider à retrouver un bon transit intestinal.

La tisane, en cas de constipation, est la solution idéale car elle agit doucement, sans irriter l'intestin, en le rééquilibrant d'une façon durable.

Dans certains cas de constipation opiniâtre, elle n'est pas suffisante pour débloquer l'intestin au début du traitement. Il faut alors, avoir recours à des traitements annexes.

Ne jamais prendre de plantes très laxatives ou à action violente.

Tisane

Première recette Tisane contre la constipation

Si votre constipation est occasionnelle ou peu marquée, vous tirerez le plus grand profit de cette tisane qui régularise à la fois les mécanismes digestifs et intestinaux.

Mauve fleur : 25 gr
Pissenlit racine : 50 gr
Sureau fleur : 50 gr
Rose pâle bouton : 50 gr
Artichaut feuille : 50 gr
Anis vert semence : 25 gr

Mélanger les plantes entre elles. Compter quatre cuillerées à soupe du mélange, pour un litre d'eau froide.
Porter à ébullition. Faire bouillir une minute. Éteindre le feu et laisser infuser dix minutes.
Filtrer.

- **Trois fois par jour, après les repas** - Boire une grande tasse (1/4 de litre) et une tasse au coucher.

Deuxième recette Tisane contre la constipation

Cette recette est recommandée surtout pour les personnes ayant des intestins fragiles.
Il vous faut régulariser en douceur votre transit intestinal, de manière à ne pas provoquer d'inflammation.
Elle ne contient aucun élément irritant et convient parfaitement aux enfants, aux vieillards, aux femmes enceintes et même aux opérés de l'abdomen.
Elle agit en diminuant les spasmes nerveux et en facilitant la progression des déchets alimentaires dans l'intestin.

Basilic feuille : 50 gr
Rose pâle bouton : 50 gr
Mauve fleur : 25 gr
Marjolaine feuille : 25 gr
Réglisse racine : 50 gr
Pensée sauvage plante : 25 gr

Mélanger les plantes entre elles. Compter quatre cuillerées à soupe du mélange, pour un litre d'eau froide.
Porter à ébullition sans faire bouillir. Éteindre le feu et laisser infuser dix minutes. Filtrer.

- **Par jour** - Boire trois tasses, entre les repas.

Troisième recette Tisane contre la constipation

Certaines constipations sont causées par une insuffisance de production de bile et un mauvais travail du foie.
Cette tisane stimule aussi bien la cellule hépatique que la digestion des aliments.

- **Le matin, à jeun** - Vous pouvez compléter efficacement la cure de tisane par l'absorption d'une ampoule de jus de Radis noir pendant quinze jours, pour éveiller votre vésicule.

Romarin feuille : 50 gr
Fenouil semence : 25 gr
Mauve fleur : 25 gr
Artichaut feuille : 50 gr
Menthe poivrée feuille : 25 gr
Pissenlit racine : 50 gr
Ményanthe feuille : 25 gr

Mélanger les plantes entre elles. Compter quatre cuillerées à soupe du mélange, pour un litre d'eau froide. Porter à ébullition. Faire bouillir une minute. Éteindre le feu et laisser infuser dix minutes. Filtrer.

- **Dans la journée** - Boire une grande tasse (1/4 de litre), trois fois par jour, après les repas.

Tisane douce

Guimauve racine : 50 gr
Réglisse racine : 50 gr
Menthe douce feuille : 50 gr
Fenouil semence : 25 gr
Frêne feuille : 50 gr
Anis vert semence : 25 gr
Mauve fleur : 25 gr
Sureau fleur : 50 gr

Mélanger les plantes entre elles. Compter quatre cuillerées à soupe, pour un litre d'eau froide. Faire bouillir deux minutes. Laisser infuser dix minutes. Filtrer.

- **Dans la journée** - Boire une tasse, après les repas.

Tisane équilibrante

Frêne feuille : 30 gr
Romarin feuille : 30 gr
Sauge feuille : 30 gr
Prêle plante : 30 gr
Artichaut feuille : 30 gr
Tilleul aubier : 30 gr
Vigne rouge feuille : 30 gr
Noyer feuille : 30 gr
Marrube blanc plante : 30 gr

Mélanger les plantes entre elles. Compter quatre cuillerées à soupe du mélange, pour un litre d'eau froide.
Chauffer jusqu'à ébullition mais ne pas laisser bouillir. Infuser quinze minutes. Filtrer.

- **Durée du traitement** : boire trois bols par jour, pendant deux semaines par mois, en période de lune décroissante.

Tisane laxative douce

Chiendent racine : 50 gr
Rose pâle bouton : 50 gr
Pensée sauvage plante : 50 gr
Pissenlit racine : 50 gr
Citronnelle plante : 25 gr
Artichaut feuille : 50 gr

Mélanger les plantes entre elles. Compter quatre cuillerées à soupe, pour un litre d'eau froide.
Faire bouillir une minute. Infuser dix minutes. Filtrer et conserver au frais.

- **Dans la journée** - Boire une tasse, avant et après les deux principaux repas.

Indispensable Tisane

Rose pâle bouton : 100 gr
Bigaradier bouton : 50 gr
Camomille fleur : 50 gr
Ményanthe feuille : 50 gr
Mauve fleur : 50 gr
Citronnelle plante : 50 gr

Mélanger les plantes entre elles. Compter cinq cuillerées à soupe du mélange, pour un litre d'eau froide.
Porter à ébullition une minute. Laisser infuser sept minutes. Filtrer.

- **Midi et soir** - Boire après les repas.

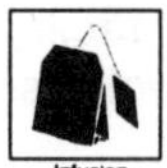
Infusion

Infusion d'Amarante

Cette plante doit s'acheter en pharmacie.
Pour qu'il n'y ait pas d'équivoque, préciser son nom latin "Amaruntus Tricolor".

Amarante feuille : 30 gr
Miel de Chou

Faire infuser pendant dix minutes dans un bol d'eau bouillante. Sucrer au Miel de Chou.

- Boire **le matin à jeun**.

Infusion de Mercuriale

Cette infusion est spécifique aux femmes enceintes car son action est très douce.

Mercuriale feuille : 10 gr
Miel de Chou
Un demi-litre d'eau froide

Faire bouillir dix minutes.
Sucrer au Miel de Chou.

- **Tout au long de la journée** - Boire par petits verres.

Mauve

– 4 cuillerées à soupe, pour un litre d'eau bouillante.

Infuser dix minutes. Filtrer.

- **Dans la journée** - Boire le litre entre les repas.

Fraisier

– 4 cuillerées à soupe, pour un litre d'eau froide.

Laisser bouillir une minute.
Infuser dix minutes. Filtrer.

- **Dans la journée** - Boire le litre, entre les repas.

Frêne

– 4 cuillerées à soupe, pour un litre d'eau froide.

Laisser bouillir une minute.
Infuser dix minutes. Filtrer.

- **Dans la journée** - Boire le litre, entre les repas.

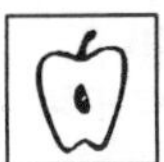
Cure

- **Avant les repas, matin et midi** :
  – 1 ampoule de phytoconcentrat de Romarin.
  – 1 ampoule de phytoconcentrat d'Artichaut
- **Le soir, après le repas** - Boire une grande tasse de la tisane suivante :

Fenouil semence : 20 gr
Mauve fleur : 20 gr
Rose pâle bouton : 20 gr
Serpolet plante : 20 gr

Mélanger les plantes entre elles. Compter une cuillerée à soupe du mélange, pour un bol d'eau bouillante. Laisser infuser cinq minutes. Filtrer.

- **Le matin à jeun** - Boire un verre d'eau de Pruneaux ou prendre deux cuillerées à soupe d'huile d'Olive.

Cure de Goyave et Papaye

2 cuillerées à soupe de jus de Goyave
1/2 verre de jus de Papaye verte

- **Le matin, à jeun, et avant les repas** - Boire le jus de Goyave et de Papaye.
  La pulpe de Papaye sera récupérée dans la centrifugeuse, après l'extraction du jus.
  La conserver au réfrigérateur après l'avoir arrosée de jus de Citron. L'action sera double, car le Citron est un excellent draineur du foie.

Cure de Raisin

Vous ne mangez que du Raisin pendant une semaine.
Ce n'est pas facile à respecter mais la cure de Raisin a l'avantage de remédier immédiatement, et souvent de façon définitive, aux constipations les plus tenaces.

Cure de Son

C'est la formule la plus simple et la moins onéreuse, pour lutter contre la constipation.

Mélanger à vos aliments deux cuillerées à soupe de Son de Blé qui, n'ayant aucun goût, peut être très facilement incorporé à vos yaourts, soupes, etc.

- **Durée du traitement** : suivre cette cure pendant trois semaines.

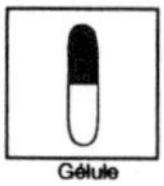

Gélule

Complexe fibres + au Plantain rose

L'alimentation moderne est appauvrie en éléments essentiels : vitamines, acides aminés, oligo-éléments, fibres végétales.

Le Plantain rose originaire d'Inde et du Pakistan, est réputé pour ses bienfaits sur la sphère digestive.

Riche en mucilage, ses graines ont le pouvoir de constituer un gel, en absorbant vingt fois leur volume d'eau. Il remplace avantageusement les fibres de votre alimentation.

La douceur de son action permet une utilisation permanente pour une rééducation en profondeur.

- **Dans la journée** - 2 à 3 gélules, au cours des deux principaux repas.
- **Pour les enfants** - 1 gélule par repas.
- **Durée du traitement** : en cures de trois à quatre semaines. A renouveler.

Pecto-transit

Le Pecto-transit vous permet de rejeter ce poison redoutable de vos intestins : l'acide lactique endogène.

C'est un produit totalement naturel et idéal pour nettoyer vos intestins et améliorer votre transit. Vous pouvez le prendre sans pour autant stopper un autre traitement en cours.

De nombreux savants viennent de publier leurs études sur l'action immunitaire du yaourt. Ils ont démontré qu'en améliorant la flore et le métabolisme, le yaourt avait une action de stimulation des défenses immunitaires.

Pendant la période hivernale, prenez l'habitude de consommer un yaourt tous les jours et, en y ajoutant le Pecto-transit, l'action sera améliorée. Un moyen simple et peu onéreux de rester en bonne santé !

- **Pecto-transit classique** : pour les enfants et les personnes âgées.
- **Pecto-transit suractivé** : contre la constipation rebelle.
- **Pecto-transit adoucissant** : contre la colite.
- **Pecto-transit rutine** : contre la constipation accompagnée d'hémorroïdes.
- **Pecto-transit charbon intense** : contre les ballonnements.

- **Pecto-transit peau grasse** : problèmes de transit accompagnés de peau grasse.

- **Tous les matins** - Un sachet à jeun, dans une compote de fruit ou dans un yaourt nature (de préférence à l'acidophilus).
- **Durée du traitement** : cures de trois semaines, avec arrêt d'une semaine. Puis, reprise si nécessaire.

Turbinal

Le Turbinal associe deux variétés de bacilles lactiques aux actions complémentaires, Lactobacillus Acidophilus et Bifidobacterium Bifidum.
Grâce à leur combinaison, le Turbinal exerce son action régulatrice sur la totalité du tractus intestinal.

- **Après les repas, midi et soir** - 2 gélules.
- **Durée du traitement** : une semaine par mois. A renouveler.

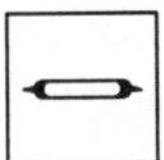
Ampoule

Phytoconcentrat de Thym

Cette plante dynamise le système digestif et améliore le fonctionnement des reins.

- **Dans la journée** - 1 ampoule avant les repas.
- **Durée du traitement** : cures de 20 jours.
A renouveler.

Vin

Boisson à l'Argile

Argile verte microfinée
Jus d'Orange

- **Pour votre petit déjeuner** - Boire un verre de jus d'Orange frais dans lequel vous aurez délayé une cuillerée à café d'Argile verte microfinée. Attendre quelques minutes avant de prendre votre café ou votre thé.
- **Durée du traitement** : faire des cures de 15 jours.

Jus de Pruneaux

Pur jus

- **Le matin, à jeun** - Boire un verre.

Boisson au Simarouba

Ecorce ou feuilles de Simarouba
Argile verte en poudre
1 Ananas

Moudre au moulin à café l'écorce ou les feuilles de Simarouba.
Compter ensuite :

- 1/2 cuillerée à café de poudre de Simarouba
- 1/2 cuillerée à café d'Argile verte.

Mélanger à un grand verre de jus d'Ananas frais.

- **Le soir** - Boire, avant le coucher.

Vin de Lentilles

Vin blanc doux : 75 cl
Lentilles : 20 gr

Mélanger les deux ingrédients et faire bouillir cinq minutes. Filtrer.

- **Midi et soir** - Boire un verre à apéritif, après les repas.

Ne buvez pas par gourmandise, seulement pour vous guérir !

Régime

Confiture anti-constipation

Rhubarbe : 500 gr
Pétales de Rose pâle : 100 gr
Sucre roux en poudre : 250 gr

Couper la Rhubarbe en petits dés et la faire cuire à feu très doux avec les pétales de Rose dans un demi-litre d'eau.
Ajouter le sucre lorsque l'eau bout. Laisser réduire une heure trente très doucement, en remuant très fréquemment.

- **Après le repas** - A consommer à la cuillère ou avec une tranche de pain de son grillée, pour votre petit déjeuner.

La recette miracle

1 kg de Baies de Mûres
1 poignée de feuilles fraîches
1 dl d'eau

Faire bouillir deux minutes.
Prendre le jus et 1,5 kg de sucre. Chauffer pour avoir 2 litres de sirop.

- **Avant les trois repas** - Prendre une cuillerée à soupe de ce sirop.

Légumes frais

Laitue fraîche
Céleri frais
Carottes crues
Chou-fleur cru

Hacher finement les légumes, à parts égales.
Mélanger le tout à un jus de Tomates crues.

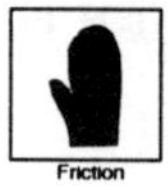
Friction

Massage

Huile essentielle de Térébenthine : 6 gr
Huile essentielle de Camomille Romaine : 3 gr
Glycérine : 2 gr
Alcoolat de Romarin : 250 ml

Mélanger les composants. Faites-vous masser ou massez-vous le ventre après les repas, dans le sens des aiguilles d'une montre.

Massage chinois

Il faut masser deux points :
– le Sann Tsienn
– le Suig Tsienn

Le premier se trouve à la base du pouce, entre le pouce et l'index. Le second se trouve à la base du gros orteil, entre le gros orteil et le second orteil. Ils sont faciles à trouver parce qu'ils sont douloureux, en cas de constipation.
Masser doucement avec le pouce, en tournant dans le sens contraire des aiguilles d'une montre. Il faut masser ces points aux deux mains et aux deux pieds.

Bains

Demi-bain froid

Il stimulera et renforcera votre système digestif si, bien sûr, vous le supportez.

- **Tous les matins** - Prendre un demi-bain froid pendant quinze secondes. La température doit être entre 12° et 15°.

Cure

CONSTIPATION PAR ATONIE

La fatigue peut accentuer une constipation chronique et la rendre encore plus résistante, puisque les effets de ces deux affections sont souvent similaires.

Aussi, je vous propose des cures et tisanes, des produits qui vont vous remettre en forme en douceur et pour longtemps.

Cure

- **Avant les 3 repas** - 2 gélules de Fumeterre.
- **Avant les 2 principaux repas** - 1 ampoule de phytoconcentrat de Thym.
- **Après les 3 repas** - 4 gélules de Complexe Fibres + au Plantain rose.
- **Dans la journée** - Boire, entre les repas, un litre de la tisane suivante :

Fenouil semence : 50 gr
Gentiane racine : 50 gr
Sarriette feuille : 50 gr
Menthe poivrée feuille : 50 gr
Romarin feuille : 50 gr
Anis semence : 50 gr

Mélanger les plantes entre elles. Mettre cinq cuillerées à soupe rases du mélange, dans un litre d'eau froide. Porter à ébullition une minute, infuser dix minutes et filtrer.

- **Durée du traitement** : cures de trois semaines pour rééduquer l'intestin.

CONSTIPATION ET NERVOSITÉ

Ces deux affections sont souvent liées et s'accentuent mutuellement. Aussi, voici une recette qui vous permettra de retrouver calme et transit harmonieux.

- **Avant chacun des 3 repas** - 1 ampoule de phytoconcentrat de Mélilot.
- **Après les repas, midi et soir** - 2 gélules de Complexe Fibres + au Plantain rose.
- **Le matin, à jeun, et le soir au coucher** - Boire une grande tasse de cette infusion :

Bigaradier bouton : 50 gr
Camomille fleur : 50 gr
Mauve fleur : 50 gr
Rose pâle bouton : 100 gr
Citronnelle plante : 50 gr

Mélanger les plantes entre elles. Compter une cuillerée à soupe du mélange, pour une grande tasse d'eau bouillante. Laisser infuser dix minutes. Filtrer.

CONSTIPATION SPASMODIQUE

La constipation est parfois une affection capricieuse qui s'installe puis disparaît, sans raisons évidemment compréhensibles.

On le sait bien, rien n'est plus difficile à régler qu'une panne intermittente. Il en est de même pour l'organisme humain.

Pourtant, ma longue expérience m'a démontré qu'un apport de plusieurs plantes fibreuses comme le complexe de rhubarbe, associé à un apport de magnésium et de calcium, donne des résultats très probants à long terme.

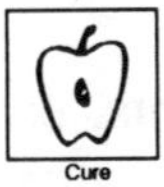
Cure

- **Avant les 3 repas** - - 2 gélules de Coquille d'Huître.
- **Pendant les 3 repas** - 1 gélule de Complexe Fibres + au Plantain rose.
- **Après les 2 principaux repas** - 1 gélule de Complexe Structurel + 1 gélule de Complexe Magnésium + Vitamine D.
- **Le soir au coucher** - 1 ampoule de phytoconcentrat de Bigaradier.
- **1/2 heure après les trois repas** - Boire une grande tasse de la tisane suivante :

Basilic feuille : 50 gr
Verveine feuille : 50 gr
Mauve fleur : 50 gr
Rose pâle bouton : 50 gr
Guimauve racine : 50 gr
Hysope plante : 50 gr

Mélanger les plantes entre elles. Mettre cinq cuillerées à soupe rases du mélange dans un litre d'eau froide, porter à ébullition une minute, infuser dix minutes et filtrer.

- **Durée du traitement** : cures de 3 à 4 semaines.
Il n'y a pas de danger d'irritation de l'intestin, si vous prolongez la cure.

Vin

Apéritif stimulant aux légumes

La Levure de Bière favorise le métabolisme des graisses dans la digestion et est également un excellent dépuratif des intestins.

Elle vous apportera de nombreux sels minéraux et des protéines.

Une grande feuille de Laitue
Une branche de Céleri frais
Une grosse Carotte crue
Une Tomate
Levure de Bière

Passer les légumes à la centrifugeuse. Recueillir le jus. Ajouter une cuillerée à café de Levure de Bière vivante.

- **Tous les soirs** - Boire un verre (très frais), avant le dîner.

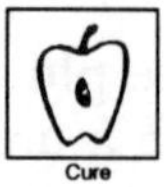

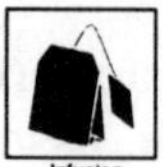

CONSTIPATION ET SPASMOPHILIE

La spasmophilie a des symptômes aussi variés que changeants, en fonction des individus : fatigue, nervosité, angoisse, vertiges entre autres. C'est dire si la constipation, dont on a vu qu'elle peut produire des effets comparables, peut accentuer le malaise et être elle-même aggravée par l'état spasmophile.

Il est donc judicieux de soigner les deux causes conjointement par des cures et tisanes calmantes et revitalisantes.

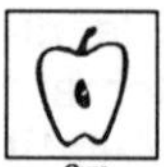

- **Avant les repas, matin, midi et soir** - 1 ampoule de phyto-concentrat de Prêle.
- **Pendant les repas, midi et soir** - 2 gélules de Complexe Structurel.

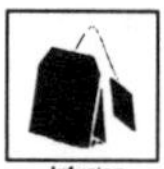

- **Après les repas, midi et soir** - Boire une grande tasse (environ 1/4 de litre), de cette infusion :

Basilic feuille : 100 gr
Verveine feuille : 50 gr
Bigaradier bouton : 50 gr
Hysope plante : 100 gr
Menthe douce feuille : 50 gr

Mélanger les plantes entre elles.
Compter une cuillerée à soupe du mélange, pour une grande tasse d'eau bouillante et laisser infuser dix à quinze minutes. Filtrer.

Toutes ces recettes et remèdes ont la même vocation : vous aider à mieux vous soigner.

Utilisez-les en alternance, en fonction de vos goûts et de l'effet produit sur votre cas personnel.

Certaines recettes correspondent mieux que d'autres à votre organisme. Pour découvrir les plus efficaces pour vous, n'hésitez pas à les essayer.

Cataplasme

CORS AUX PIEDS

Le cor est une petite excroissance dure et douloureuse, qui s'enfonce dans la couche cornée et le derme par un épaississement formant la racine du cor.

Souvent dû à une compression du pied par des chaussures trop étroites, il se place en général sur la face supérieure ou dorsale des articulations des phalanges.

Quand un cor est situé entre les orteils et qu'il est ramolli par la transpiration, il porte le nom d'œil de perdrix.

Si vous suivez les conseils et formules proposées, votre cor disparaîtra avec sa racine, et définitivement.

Cataplasme

Cataplasme anti-cors

Lierre grimpant feuille appelé aussi (Hedera Helix) : 1 poignée
Un verre de Vinaigre

Couper en petits morceaux les feuilles de Lierre.
Verser dessus un grand verre de Vinaigre d'Alcool.
Porter à ébullition et éteindre le feu, dès les premiers bouillons.
Couvrir et laisser macérer 4 jours.
Appliquer les feuilles sur le cor et maintenir bien serré à l'aide d'un pansement, pendant 2 jours. Puis, extraire la racine avec une pince à épiler.
Renouveler l'opération, si nécessaire.

Il ne faut pas prendre de Lierre terrestre (Clechoma Hederacea). Ceci est important car il n'a pas les mêmes propriétés.

Tomate et pince à épiler

1 tomate
1 pince à épiler

Percer un trou dans une tomate de façon à pouvoir y entrer votre orteil atteint du cor.
Bander le pied de façon à ce que la tomate reste bien en place, car il faut dormir une nuit entière avec.
Le matin, ôter votre impressionnant pansement, le cor sera décollé.
Maintenant, bougez-le très précautionneusement. Vous découvrirez qu'il a une racine,

fine comme un fil. Tirer cette racine avec une pince à épiler. Si le cor n'est pas totalement décollé en une nuit, il vous faudra recommencer l'opération.

Cette recette est fort simple et son effet définitif, à condition d'être un peu adroit !

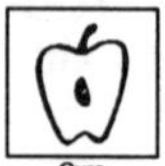
Cure

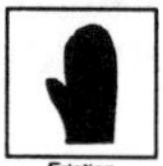
Friction

Bains

COUPEROSE

La couperose est une dilatation des petits vaisseaux de la face. Ils donnent un réseau de petits filaments rouges ou violacés qui sillonnent certaines parties du visage : les ailes du nez, les pommettes, les pores et même, parfois, le front.

La couperose est l'un de ces maux que la médecine qualifie de "bénins" et qui peuvent, pourtant, gâcher une vie.

Surtout quand l'usage populaire l'attribue à l'excès d'alcool, de nourriture ou de plats très épicés.

L'alcoolisme peut, certes, accélérer le développement de la couperose mais il n'en est jamais la cause. Combien de femmes, tout à fait sobres, souffrent de cette dilatation des capillaires !

La couperose est due à une mauvaise circulation. Mais savez-vous qu'une digestion difficile et une constipation chronique peuvent être à l'origine de la couperose ? Autre cause, une température ambiante trop basse ou trop élevée, le vent, les expositions au soleil trop prolongées.

La majeure partie du traitement de la couperose se trouve dans la prévention : un traitement interne est indispensable pour stopper son apparition. Dans les cas très importants, il faut de toute façon, consulter un dermatologue, afin d'envisager un traitement par coagulation électrique. Mais auparavant, essayez tout de même les conseils que je vous donne.

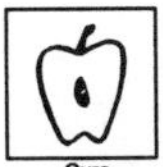
Cure

- **Avant chacun des 3 repas** - 1 ampoule de phytoconcentrat d'Aubépine.
- **Pendant les repas, midi et soir** - 1 ampoule de phytoconcentrat de Vigne rouge.
- **Avant les repas, matin, midi et soir** - Boire une tasse de cette tisane :

Romarin feuille : 100 gr
Sauge feuille : 50 gr
Mauve fleur : 25 gr
Bigaradier bouton : 50 gr
Ortie blanche plante : 50 gr

Mélanger les plantes entre elles. Compter une cuillerée à soupe du mélange, pour une grande tasse d'eau bouillante. Laisser infuser quinze minutes. Filtrer. Boire en ajoutant une pointe de Miel d'Aubépine.

Pour lutter contre la fragilité de vos petits vaisseaux, voici une cure à suivre pendant un mois et à renouveler quinze jours par trimestre.

- **Avant les repas** :
  - 1 comprimé de Vitamine C naturelle.
  - 1 capsule de Vitamine A Béta Carotène
  - 1 gélule de Complexe ADN + Vitamines E et F.
- **Pendant les 3 repas** - 2 gélules de Complexe Vigne rouge et 1 ampoule de phytoconcentrat d'Aubépine.
- **Après les 3 repas** - 2 gélules de Complexe Vitamines B.
- **Dans la journée** - Boire, entre les repas, un litre de la tisane suivante :

Cynorrhodon baie : 50 gr
Hibiscus fleur : 50 gr
Guimauve racine : 50 gr
Pensée sauvage plante : 25 gr
Vigne rouge feuille : 50 gr

Mélanger les plantes entre elles. Mettre quatre cuillerées à soupe rases du mélange, dans un litre d'eau froide, porter à ébullition sans bouillir, infuser dix minutes et filtrer.

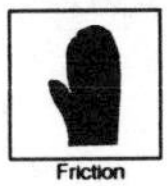
Friction

- **Tous les soirs** - Après votre démaquillage, pulvériser votre visage avec une eau florale de Tilleul.

Ensuite, masser les zones couperosées avec de l'huile végétale d'Arnica ou de l'huile à l'Argile rouge dont voici la recette.

L'huile à l'Argile rouge

Cette huile a une action cicatrisante, hémostatique, et anti-inflammatoire (Argile rouge).

Huile d'Achillée Millefeuille : 100 ml
Argile rouge en poudre :
2 cuillerées à café

Mélanger. Secouer avant l'emploi.

- Masser le visage **matin et soir**.

Crème visage au Porphyre rouge

Le Porphyre rouge est une micro-algue riche en oligo-éléments, hormones végétales, acides aminés et surtout S.O.D. (Super Oxyde Dismutase), anti-radicaux libres majeur, lui donnant un fort pouvoir anti-vieillissement et permettant d'activer la circulation capillaire. Cette crème a été spécialement créée pour les peaux très sensibles, irritées, sujettes aux agressions résultant de fortes variations de température.

- **Durée du traitement** : appliquer la crème en massages légers deux fois par jour, pendant 3 semaines, sur les zones à traiter.

Avant de mettre cette crème, vous pouvez utiliser cette eau florale qui va bien préparer votre peau.

Eau florale Boriquée

Elle a été mise au point par les apothicaires du Moyen-Age. Elle est irremplaçable pour tonifier, hydrater et nettoyer les peaux sèches, même les plus sensibles.
Pour les peaux couperosées, elle décongestionne et tonifie les capillaires sanguins.

- **Matin et soir** - Pulvériser votre visage après votre démaquillage. Laisser sécher sans essuyer.

Masque Romarin-Framboise

Ce masque va renforcer la résistance de vos vaisseaux.

15 Framboises congelées
1 cuillerée à soupe de Crème fraîche
1 cuillerée à café de Lait en poudre entier
2 gélules de Levure Vitalinée
3 gouttes d'Huile essentielle de Cyprès

Ecraser les Framboises. Mélanger avec les autres ingrédients. Laisser reposer au congélateur pendant dix minutes.
Appliquer bien froid sur le visage. Laisser en place quinze minutes. Rincer à l'eau froide et pulvériser une eau florale d'Hamamélis.

Bain Cyprès - Sarriette - Genévrier

Ce bain améliore la circulation de retour mais, surtout, il tonifie les parois veineuses. L'amélioration, de ce fait, est durable.

Huile de bain à 12 % d'Huiles essentielles Cyprès-Sarriette-Genévrier

Compter 2 cuillerées à soupe d'huile de bain, pour un grand bain chaud. Température de l'eau 38° à 42°.

- **Durée du bain** : 10 à 15 minutes. Il est indispensable de faire suivre le bain d'une rapide douche froide des jambes.
- **Durée du traitement** : faire 2 à 3 bains par semaine.
Il est plus que jamais indispensable de ne pas oublier la douche froide.
Sinon, l'effet serait contraire, le sang risquerait de stagner au niveau des extrémités.

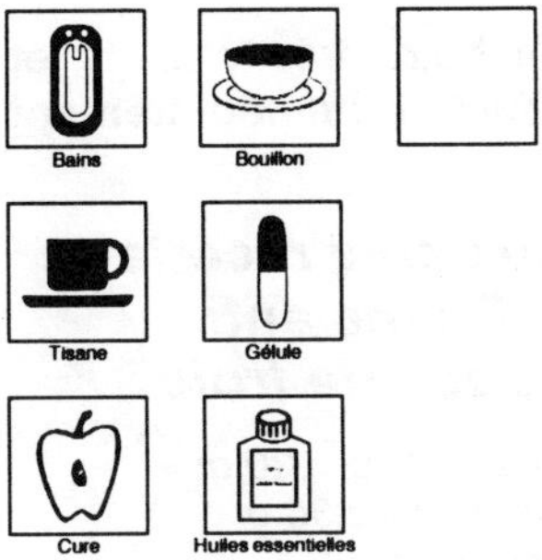

COUPS DE FROID

Le froid peut être la cause directe d'affections locales (voir **Crevasses, Engelures**) ou générales comme un refroidissement tel qu'il annihile les réactions de défense de l'organisme, ce qui favorise l'apparition d'affections des voies respiratoires, de rhumatismes, voire des crampes musculaires.

Il faut donc réchauffer le corps et l'aider à lutter.

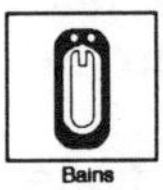

Bain de pieds au Savon Noir

Une cuvette d'eau chaude à 42°
3 cuillerées à soupe de Savon Noir
Huile essentielle de Thym rouge : 5 ml
Huile essentielle de Niaouli : 5 ml
Huile essentielle de Lavande : 5 ml
Labrafil codex : 15 ml
Huile de pépins de Raisin : 30 ml

Mélanger les ingrédients et les ajouter à l'eau de votre bassine. Tremper les pieds pendant dix minutes.
Ajouter de l'eau chaude tout au long du bain afin de conserver la même température.
Essuyer les pieds avec le plat de la main, sans frotter avec une serviette.

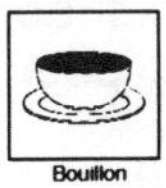

Bouillon médicament

Navet : 50 gr
Carotte : 50 gr
Cerfeuil : 1 poignée
(si vous n'avez pas de Cerfeuil, remplacer par du Persil, non frisé de préférence)
Lait entier : 1 litre

Hacher menus Navet, Carotte, Cerfeuil. Porter à ébullition dans le lait. Laisser reposer 10 minutes. Filtrer.

- **Pendant une journée** - Boire chaud à raison d'une tasse toutes les heures.

A faire dès les premiers frissons et la première toux.

Tisane

Infusion de Bouillon blanc

Le Bouillon blanc est adoucissant, émollient, diurétique et sudorifique.

Il est à employer pour lutter contre les refroidissements avec inflammation des bronches et mal de gorge, ou contre les problèmes respiratoires chroniques.

– 5 cuillères à soupe de fleurs de Bouillon blanc pour un litre d'eau. Filtrer finement après infusion de 10 minutes.

- **Durée du traitement** : prendre deux ou trois tasses par jour, sur quelques jours, pour un problème aigu. Par cures de trois ou quatre semaines, pour un problème de fond.

Tisane anti "coups de froid"

Cette tisane est émolliente, sudative et éliminatrice.

Bourrache plante : 50 gr
Lierre terrestre plante : 50 gr
Bouillon blanc fleur : 25 gr
Serpolet plante : 50 gr
Fumeterre plante : 50 gr
Miel de Thym

Mélanger les plantes entre elles. Compter quatre cuillerées à soupe, pour un litre d'eau bouillante. Laisser infuser quinze minutes.
Sucrer avec deux cuillerées à café de Miel de Thym.
Il faut la boire très chaude et vous coucher immédiatement après.

Deuxième recette Tisane anti "coups de froid"

Bouillon blanc fleur : 30 gr
Bourrache plante : 30 gr
Mauve fleur : 30 gr
Lierre terrestre plante : 30 gr
Hysope plante : 30 gr
Thym feuille : 30 gr
Lichen d'Islande thalle : 30 gr
Capillaire de Montpellier plante : 30 gr

Mélanger les plantes entre elles. Compter quatre cuillerées à soupe du mélange, pour un litre d'eau froide.
Porter à ébullition sans faire bouillir. Laisser infuser dix minutes. Filtrer

- **Dans la journée** - Boire tiède, en 3 ou 4 fois.

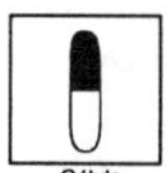

Gélule

Complexe Multi-vitamines

Ce complément alimentaire, qui vous apporte de nombreuses vitamines, est à utiliser à chaque fois que vous vous sentez fatigué.

- **Midi et soir** - 2 gélules, aux repas.
- **Durée du traitement** : en cures de trois à quatre semaines. A renouveler.

Cure

Cure dépurative "coups de froid"

1er temps :

- **Tous les matins, à jeun** - Boire une ampoule de jus de Radis noir dans 1/2 verre d'eau.
- **Durée du traitement** : cures de 21 jours.

2ème temps : la tisane dépurative

Souci fleur : 20 gr
Chicorée racine : 20 gr
Verveine feuille : 20 g
Pissenlit racine : 20 gr
Bourdaine racine : 20 gr
Artichaut feuille : 20 gr
Ményanthe feuille : 20 gr

Mélanger les plantes entre elles. Compter quatre cuillerées à soupe, pour un litre d'eau. Laisser bouillir trois minutes. Infuser quinze minutes.

- **Matin et soir** - Boire une grande tasse.

Huiles essentielles

Huile essentielle de Romarin en grain d'essence

Il s'agit certainement d'un des plus puissants dynamisants végétaux.

- **Dans la journée** - 3 granules, 3 fois par jour, à avaler sans croquer avec un peu d'eau ou de nourriture.
- **Durée du traitement** : en cures de 3 semaines maximum.

En cas d'infection ou de maladie qui se prolonge, ayez recours au médecin.

Cataplasme Friction

COUPS DE SOLEIL

Il ne faut pas s'y tromper, le coup de soleil est une véritable brûlure de la peau provoquée par les rayonnements ultraviolets.

On divise ces rayonnements en trois zones :

– Les UVA, qui vont de 380 à 315 nm, et qui sont responsables du bronzage.
– Les UVB, qui vont de 315 à 280 nm, qui fixent le calcium et donnent aussi des coups de soleil.

– Les UVC, moins de 280 nm, qui ont une action bactéricide.

De 780 à 2.000 nm, c'est le rayonnement infra-rouge qui n'a d'autre action que d'apporter de la chaleur. Les infra-rouges inoffensifs, lorsqu'ils sont seuls, amplifient de façon considérable l'érythème solaire (coup de soleil) lorsqu'ils sont associés aux UVB.

Les rayons ultra-violets provoquent des lésions durables de la peau. Les rayons les plus nocifs sont donc les ultra-violets courts qui atteignent leur intensité maximale de 11 heures à 15 heures.

Les UVA, rayons plus longs, même s'ils brûlent moins, risquent également d'altérer l'épiderme. Donc, première règle : ne jamais s'exposer au soleil aux heures où ses rayons sont trop intenses, c'est-à-dire entre 11 heures et 15 heures. Nous bronzons aussi bien le matin ou après 16 heures.

Cette règle est très importante pour la santé de notre peau car, au fil des ans, le soleil assèche le collagène et l'élastine et accélère, par voie de conséquence, la formation de nœuds dans les fibres élastiques.

Elles se durcissent, se rétractent, perdent toute leur souplesse.

Seconde règle capitale : ne jamais s'exposer au soleil sans protection. Si vous vous exposez durant des heures sans vous protéger, les cellules de l'épiderme gonflent, les vaisseaux sanguins se dilatent, ce qui explique la douleur et la rougeur de la peau.

Les cellules de mélanine, le pigment qui détermine la couleur de la peau, montent à la surface pour capter les rayons ultra-violets avant qu'ils ne pénètrent dans les couches plus profondes de la peau.

Votre magnifique bronzage, acquis après des heures et des heures d'exposition, est le résultat de ce phénomène de défense. Il provient donc d'une réaction de la peau pour se protéger, ce qui prouve bien qu'elle est vulnérable à cette agression.

Cette mise en garde est nécessaire mais nous ne devons tout de même pas oublier les effets bénéfiques du soleil : il est notre unique source de chaleur naturelle, il contribue largement à la formation de la vitamine D qui nous est essentielle pour garder des os solides.

Nous devons seulement prendre quelques précautions pour nous protéger de ses dangers. La meilleure défense, c'est l'application de produits solaires naturels, protecteurs, réellement efficaces, qui ne se contentent pas d'être seulement protecteurs et hydratants mais qui doivent filtrer, nourrir, tonifier et apporter des vitamines à notre épiderme.

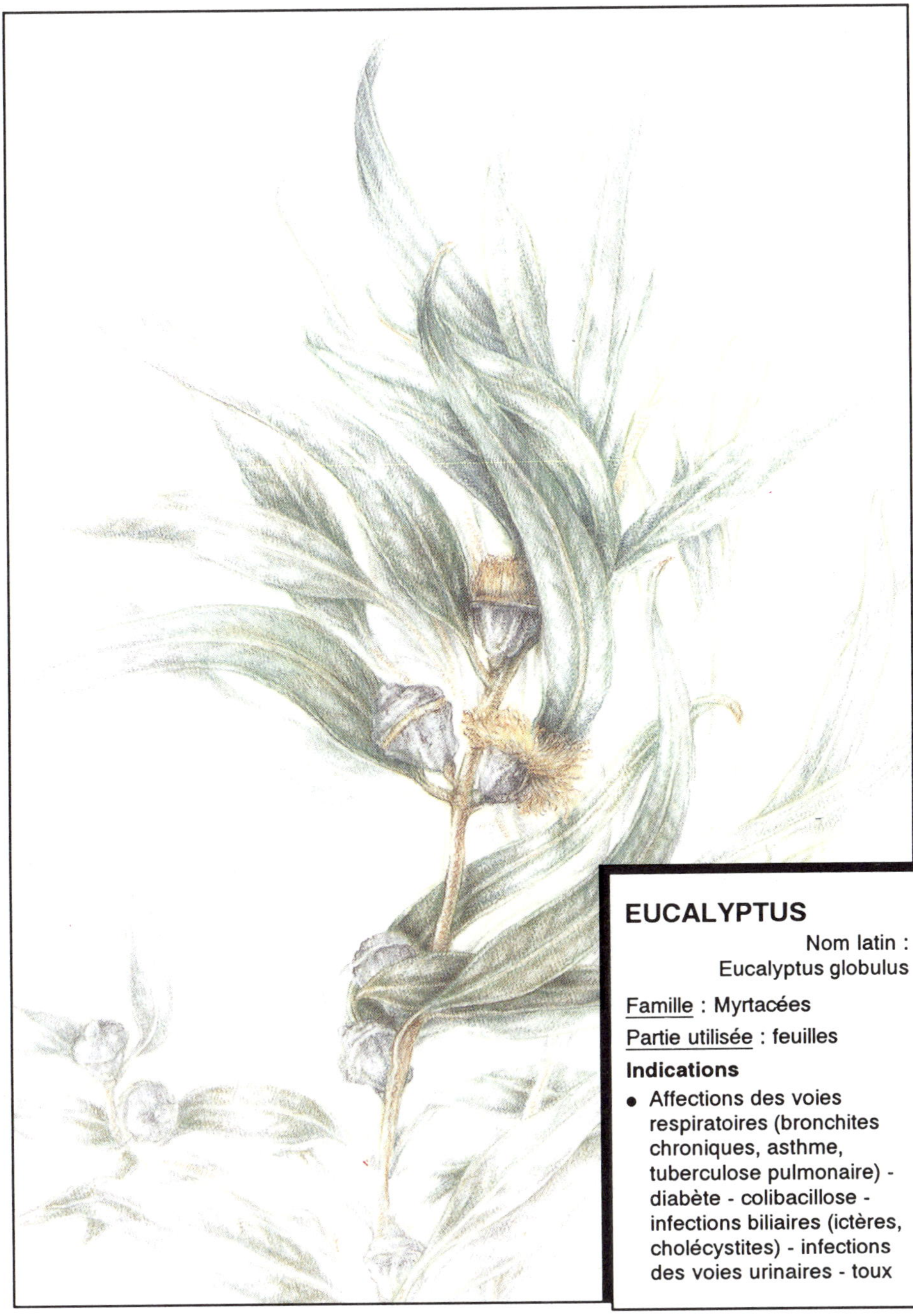

EUCALYPTUS

Nom latin :
Eucalyptus globulus

Famille : Myrtacées

Partie utilisée : feuilles

Indications

- Affections des voies respiratoires (bronchites chroniques, asthme, tuberculose pulmonaire) - diabète - colibacillose - infections biliaires (ictères, cholécystites) - infections des voies urinaires - toux

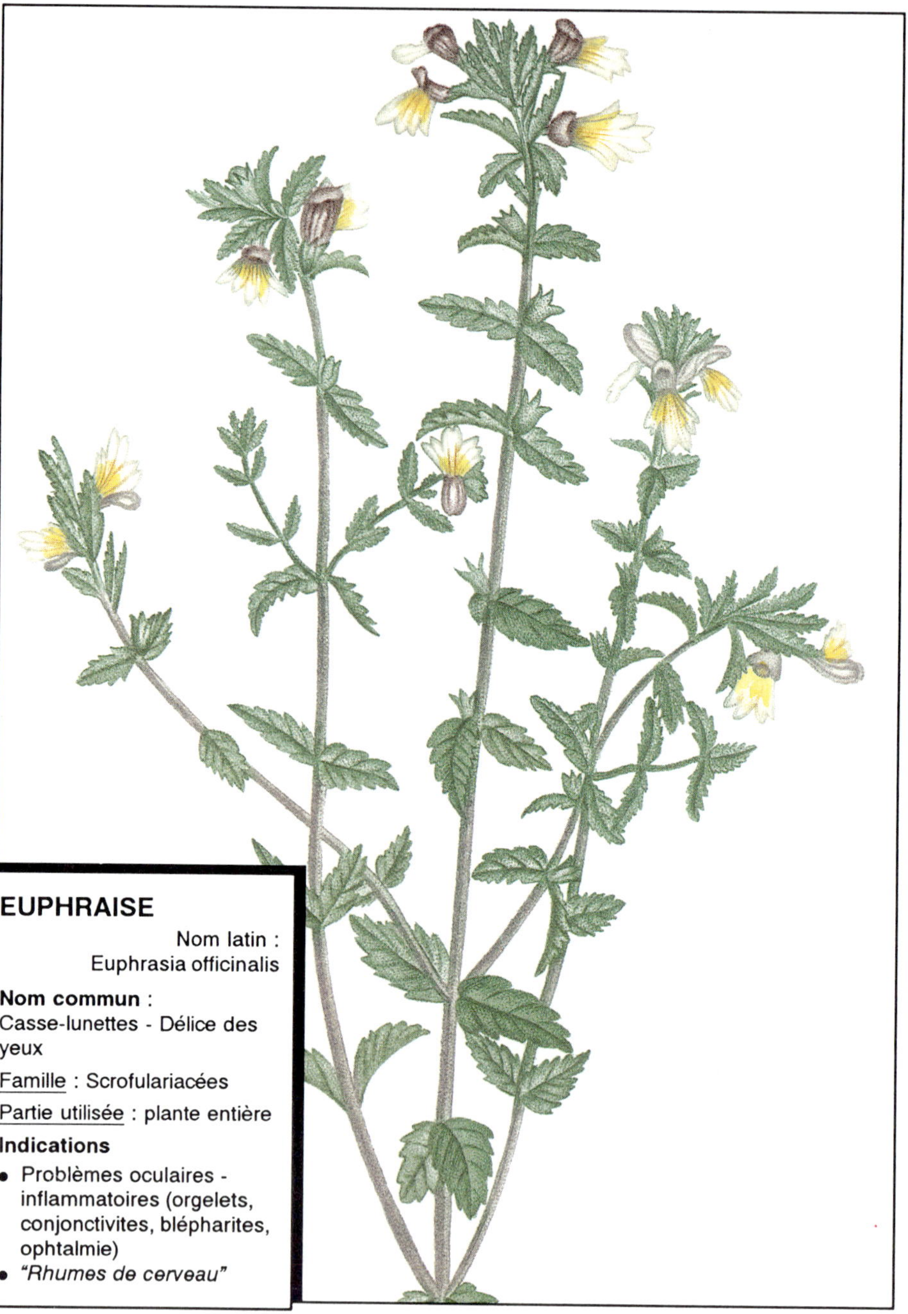

EUPHRAISE

Nom latin :
Euphrasia officinalis

Nom commun :
Casse-lunettes - Délice des yeux

Famille : Scrofulariacées

Partie utilisée : plante entière

Indications

- Problèmes oculaires - inflammatoires (orgelets, conjonctivites, blépharites, ophtalmie)
- *"Rhumes de cerveau"*

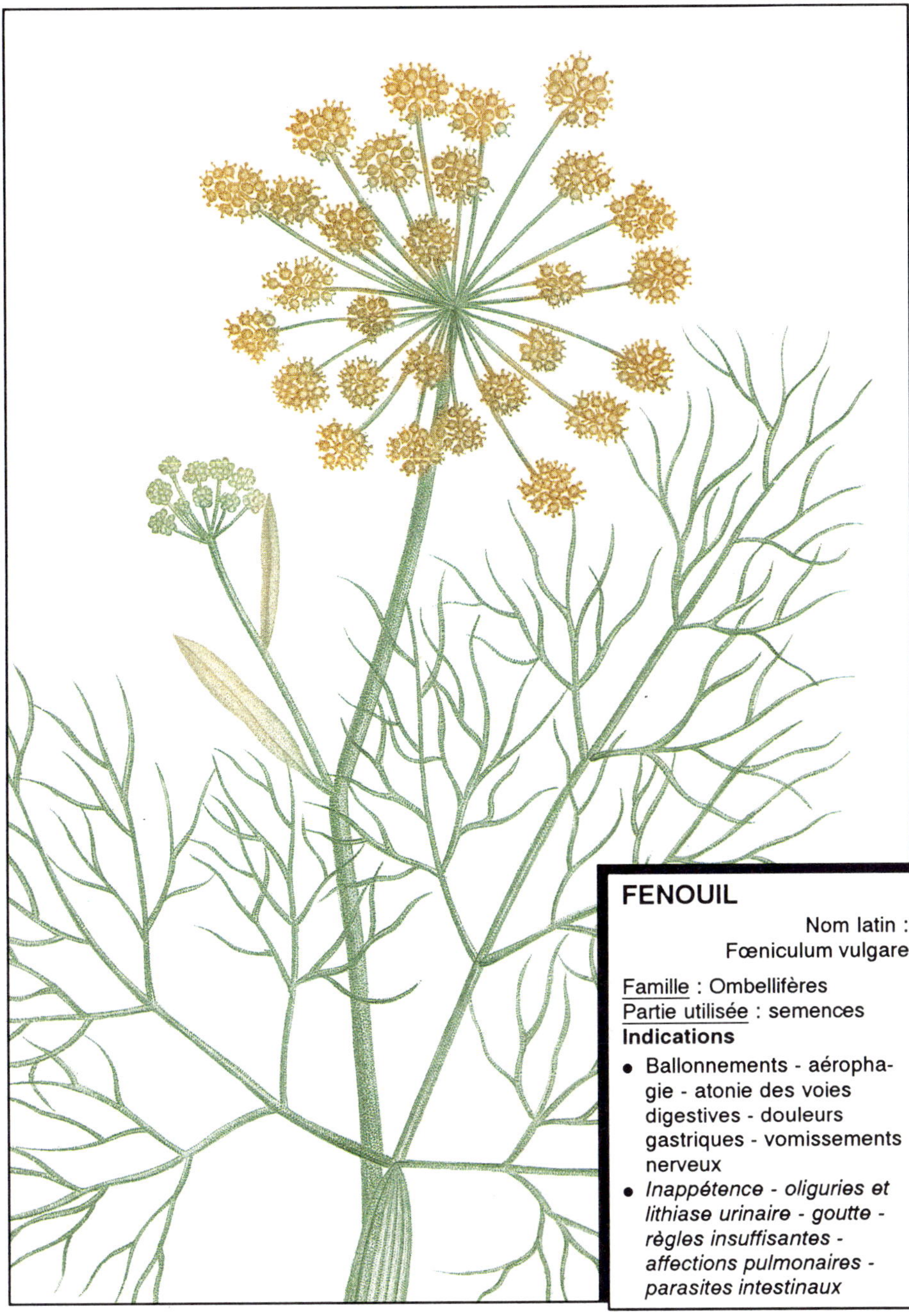

FENOUIL

Nom latin :
Fœniculum vulgare

Famille : Ombellifères
Partie utilisée : semences

Indications

- Ballonnements - aérophagie - atonie des voies digestives - douleurs gastriques - vomissements nerveux
- *Inappétence - oliguries et lithiase urinaire - goutte - règles insuffisantes - affections pulmonaires - parasites intestinaux*

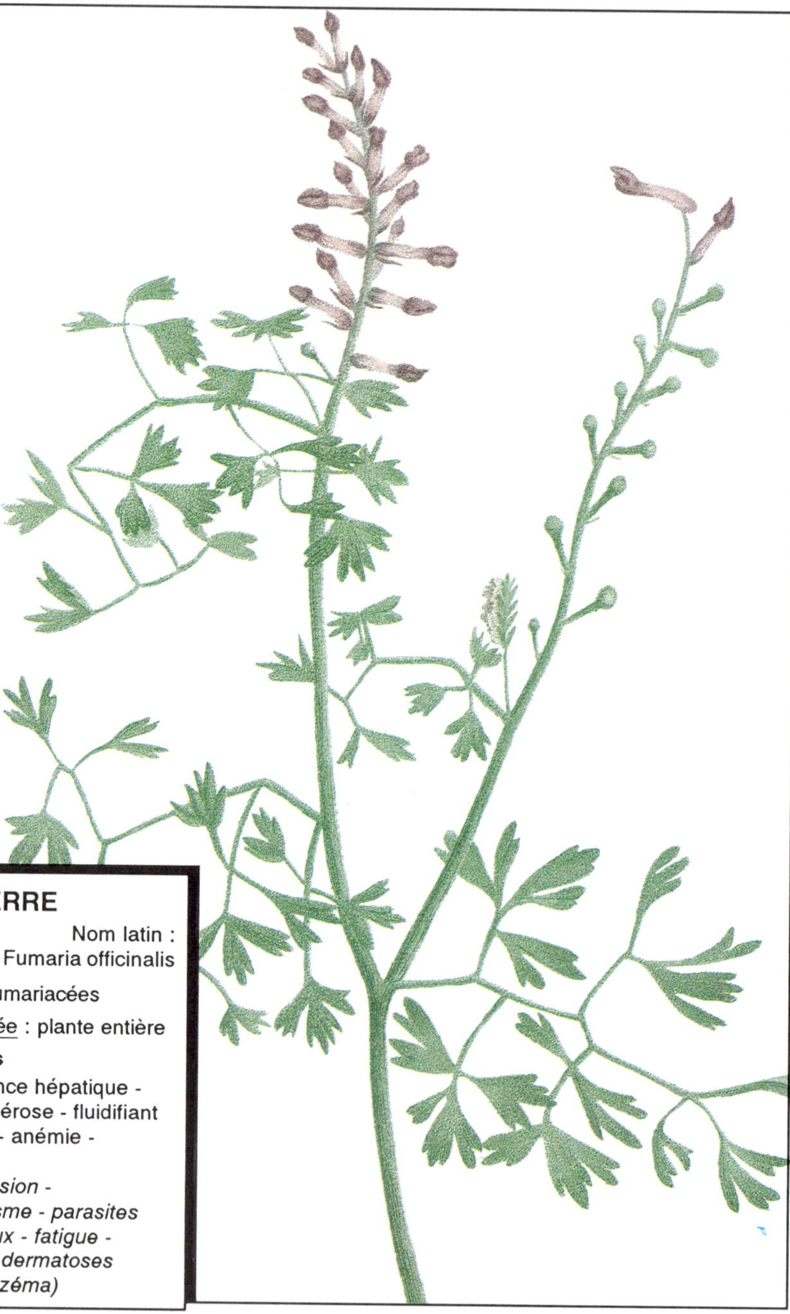

FUMETERRE

Nom latin :
Fumaria officinalis

Famille : Fumariacées

Partie utilisée : plante entière

Indications

- Insuffisance hépatique - artériosclérose - fluidifiant du sang - anémie - asthénie
- *Hypertension - lymphatisme - parasites intestinaux - fatigue - scorbut - dermatoses (acné, eczéma)*

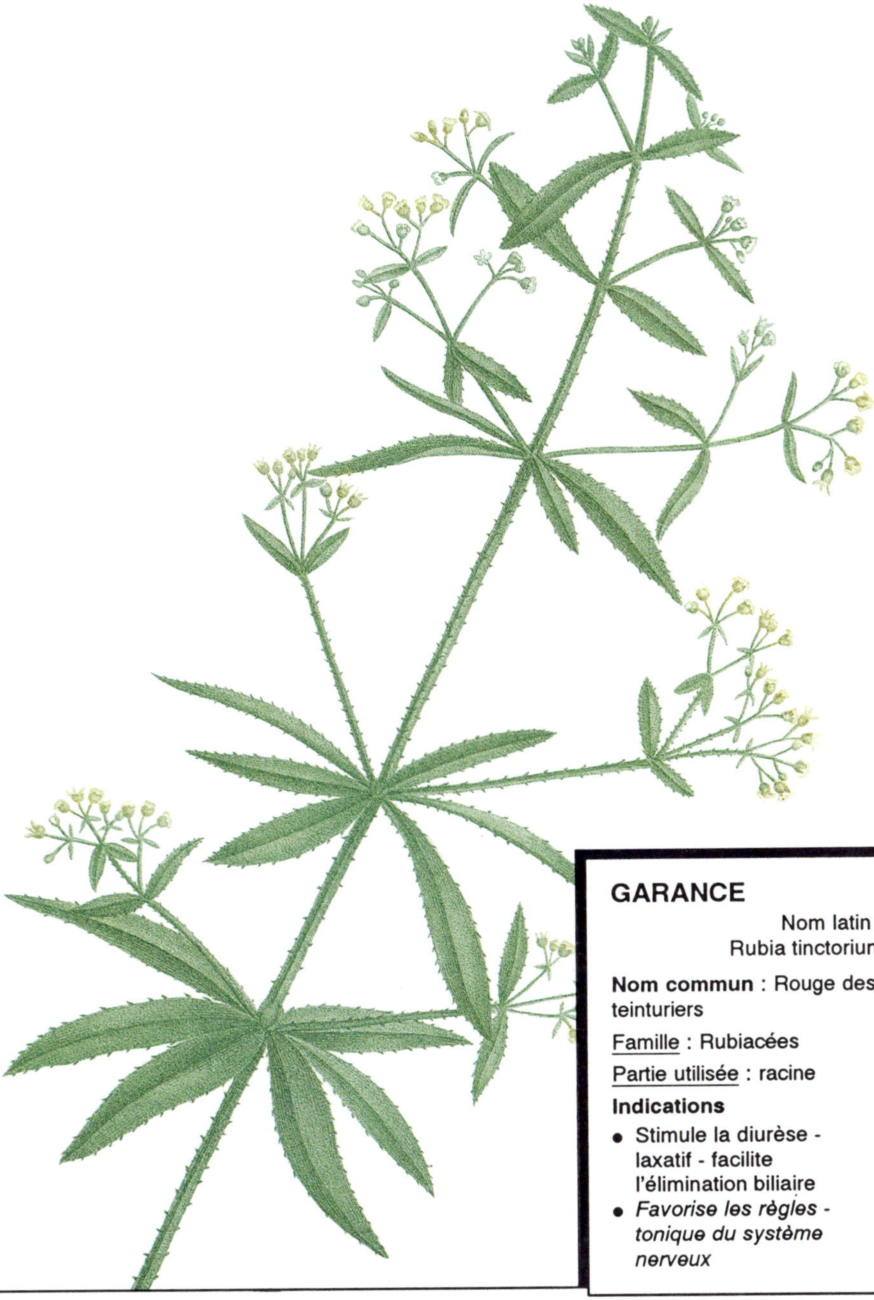

GARANCE

Nom latin :
Rubia tinctorium

Nom commun : Rouge des teinturiers

Famille : Rubiacées

Partie utilisée : racine

Indications

- Stimule la diurèse - laxatif - facilite l'élimination biliaire
- *Favorise les règles - tonique du système nerveux*

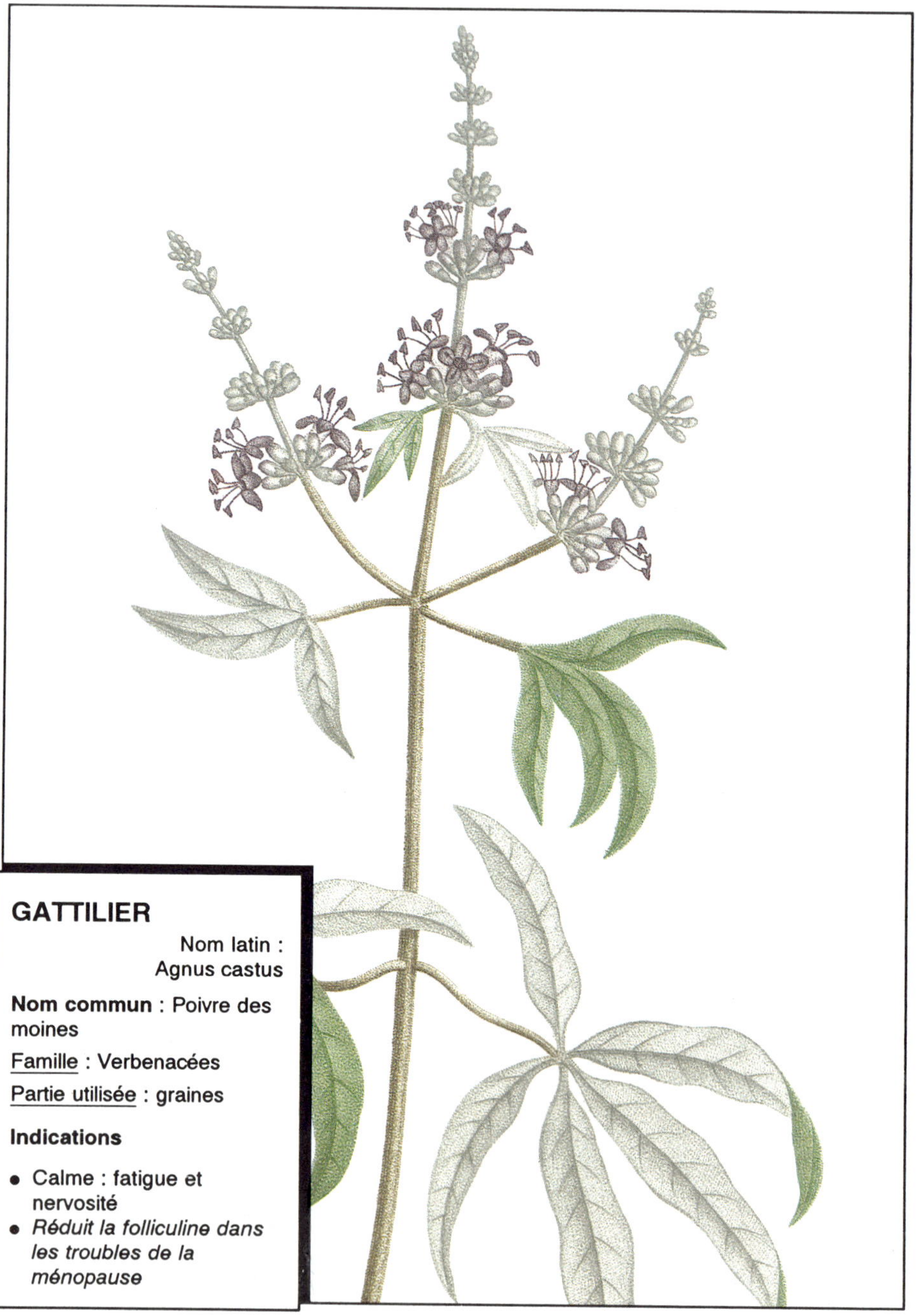

GATTILIER

Nom latin :
Agnus castus

Nom commun : Poivre des moines

Famille : Verbenacées

Partie utilisée : graines

Indications

- Calme : fatigue et nervosité
- *Réduit la folliculine dans les troubles de la ménopause*

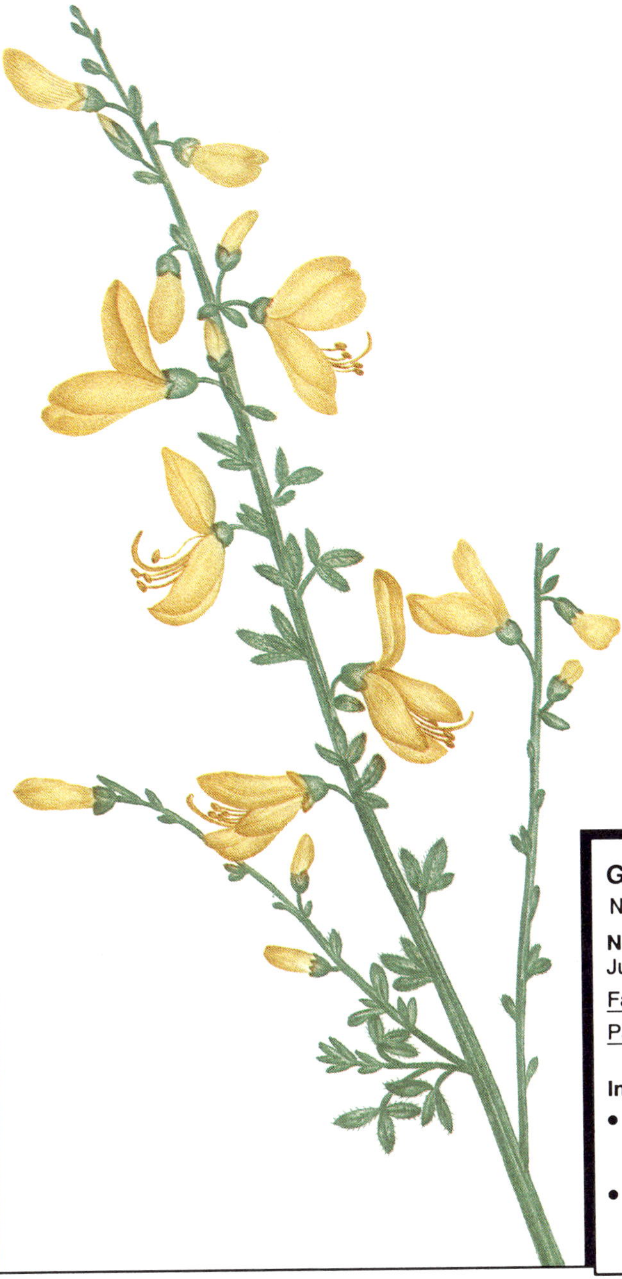

GENÊT

Nom latin : Genista scoparius

Nom commun : Sarothamne - Juniette - Brande

Famille : Papilionacées

Partie utilisée : fleurs en boutons

Indications

- Stimulant cardiaque - hypertenseur - vaso-conscricteur veineux
- *Diurétique dans les œdèmes cardiaques - réduit l'albuminerie*

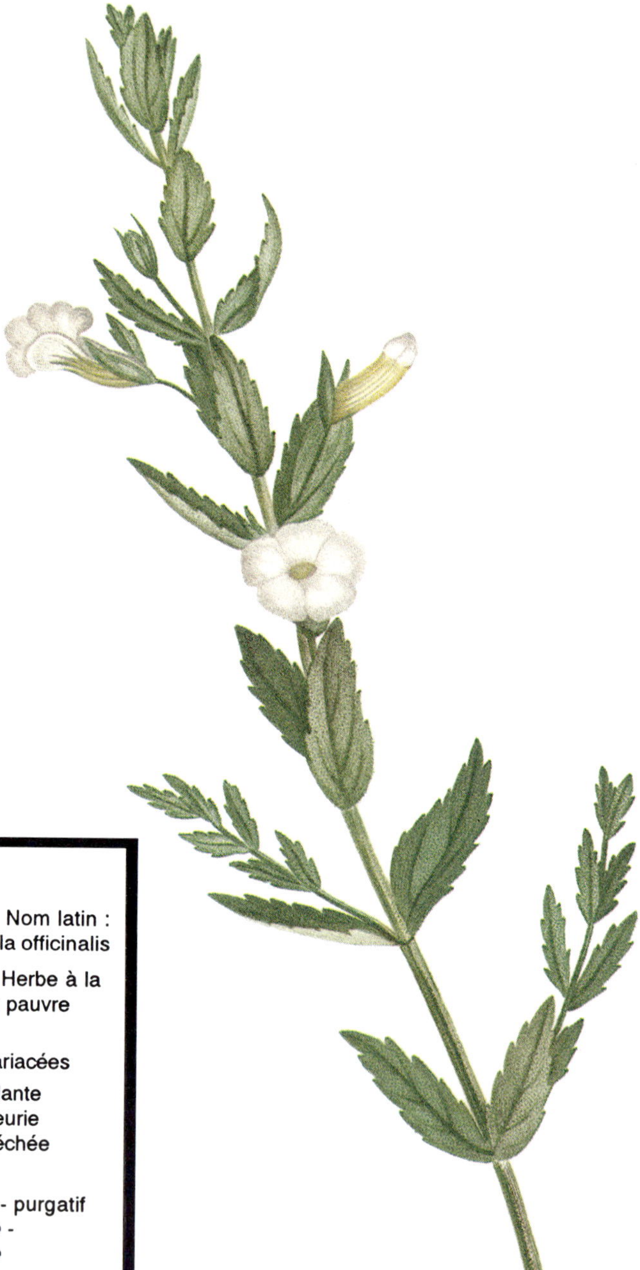

GRATIOLE

Nom latin :
Gratiola officinalis

Nom commun : Herbe à la fièvre - Herbe au pauvre homme

Famille : Scrofulariacées

Partie utilisée : plante fleurie séchée

Indications

- Cardiotonique - purgatif
- *Anthelmintique - emménagogue*

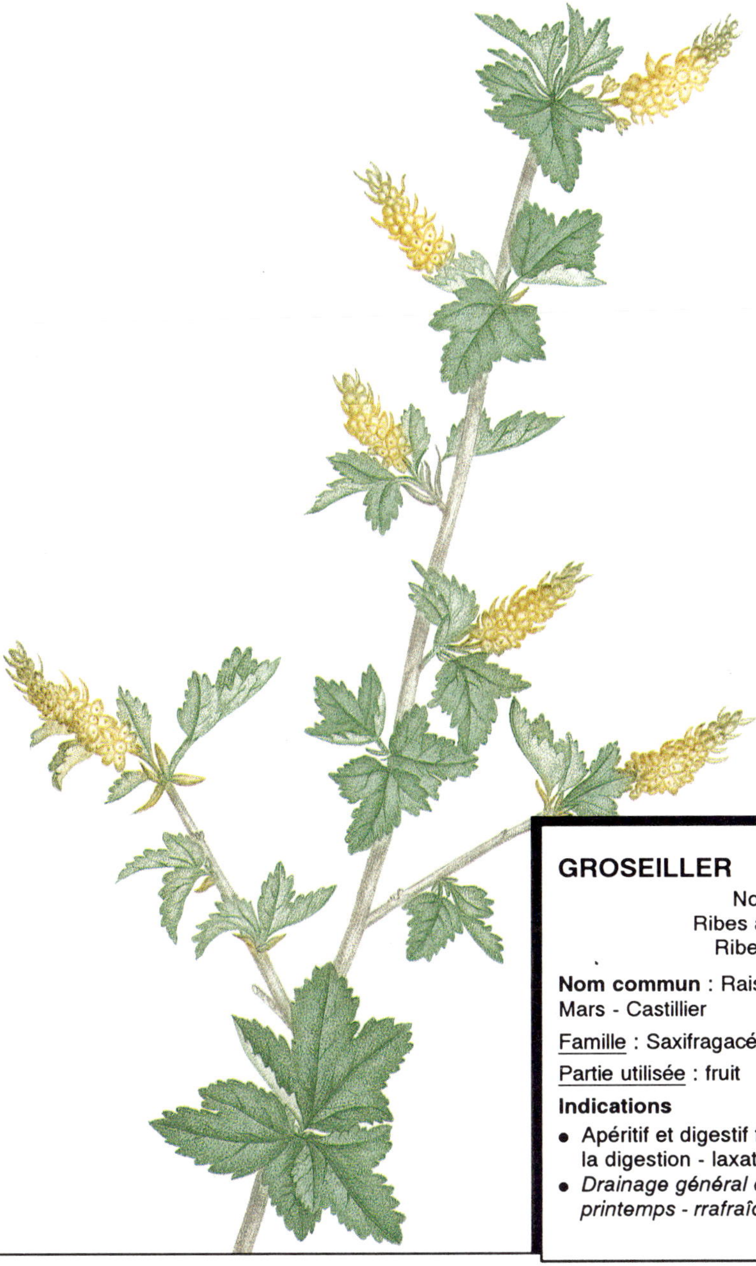

GROSEILLER

Nom latin :
Ribes alpanum
Ribes rubum

Nom commun : Raisin de Mars - Castillier

Famille : Saxifragacées

Partie utilisée : fruit

Indications

- Apéritif et digestif favorise la digestion - laxatif léger
- *Drainage général de printemps - rrafraîchissant*

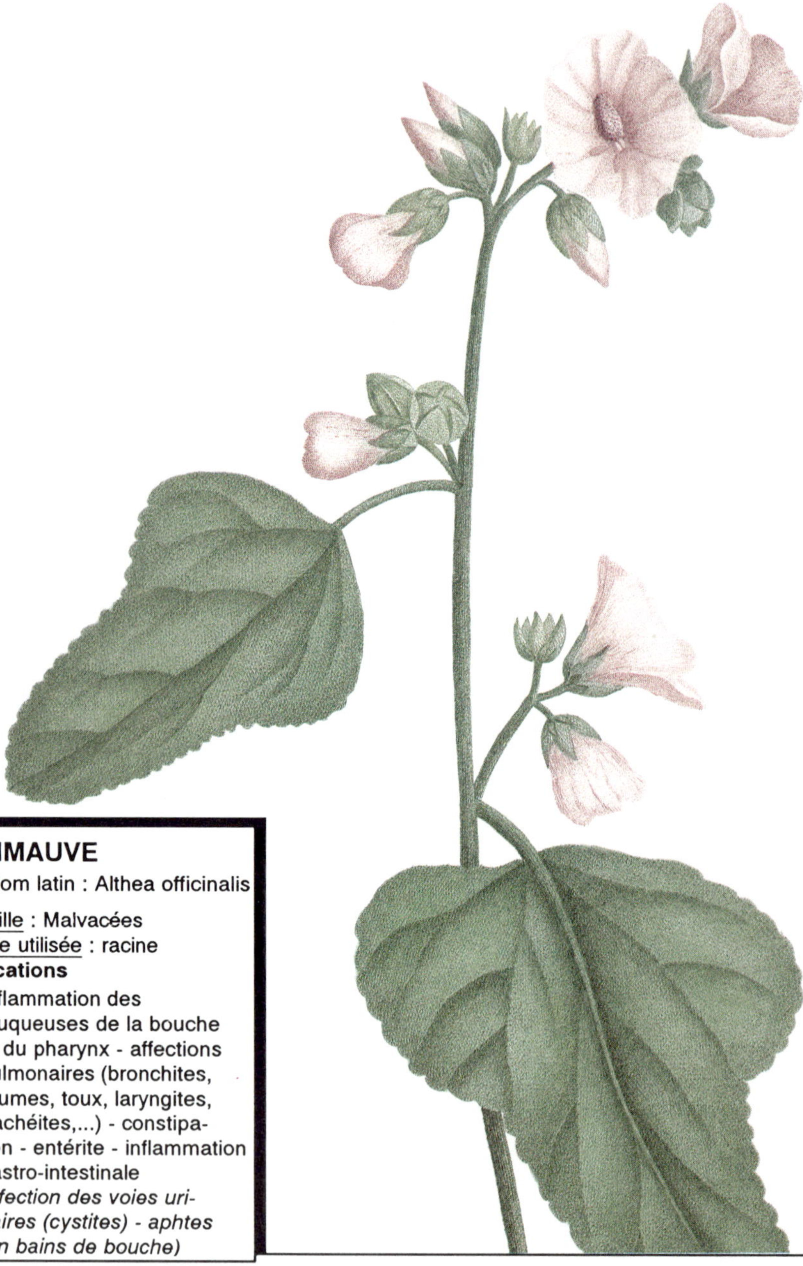

GUIMAUVE

Nom latin : Althea officinalis

Famille : Malvacées
Partie utilisée : racine
Indications

- Inflammation des muqueuses de la bouche et du pharynx - affections pulmonaires (bronchites, rhumes, toux, laryngites, trachéites,...) - constipation - entérite - inflammation gastro-intestinale
- *Affection des voies urinaires (cystites) - aphtes (en bains de bouche)*

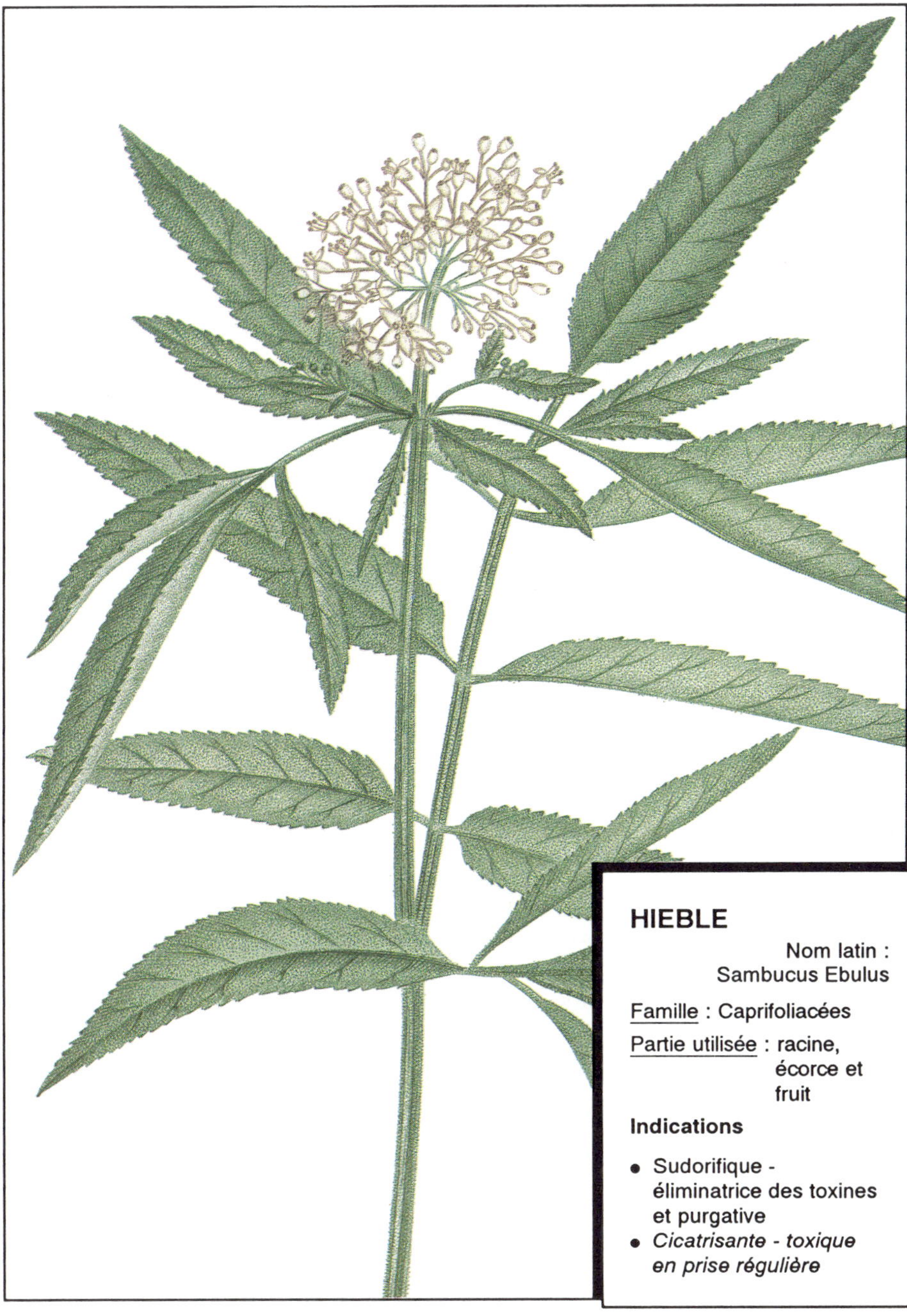

HIEBLE

Nom latin :
Sambucus Ebulus

Famille : Caprifoliacées

Partie utilisée : racine, écorce et fruit

Indications

- Sudorifique - éliminatrice des toxines et purgative
- *Cicatrisante - toxique en prise régulière*

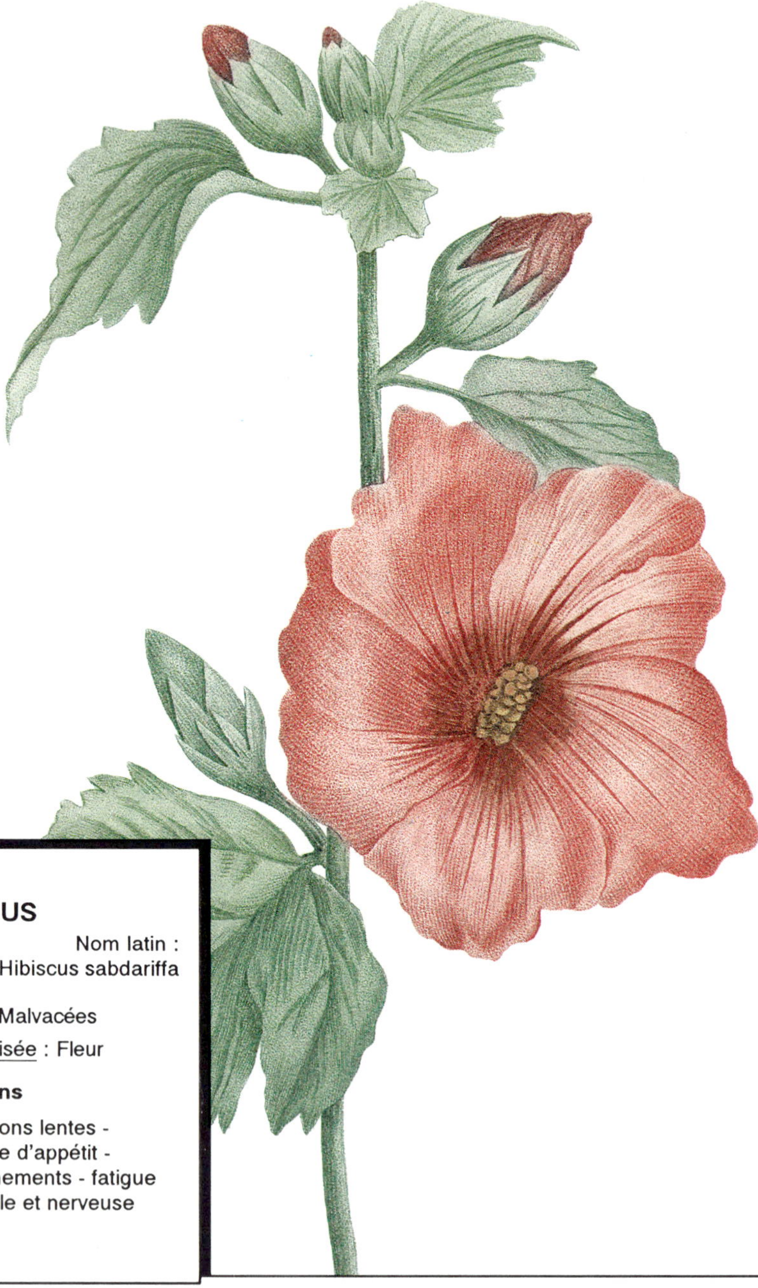

HIBISCUS

Nom latin :
Hibiscus sabdariffa

Famille : Malvacées

Partie utilisée : Fleur

Indications

- Digestions lentes - manque d'appétit - ballonnements - fatigue générale et nerveuse

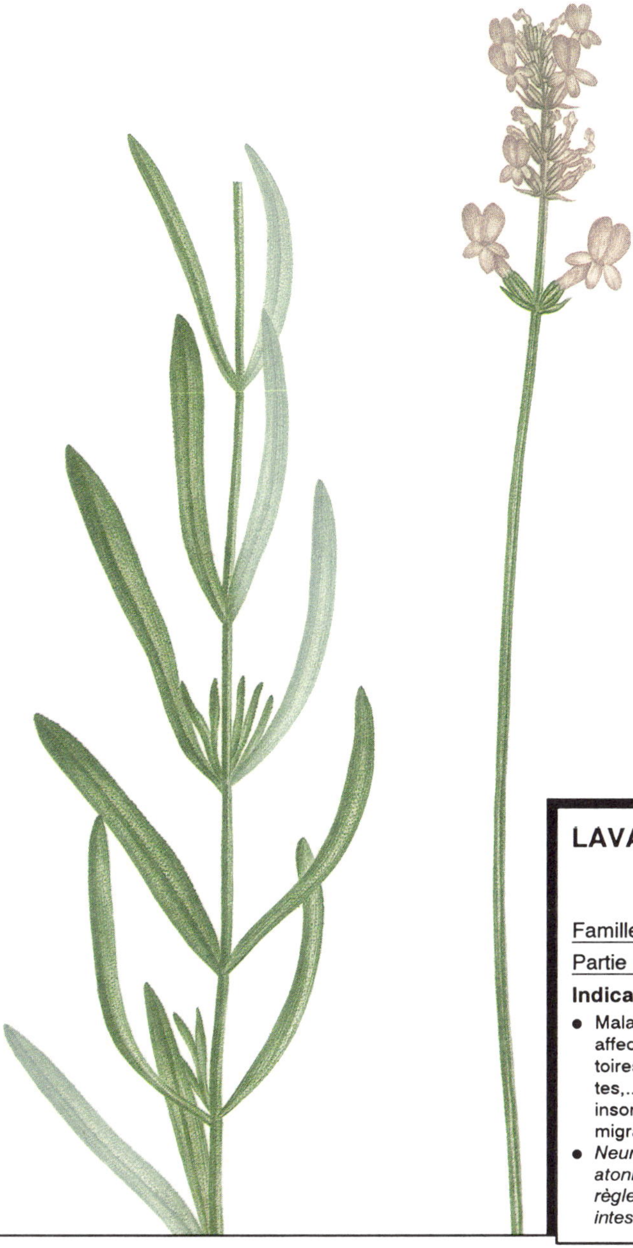

LAVANDE

Nom latin :
Lavandula officinalis

Famille : Labiées

Partie utilisée : fleurs

Indications

- Maladies infectieuses - affections des voies respiratoires (asthme, toux, bronchites,...) - nervosité - anxiété - insomnies - vertiges - migraines - leucorrhées
- *Neurasthénie - rhumatismes - atonie gastrique - cystites - règles insuffisantes - parasites intestinaux*

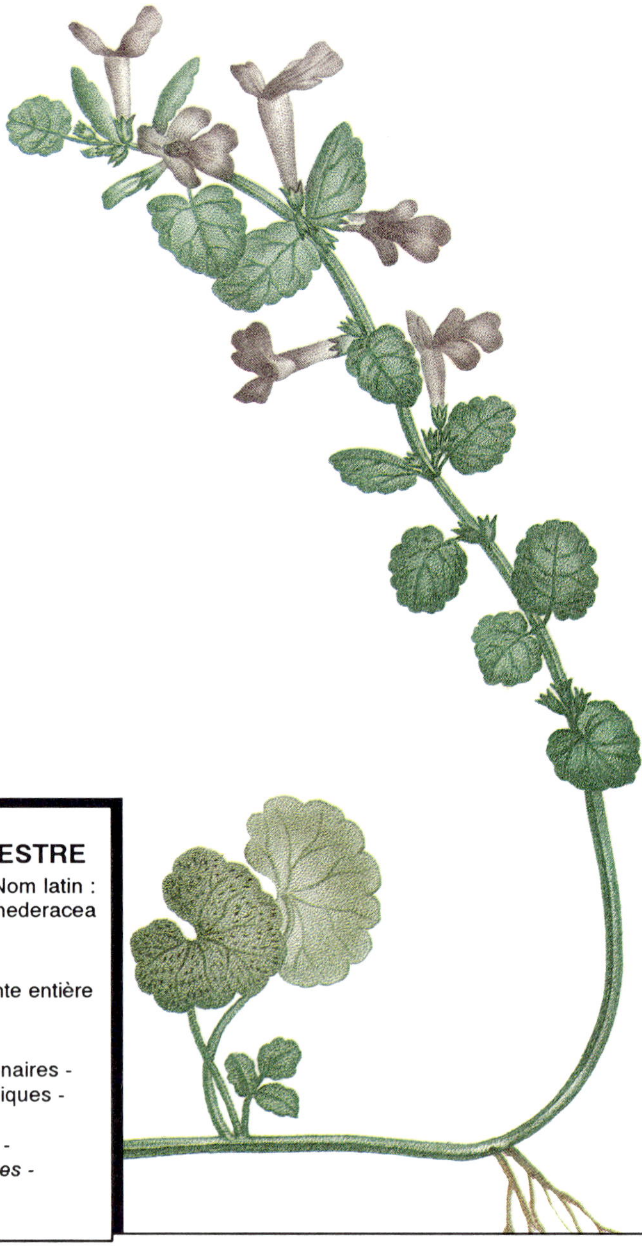

LIERRE TERRESTRE

Nom latin :
Glechoma hederacea

Famille : Labiées

Partie utilisée : plante entière

Indications

- Affections pulmonaires - bronchites chroniques - asthme - grippe
- *Atonie gastrique - affections urinaires - leucorrhées*

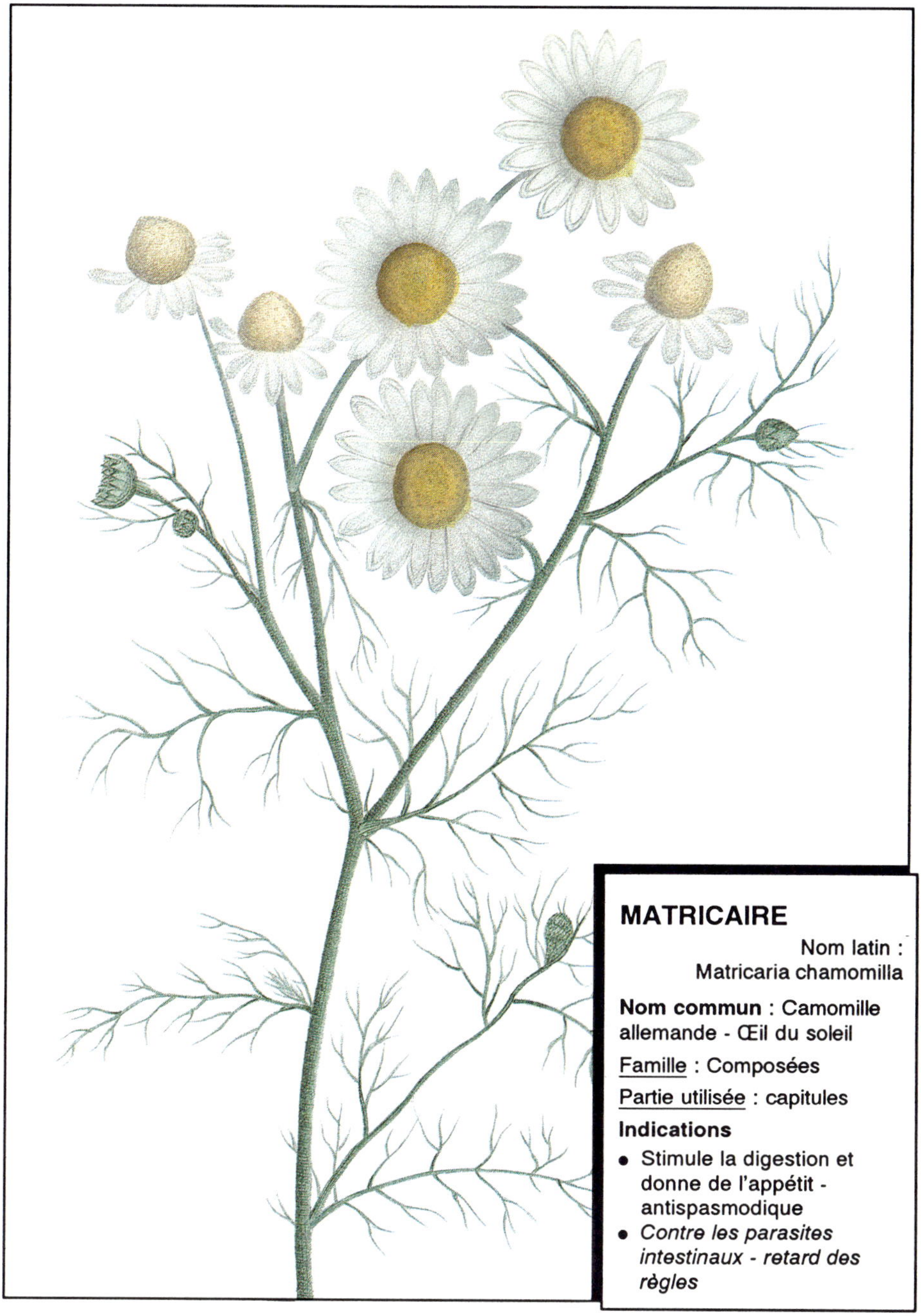

MATRICAIRE

Nom latin :
Matricaria chamomilla

Nom commun : Camomille allemande - Œil du soleil

Famille : Composées

Partie utilisée : capitules

Indications

- Stimule la digestion et donne de l'appétit - antispasmodique
- *Contre les parasites intestinaux - retard des règles*

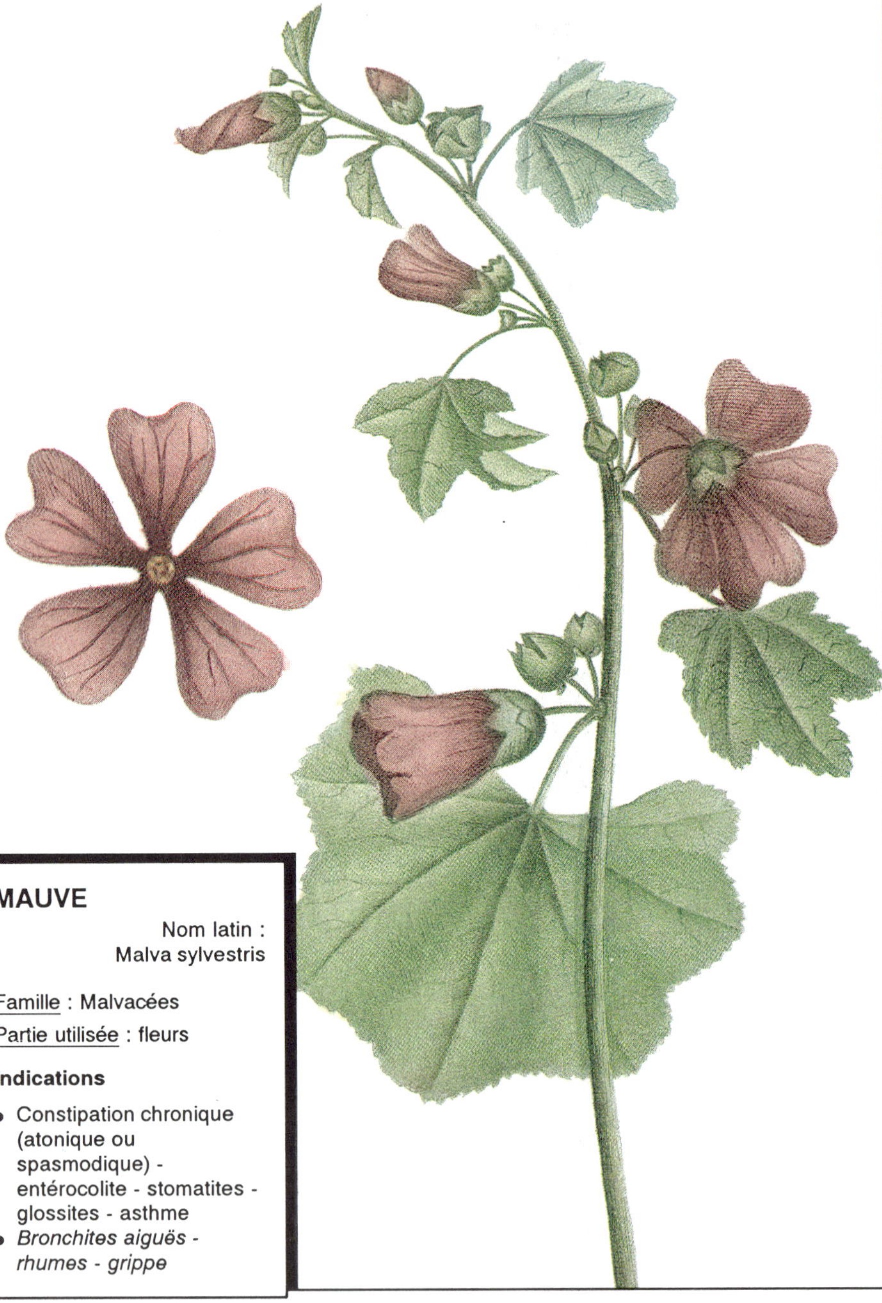

MAUVE

Nom latin :
Malva sylvestris

Famille : Malvacées

Partie utilisée : fleurs

Indications

- Constipation chronique (atonique ou spasmodique) - entérocolite - stomatites - glossites - asthme
- *Bronchites aiguës - rhumes - grippe*

Le soleil est un allié indispensable. Il vous permet non seulement de synthétiser le calcium, mais vous aide également à lutter contre le stress, la fatigue.

Si vous souffrez de coups de soleil, il faut apporter à la peau hydratation et éléments basiques pour calmer la brûlure.

Cataplasme

Voici le moyen le plus rapide et le plus naturel :

Cataplasme de Yaourt

Dès qu'apparaîtra ce fameux coup de soleil, appliquer une couche épaisse de Yaourt nature sur la peau.

Laisser en place quinze minutes. Nettoyer avec un peu d'eau fraîche et pulvériser une eau florale Boriquée.

Vous serez étonné de la fraîcheur de votre peau.

Cette recette n'est valable que pour un coup de soleil léger. Si votre peau est brûlée, il faut demander conseil à votre médecin traitant.

Le Melon anti-coup de soleil

Ce fruit délicieux, ami de votre ligne (son action diurétique est remarquable), est également inégalable pour guérir les coups de soleil.

Choisir un Melon frais. Couper de très fines tranches - 3 à 4 tranches.

Les appliquer sur les coups de soleil. Dès que la sensation de fraîcheur s'estompe, renouveler l'application.

Cataplasme huile d'Avocat-Citron-Plantes

Ce cataplasme est à utiliser dans les cas extrêmes : le coup de soleil très douloureux et rouge, qui vous donne même le sentiment d'être fiévreux.

Huile pure d'Avocat : 100 ml
Bourrache plante : 50 gr
Matricaire : 50 gr
Sureau fleur : 50 gr

Passer les plantes au moulin à café pour les moudre finement. Prendre deux cuillerées à soupe de ces plantes mélangées. Ajouter la quantité d'huile d'Avocat afin d'obtenir une pâte épaisse.

Ajouter un jus de Citron.

Matin et soir - Appliquer sur les zones douloureuses.

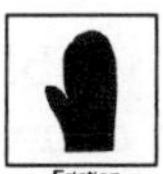

Friction

Si vous voulez emporter dans vos valises un produit tout prêt et efficace, voici deux produits qui ont fait leurs preuves :

Huile de Calendula

L'huile végétale de Calendula est idéale pour les peaux fragilisées et irritées.

Le Calendula est ici utilisé pour ses propriétés cicatrisantes et apaisantes. Le Carotène et la Vitamine A restructurent la peau.
Déposer une petite perle d'huile sur le bout de vos doigts et masser très doucement votre visage, en évitant le contour des yeux.
Laisser agir toute la nuit.
Peut être utilisé aussi sur le corps.

Huile végétale de Millepertuis

L'huile de Millepertuis reconstruit la peau, en cas de coup de soleil.
Le Millepertuis est réputé depuis le Moyen-Age pour guérir les brûlures. La Vitamine E régénère les cellules. La Vitamine B5 et la Vitamine A cicatrisent.
Procéder comme pour l'huile de Calendula.

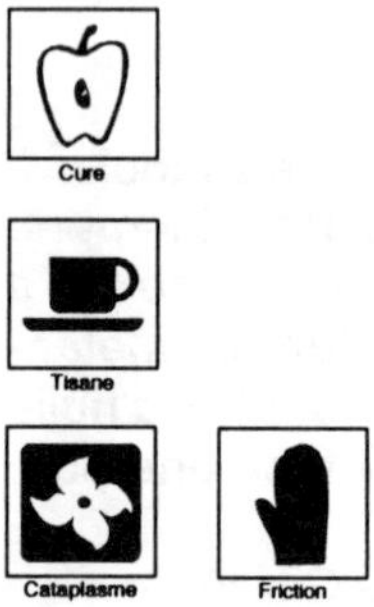

COUPS ET ECCHYMOSES

Les bleus sont le signe visible d'un épanchement de sang sous la peau, souvent dus à un coup. C'est le sang qui infiltre les tissus et provoque la coloration, la légère enflure et parfois même la douleur au contact.

Les ecchymoses sont tout d'abord rouges puis bleues, elles deviendront verdâtres puis jaunes au fur et à mesure de leur évolution : plus elles se résorbent, plus les composants du sang se dégradent.

Avant d'entreprendre un traitement, il faut bien sûr s'assurer qu'il n'y a pas de lésion grave (fracture, par exemple).

Cure

- **Avant les 2 principaux repas** - 2 gélules de Complexe Vigne rouge.
- **Pendant chacun des 3 repas** - 2 gélules de Complexe Magnésium + Vitamine D.
- **Après chacun des 3 repas** - 2 gélules de Complexe ADN + Vitamines F et E.
- **Par jour** - Boire un litre de cette tisane :

Vigne rouge feuille : 50 gr
Cynorrhodon baie : 50 gr
Prêle plante : 50 gr
Millefeuille plante : 50 gr

Mélanger les plantes entre elles. Compter cinq cuillerées à soupe du mélange, pour un litre d'eau bouillante. Laisser infuser quinze minutes. Filtrer.

- **Durée du traitement** : faire une cure deux à trois fois par an, pendant trois semaines.

Tisane

Tisane contre les contusions

Cette tisane a des propriétés calmantes et favorise la dispersion des amas sanguins.

Elle a, de plus, une action tonique sur les parois des vaisseaux.

Marjolaine feuille : 50 gr
Tilleul fleur : 25 gr
Vigne rouge feuille : 50 gr
Oranger fleur : 50 gr

Mélanger les plantes entre elles. Compter quatre cuillerées à soupe du mélange, pour un litre d'eau froide.
Porter à ébullition sans faire bouillir. Éteindre le feu et laisser infuser dix minutes. Filtrer.

- **Par jour** - Boire trois tasses, entre les repas.
- **Durée du traitement** : en cures d'au moins une semaine.

Cataplasme

Cataplasme Eau vinaigrée - Argile verte

Argile verte : 2 cuillerées à soupe
Eau vinaigrée

Prendre l'Argile et la délayer avec l'eau vinaigrée pour obtenir une pâte épaisse. Appliquer sur la peau et laisser en place au moins une heure.

Cataplasme Persil - Gros Sel

Persil haché : 3 cuillerées à soupe
Gros Sel : 1 cuillerée à soupe
Eau-de-vie

Mettre dans un bol le Persil haché et le gros Sel. Mouiller avec l'Eau-de-vie. Recueillir le jus pour frotter la zone atteinte et appliquer ensuite la pâte.
A la place de l'Eau-de-vie, vous pouvez prendre du rhum, du gin ou de la vodka.

Compresse anti-contusions

Lavande fleur : 50 gr
Houblon cône : 50 gr
Mauve fleur : 25 gr
Sureau fleur : 50 gr

Mélanger les plantes entre elles. Compter quatre cuillerées à soupe du mélange, pour un litre d'eau froide.

Porter à ébullition sans faire bouillir. Éteindre le feu et laisser infuser dix minutes.

- **Durée du traitement** : faire des compresses tièdes sur les ecchymoses, deux à trois fois par jour. Laisser en place 1/2 heure environ.

Cette tisane favorise la disparition des hématomes et des bosses.

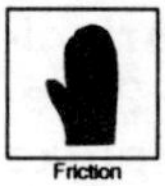
Friction

Huile d'Arnica

Les fleurs d'Arnica Montana, en macération huileuse, sont réputées depuis le XIIème siècle (Sainte Hildegarde et l'Ecole de Salerne) comme spécifiques des coups et ecchymoses.

Cette huile doit faire partie de la trousse de soins des sportifs qui pratiquent un sport violent.

Masser avec la paume de la main, bien à plat. Appliquer l'huile, de préférence sur une peau légèrement humide.

Toutes ces recettes et remèdes ont la même vocation : vous aider à mieux vous soigner.

Utilisez-les en alternance, en fonction de vos goûts et de l'effet produit sur votre cas personnel.

Certaines recettes correspondent mieux que d'autres à votre organisme. Pour découvrir les plus efficaces pour vous, n'hésitez pas à les essayer.

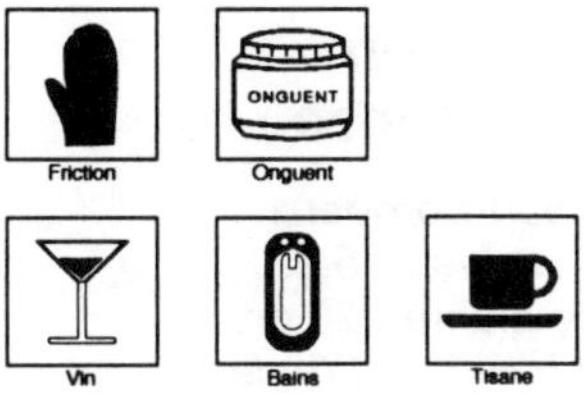

COURBATURES

Ces raideurs musculaires, qui sont plus ou moins douloureuses, sont dues soit à un effort inhabituel de vos muscles, soit à certaines affections comme la grippe. Il y a alors accumulation de toxines, de déchets de carburation, d'acide lactique, dont les cristaux se déposent entre les fibres musculaires. Il faut donc dissoudre ces cristaux en éliminant.

Boire beaucoup et limiter les protéines et les produits laitiers tant que la douleur n'a pas disparu.

Si vos courbatures n'ont pas pour origine une affection, des exercices d'assouplissement, même s'ils sont légèrement douloureux au départ, finiront par vous soulager en faisant travailler le muscle et en l'oxygénant. De plus, ces exercices sont une excellente prévention contre les récidives.

Le massage peut également être une bonne formule pour chasser la douleur : assouplissez le muscle en douceur comme vous sauriez pétrir une pâte. Ce sont, en fait, les déchets acides accumulés au cours de l'effort violent, qui rendent vos muscles douloureux. Le massage va les aider à évacuer ces toxines.

Si vous êtes sujet aux courbatures trop fréquentes, peut-être souffrez-vous d'une mauvaise circulation sanguine. Le sang stagne dans vos membres, il faut alors stimuler votre circulation avec l'aide de la vigne rouge.

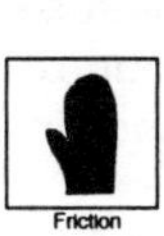

Friction Camphre - Romarin

L'huile Camphrée est un bien vieux remède.

C'est peut-être le liniment le plus efficace pour lutter contre les courbatures froides.

Huile Camphrée : 100 ml
Huile essentielle de Romarin : 10 ml

Mélanger. Secouer. Frictionner et recouvrir d'un vêtement chaud (laine de préférence).

- **Le soir** - A faire avant de se coucher.

Massage pour courbatures

Huile végétale de Camomille : 100 ml
Huile essentielle de Genièvre : 1 g
Huile essentielle de Romarin : 2 g
Huile essentielle de Marjolaine : 0,5 g

Mélanger les huiles entre elles. En massages, aux endroits douloureux.

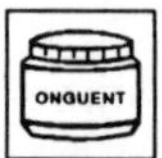

Onguent

Baume du guérisseur

En massages légers, pour bien faire pénétrer tous les principes actifs.

- **Durée du traitement** : à faire deux à trois fois par jour.

Vin

Vin anti-douleur

Oignons : 500 gr
Miel de Thym : 150 gr
1 litre de Vin blanc doux

Hacher finement les Oignons. Les mélanger avec le Miel. Ajouter le Vin blanc en délayant peu à peu avec une cuillère en bois.
Laisser reposer 2 semaines (en remuant si possible 2 à 3 fois tous les deux jours). Filtrer.

- **Par jour** - Boire à raison de deux verres et demi.

Vin sourire

1 litre de bon Bordeaux
Gentiane racine : 15 gr
Fumeterre plante : 20 gr
Genièvre baies : 10 (baies)
Girofle : 3 clous

Laisser macérer tous les ingrédients dans le Vin, pendant 10 jours. Filtrer.

- **Avant les repas** - Boire un verre à madère.

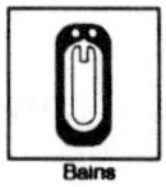
Bains

Bain Orange - Lavande

Compter deux cuillerées à soupe d'huile de bain pour un grand bain chaud.
Température de l'eau de 38° à 42°.

- **Durée du bain** : dix à quinze minutes. Il est indispensable de faire suivre le bain d'une rapide douche froide des jambes.
- **Durée du traitement** : prendre 2 à 3 bains par semaine.

Tisane

Tisane anti-courbatures

Prêle plante : 50 gr
Cassis feuille : 50 gr
Frêne feuille : 50 gr
Camomille fleur : 50 gr

Mélanger les plantes entre elles. Compter quatre cuillerées à soupe du mélange, pour un litre d'eau bouillante. Laisser infuser dix minutes. Filtrer.

- **Tout au long de la journée** - Boire la totalité, entre les repas.

Pour plus d'efficacité, je vous conseille d'ajouter à votre litre de tisane : 2 doses de L.I.V.E. de Caprus.

CRAMPES

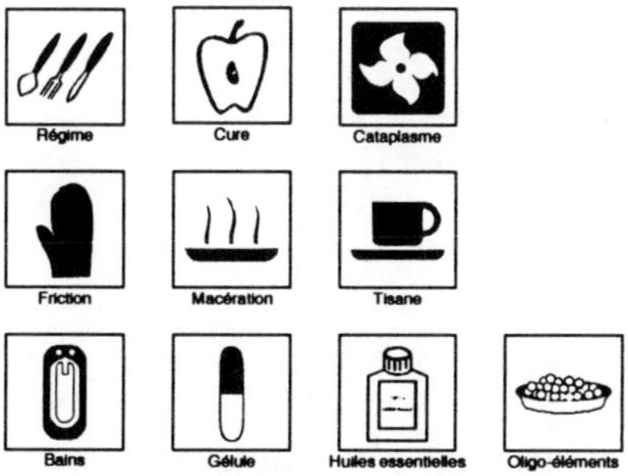

Contractions involontaires et spasmodiques de certains muscles, et notamment ceux du mollet, les crampes sont en général de courte durée. Quand elles sont plus fréquentes la nuit, elles sont souvent dues à une mauvaise position qui comprime un nerf ou une artère.

Mais elles peuvent également être dues à une fatigue musculaire inhabituelle. Il peut s'agir, en outre, de troubles circulatoires, de nervosité excessive, d'un manque d'oligo-éléments (or, magnésium, aluminium, etc.), d'un manque d'exercice physique.

En revanche, si ces crampes ou ces douleurs sont fréquentes et surviennent sans raison apparente, il est nécessaire de consulter un praticien car ce peut être un signe avant-coureur d'une maladie grave. Dans ce cas, il ne faut pas se contenter d'une aspirine ou d'une tisane. Il est indispensable de faire un diagnostic. S'il ne révèle rien de particulier, alors n'hésitez pas et adressez-vous à la nature, elle pourra vous aider.

Il est des saisons beaucoup plus propices aux douleurs musculaires, le début de l'été par exemple.

En effet, après l'engorgement de l'hiver, votre organisme essaie d'éliminer les toxines. Il faut l'aider, sinon elles se diffusent dans vos muscles et vous font souffrir. Pour cela, rien de tel que d'adopter une diététique très stricte pendant quinze jours : supprimez les viandes, charcuteries, graisses, alcools, thé et café.

A midi

- crudités en entrée
- 100 gr de poisson
- légumes verts

Le soir

- crudités
- céréales complètes

Vous obtiendrez encore des résultats beaucoup plus rapides si, pendant trois jours, vous ne mangez en tout et pour tout que de la salade de fruits frais : orange, banane, poire, pomme, fraise, mangue, papaye... Essayez, c'est délicieux!

Maintenant, pour obtenir immédiatement force et dynamisme, il y a un secret...

Le petit déjeuner détonnant Crème Budwig

- 4 cuillerées à café de Fromage à 0 %
- 2 cuillerées à café d'huile de Tournesol (1ère pression à froid)
- 1 cuillerée à café d'Amandes pulvérisées
- 1 cuillerée à café de poudre de Germe de Blé
- Le jus d'un demi-Citron

Attention, il est indispensable de suivre les autres conseils d'alimentation en même temps : pas de plats en sauce ni de gâteaux au chocolat ! De plus, apprenez à vous détendre. Pratiquez yoga ou sophrologie pour réapprendre à respirer. Souvent, les personnes qui souffrent musculairement respirent mal. Savoir respirer vous permettra d'être moins fatigué en fin de journée.

Si, faute de temps, vous ne pouvez pas pratiquer l'une ou l'autre de ces thérapies, obligez-vous quatre fois par jour, pendant dix secondes, à fermer les yeux et à relâcher tous vos muscles.

Vous pouvez également compléter ces conseils de diététiques par une cure à long terme qui donnera des résultats plus durables.

Cette cure se décompose en deux parties, la cure du jour et la cure du soir.

Cure du jour

Cette cure du jour apporte dynamisme et légèreté à l'organisme.

Frêne feuille : 50 gr
Cynorrhodon baie : 50 gr
Reine des prés plante : 50 gr
Miel de Romarin

Mélanger les plantes entre elles. Compter une cuillerée à soupe du mélange, pour une grande tasse d'eau froide (3 tasses dans un litre).
Porter à ébullition sans laisser bouillir. Infuser dix minutes.
Boire tiède ou froid en ajoutant une cuillerée à café de Miel.

- **Le matin** - Une tasse à jeun (si possible).
- **Le midi** - Une tasse avant le repas.
A associer obligatoirement avec la cure du soir :

Cure du soir

Camomille fleur : 25 gr
Bigaradier bouton : 25 gr
Sauge feuille : 50 gr

Mélanger les plantes entre elles. Compter deux cuillerées à café du mélange, pour une grande tasse d'eau bouillante, d'un quart de litre de contenance.
Laisser infuser dix minutes.

- **Le soir** - Boire cette grande tasse de tisane chaude, avant de vous coucher.
A associer obligatoirement avec la cure du jour.

Voici une autre cure à faire pendant 10 jours, puis arrêt 10 jours, puis reprise 10 jours... jusqu'à amélioration significative :

- **Avant chacun des 3 repas** - 2 gélules de Complexe Magnésium + Vitamine D.
- **Pendant chacun des 3 repas** - 2 gélules de Poudre de Coquille d'Huître.
- **Après les 3 repas** - 1 ampoule de Potassium
- **Dans la journée** - Boire, entre les repas, au moins un litre de la tisane suivante :

Prêle plante : 50 gr
Bruyère fleur : 50 gr
Ortie blanche plante : 50 gr
Sauge feuille : 50 gr
Mélisse feuille : 50 gr
Pissenlit racine : 50 gr

Mélanger les plantes entre elles. Mettre cinq cuillerées à soupe rases du mélange dans un litre d'eau froide, porter à ébullition une minute, infuser dix minutes et filtrer.

Cure
Miel - Vinaigre

Vinaigre de Cidre biologique : 1 cuillerée à café
Miel de Romarin : 1 cuillerée à café
Eau tiède : 1/2 verre

Bien délayer le Miel et le Vinaigre dans l'eau tiède.

- **Tous les soirs** - Lorsque le mélange est parfaitement homogène, boire en une fois après le repas.
N'ayez aucune crainte en ce qui concerne l'acidité du Vinaigre sur votre estomac, même si vous avez des aigreurs, car le Vinaigre de Cidre, après le repas, est le meilleur gage d'une bonne digestion.

L.I.V.E. d'Algues Laminaria Digitata + Fer

- **Tous les matins, à jeun** - 1 dose pure ou diluée dans un verre d'eau ou de jus de fruit.
- **Durée du traitement** : cures de vingt-quatre jours. A renouveler, en cas de besoin.
- **En cas de besoin accru** - 2 doses par jour, matin et soir, avant le repas.

L.I.V.E.
de Reine des prés

- **Chaque matin** - Une dose pure, à jeun, ou diluée dans un verre d'eau ou de jus de fruit.
Prendre une deuxième dose dans **l'après-midi ou le soir**, au coucher.
Durée du traitement : en cure de vingt-quatre jours. La cure peut être répétée ou prolongée.

Cataplasme

Cataplasme
de Terre

Argile verte concassée ou terre argileuse (si vous êtes loin d'une ville ou si vous ne trouvez pas d'Argile pure)

Prendre de l'Argile. Mélanger avec de l'eau afin d'obtenir une pâte épaisse, peu fluide. Etaler la pâte sur un linge de coton. Appliquer l'Argile à même la peau.

- **Durée du traitement** : laisser en place 2 heures au minimum.

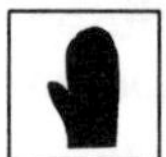
Friction

Ail et
Alcool Camphré

10 % d'Ail pilé
90 % d'Alcool Camphré

Remplir une bouteille. Laisser macérer 10 jours, en secouant fortement. Frictionner les points douloureux. Cette friction soulage immédiatement. Il faudrait toujours en avoir une préparation à la maison.

Friction apaisante

Alcool Camphré : 125 ml.
Huile essentielle de Romarin : 5 ml

Mélanger les huiles.
Agiter et frictionner vigoureusement vos muscles, en humectant de quelques gouttes un gant bien sec.

Friction Piment de la Jamaïque

C'est le moyen le plus rapide pour soulager une crampe musculaire.
Il ne s'agit pas, bien entendu, d'une action à long terme mais, lorsqu'on souffre, le soulagement immédiat est toujours le bienvenu... !

Romarin feuille : 20 gr
Piment de la Jamaïque : 2
Huile essentielle de Thym : 5 ml
Huile essentielle de Cyprès : 5 ml

Mélanger l'Eau-de-vie, le Romarin et les Piments. Laisser macérer vingt et un jours, à la lumière du jour. Filtrer. Ajouter les Huiles essentielles.
Frictionner parfaitement les parties douloureuses.

Agiter le flacon avant l'emploi. Ne pas s'exposer au soleil après, vous risquez de voir apparaître des taches brunes sur la peau.

Huile anti-douleur

L'huile d'Osiris, très riche en oxygène, va régénérer peu à peu les tissus et augmenter la formation de cellules neuves.
Peu à peu, vos douleurs s'espaceront pour ne plus revenir.

Huile de noyau d'Abricot : 100 ml
Huile essentielle de Pin : 40 gouttes
Huile essentielle de Genièvre : 20 gouttes

Mélanger bien les trois ingrédients en secouant énergiquement le flacon avant chaque emploi.

- **Deux fois par jour** - Frictionner la zone douloureuse.

Huile pour massage

Huile essentielle de Romarin : 10 ml
Huile essentielle de Pin : 10 ml
Huile essentielle de Thym : 5 ml
Huile essentielle de Fenouil : 5 ml
Huile d'Olive vierge : 1/4 de litre

Masser les muscles douloureux en appuyant fortement.

Huile médicinale

1 bouteille vide d'un demi-litre
Baies de Genièvre écrasées
Sommités de Thym
Clous de Girofle : 10

Prendre la bouteille vide et la remplir jusqu'au quart de baies de Genièvre, puis jusqu'à la moitié de sommités de Thym.
Ajouter les Clous de Girofle.
Laisser macérer au minimum 15 jours, à la lumière du jour.

Masser les zones douloureuses. Si la douleur résiste, imprégner un coton et le maintenir en place toute la nuit, à l'aide d'une bande.

Macération suractive

Alcool à 90° (ou Eau-de-vie de Pomme) : 1 litre
Origan plante : 25 gr
Romarin feuille : 25 gr
Thym feuille : 25 gr
Clous de Girofle : 6

Laisser macérer 10 jours après avoir bouché le flacon, en remuant vigoureusement tous les jours. Filtrer en pressant fortement les plantes.

Tisane anti-crampes

Prêle plante : 100 gr
Marjolaine feuille : 50 gr
Fumeterre plante : 50 gr
Pariétaire plante : 50 gr
Bardane racine : 50 gr

Mélanger les plantes entre elles. Compter cinq cuillerées à soupe du mélange, pour un litre d'eau bouillante.
Couvrir et laisser infuser dix minutes. Filtrer.

- Boire le litre **sur deux jours,** entre les repas.

Tisane contre les douleurs musculaires

Cette tisane est à la fois calmante, décongestionnante et anti-inflammatoire.
Elle aidera à chasser de vos muscles les résidus provenant d'un effort inhabituel.
Elle vous rendra service aussi, si ces douleurs ne sont que le résultat d'un tempérament nerveux et spasmé.

Vigne rouge feuille : 50 gr
Marjolaine feuille : 50 gr
Reine des prés plante : 50 gr
Lavande fleur : 50 gr
Genièvre baie : 50 gr
Réglisse racine : 50 gr

Mélanger les plantes entre elles. Compter quatre cuillerées à soupe du mélange, pour un litre d'eau froide.
Porter à ébullition sans faire bouillir. Éteindre le feu et laisser infuser dix minutes. Filtrer.

- Boire une grande tasse (1/4 de litre) **toutes les heures,** en cas de crise aiguë. Sinon, boire 3 tasses par jour.
- **Durée du traitement** : cures de trois semaines.

Tisane d'élimination

Reine des Prés fleur : 25 gr
Sureau fleur : 50 gr
Oranger fleur : 25 gr
Lierre terrestre plante : 50 gr
Prêle plante : 50 gr
Bouillon blanc fleur : 50 gr
Camomille fleur : 25 gr
Menthe douce feuille : 25 gr
Miel de Romarin : une cuillerée à café

Mélanger les plantes entre elles. Compter une grosse cuillerée à soupe, pour un litre d'eau bouillante.

Laisser infuser dix à quinze minutes. Filtrer et ajouter, si nécessaire, une cuillerée à café de Miel de Romarin.

- Boire chaud **tout au long de la journée.**

Tisane pour muscles douloureux

Cette tisane dépurative permet d'éliminer les toxines et de désengorger vos organes d'élimination.

Fumeterre plante : 50 gr
Bouleau feuille : 50 gr
Sapin bourgeon : 25 gr
Cassis feuille : 50 gr
Pariétaire plante : 50 gr
Bourrache plante : 50 gr

Mélanger les plantes entre elles. Compter cinq cuillerées à soupe du mélange, pour un litre d'eau bouillante. Laisser infuser quinze minutes. Filtrer. Boire de préférence tiède.

- **Durée du traitement** : en cures de dix jours.

Ne manger, pendant ces dix jours, que des légumes, des fruits, des céréales.
Pas de viande.

Perles de bain relaxantes

Bains

– 1 perle d'huile de bain, pour un grand bain chaud.

Température de l'eau de 38° à 42°.
Durée du bain : dix à quinze minutes.

Il est indispensable de faire suivre le bain d'une rapide douche froide des jambes.

- **Durée du traitement** : ce bain peut être fait tous les jours, sans inconvénient.

Bain Camomille - Pin

– 2 cuillerées à soupe d'huile de bain, pour un grand bain chaud.

Température de l'eau de 38° à 42°.

- **Durée du bain** : dix à quinze minutes.

Il est indispensable de faire suivre le bain d'une rapide douche froide des jambes, en insistant surtout sur les mollets.

- **Durée du traitement** : à faire 2 à 3 fois par semaine.

Douche alternée ou douche écossaise

Alternance d'eau chaude et d'eau froide à terminer impérativement par une douche très froide, afin d'éviter gonflement et stagnation du sang.

– 2 minutes chaud
– 30 secondes froid
– 2 minutes chaud
– 30 secondes froid...

- **Durée du traitement** : à faire tous les jours.

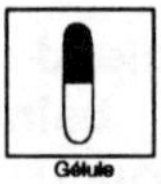
Gélule

Complexe ADN + A et D

- **Avant ou pendant les 3 repas** : 2 gélules.
- **Durée du traitement** : cures d'un mois en début d'hiver ou aux changements de saisons, ou, bien sûr, suivant les besoins.

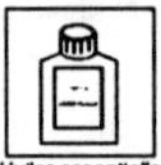
Huiles essentielles

Huile essentielle d'Orange

- **Par jour** - 2 gouttes, 3 fois par jour, sur un sucre.

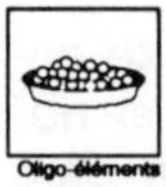
Oligo-éléments

Oligo-éléments Calcium et Cuivre

A prendre en alternance avec **Magnésium et Zinc.**

- **Cure d'entretien** - 1 ampoule, avant les principaux repas, à garder une minute sous la langue.
- **Cure d'attaque** - 2 ampoules, avant les principaux repas.

Friction

Tisane

CREVASSES

(Voir Gerçures)

Les crevasses sont de petites plaies linéaires de l'épiderme, à fond rouge vif. Elles vont parfois même toucher jusqu'au derme, quand la plaie est plus profonde.

En général, les crevasses sont des plaies sèches mais il peut arriver qu'elles suintent légèrement, si elles sont importantes.

Dès que les crevasses sont en contact avec un corps étranger, vous ressentez une douleur vive et caractéristique.

Si le froid est le principal pourvoyeur de crevasses, elles peuvent être également dues à l'action conjuguée de l'eau et de liquides irritants. Les femmes qui lavaient à la main autrefois, connaissaient bien la brûlure des crevasses.

Certains métiers prédisposent à cette affection : les teintures posées par les coiffeuses peuvent ainsi, si elles négligent les gants, provoquer des crevasses.

Mais le diabète est également une cause connue.

L'allaitement au sein provoque parfois des crevasses au mamelon. Les mamelons courts et peu extensibles sont, en effet, plus prédisposés aux crevasses dues, en général, à la salive du bébé et à la fermentation du lait. Une hygiène parfaite permet de les éviter. Il faut bien nettoyer le mamelon avant et après la tétée, et le masser avec un produit naturel, pour entretenir la souplesse de la peau.

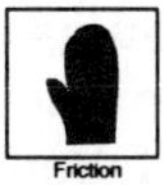

Friction

Huile de Germe de Blé

- **Durée du traitement** : à utiliser en massages quotidiens de deux minutes, pendant dix jours par mois.

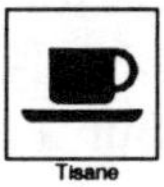

Tisane

Tisane contre les crevasses

Cette tisane active la circulation du sang, aide à la cicatrisation et combat l'inflammation.

Sauge feuille : 50 gr
Mauve fleur : 25 gr
Vigne rouge feuille : 50 gr
Menthe douce feuille : 50 gr
Citronnelle plante : 25 gr
Réglisse racine : 50 gr

Mélanger les plantes entre elles. Compter quatre cuillerées à soupe du mélange, pour un litre d'eau froide.

Porter à ébullition. Faire bouillir une minute. Éteindre le feu et laisser infuser dix minutes.

Filtrer.

- **Par jour** - Boire 3 tasses.
- **2 fois par jour** - Faire également une lotion avec l'infusion, sur les parties crevassées.

Toutes ces recettes et remèdes ont la même vocation : vous aider à mieux vous soigner.

Utilisez-les en alternance, en fonction de vos goûts et de l'effet produit sur votre cas personnel.

Certaines recettes correspondent mieux que d'autres à votre organisme. Pour découvrir les plus efficaces pour vous, n'hésitez pas à les essayer.

Friction Tisane

CRISE DE RHUMATISMES

(Voir aussi Arthrite et Arthrose)

Il y a pratiquement autant de rhumatismes différents que de rhumatisants. Chaque rhumatisme a ses causes, son histoire ; chaque rhumatisant a ses organes faibles, son mode de vie, son alimentation spécifique.

Si vous souffrez depuis longtemps de rhumatismes, ayez ceci toujours présent à l'esprit. **Il ne suffit pas de calmer la douleur, il faut en traiter aussi les causes en profondeur.**

Mais lorsque la douleur apparaît brutalement, qu'elle est insupportable, il faut avoir les moyens de réagir vite pour obtenir une sédation rapide, sans avoir à employer des traitements de choc qui sont quelquefois indispensables mais toujours nuisibles à la longue, pour la santé.

Il faut d'abord faire un diagnostic :

– s'agit-il d'un rhumatisme chaud ou arthrite ?
– s'agit-il d'un rhumatisme froid ou arthrose ?

En tout cas, voici des recettes qui vous aideront en cas de crise.

Friction

Huile régénératrice

Huile hyperoxygénée : 50 ml
Huile essentielle de Romarin : 5 ml

Mélanger les deux composants. Bien secouer le mélange pour qu'il soit parfaitement homogène. Le garder dans un flacon bien bouché.

- **Matin et soir** - Frictionner les articulations. Quelques gouttes suffisent. Il faut, par contre, masser jusqu'à pénétration complète.
- **Durée du traitement** : à suivre pendant au moins trois semaines.

Tisane

Tisane d'élimination

Reine des Prés plante : 50 gr
Thym feuille : 25 gr
Cassis feuille : 50 gr
Genièvre baie : 50 gr
Bouleau feuille : 50 gr
Pariétaire plante : 50 gr
Chiendent racine : 50 gr

Mélanger les plantes entre elles. Compter cinq cuillerées à soupe du mélange, pour un litre d'eau froide. Faire bouillir cinq minutes. Infuser dix minutes. Filtrer.

- **Dans la journée** - Boire le litre, entre les repas.
- **Durée du traitement** : en cures de vingt et un jours maximum.

Cure Gélule Huiles essentielles Tisane

CROISSANCE

La croissance, rapide dans les premiers temps de la vie, se poursuit jusqu'à un âge très variable : elle peut s'arrêter à 14 ans ou se poursuivre jusqu'à 21 ans, surtout chez les garçons.

Pendant cette période, l'organisme est très exigeant : il a besoin d'un nombre de calories plus important qu'à l'âge adulte et nécessite l'apport de vitamines et de sels minéraux.

Si votre enfant est en période de croissance rapide : vous le voyez grandir ou il vous semble fatigué, irritable et ses résultats scolaires sont moins bons. Il a besoin d'un apport naturel de produits qui vont l'aider à se construire.

Cure

Elixir de longue vie Gelseng

- **Par jour** - 1 flacon avant le repas de midi, pendant 10 jours.

Mélanger la poudre et le liquide. Agiter avant l'emploi.

Complexe structurel

Véritable cocktail d'oligo-éléments naturels, le Complexe Structurel est cependant sans danger et vous pouvez le prendre, même de façon suivie, sans risque de surdosage.
Il recharge l'organisme et, associé aux Vitamines A et D, lutte efficacement contre la déminéralisation.

- **Par jour** - Prendre 2 gélules, aux principaux repas.
- **Durée du traitement** : en cures de trois à quatre semaines.

Complexe Magnésium et Vitamine D

Le Calcium est le plus important de tous les minéraux de notre organisme (jusqu'à 2 % du poids total du corps).
Pour être efficace, il doit être "marié" à d'autres minéraux et avec des vitamines qui, telle la Vitamine D, permettent sa fixation

- **Par jour** - 2 à 4 gélules.
- **Durée du traitement** : en cures de quatre semaines.
A renouveler éventuellement.

Huile essentielle de Citron en grain d'essence

- **3 fois par jour** - 1 à 2 granules à avaler sans croquer, avec un peu d'eau ou de nourriture.
- **Durée de la cure** : dix jours environ.

Les huiles essentielles sont extrêmement actives.
Un surdosage peut entraîner des troubles indésirables.
Ne pas prolonger le traitement par un même grain d'essence au-delà de 3 semaines.

Tisane favorisant la croissance

Lierre terrestre plante : 50 gr
Ortie blanche plante : 50 gr
Prêle plante : 50 gr
Frêne feuille : 50 gr
Verveine feuille : 25 gr
Thym feuille : 50 gr
Romarin feuille 50 gr

Mélanger les plantes entre elles. Compter quatre cuillerées à soupe du mélange, pour un litre d'eau froide.
Éteindre le feu et laisser infuser dix minutes.
Filtrer.

- **Par jour** - Boire une grande tasse (1/4 de litre), un quart d'heure avant les 3 repas.
- **Durée du traitement** : cures de 3 semaines, 1 fois par trimestre.

Vitaminette tonus

La formule de ce produit fournit à l'organisme des enfants de nombreux éléments naturels qui agissent en synergie : idéal

pour reprendre des forces et faire le plein de tonus.
Il permet aussi d'éviter toutes les petites maladies habituelles : rhumes, coups de fatigue, bronchite chronique, etc., grâce aux minéraux et vitamines qu'il contient.

- **Par jour** - Prendre 1 dose de vitaminette, de préférence le matin.
- **Durée du traitement** : en cures de vingt jours.
A renouveler en cours d'année, si nécessaire.

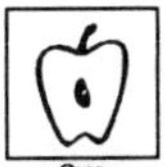
Cure

Vin
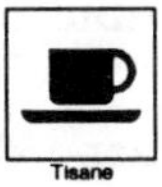
Tisane
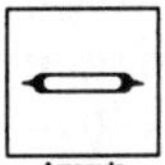
Ampoule

CYSTITE

Probablement l'infection la plus fréquente de l'appareil urinaire, la cystite est généralement due à des bactéries qui infectent la vessie soit par l'urètre, soit pas les organes génitaux, le rein ou le tube digestif.

D'autres causes peuvent déclencher une cystite : les calculs rénaux, les tumeurs des reins ou de la vessie, ou encore une hypertrophie de la prostate.

Mais si la cystite est une affection essentiellement féminine, cela tient à la spécificité de l'appareil urinaire des femmes : l'urètre, chez elles, est beaucoup plus proche des sources éventuelles de contamination, vagin et anus. Quand la cystite récidive à l'approche des règles, elle peut signaler une perturbation endocrinienne.

Il faut distinguer la cystite chronique et les crises aiguës d'apparitions brutales, accompagnées de mixions très douloureuses, d'une sensation de brûlure et parfois même de présence de pus dans les urines.

Une douleur est souvent constante dans le bas de l'abdomen et entre les jambes, ajoutée à un besoin fréquent d'uriner, même immédiatement après avoir vidé la vessie.

Dans la cystite chronique, ces symptômes sont moins douloureux et sévères, mais beaucoup plus prolongés, avec des périodes d'intensité variable.

Dans tous les cas, il faut boire beaucoup, éviter les épices et les boissons alcoolisées, et soigner efficacement l'affection cuisante qui peut être très fatigante et pénible à supporter.

Il ne faut pas non plus laisser s'installer une constipation chronique, qui provoque une irritation de la muqueuse intestinale et un déséquilibre de la flore favorisant la prolifération de colibacilles.

Mais de nombreuses cystites sont nerveuses, et la prise régulière d'antibiotiques est une stupidité. Il faut soigner le terrain en profondeur et en douceur. Un traitement par aromatogramme vous permettra de régler le problème sans avoir recours aux antibiotiques.

- **4 fois par jour** - 1 ampoule de phytoconcentrat de Prêle et 1 ampoule de phytoconcentrat d'Ortie blanche.
- **Pendant les 3 repas** - 2 gélules de Pariétaire.
- **Après les 3 repas** - 2 gouttes d'huile essentielle de Cajeput sur un sucre.

Il vous faut boire beaucoup.

- **Par jour** - Boire au moins, un litre et demi de la tisane suivante :

Bruyère fleur : 50 gr
Cerise queue : 50 gr
Chiendent racine : 50 gr
Maïs stigmate : 50 gr
Prêle plante : 50 gr
Mélisse feuille : 50 gr

Mélanger les plantes entre elles. Mettre cinq cuillerées à soupe rases du mélange, dans un litre et demi d'eau froide, porter à ébullition une minute, infuser dix minutes et filtrer. Boire à volonté.

- **Durée du traitement** : à suivre pendant une semaine. Ensuite, diminuer les doses de moitié, pendant encore quinze jours.

Deuxième cure

- **Avant chacun des 3 repas** - 1 ampoule de phytoconcentrat de Bruyère.
- **Par jour** - Boire au minimum, un litre de la tisane suivante :

Bruyère fleur : 50 gr
Lavande fleur : 50 gr
Frêne feuille : 50 gr
Mauve fleur : 50 gr
Thym feuille : 100 gr

Mélanger les plantes entre elles. Compter cinq cuillerées à soupe du mélange, pour un litre d'eau bouillante. Laisser infuser dix minutes. Filtrer.

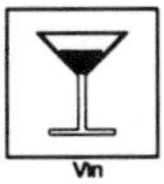

La boisson miracle

1 poignée de Pariétaire (feuille)
10 baies de Genièvre
1 citron

Faire macérer un quart d'heure dans de l'eau bouillante.
Ajouter un zeste de Citron.

- Boire à volonté.

Cerise ou Chiendent

– 4 cuillerées à soupe de l'une de ces plantes, pour un litre d'eau bouillante.

Laisser infuser dix minutes.
Filtrer.

- **Dans la journée** - Boire le litre, loin des repas.

Cerise, Maïs, Thym ou Bruyère

Faire infuser 5 cuillères à soupe de l'une de ces plantes dans un litre d'eau.

- **Par jour** - Prendre 2 ou 3 tasses, sur quelques jours, pour un problème aigu ou par cures de 3 ou 4 semaines, pour un problème de fond.
- **Autre formule** : boire le litre de tisane dans la journée, entre les repas.

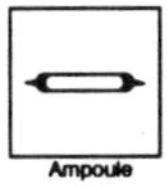

Phytoconcentrat d'Eucalyptus

La feuille d'Eucalyptus renferme une grande quantité d'Huile essentielle qui possède un pouvoir bactéricide puissant, s'exerçant à la fois sur les muqueuses des voies respiratoires et urinaires.

- **Par jour** - 1 ampoule de phytoconcentrat, avant les trois repas.
- **Durée du traitement** : en cures de trois semaines.
A renouveler

Phytoconcentrat d'Ortie blanche

On les utilisera avec succès en cas de problèmes urinaires chez les hommes âgés.

- **Par jour** - 1 ampoule de phytoconcentrat, après les trois principaux repas.
- **Durée du traitement** : en cures d'un mois, avec arrêt de quinze jours, puis reprise jusqu'aux résultats désirés.

D

DARTRES
DÉCALCIFICATION
DÉCHIRURE
DÉMANGEAISONS
DÉMINÉRALISATION
DÉPRESSION NERVEUSE
DERMATOSE
DÉSÉQUILIBRE ENDOCRINIEN
DIABÈTE
DIARRHÉE
DOULEURS DENTAIRES
DURETÉ D'OREILLE
DURILLONS
DYNAMISME

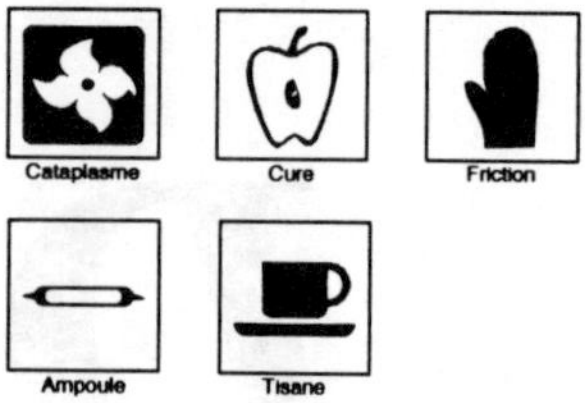

DARTRES

Les dartres de la peau touchent surtout les jeunes. La médecine les assimile à une sorte d'impétigo. Ces lésions se présentent sous la forme de taches rondes ou ovales rosées, siégeant souvent sur le visage et libérant de petites écailles qui ont la couleur du son.

Mon expérience m'a prouvé que ces vilaines petites croûtes peuvent être le souvenir d'une maladie de peau telle que l'urticaire, l'eczéma, l'acné, etc., mais aussi d'une prise trop importante d'antibiotiques ou, tout simplement, d'une déshydratation de la peau due au soleil, au vent, à l'eau de mer...

Pour éviter peau sèche et dartres, essuyez toujours votre visage lorsqu'il est mouillé, que ce soit par la pluie, l'eau de mer ou même l'eau de votre douche. En effet, laisser sécher l'eau sur la peau ne l'hydrate en rien mais, bien au contraire, augmente son dessèchement.

Cette action de dessèchement est encore bien plus importante si vous faites des pulvérisations en plein soleil. Et, n'oubliez pas ce conseil : essuyez votre visage par tapotements plutôt qu'en frottant !

Les brusques variations de température sont dangereuses pour l'épiderme. La peau y est très sensible. Elle s'abîme à se distendre et à se resserrer, lorsque vous passez du chaud au froid.

Pour vos soins, bannissez l'eau calcaire et faites-vous des alliées de toutes les huiles. Quant aux dartres, il ne suffit pas de les éliminer par des soins locaux, il faut aussi traiter votre organisme en profondeur avec des soins internes.

Enfin, pour les messieurs qui ont la peau sèche, des rougeurs et une sensation de brûlure provoquée par le feu du rasoir, massez tous les jours votre peau avec des huiles végétales d'onagre ou de jojoba.

Cataplasme

Le cataplasme de feuilles de Laitue

Cuire très doucement, deux ou trois feuilles de Laitue dans un peu d'huile d'Olive, pendant 10 minutes.

Appliquer tiède sur le visage et conserver 15 minutes. Rincer ensuite votre peau avec une infusion de fleurs de Mauve et de Verveine.

– 1 cuillerée à café de chacune de ces plantes.

Laisser infuser pendant 15 minutes dans 1/4 de litre d'eau bouillante. Filtrer et conserver au frais.

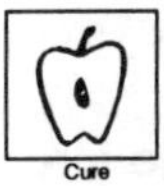

Cure

- **Avant les repas, midi et soir** - 2 gélules de Complexe ADN Acides aminés.
- **Pendant les repas, midi et soir** - 2 gélules de Complexe ADN Vitamines A et D.
- **Par jour** - Boire au moins un litre de cette tisane, entre les repas :

Ortie blanche plante : 50 gr
Pensée sauvage plante : 25 gr
Romarin feuille : 100 gr
Menthe douce feuille : 50 gr
Sauge feuille : 100 gr
Citronnelle plante : 100 gr

Mélanger les plantes entre elles. Compter quatre cuillerées à soupe du mélange, pour un litre d'eau bouillante.
Laisser infuser quinze minutes en couvrant. Filtrer.

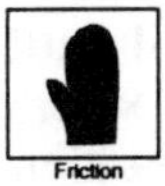

Friction

Huile hydratante adoucissante

Huile de noyau d'Abricot : 100 ml
Lavande fleur : 1/2 cuillerée à café
Mauve fleur : 1/2 cuillerée à café
Rose pâle bouton : 1/2 cuillerée à café

Faire macérer les fleurs dans l'huile pendant une semaine, en agitant tous les jours. Filtrer. Appliquer sur le visage par massages très légers, pendant 10 minutes.

- **Matin et soir** - Employer cette huile, en insistant sur les dartres. Essuyer l'excédent avec un mouchoir.

Masque vitaminé

1 jaune d'Œuf
1 filet d'huile d'Olive
1 cuillerée à café d'huile de Carotte
1 cuillerée à café de Crème fraîche épaisse

Appliquer sur le visage. Recouvrir d'une gaze. Laisser en place 15 minutes.

Pour le rinçage :

1 cuillerée à café de fleurs de Bruyère
1 cuillerée à café de Tilleul

Mélanger les plantes entre elles. Les laisser infuser pendant vingt minutes dans 1/4 de litre d'eau bouillante. Filtrer.
Rincer tout votre visage avec cette infusion, après l'application du masque. Vous pouvez conserver celle-ci au frais.

- **Durée du traitement** : il faut faire ce soin complet deux fois par semaine, jusqu'à disparition complète des dartres.

Vinaigre hydratant ultra-doux

1/2 litre de Vinaigre de Cidre
1/2 Pomme râpée
1 cuillerée à soupe de Cerfeuil
1 cuillerée à soupe de fleurs de Sureau
1 cuillerée à soupe de graines de Céléri
1 cuillerée à soupe de Carotte râpée

Laisser macérer les ingrédients dans le Vinaigre pendant une semaine, en remuant tous les jours. Filtrer.
Utiliser ce Vinaigre en guise de tonique, au moment du démaquillage.

Eau florale Boriquée

C'est un excellent traitement contre les dartres.

- **Matin et soir** - Pulvériser votre visage, après votre démaquillage.
Laisser sécher sans essuyer.

Huile de Germe de Blé

- **Durée du traitement** : à utiliser en massages quotidiens de deux minutes, pendant dix jours par mois.

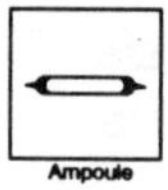
Ampoule

Phytoconcentrat de Salsepareille

- **Avant les trois principaux repas** - 1 ampoule.
- **Durée du traitement** : en cures d'un mois. A renouveler aux changements de saison.

Tisane

Pensée sauvage

Faire infuser 1 cuillère à soupe de fleurs par tasse.

- **Par jour** - 2 ou 3 tasses.

Houblon

– 4 cuillerées à soupe pour un litre d'eau bouillante.

Laisser infuser 10 minutes. Filtrer.

- **Dans la journée** - Boire le litre, entre les repas.

Tisane contre les dartres

Cette tisane désintoxicante et calmante favorise la disparition des dartres.

Mélisse feuille : 25 gr
Cynorrhodon baie : 50 gr
Bigaradier bouton : 50 gr
Pensée sauvage plante : 50 gr
Menthe douce feuille : 50 gr
Sauge feuille : 50 gr

Mélanger les plantes entre elles. Compter une cuillerée à café du mélange, pour un grand bol d'eau bouillante.
Laisser infuser quinze minutes. Filtrer.

- **Matin et soir** - Boire un grand bol.

Deuxième recette

Cette tisane est non seulement bonne à boire, mais vous pouvez aussi l'utiliser également en lotion, sur les dartres.

Pensée sauvage plante : 25 gr
Bardane racine : 50 gr
Artichaut feuille : 50 gr
Mauve fleur : 25 gr
Réglisse racine : 50 gr

Mélanger les plantes entre elles. Compter quatre cuillerées à soupe du mélange, pour un litre d'eau froide.
Porter à ébullition. Faire bouillir une minute. Éteindre le feu et laisser infuser dix minutes.
Filtrer.

- **Par jour** - Boire 3 tasses, entre les repas
- **Durée du traitement** : cures de 3 semaines.

DÉCALCIFICATION

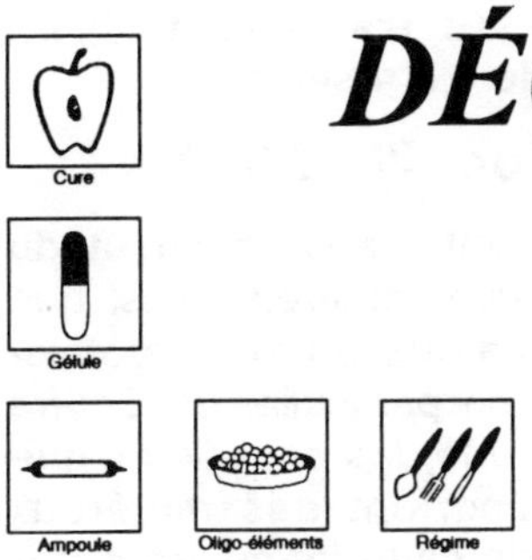

La décalcification est une diminution de l'imprégnation en calcium qui se manifeste surtout au niveau des dents et du squelette. Vous êtes alors plus sensible aux caries, aux fractures et aux déformations comme la scoliose.

Des démangeaisons inexpliquées peuvent être le signe d'un manque de calcium. C'est surtout l'hiver que votre organisme a du mal à fixer le calcium.

Consacrez le mois d'octobre à faire le plein de calcium, magnésium, vitamines, acides aminés essentiels, tout ce que votre organisme réclamera pour éviter spasmophilie, rhumatismes, fatigue, nervosité, et bien sûr... décalcification.

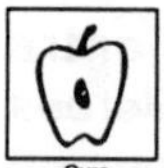
Cure

- **Avant chacun des 3 repas** :
  – 2 gélules de Membraneuf
  – 1 ampoule de phytoconcentrat de Prêle.
- **Pendant chacun des 3 repas**
  - 2 gélules de Complexe ADN + Vitamines A et D.
- **Après les 3 repas** :
  – 1 gélule de Complexe Structurel
  – 1 gélule de Poudre de Coquille d'Huître.
- **Dans la journée** - Boire, entre les repas, un litre de cette tisane qui est destinée à favoriser une bonne assimilation des nutriments apportés par l'alimentation et sous forme de compléments alimentaires.

  Cynorrhodon baie : 50 gr
  Prêle plante : 50 gr
  Gentiane racine : 50 gr
  Serpolet feuille : 50 gr
  Pissenlit racine : 50 gr
  Menthe poivrée feuille : 50 gr

  Mélanger les plantes entre elles. Mettre cinq cuillerées à soupe rases du mélange, dans un litre d'eau froide, porter à ébullition une minute, infuser dix minutes et filtrer.
- **Durée du traitement** : suivre cette cure intensive pendant 1 mois sans interruption, et cela quatre fois par an, si vous avez tendance à mal fixer le calcium et les autres minéraux.

Voici d'autres cures que vous pourrez faire en alternance et qui vous aideront à lutter contre la décalcification.

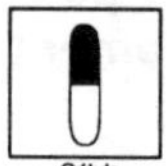
Gélule

Membraneuf

La membrane coquillère d'œuf est ce qui permet au poussin, dans l'œuf, de constituer, en peu de jours, l'ensemble de son squelette.

Il est difficile de trouver un produit plus riche en calcium naturel que le Membraneuf.

- **Au trois repas** - 2 gélules.
- **Durée du traitement** : en cures de 3 à 4 semaines.

Coquille d'huître

Contenant du Calcium et du Magnésium naturels, ainsi que de nombreux autres oligo-éléments, en particulier du Soufre et de l'Iode, les coquilles d'huîtres apportent des minéraux qui, sous cette forme, sont très bien acceptés par l'organisme et reconstituent vos réserves minérales.

Pour une action encore plus rapide, pensez à faire un apport complémentaire de Vitamine D.

- **Par jour** - Prendre 2 gélules, à chacun des trois repas.
- **Durée du traitement** : en cures de quatre à six semaines.

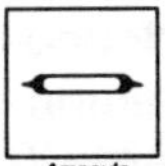
Ampoule

Distillat d'Algues biocinétique

La distillation particulière, subie par les algues, permet de concentrer leurs nombreux principes actifs, en particulier les minéraux, les oligo-éléments et les principes actifs.

- **Par jour** - 2 ampoules dans un litre d'eau ou de tisane. Boire le litre dans la journée, entre les repas.
- **Durée du traitement** : en cures d'un mois. A renouveler.

Phytoconcentrat d'Ortie piquante

- **Par jour** - 1 ampoule, au moment des 2 principaux repas.
- **Durée du traitement** : en cures de trois semaines.

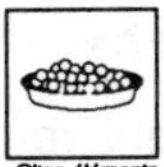
Oligo-éléments

Oligo-éléments Calcium et Fluor

- **Par jour** - 1 ampoule, avant les principaux repas, à garder une minute sous la langue.
- **Cure d'attaque** - 2 ampoules, avant les principaux repas.

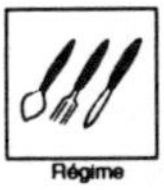
Régime

Mini salade de fruits

Ananas
Pomme
Raisin
1 jus d'Orange
1 cuillerée à café de Levure de Bière vivante
1 cuillerée à café d'Amandes douces pilées

Couper les fruits en morceaux. Ajouter le jus d'Orange, la Levure, et les Amandes.

A prendre avant votre petit déjeuner.

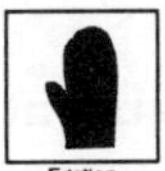
Friction

DÉCHIRURE

Localisée aux fibres musculaires, une déchirure est toujours la conséquence d'un effort violent. De petites fibres lâchent, se déchirent. Il s'ensuit un hématome interne, une réaction avec gonflement, chaleur, épanchement.

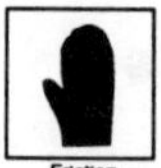
Friction

Huile cicatrisante

Evite l'hématome qui retarderait la guérison.

Huile d'amande douce : 100 ml
Huile essentielle de Cyprès : 1 g
Huile essentielle de Thym : 1 g
Huile essentielle de Niaouli : 1 g
Huile essentielle de Lavande : 1 g

Bien secouer le flacon avant l'emploi.

- **Matin et soir** - Masser doucement, sans appuyer, en remontant vers le cœur, pendant 10 minutes.

Huile

Huile de noyau d'Abricot : 100 ml
Huile essentielle de Romarin : 2 g
Huile essentielle de Pin : 2 g

- **Matin et soir** - Faire des massages doux, d'une durée de 10 minutes.

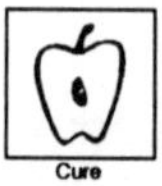
Cure

Tisane

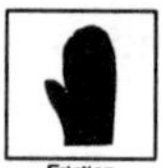
Friction

DÉMANGEAISONS

Dans cette curieuse sensation, se mêlent une impression floue d'effleurement et une douleur légère. Les démangeaisons procèdent souvent par crises, au cours desquelles le sujet peut avoir du mal à trouver le sommeil.

Certaines démangeaisons sont sans signe extérieur. Elles peuvent être dues à des savons, des sels de bain ou des produits cosmétiques. Certains vêtements peuvent également provoquer des démangeaisons durables ainsi que certaines teintures ou même la poussière.

Des causes internes et momentanées peuvent également en être responsables : la grossesse, la ménopause,... Mais une allergie alimentaire ou un médicament (aspirine, pénicilline) peuvent aussi donner des démangeaisons sans signe extérieur.

Le diabète, des troubles rénaux, la maladie de Hodking provoquent également des démangeaisons. Il est donc judicieux de faire un bilan médical approfondi si l'on souffre de démangeaisons qu'aucune des causes citées plus haut ne peuvent expliquer.

La nervosité est enfin une cause fréquente, l'anxiété de certains se manifestant ainsi.

Une démangeaison, en particulier à l'anus, peut être le signe d'une dépression quand elle n'est pas due à des parasites intestinaux, des fissures ou des écoulements muqueux du rectum.

Si vous souffrez souvent de démangeaisons, sans que les médecins aient pu en découvrir les raisons, essayez mes recettes.

Il faut avant tout régler le problème de fond. Celui des démangeaisons chroniques est, en fait, plus important qu'il n'y parait au premier abord. Tout simplement parce qu'il est le signe révélateur de déséquilibres graves, tels que la spasmophilie, un début de dépression, un manque de calcium, une intoxication du sang, un mauvais fonctionnement du foie, un déficit en vitamines (B, PP, C,...), un manque d'oligo-éléments (zinc, manganèse, haffnium, etc.), ou un pancréas paresseux.

Il n'est donc pas facile de trouver un traitement parfait car ces affections en étant à leurs débuts, le diagnostic est difficile à réaliser.

Ne vous contentez pas d'enduire de crèmes chimiques les points de démangeaisons. Elles peuvent certes les stopper provisoirement, mais elles vont encrasser davantage votre organisme.

Pour lutter contre les démangeaisons, il faut préparer le terrain et purifier votre organisme. Rien de tel que les compléments alimentaires pour pallier des déficits difficiles à définir.

Pendant les premiers jours, les démangeaisons peuvent s'accentuer et les boutons apparaître. Votre organisme élimine. C'est une bonne réaction. Continuez, vous êtes sur la bonne voie.

Cure

- **Le matin, à jeun** - 1 ampoule de jus de Radis noir biocinétique.
- **Avant les repas, midi et soir** - 1 ampoule de phytoconcentrat d'Artichaut.

- **Dans la journée** - Boire, entre les repas, un litre de cette tisane :

Chiendent racine : 50 gr
Ortie blanche plante : 50 gr
Fraisier feuille : 50 gr
Genièvre baie : 50 gr
Bruyère fleur : 100 gr
Fumeterre plante : 50 gr
Ményanthe feuille : 50 gr
Bardane racine : 50 gr

Mélanger les plantes entre elles. Compter cinq cuillerées à soupe du mélange et laisser macérer deux ou trois heures ou, mieux, toute la nuit.
Porter à ébullition sans laisser bouillir. Laisser infuser dix minutes. Filtrer.

- **Durée du traitement** : suivre cette cure pendant trois semaines.

Cure anti-prurit

- **Le matin, à jeun** - 1 ampoule de jus de Radis noir biocinétique.
- **Avant les repas, matin, midi et soir** - 1 ampoule de phytoconcentrat d'Artichaut.
- **Pendant les repas, matin, midi et soir** - 1 ampoule d'extrait de Ményanthe.
- **Dans la journée** - Boire, entre les repas, un litre de cette tisane :

Bourrache plante : 50 gr
Bardane racine : 50 gr
Chiendent racine : 50 gr
Frêne feuille : 50 gr
Ményanthe feuille : 25 gr
Pariétaire plante 50 gr
Thym feuille : 100 gr

Mélanger les plantes entre elles. Compter quatre cuillerées à soupe du mélange, pour un litre d'eau froide. Faire bouillir deux minutes.
Couvrir et laisser infuser dix minutes. Filtrer.

Tisane

Tisane contre les démangeaisons

Cette tisane est non seulement bonne à boire, mais elle peut être utilisée en lotion sur les parties atteintes.

Pensée sauvage plante : 25 gr
Bardane racine : 50 gr
Pissenlit racine : 50 gr
Vigne rouge feuille : 50 gr
Houblon cône : 50 gr
Lavande fleur : 50 gr
Réglisse racine : 50 gr

Mélanger les plantes entre elles. Compter quatre cuillerées à soupe du mélange, pour un litre d'eau froide. Porter à ébullition. Faire bouillir une minute. Éteindre le feu et laisser infuser dix minutes. Filtrer.

- **Par jour** - Boire trois tasses, entre les repas.

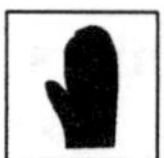
Friction

Huile anti-démangeaisons

Avant la première application, il faut pratiquer un attouchement avec une goutte du mélange.
Si vous ressentez une brûlure vive, renoncez. Chez certaines personnes, la réaction peut être trop vive.

En revanche, une sensation de chaleur et une rougeur passagère accentuée sont normales.

Huile de Germe de blé : 100 ml
Huile de noyau d'Abricot : 100 ml
Huile essentielle de Cyprès : 10 ml
Huile essentielle de Citron : 10 ml

Mélanger ensemble la totalité de l'huile de Germe de Blé et de l'huile d'Osiris.
Ajouter à ce mélange 10 gouttes d'Huile essentielle de Cyprès et 10 gouttes d'Huile essentielle de Citron.

- **2 fois par jour** - Appliquer sur les parties atteintes, très doucement.

Dix gouttes sont suffisantes. Ne dépasser en aucun cas.

Lotion au Géranium

10 feuilles de Géranium

Prendre 10 feuilles de Géranium, les mettre à bouillir pendant une heure dans un litre d'eau.
Appliquer en compresses sur les zones atteintes.

- **Par jour** - Renouveler l'application 4 à 5 fois.

Huile au Calendula

Fleurs et feuilles de Souci : 20 gr
2 jus de Citron
1/2 litre d'huile d'Olive

Faire chauffer le mélange 2 heures au bain-marie. Laisser macérer une semaine dans un récipient en verre bien bouché. Filtrer en exprimant bien le jus.

Lait corps Perlys

Très adoucissant, très hydratant.

- **Tous les jours** - Masser le corps tout entier, sur une peau légèrement humide, doucement, en insistant sur les zones qui vous démangent.

Toutes ces recettes et remèdes ont la même vocation : vous aider à mieux vous soigner.
Utilisez-les en alternance, en fonction de vos goûts et de l'effet produit sur votre cas personnel.
Certaines recettes correspondent mieux que d'autres à votre organisme. Pour découvrir les plus efficaces pour vous, n'hésitez pas à les essayer.

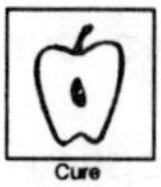
Cure

DÉMINÉRALISATION

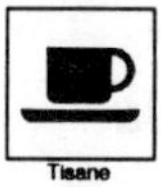
Tisane

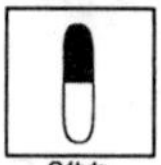
Gélule

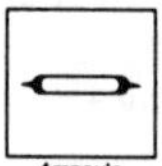
Ampoule

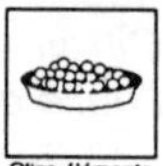
Oligo-éléments

Vous vous sentez fatigué, vous faites des crises de spasmophilie, vous vous grattez sans que nul ne puisse expliquer vos démangeaisons, vous êtes irritable, de mauvaise humeur ou abattu. Vous craignez la dépression. Bref, vous vous sentez mal sans raison objective. Il est probable que votre organisme élimine de manière exagérée les substances minérales indispensables à son bon fonctionnement, en particulier le calcium et le phosphore.

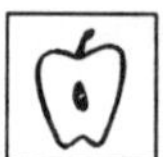
Cure

- **Avant les repas, matin, midi et soir** - 1 ampoule de phytoconcentrat de Prêle.
- **Pendant les repas, matin, midi et soir** - 2 gélules de Coquille d'Huître.
- **Après les repas, matin, midi et soir** - 2 gélules de Complexe Structurel.
  Véritable cocktail d'oligo-éléments naturels, le complexe Structurel est cependant sans danger et vous pouvez le prendre, même de façon suivie, sans risque de surdosage.
  Il recharge l'organisme et, associé aux Vitamines A et D, lutte efficacement contre la déminéralisation.
- **Durée du traitement** : suivre cette cure intensive pendant un mois sans interruption, et cela trois fois par an.

Tisane

Si votre tendance à la déminéralisation est chronique, vous souffrez vraisemblablement d'une mauvaise assimilation.

- Dans ce cas, boire cette tisane à raison d'une grande tasse par jour **avant les repas, matin, midi et soir** :

Gentiane racine : 50 gr
Basilic feuille : 100 gr
Marjolaine feuille : 100 gr
Thym feuille : 100 gr
Menthe douce feuille : 50 gr

Mélanger les plantes entre elles. Compter cinq cuillerées à soupe du mélange, pour un litre d'eau bouillante. Laisser infuser quinze minutes et filtrer.

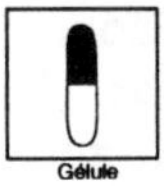

Gélule

Complexe Magnésium Vitamine D

Vous trouverez, dans ce Complexe, tout ce qu'il faut pour lutter contre la déminéralisation sous une forme naturelle, laquelle garantit une bonne fixation des éléments minéraux et vitaminiques apportés.
Donnez-en également à vos enfants, s'ils sont fatigués par les efforts scolaires et s'ils ne mémorisent pas bien.
Les femmes enceintes, dont l'enfant en "fabrication" pompe littéralement toutes les réserves minérales, devraient également en prendre dans les deux mois qui précèdent et qui suivent l'accouchement.

- **Par jour** - 4 à 6 gélules.
  De préférence, au moment des repas.
- **Durée du traitement** : en cures de quatre à six semaines. A renouveler.

Complexe Phosphore

S'il y a une déficience en Phosphore, cela peut interférer avec le métabolisme du Calcium et empêcher sa fixation.
La proportion du Phosphore doit d'ailleurs être en relation avec celle du Calcium. Il faut moitié moins de Calcium que de Phosphore ingéré.
La Vitamine D est également essentielle à l'action du Phosphore, c'est pourquoi je vous conseille de l'associer dans la cure de Phosphore.

- **Avant les deux principaux repas** - 2 gélules.
- **Durée du traitement** : en cures de trois à quatre semaines.
- **Pour les enfants, à partir de 12 ans** - 1 gélule, avant les deux repas.

Ajouter, à ces cures, les traitements phytothérapiques suivants, pris en alternance.

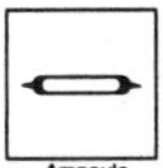

Ampoule

Phytoconcentrat d'Ortie piquante

- **Au moment des 2 principaux repas** - 1 ampoule.
- **Durée du traitement** : en cures de trois semaines.

Phytoconcentrat de Prêle

La Prêle est la plante la plus riche en silice, l'un des douze minéraux majeurs de tout notre organisme.
C'est la plante, par excellence, de tous les fatigués et démoralisés chroniques, des "patraques" permanents.
C'est aussi un reminéralisant exceptionnel pour les jeunes, fatigués par leur croissance,

pour les femmes en période de ménopause et pour toutes les personnes âgées.

- **Au moment des 2 principaux repas** - 1 ampoule.
- **Durée du traitement** : en cures de trois semaines. A renouveler si nécessaire.

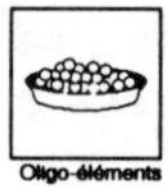

Oligo-élément Silicium

Le Silicium est indispensable dans la structure des tissus.

- **Cure d'entretien** - 1 ampoule, avant les principaux repas, à, garder une minute sous la langue.
- **Cure d'attaque** - 2 ampoules, avant les principaux repas.

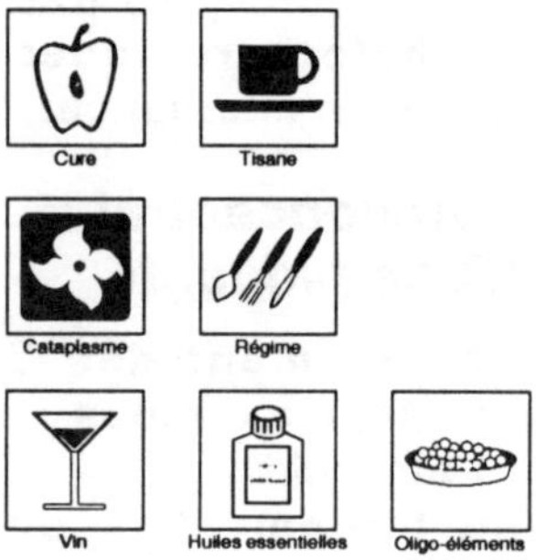

DÉPRESSION NERVEUSE

Langueur, mélancolie, mal de vivre, abattement profond, sont les signes d'une "baisse de pression" nerveuse. Avec le stress, réponse de notre organisme à toutes les agressions de notre époque mouvementée, la dépression nerveuse, la vraie, atteint de plus en plus de monde, aujourd'hui.

Deux sortes de dépression

La psychiatrie distingue deux grandes formes de dépression et parle, dans son langage médical, de dépression endogène et de dépression exogène.

– La première, caractérisée par un état mélancolique, n'a pas d'origine dont le dépressif puisse parler. Les causes semblent internes ("endo"), le sujet souffre probablement d'une affection organique.
– La deuxième ("exogène"), est déclenchée - ou évolue - à cause d'événements ambiants, extérieurs, face auxquels le sujet ne réagit plus en personne "saine", psychologiquement.

Ainsi, on voit que la dépression nerveuse caractérisée, c'est-à-dire reconnue par l'entourage comme par les médecins, peut être parfois le signe révélateur d'une autre maladie.

Mais comment reconnaître, justement, la limite entre un état nerveux normal et un basculement plus ou moins progressif vers la dépression ?

D'abord, il est important de savoir distinguer entre les différents états d'humeur, d'émotion, d'ennui, les attitudes aussi nouvelles qu'excessives. Indiscutablement, ceux qui entrent ou sont depuis quelque temps en dépression nerveuse, ont changé de comportement. S'ils ne s'en rendent pas compte eux-mêmes, la famille, les collègues de travail, le perçoivent souvent.

Il ne faut rien exagérer non plus dans cette appréciation où seul un état de pessimisme total, de douleur morale ou de tristesse profonde, est inquiétant.

Leur façon de s'ennuyer tout le temps, partout, en toutes occasions, ce sentiment de vide et de désintérêt manifesté subitement (il caractérise aussi souvent la période de l'adolescence), est un signe clair de dépression qu'il ne faut pas prendre à la légère mais soigner comme une réelle maladie.

De plus, une dépression peut aussi bien cacher une autre maladie jusque là non décelée, qu'engendrer elle-même des troubles de santé.

Si les blessés, les malades acceptent naturellement d'avoir "le moral à zéro", les déprimés mettent très longtemps à prendre conscience et à accepter leur état.

Ils boudent leurs plats préférés, se plaignent de mal dormir, sont déçus de tout, se sentent frustrés, mal aimés, abandonnés, ressassent parfois continuellement un passé idyllique ou, de façon plus morbide, un événement tragique. Rien ne les rend vraiment heureux. Ils peuvent même se complaire en permanence dans ce qu'il faut bien appeler un "état régressif" sans accepter l'idée d'être en pleine dépression nerveuse.

Certes, cette maladie-là n'a guère de lettres de noblesse.

Comme il n'est pas rare de la voir accompagnée de douleurs inexplicables dont les dépressifs se plaignent sur un ton lamentable, ils commencent par se faire traiter de malades imaginaires. Parfois, leur état moral finissant par les conduire à l'inaction quasi permanente (ils se traînent pour assurer le minimum), ils se sentent complètement dépréciés.

Les déprimés entrent en dépression avec des sentiments d'infériorité, des idées de culpabilité et d'auto-accusation, de dévalorisation pouvant aller jusqu'à un sentiment de responsabilité exagérée et des constructions intellectuelles aberrantes.

L'aboutissement ? Ils se disent d'abord "bons à rien" puis se reprochent de faire souffrir les autres et ont ensuite le sentiment d'être une charge, d'être inutiles. Alors, sournoisement monte à la surface l'idée du suicide, voire, c'est le comble, du suicide "altruiste", pour débarrasser les autres en quelque sorte ! Entre temps, ils peuvent avoir traversé un état d'anesthésie affective : tellement pris par leurs souffrances, il leur a semblé ne plus aimer personne.

Le recours à un psychiatre peut être utile. Il peut bloquer, en quelques jours, une descente vers cet enfer où, sans soin, on peut stagner plusieurs années. Et surtout, il ne faudrait pas s'imaginer si l'on a des raisons bien définies de se trouver dans un profond état de dépression (mort d'un être cher, perte d'emploi, divorce, etc.) que les remèdes ne peuvent rien changer.

Cinq symptômes pour repérer la déprime

Du simple stress, que nous subissons tous plus ou moins, à la dépression nerveuse reconnaissable facilement, il y a une marge énorme que l'on ne franchit pas sans passer par un long stade de déprime beaucoup plus difficile à déceler. C'est donc à soi ou à l'entourage d'en découvrir les signes avant-coureurs.

Comme toujours, plus tôt le mal est diagnostiqué, plus rapide et meilleure sera la guérison. Apprenez donc à voir un déprimé derrière ces signes :

– **Fatigue au matin**

Et oui, voici un des premiers symptômes révélateurs : après une nuit de sommeil ayant toutes les raisons logiques d'être "réparateur", on se sent fatigué... fatigué ! Ce n'est pas normal. Une fatigue inexplicable dès le réveil, accompagnée d'humeur maussade, est un signe de dépression, s'il se répète tous les jours. (N'oubliez pas que la dépression peut être engendrée par des troubles de santé).

- **Un mauvais sommeil**
  Toutes les personnes qui dorment mal ne sont pas en dépression. Mais si on se réveille plusieurs fois par nuit, avec beaucoup de mal à retrouver le sommeil à cause d'une confuse mais réelle anxiété, et que les nombreux somnifères essayés sont inefficaces, on est probablement devant une dépression.
- **Les douleurs dans le dos, les maux de tête**
  Faute d'explications satisfaisantes, les médecins parlent généralement d'arthrose cervicale ou lombaire pour justifier les maux de tête ou de dos répétés. Quelques analgésiques calment les douleurs, momentanément. Puis elles resurgissent. Avec d'autres remèdes, à savoir des anti-dépresseurs, "curieusement", les douleurs disparaissent parfois.
- **Les maux de ventre**
  Constipation, maux de ventre, ballonnements, mauvaise digestion, crises de foie. Et les différentes analyses médicales qui ne démontrent rien... Connaissez vous la peur (d'un examen ou d'un rendez-vous important, par exemple) qui "noue l'estomac" selon l'expression populaire ? Comme par hasard, ces différents troubles de santé disparaissent soudainement puis resurgissent aussi curieusement. Ne cherchez pas plus loin : vous avez presque dépassé le stade du stress, vous êtes en déprime.
- **Les troubles sexuels**
  Il ne faut pas être grand psychologue pour imaginer qu'un déprimé doit porter encore moins d'intérêt à sa vie sexuelle qu'au reste. Par contre, l'impuissance ou une frigidité subites ne sont pas toujours reconnues par les sexologues et spécialistes divers comme résultats d'un état dépressif. Sans joie de vivre, d'où pourrait nous venir l'envie de procréer ? A ne pas confondre toutefois, avec une immense lassitude envers son partenaire... Laquelle peut aussi faire entrer en dépression...

Enfin, sachez bien qu'il faut considérer la dépression nerveuse comme une véritable maladie, et n'oubliez pas qu'aucune de ses formes n'est irréversible.

La dépression donc, quelle que soit sa gravité, ne doit pas être prise à la légère et il est bien évident qu'un traitement symptomatique ne pourra jamais en venir à bout seul. Il faut à tout prix en trouver les causes profondes, avant de commencer un traitement.

Mais la phytothérapie, en dynamisant votre organisme, peut déjà vous aider à trouver la voie de la guérison.

Cure

- **Le matin au réveil** - Boire un grand verre d'eau dans lequel vous aurez dilué 1 ampoule de Cohobat d'Angélique.
- **Au coucher** - Faire la même chose.
  De toutes les plantes calmantes, l'Angélique est celle que je préfère.
  Laissez de préférence à d'autres les dangereux tranquillisants qui vous transforment en "zombis" : vous ne risquez pas de phénomène de dépendance et, lorsque vous aurez retrouvé votre équilibre, vous pourrez vous en passer sans problème.
- **Avant les 3 repas** :
  - 1 ampoule d'oligo-élément Lithium
  - 1 ampoule d'oligo-élément Zinc.
- **Pendant les 3 repas** - 2 gélules de Complexe Magnésium + Vitamine D.
- **Après les 3 repas** :
  - 1 dose de L.I.V.E. d'Algues Laminaria + Fer
  - 1 comprimé de Captyl.
- **Dans la journée** - Boire la tisane suivante, à chaque fois que vous vous sentez angoissé.

Bigaradier bouton : 50 gr
Camomille fleur : 25 gr
Cynorrhodon baie : 50 gr
Houblon cône : 25 gr
Hysope fleur : 50 gr
Orange fleur : 25 gr

Mélanger les plantes entre elles. Mettre cinq cuillerées à soupe rases du mélange, dans un litre d'eau froide, porter à ébullition une minute, infuser dix minutes et filtrer.

Le premier mois, suivez cette cure telle quelle. Le deuxième mois, remplacez le Complexe Magnésium Vitamine D par le Complexe Structurel.

On peut ajouter à cette cure, les traitements phytothérapiques suivants que l'on peut suivre en alternance pour que chaque produit garde son effet. En effet, une prise trop longue d'un même produit peut créer une accoutumance de l'organisme qui devient moins sensible à ses principes actifs.

- **Tous les matins, à jeun** - 1 dose de L.I.V.E. d'Algues Brunes + Betterave enrichi en Rubidium.
- **Avant les repas, matin, midi et soir** - 2 gélules de Membraneuf.
- **Après les repas, midi et soir** - 1 ampoule de phytoconcentrat de Mélilot.

Captyl

C'est un mélange subtil de pollen et de pistil de fleurs qui, mis en présence l'un de l'autre, développent l'enzyme S.O.D. (Super Oxydismutase) qui, en bloquant la formation des radicaux libres, se fait le protecteur de votre jeunesse et de votre enthousiasme !

- **Par jour** - 2 à 4 comprimés pendant les repas.
- **Durée du traitement** : en cures de 4 semaines, 1 à 4 fois par an.

Phytoconcentrat de Passiflore

Remarquable équilibrant, la Passiflore agit sur tous les symptômes liés à un déséquilibre nerveux.

- **Au moment des 2 principaux repas** - 1 ampoule.
- **Durée du traitement** : en cures de 3 semaines. A renouveler.

Tisane contre la dépression

Cette tisane peut vous aider à passer le cap de la diminution des tranquillisants et être l'amorce d'un retour à l'équilibre.

Gentiane racine : 50 gr
Hibiscus fleur : 50 gr
Marjolaine feuille :
Basilic feuille : 50 gr
Cynorrhodon baie : 50 gr
Citron écorce : 50 gr

Mélanger les plantes entre elles. Compter quatre cuillerées à soupe du mélange, pour un litre d'eau froide.
Porter à ébullition. Faire bouillir une minute. Éteindre le feu et laisser infuser dix minutes.
Filtrer.

- **Dans la journée** - Boire une grande tasse (1/4 de litre), trois fois par jour, entre les repas.
- **Durée du traitement** : cures de trois semaines.

Tisane dynamisante calmante

Menthe douce feuille : 30 gr
Sauge feuille : 30 gr
Carvi noir semence : 20 gr
Fenouil semence : 20 gr
Millefeuille plante : 20 gr
Gentiane racine : 25 gr

Mélanger les plantes entre elles. Mettre une cuillerée à soupe du mélange, dans une grande tasse d'eau froide. Porter à ébullition et éteindre le feu dès que l'eau commence à bouillir. Couvrir et infuser dix minutes.

- **Midi et soir** - Boire chaud, après les repas.

Cataplasme

Même si cela doit vous surprendre, sachez qu'un cataplasme peut vous aider à vous sentir moins oppressé.

En voici la recette :

Cataplasme Argile Huiles essentielles

4 cuillerées à soupe d'Argile verte en poudre + eau
2 gouttes d'Huile essentielle de Lavande
2 gouttes d'Huile essentielle de Marjolaine
2 gouttes d'Huile essentielle de Mélisse

Mélanger l'Argile avec l'eau froide jusqu'à obtenir une pâte. Ajouter ensuite les Huiles essentielles. Bien mélanger le tout.

Appliquer le cataplasme au niveau du plexus et le conserver vingt minutes.

- **Durée du traitement** : à faire tous les soirs, par cures de quinze jours.

Régime

Faire cette cure si vous vous sentez fatigué, déprimé, la peau terne et si vous n'avez plus envie de vous lever le matin.

Déjeuner "coup de fouet"

1 jaune d'Œuf
Le jus d'1/2 Citron
Le jus d'1/2 Orange
1 cuillerée à café de Miel de Romarin
1 cuillerée à café de Blé germé en poudre

Mélanger tous les composants.

- Boire **le matin à jeun**, de préférence.
- **Durée du traitement** : cures de quinze jours.

Pas plus de quinze jours, sinon vous allez épuiser votre entourage !

Vin

Elixir anti-déprime

1 litre de Xérès demi-sec
30 gr d'écorce de Cannelle
15 gr de racine de Gentiane
15 gr de racine d'Angélique

Mélanger les composants et laisser macérer dix jours au soleil. Filtrer.

- **Le soir** - Boire un verre à apéritif, avant le repas.

Le tonique du pape

1 litre de bon Vin vieux doux (Malaga, Porto, Xérès ou simplement bon Bordeaux)
Ecorce de Cannelle : 30 gr
Racine de Gentiane : 15 gr
Clous de Girofle : 5
Baies de Genièvre : 20

Faire macérer les plantes dans le Vin pendant 7 jours, en période de lune croissante.
Remuer doucement tous les jours. Filtrer le 8ème jour.

- **Avant le repas du soir** - Boire 1 verre à madère (pas davantage !).
- **Durée du traitement** : par cures de dix jours, renouvelables si nécessaire.

Sucre aux Essences

A prendre au moment ou vous traversez une période d'angoisse, d'anxiété, où "rien ne va plus".

Je vous conseille de laisser fondre le sucre dans votre bouche et d'essayer de vous détendre pendant ces quelques instants.

Huile essentielle de Camomille : 2 ml
Huile essentielle de Lavande : 5 ml
Huile essentielle de Sauge : 3 ml

- **Par jour** - Prendre 2 gouttes de chaque Essence sur un morceau de sucre. Cette prise peut être renouvelée 2 fois par jour. Pas davantage.
- Vous pouvez aussi prendre ces Huiles essentielles sous forme de grains d'essence, à raison de 2 granules de chaque, **avant les repas, midi et soir.**

A prendre en alternance avec :

Huile essentielle de Marjolaine

C'est un excellent tonique du parasympathique et elle est particulièrement recommandée aux anxieux et aux nerveux.

- **3 fois par jour** - 2 gouttes, sur un sucre.
  Ou en grain d'essence :
- **3 fois par jour** - 3 granules, à avaler sans croquer, avec un peu d'eau ou de nourriture.
- **Durée du traitement** : en cures de trois semaines maximum.

Les huiles essentielles sont extrêmement actives. Un surdosage peut entraîner des troubles indésirables.
Ne pas aller au-delà de 12 granules par jour, pour un adulte.
Ne pas prolonger le traitement par un même grain d'essence au-delà de 3 semaines.

Oligo-élément Aluminium en alternance avec oligo-élément Lithium

L'Aluminium a une action nette sur les fonctions cérébrales. Le Lithium est un élément indispensable à la cellule nerveuse.

- **Par jour** - 1 ampoule, avant les principaux repas, à garder une minute sous la langue.

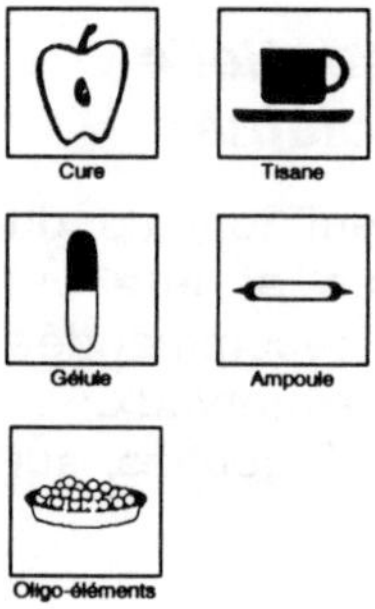

DERMATOSE

(Voir aussi Allergie)

La dermatose est l'expression d'une réaction allergique au niveau de la peau, due :

– soit à une allergie de contact, les allergènes passant par la peau. Il s'agit le plus fréquemment de lessives, shampooings, produits de vaisselle, produits chimiques ou insecticides, mais aussi des poils de certains animaux.
  La réaction la plus classique est l'eczéma. Quand il s'agit des mains, la meilleure prévention consiste à se protéger la peau avec des gants. (Les allergies aux cosmétiques ayant pratiquement disparu, en revanche, les médecins n'ont jamais autant vu d'allergies aux bijoux fantaisie : le nickel est souvent le métal responsable de la mauvaise réaction de l'organisme.) ;
– soit à une réaction d'ordre général, allergies alimentaires par exemple. Elles peuvent être très spectaculaires. Vous pouvez tout à coup, à table, vous couvrir de plaques rouges ou enfler terriblement. Les aliments concernés sont souvent les crustacés, les œufs, les laitages, le céleri ou la moutarde. Mais on a vu aussi des allergies aux fruits secs ou au coca-cola.
  Il n'est pas toujours facile de déterminer le ou les aliments auxquels on est allergique, il faut parfois plusieurs mois et une recherche très précise.
  D'autant que l'allergie qui semble alimentaire peut être provoquée, en fait, par un médicament.
  On connaît bien les allergies à certains antibiotiques. On connaît moins, par exemple, celle à l'Alka-Seltzer qui devrait faire digérer !

Contrairement à une idée reçue et tenace, les allergies aux fraises sont assez rares alors que les allergies à l'aspirine ou aux sulfamides sembleraient beaucoup plus nombreuses.

Dans tous les cas, une dermatose doit toujours être prise très au sérieux car elle peut être également un signe précancéreux pour certains sujets. En conséquence, si mes cures ne vous apportent pas d'amélioration notable, consultez votre médecin.

Cure

- **Avant chacun des 3 repas :**
  - 1 ampoule de Distillat de St Fiacre dans 1/2 verre d'eau
  - 2 ampoules de phytoconcentrat de Bardane/Salsepareille/Alliaire.
- **Pendant les repas, midi et soir** - 2 gélules de Complexe ADN Vitamines F et E.
- **Après les 2 principaux repas** - 2 gélules de Complexe Magnésium + Vitamine D.
- **Dans la journée** - Boire, loin des repas, un litre de la tisane suivante :

  Genièvre baie : 50 gr
  Bardane racine : 50 gr
  Cassis feuille : 50 gr
  Bouleau feuille : 50 gr
  Pissenlit racine : 50 gr
  Ortie blanche plante : 50 gr

  Mélanger les plantes entre elles. Mettre cinq cuillerées à soupe rases du mélange, dans un litre d'eau froide, porter à ébullition une minute, infuser dix minutes et filtrer.
- **Durée du traitement** : cures de 3 semaines. A renouveler 2 fois par an, si vous avez des dermatoses chroniques.

A prendre en alternance avec la cure suivante :

- **Avant les repas, matin, midi et soir** - 1 ampoule de phytoconcentrat de Bardane.
- **Pendant les repas, midi et soir** - 2 gélules de Complexe ADN Acides aminés.
- **Après les repas, midi et soir** - 2 gélules de Complexe Magnésium + Vitamine D.
- **Par jour** - Boire, entre les repas, un litre de cette tisane :

  Genièvre baie : 50 gr
  Bardane racine : 50 gr
  Bouleau feuille : 50 gr
  Pissenlit racine : 50 gr
  Frêne feuille : 50 gr
  Ortie blanche plante : 50 gr
  Verveine feuille : 50 gr

  Mélanger les plantes entre elles. Compter quatre cuillerées à soupe du mélange, pour un litre d'eau froide.
  Laisser bouillir une minute et infuser dix minutes. Filtrer.

- **Durée du traitement** : deux fois par an, pendant un mois, si vos dermatoses sont chroniques et rebelles.

Tisane

Artichaut

– 1 cuillerée à soupe pour un litre d'eau bouillante.

Laisser infuser 10 minutes.
Filtrer.

- **Dans la journée** - Boire le litre, entre les repas.

A prendre en alternance avec des tisanes de Bardane et de Bouleau.

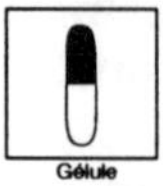
Gélule

Gélules de Pensée sauvage

La Pensée sauvage est bénéfique dans tous les cas de dermatoses, quelle qu'en soit l'origine.

- **Midi et soir** - 2 gélules, aux repas.

- **Durée du traitement** : en cures de trois semaines, avec arrêt d'une semaine entre chaque.

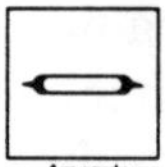
Ampoule

Phytoconcentrat de Salsepareille

La Salsepareille est un draineur des toxines qui s'éliminent par la peau.

- **Avant les 3 repas** - 1 ampoule.
- **Durée du traitement** : en cures de trois semaines, avec arrêt d'une semaine entre chaque.

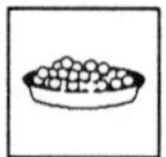
Oligo-éléments

Oligo-élément Cuivre et oligo-élément Soufre

- **Avant les principaux repas** - 1 ampoule, à garder une minute sous la langue.

Toutes ces recettes et remèdes ont la même vocation : vous aider à mieux vous soigner.

Utilisez-les en alternance, en fonction de vos goûts et de l'effet produit sur votre cas personnel.

Certaines recettes correspondent mieux que d'autres à votre organisme. Pour découvrir les plus efficaces pour vous, n'hésitez pas à les essayer.

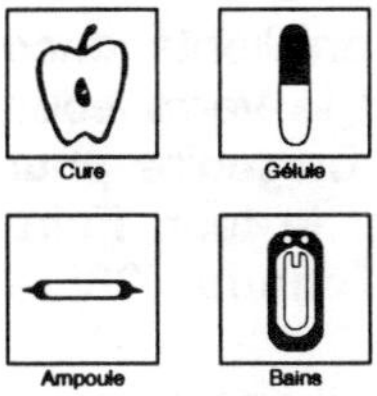

DÉSÉQUILIBRE ENDOCRINIEN

Un mauvais équilibre hormonal peut provoquer des malaises divers fort désagréables : fatigue, abattement, mais également nervosité, agacement, agressivité sociale et des troubles physiques visibles comme une cellulite particulièrement disgracieuse.

Ces troubles apparaissent souvent au moment de la ménopause, en particulier. Ils sont dus à une sécrétion d'hormones défaillante. L'administration d'hormones comme médicament peut être dangereuse, car il est difficile de retrouver un équilibre naturel. C'est pourquoi, avant d'envisager un traitement médicamenteux, je vous conseille d'essayer mes traitements naturels qui peuvent fort bien vous soulager sans risque.

La sauge, par exemple, permet à votre organisme de retrouver son équilibre endocrinien et nerveux. Il est vrai que les deux sont intimement liés. En fait, la sauge est la grande amie de votre "ordinateur" central, celui qui dirige tout : le grand sympathique.

Toutes les femmes ayant un problème de cycle, trouveront un véritable soulagement et des troubles bien amoindris, voir disparus, grâce à un traitement à base de sauge.

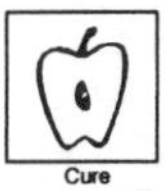

- **Avant les repas, midi et soir** - 1 dose de Distillat d'Algues biocinétique.
- **Après les repas, midi et soir** - 2 grains d'essence de Sauge.
- **Tous les mois** - Boire, pendant 12 jours, en période de lune croissante, la tisane suivante, à raison d'une grande tasse matin et soir :

Sauge feuille : 50 gr
Eucalyptus feuille : 100 gr
Romarin feuille : 100 gr
Marjolaine feuille : 100 gr
Fenouil semence : 100 gr

Mélanger les plantes entre elles. Compter une cuillerée à soupe du mélange, pour une grande tasse d'eau bouillante. Laisser infuser quinze minutes, avant de filtrer.

En alternance avec cette cure principale, suivez les traitements phytothérapiques suivants :

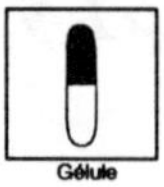
Gélule

Complexe Vitamines B

- **Par jour** - 2 à 4 gélules, avant les repas.
- **Durée du traitement** : cures de 3 à 4 semaines, renouvelables si nécessaire.
Faire une cure aux changements de saison.

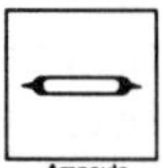
Ampoule

Extrait hydro-alcoolique de Mélisse

- **Avant les trois repas** - 1 ampoule.
- **Durée du traitement** : cures de trois à quatre semaines, renouvelables si nécessaire, après une semaine d'arrêt.

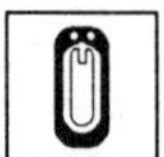
Bains

Bain Romarin Ylang-Ylang

Si vous vous sentez très fatigué, ce bain peut vous donner un coup de fouet bien venu.

Base hydrodispersante :
2 cuillerées à soupe
Huile essentielle de Romarin :
25 gouttes
(ou Huile de bain au Romarin toute prête : 2 cuillerées à soupe pour un bain)
Huile essentielle d'Ylang-Ylang :
10 gouttes

Mélanger les ingrédients dans un verre. Placer le verre sous le robinet de la baignoire pour bien émulsionner le tout. Faire couler un bain chaud (38° à 42°).

- **Durée du bain** : dix minutes.
Faire suivre par une douche froide des jambes.
Le moment idéal ? le soir, après le repas, avant de vous coucher... pour une nuit de pleine forme, de grande forme !

Bain Sauge - Thym

La Sauge est l'un des meilleurs rééquilibrants endocriniens que nous connaissons. Si vous êtes abattu, ce bain sera très bénéfique.

– 2 cuillerées à soupe d'huile de bain Sauge-Thym, pour un grand bain chaud.

Température de l'eau de 38° à 42°.

- **Durée du bain** : dix à quinze minutes.
Il est indispensable de faire suivre le bain d'une rapide douche froide des jambes.
- **Durée du traitement** : prendre 2 à 3 bains par semaine.

Bain Marjolaine - Verveine - Citron

Si vous avez de la cellulite, ce bain vous aidera à retrouver votre ligne et votre forme.

– 2 cuillerées à soupe d'huile de bain Marjolaine - Verveine et Citron, pour un grand bain chaud.

Température de l'eau de 38° à 42°.

- **Durée du bain** : dix à quinze minutes. Il est indispensable de faire suivre le bain d'une rapide douche froide des jambes.
- **Durée du traitement** : prendre 2 à 3 bains par semaine.

DIABÈTE

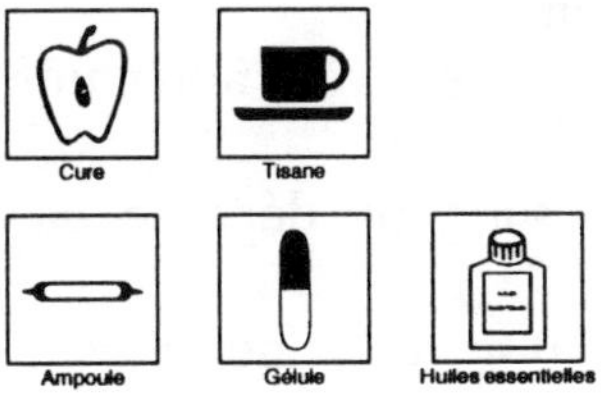

Le diabète est le résultat d'une insuffisance du pancréas, qui ne sécrète plus assez d'insuline. Cette hormone est responsable du métabolisme du sucre.

Il existe deux sortes de diabète :

- Le diabète sucré, maladie constituée par la présence de sucre dans les urines, qui augmentent de façon très notable avec un accroissement marqué de la soif et de l'appétit. Et malgré cela, les patients maigrissent.
- Le diabète gras, goutteux ou constitutionnel, est à évolution beaucoup plus lente.

Diabétique et prédiabétique

Si votre taux de sucre dans le sang (glucose) dépasse 1,10 gr, c'est que votre pancréas est déréglé : vous êtes prédiabétique. Si ce taux est beaucoup plus élevé (au-delà de 1,30 gr) vous êtes diabétique.

Le diabète est souvent d'apparition beaucoup plus insidieuse qu'on ne le croit. Avant que votre analyse de sang n'alerte votre médecin traitant, quand votre taux de sucre dans le sang dépasse 1,10 gr, vous avez déjà ressenti de nombreux petits symptômes auxquels vous n'avez pas prêté attention :

- prise de poids inexpliquée
- lèvres sèches et besoin de boire anormalement
- vertiges, fatigue anormale
- perte de cheveux
- aérophagie
- peau sèche, eczèma, dartres

Ne vous alarmez pas si vous ressentez certains de ces troubles, mais soyez vigilant et demandez conseil à un praticien.

Savez-vous que le diabète d'un adulte commence souvent après une perturbation psychique : chagrin, stress, fatigue ?

Dans le cas où le taux de glucose dans le sang ne dépasse pas 1,10 gr, les plantes peuvent vous guérir.

Dans le cas où le taux de glucose dépasse 1,30 gr, elles ne peuvent vous guérir mais elles peuvent stimuler votre pancréas et faire baisser votre taux de glucose. Il faut donc essayer une cure de choc pendant 2 mois.

Dans les deux cas, il est indispensable que vous soyez suivi par un praticien compétent. Le diabète est une maladie trop grave pour suivre seul un traitement à la légère, sans contrôle biologique permanent.

Les conseils suivants ont souvent donné de bons résultats, mais il faut savoir qu'ils sont réservés aux adultes et qu'ils ne doivent être commencés qu'après avoir demandé l'avis du praticien qui vous suit habituellement.

En cas de diabète léger, les gélules de plantes complèteront votre tisane anti-diabète.

Utilisez conjointement tisane et gélules. Si votre médecin ne s'y oppose pas, vous éviterez peut-être ainsi les médicaments chimiques.

Cure

- **Avant chacun des 3 repas** - 1 ampoule de phytoconcentrat d'Eucalyptus.
- **Pendant chacun des 3 repas** - 1 ampoule d'oligo-élément Zinc.
- **Après les 2 principaux repas** - 1 ampoule de phytoconcentrat de Bardane.
- **Par jour** - Boire, avant chacun des trois repas, une grande tasse de la tisane suivante :

Olivier feuille : 100 gr
Sauge feuille : 100 gr
Eucalyptus feuille : 100 gr
Genièvre baie : 50 gr

Mélanger les plantes entre elles. Mettre cinq cuillerées à soupe rases du mélange, dans un litre d'eau froide, porter à ébullition une minute, infuser dix minutes et filtrer

- **Durée du traitement** : au minimum un mois et à renouveler fréquemment.

Deuxième cure à faire en alternance :

- **Avant les repas, matin, midi et soir** - 2 grains d'essence de Genièvre.
- **Pendant les repas matin, midi et soir** - 1 ampoule de phytoconcentrat d'Olivier.
- **Après les repas, matin, midi et soir** - 1 ampoule de phytoconcentrat de Myrtille.
- **Avant les repas, matin, midi et soir** - Boire une grande tasse ou, encore mieux, un litre par jour de cette tisane :

Olivier feuille : 100 gr
Sauge feuille : 100 gr
Eucalyptus feuille : 100 gr
Camomille fleur : 50 gr

Mélanger les plantes entre elles. Compter quatre cuillerées à soupe du mélange, pour un litre d'eau froide et porter à ébullition pendant une minute. Couvrir et infuser dix minutes. Filtrer.

Tisane anti-diabète

Eucalyptus feuille : 50 gr
Prêle plante : 50 gr
Bardane racine : 50 gr
Sauge feuille : 50 gr
Fumeterre plante : 50 gr
Genièvre baie : 50 gr

Mélanger les plantes entre elles. Compter cinq cuillerées à soupe du mélange, pour un litre et demi d'eau froide.
Faire bouillir trois minutes. Laisser infuser quinze minutes.

- **Tous les jours** - Boire, entre les repas.

Tisane contre le diabète

Eucalyptus feuille : 50 gr
Genièvre baie : 50 gr
Sauge feuille : 50 gr
Olivier feuille : 50 gr
Ortie blanche plante : 50 gr
Pensée sauvage plante : 25 gr
Menthe poivrée feuille : 25 gr

Mélanger les plantes entre elles. Compter quatre cuillerées à soupe du mélange, pour un litre d'eau froide.
Porter à ébullition. Faire bouillir une minute. Éteindre le feu et laisser infuser dix minutes.
Filtrer.

- **Par jour** - Boire une grande tasse (1/4 de litre), trois fois par jour, entre les repas.
Prendre cette préparation de manière suivie.

Radicelles de Poireau

Le goût n'est pas très agréable, mais l'efficacité certaine.

Radicelles de poireau
Eau

Prendre une touffe de radicelles de Poireau, fraîches. Laisser infuser 15 minutes dans une grande tasse d'eau bouillante. Filtrer. Boire tiède.

- **Durée du traitement** : faire des cures de trois semaines, avec un arrêt de quinze jours entre chaque cure.

Cette cure risque d'avoir une action trop brutale et de faire baisser votre taux de glucose trop vite.
Dans ce cas, vous pouvez vous trouver en hypoglycémie, c'est-à-dire avec un taux de sucre dans le sang trop faible. Il peut s'ensuivre vertiges, nausées, fatigue. Il vous faudra alors interrompre la prise de l'infusion.

On peut prendre également de l'Extrait vif de Pissenlit ou de Tilleul Aubier en alternance.

Ampoule

Alterner aussi les cures de chacune de ces trois plantes :

Phytoconcentrat de Bardane

La racine de Bardane est l'un des meilleurs dépuratifs qui soient. Elle possède aussi une action hypoglycémiante reconnue. Elle conserve mieux ses propriétés sous forme de gélules que de plante sèche.

Phytoconcentrat d'Olivier

L'Olivier améliore le fonctionnement du pancréas et permet d'obtenir une baisse du taux de glucose.

Phytoconcentrat de Myrtille

Remarquable stimulant du pancréas, elle permet de régulariser le taux de glucose dans le sang et, par cette action, améliore le diabète.

- **Dans la journée** - 1 ampoule, aux principaux repas.
- **Durée du traitement** : en cures de trois semaines, avec arrêt d'une semaine entre chaque.

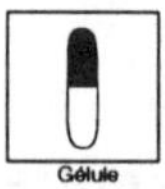
Gélule

Pour compléter ces cures, prendre :

Complexe A.G.E.

- **Par jour** - 2 à 4 capsules, avant les repas.
- **Durée du traitement** : cures de trois semaines.
A renouveler.

Levure végétale enrichie en Zinc

Levures végétales : sortes de champignons élevés sur un milieu enrichi en oligo-éléments. Le Zinc est un oligo-élément majeur dans l'équilibre organique. Il est indispensable au métabolisme des sucres dans le sang.

- **Par jour** - 3 à 4 gélules.
- **Durée du traitement** : en cures d'un mois. A renouveler dans l'année.

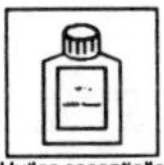
Huiles essentielles

Essences de plantes

Huile essentielle de Genièvre : 5 ml
Huile essentielle de Géranium : 5 ml
Huile essentielle d'Eucalyptus : 5 ml

Mélanger les Huiles essentielles entre elles, dans un même flacon.

- **Avant chaque repas** - verser quatre gouttes de ce mélange sur une cuillerée à café de Lait en poudre écrémé et non sucré. Mélanger à 1/2 verre d'eau. Boire après avoir agité.

Prendre également :
- de l'oligo-élément Chrome qui améliore la tolérance au glucose
- de l'oligo-élément Nickel qui active les enzymes et le métabolisme des lipides et des glucides
- de l'oligo-élément Zinc.

Toutes ces recettes et remèdes ont la même vocation : vous aider à mieux vous soigner.

Utilisez-les en alternance, en fonction de vos goûts et de l'effet produit sur votre cas personnel.

Certaines recettes correspondent mieux que d'autres à votre organisme. Pour découvrir les plus efficaces pour vous, n'hésitez pas à les essayer.

Cure

Ampoule Tisane

DIARRHÉE

Cette expulsion répétée de selles plus ou moins liquides peut avoir de nombreuses origines. Mais, dans tous les cas, le travail intestinal a été gêné soit par des parasites, soit par une intoxication alimentaire ou médicamenteuse, ou une auto-intoxication (diabète, goutte, urémie), soit enfin par un choc nerveux, il s'agit alors de diarrhée émotive.

Dans tous les cas, il faut arrêter rapidement le processus. Si la diarrhée se prolonge malgré mes conseils, consultez immédiatement pour découvrir l'origine du malaise.

Mettez-vous, en tout cas, aussitôt au régime : repos et diète hydrique, puis bouillon de légumes et régime riche en albumines (œufs, poissons, yaourts) dans les formes aiguës.

Dans les formes plus chroniques : supprimez les crudités, légumes verts, salades, fruits crus, charcuteries, gibier. Mangez, en revanche, beaucoup de riz, de pommes de terre et des poissons bouillis.

Cure

- **Avant chacun des 3 repas** - 2 gélules de Levure Vitalinée.
- **Après chacun des 3 repas** - 1 ampoule de phytoconcentrat de Vigne rouge.
- **Par jour** - Boire 1/2 litre de la tisane suivante :

Camomille fleur : 50 gr
Hysope plante : 100 gr
Pensée sauvage plante : 50 gr
Sauge feuille : 100 gr
Thym feuille : 100 gr

Mélanger les plantes entre elles. Compter cinq cuillerées à soupe du mélange, pour un litre d'eau bouillante.
Laisser infuser quinze minutes. Filtrer.

Turbinal

Le Turbinal associe deux variétés de bacilles lactiques aux actions complémentaires, Lactobacillus Acidophilus et Bifidobacterium Bifidum.

Grâce à leur combinaison, le Turbinal exerce son action régulatrice sur la totalité du tractus intestinal.

- **Durée du traitement** : 2 gélules, après les repas, midi et soir, une semaine par mois. A renouveler.

Prendre également :

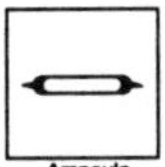
Ampoule

Phytoconcentrat de Myrtille

- **Par jour** - 1 ampoule, après les trois principaux repas.
- **Durée du traitement** : à faire en cure d'un mois avec arrêt de 15 jours, puis reprise jusqu'aux résultats désirés.

Phytoconcentrat d'Ortie piquante

- **Par jour** - 1 ampoule, au moment des 2 principaux repas.
- **Durée du traitement** : en cures de trois semaines.

Tisane

Tisane contre les diarrhées

Fraisier feuille : 50 gr
Anis vert semence : 25 gr
Thym feuille : 50 gr
Guimauve racine : 50 gr
Cynorrhodon baie : 50 gr

Mélanger les plantes entre elles. Compter quatre cuillerées à soupe du mélange, pour un litre d'eau froide.
Porter à ébullition. Faire bouillir une minute. Éteindre le feu et laisser infuser dix minutes.
Filtrer.

- **En cas de crise** - Boire une tasse toutes les heures.
- **En cas de diarrhée chronique** - Boire trois tasses par jour.

Cette tisane convient aussi bien en cas de crise de diarrhée aiguë que pour les diarrhées alternant avec des crises de constipation.
Pensez aussi à la boire dans le cas de diarrhées d'été provoquées par un abus de crudités et une consommation de boissons trop froides ou composées avec des eaux mal épurées, car son action assainissante est très marquée. Vous pouvez aussi la donner à des enfants.

Fraisier

Faire infuser 1 cuillère à soupe de Fraisier dans une tasse d'eau bouillante.
Durée du traitement : 2 ou 3 tasses par jour, sur quelques jours, pour un problème aigu, ou par cures de 3 ou 4 semaines, pour un problème de fond.

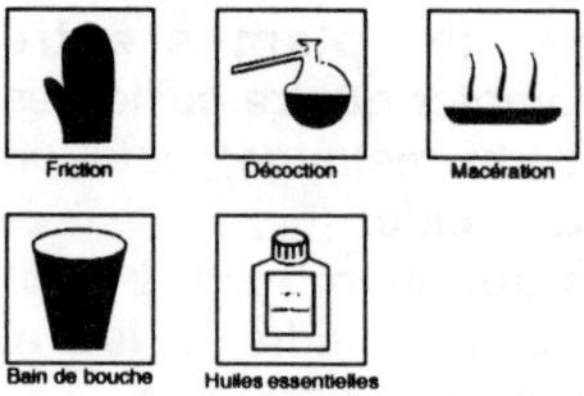

DOULEURS DENTAIRES

L'altération d'une dent n'est pas sensible, au début. Mais lorsque la carie est bien installée, des agents physiques ou chimiques réveillent la douleur plus ou moins brutalement : la dent devient sensible au chaud, au froid, aux aliments sucrés ou acides.

Ces systèmes d'alarme doivent vous amener à consulter rapidement votre dentiste, sans attendre une crise plus douloureuse.

Mais il arrive que certaines douleurs dentaires apparaissent si soudainement qu'il faut les juguler rapidement en attendant la consultation chez le chirurgien dentiste.

Il est bien rare qu'il vous reçoive dans l'heure et, de toute façon, vous le savez bien, il est fréquent qu'une rage de dents survienne la nuit, le dimanche ou pendant les vacances. Alors, il faut bien apprendre à se débrouiller tout seul, d'autant plus que les méthodes que je vous indique, ont une action sédative rapide.

Il faut bien sûr, rappeler aux personnes souffrant souvent des dents, qu'il est indispensable de les brosser au moins trois fois par jour, pendant plusieurs minutes et, de consulter son dentiste au minimum une fois par an, même si tout va bien en apparence.

On l'a vu, le début d'une carie est toujours discret, mais l'évolution insidieuse est inexorable. Outre la douleur, certains problèmes tels que des kystes sous-dentaires peuvent entraîner des troubles graves comme des migraines, des rhumatismes articulaires ou même des affections cardiaques. Ne prenez donc pas vos ennuis dentaires à la légère.

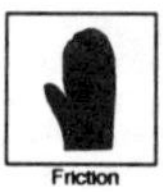

Le massage chinois

Encore une fois, ce sont les chinois qui ont inventé ce massage qui permet d'obtenir un résultat très rapide sur la douleur. Recherchez le point douloureux qui se trouve situé à l'angle que forme l'ongle de votre index, à sa base, du côté du pouce.

- **Appuyer fortement sur ce point** en tournant doucement dans le sens des aiguilles d'une montre.
  Vous obtiendrez de bien meilleurs résultats si vous pouvez, en plus de ce massage de cinq minutes, effectuer un massage du point douloureux, sur la dent même, avec un coton-tige trempé dans de l'Huile essentielle de Girofle.
  Mettre un peu d'Huile essentielle sur le coton-tige et masser doucement la gencive en tournant mais, cette fois-ci, dans le sens contraire des aiguilles d'une montre.
  Vous verrez que la synergie de ces deux massages conjugués vous permettra de stopper la douleur, dans les dix minutes.
- **Si vous souffrez d'une dent creuse** - Confectionner une boulette avec du gros sel et une feuille de persil. Malaxer longtemps de façon à bien l'amalgamer. Boucher la dent avec. Vous serez rapidement soulagé.

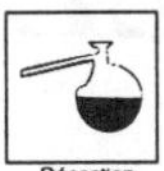

Décoction

Décoction de Céleri

Branche de Céleri : environ 70 gr

Couper des branches de Céleri en petits morceaux.
Mettre à bouillir 70 gr de ces morceaux dans un litre d'eau, pendant dix minutes.
Faire des rinçages de bouche plusieurs fois par jour avec cette décoction, sans l'avaler.
Vous pouvez aussi vous servir de cette préparation pour faire des compresses chaudes autour de la gorge.

Macération

Macération suractive

Eau-de-vie de Pomme

Origan plante : 25 gr
Romarin feuille : 25 gr
Thym feuille : 25 gr
Clous de girofle : 6

Laisser macérer dix jours après avoir bouché le flacon, en remuant vigoureusement tous les jours.
Filtrer, en pressant fortement les plantes.

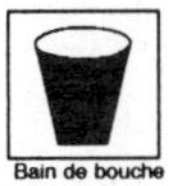

Bain de bouche

Rincage aux plantes

Ce rinçage permet non seulement de calmer la douleur, d'aseptiser la bouche, de purifier son haleine, mais également de renforcer la tonicité des gencives.

Genièvre baies : 50 gr
Cynorrhodon baies : 50 gr
Hysope plante : 50 gr
Sarriette feuille : 50 gr
Ortie piquante plante : 50 gr

Concasser soigneusement les baies en les écrasant avec une bouteille (par exemple).
Mélanger les plantes entre elles. Prendre une bonne cuillerée à soupe pour un bol d'eau bouillante.
Laisser infuser dix minutes.

- **Tous les soirs, au coucher** - Vous rincer la bouche avec cette préparation.

Bain de bouche calmant

Réglisse racine : 50 gr
Pensée sauvage plante : 25 gr
Guimauve racine : 50 gr
Romarin feuilles : 50 gr
Clou de Girofle : 5 gr
Camomille : 25 gr

Mélanger les plantes entre elles. Mettre dans un demi-litre d'eau bouillante. Laisser infuser dix minutes.

- **Après les repas** - Se rincer la bouche avec cette préparation, pendant deux à trois minutes.

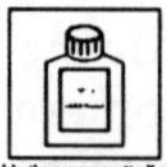
Huiles essentielles

Huile essentielle de Girofle

C'est une Huile essentielle assez chère, car un arbre, annuellement, ne donne que 7 à 10 kilos de clous et donc, peu d'Huile essentielle.
L'Huile essentielle de Girofle est un tonique général très actif et, surtout, un antiseptique énergique.
Le clou de Girofle entre dans la composition du fameux "Vinaigre des 4 voleurs" qui protégeait, dit-on, de la peste.

- **Par jour** - 2 gouttes, 3 à 4 fois par jour, sur un sucre ou grains d'essence.
- **Durée de la cure** : dix jours environ.

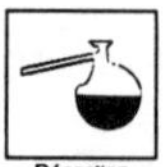
Décoction

Cataplasme

DURETÉ D'OREILLE

Il est des maux d'oreilles que les plantes peuvent améliorer, notamment dans la "dureté d'oreille".

Il ne s'agit pas de soigner les surdités profondes, quand le nerf auditif est atteint mais, dans certains débuts de surdité, les conseils que je vous donne valent la peine d'être essayés car il peuvent donner des résultats inespérés.

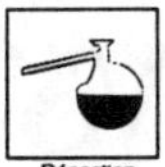
Décoction

Décoction de Cumin

Graines de cumin

Peser très exactement 4 grammes de graines. Les mettre dans un verre d'eau et faire bouillir 10 minutes. Infuser 5 minutes. Filtrer soigneusement cette décoction.

- **Tous les matins** - Aspirer l'eau obtenue avec une petite poire en caoutchouc. Placer l'embout dans l'oreille et appuyer doucement mais fermement, de façon à obtenir une pression suffisante. L'eau s'écoulera d'elle-même.
  Si les deux oreilles sont atteintes, doubler les proportions.

Un bon conseil, utiliser ensemble les deux recettes qui suivent :

- **Le soir** - Jus de Chou et Citron.
- **Le matin** - Décoction de Cumin.

Jus de Chou et de Citron

1 Citron
Feuilles de Chou vert

Presser le jus d'un Citron. Presser une quantité égale de jus de Chou, que vous obtiendrez en passant les feuilles à la centrifugeuse. Mélanger les jus.

- **Tous les soirs** - 2 gouttes du mélange dans chaque oreille. Boucher avec un coton.
- **Le matin** - Laver l'oreille avec une petite poire contenant de l'eau de source. Il est nécessaire d'avoir une pression suffisante dans l'oreille pour bien la nettoyer.

Cataplasme

Sel et persil

Persil frais
Gros Sel gris de mer

Confectionner des petites boulettes en malaxant le Persil et le Sel. Les placer dans les oreilles avant de vous coucher.

- Les garder **toute la nuit.**

Serviette au Romarin

1 bassine d'eau bouillante
2 cuillerées à soupe d'huile de bain au Romarin

Imbiber la serviette. La placer autour des oreilles et du front pendant 3 minutes.
A renouveler 3 fois, avec de l'eau très chaude.
Puis frotter les oreilles, la nuque et le front avec un gant d'eau froide.

- Faire ces ablutions **tous les jours.**

DURILLONS

Les durillons, en fait, n'ont rien à voir avec les cors. Les sièges peuvent être situés sur les mains ou les pieds.

Ils sont dus à des frottements répétés par un outil, une mauvaise chaussure.

Fréquemment aussi, ils ont pour origine une statique défectueuse de votre pied.

Simple épaississement épidermique, formant une plaque saillante jaune dont les bords se perdent dans l'épiderme, seule la surface est abîmée, les plans plus profonds de la couche cornée sont sains.

Je vais, bien sûr, vous donner les remèdes nécessaires pour les éliminer, mais le simple bon sens veut, pour les durillons des pieds, que vous changiez de chaussures ou que vous alliez consulter un podologue qui vous confectionnera une semelle appropriée à votre cas, si les durillons sont dus à une mauvaise posture.

Grâce à la semelle orthopédique, vous ne souffrirez plus jamais de durillons et votre dos sera également soulagé.

Bain de pieds émollient

Guimauve racine : 50 gr
Mauve fleur : 50 gr
Bouillon blanc fleur : 50 gr
Sureau fleur : 50 gr

Mélanger les plantes dans un grand récipient. Prendre deux grosses poignées du mélange. Ajouter deux litres d'eau froide. Faire bouillir dix minutes.

Ajouter une quantité d'eau très chaude pour faire un bain de pieds.

- Tremper les pieds dans cette décoction (en y laissant les plantes) **pendant quinze minutes.**
- **Après le bain** - Frotter le durillon à la pierre ponce, il disparaîtra.

Huile au Calendula

Souci fleur et feuille : 30 gr
Huile d'Olive : 1/2 litre
2 Citrons

Remplir une bouteille à large goulot d'un demi-litre, avec les fleurs et les feuilles de Souci. Ajouter l'huile d'Olive jusqu'à remplir complètement la bouteille.
Faire chauffer 2 heures au bain-marie. Laisser macérer une semaine dans un récipient en verre bien bouché.
Filtrer en exprimant bien le jus.
Ajouter 2 jus de Citron pour 1/2 litre d'huile d'Olive.

- **Durée du traitement** : à utiliser tout au long de l'année en massages légers, sur le visage et le corps.

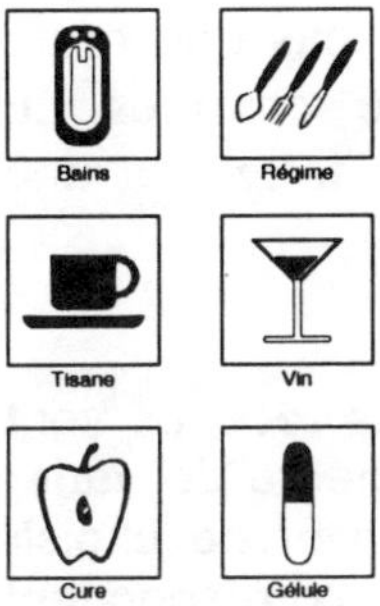

DYNAMISME

Etre en grande forme est la condition première, à notre époque stressante, pour tenir le coup. Les agressions sont de toutes sortes : pollution, bruit, compétition professionnelle.

Le dynamisme est un besoin essentiel de chacun mais les femmes qui mènent de front une vie active et une vie familiale, sont encore plus éprouvées par le quotidien. Or, rester en pleine santé, belle de surcroît et de bonne humeur, devient un challenge.

Il nous parait naturel de croiser un homme les yeux cernés, l'air soucieux.

On attend d'une femme, dans son travail, qu'elle reste séduisante, dynamique, souriante. Et chacune veut également garder sourire et sérénité, au cœur de la vie familiale. Mais après une journée bien remplie, il est difficile de rester calme, détendue et dynamique.

C'est particulièrement pour les femmes que j'ai étudié ces formules, afin de leur donner un coup de fouet immédiat tout en les embellissant. Une cure dynamisante doit toujours commencer par des recettes faciles d'emploi et des résultats immédiats. Pourquoi ?

Tout simplement pour vous redonner rapidement confiance en vous, vous permettre de constater l'efficacité d'un traitement avant qu'il ne devienne, à vos yeux, qu'une contrainte de plus ! Ce n'est qu'à ce prix que vous entreprendrez alors un véritable travail en profondeur, pour stimuler tout votre organisme. Il est bien normal qu'en étant fatiguée, voire déprimée, vous n'ayez pas envie de vous occuper de vous. Vous avez déjà la charge des autres. Et vous avez acquis la mauvaise, mais bien compréhensible habitude, de vous faire passer au deuxième plan.

En suivant mes conseils, vous allez pouvoir retrouver cette énergie qui vous rend si belle et sûre de vous. Mais n'oubliez pas que toute cure bien conçue ne doit pas durer plus de trois à quatre semaines. Le résultat escompté sera obtenu ou alors, c'est que votre fatigue a une origine pathologique et il vous faut alors un thérapeute.

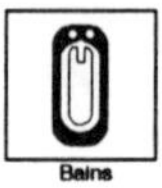
Bains

Bain tonifiant

Berce plante entière : 2 cuillerées à soupe
Mélilot plante entière : 2 cuillerées à soupe
Chêne écorce : 1 cuillerée à soupe

Faire bouillir ces 3 plantes dans un litre d'eau pendant 15 minutes à feu doux. Filtrer. Ajouter la décoction obtenue à l'eau d'un bain complet à 37°-38° environ.

- **Durée du bain** : quinze minutes, suivies d'une rapide douche froide des jambes.

Il ne faut pas se sécher avec une serviette mais frotter la peau avec la paume de la main.

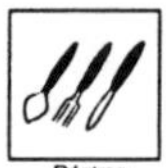
Régime

Toutes ces recettes vont vous permettre de varier les plaisirs et de choisir celles qui correspondent le mieux à vos goûts et à vos habitudes alimentaires.

Je vous l'ai dit, cette cure d'un mois doit être une source de plaisirs et non de contraintes.

Boisson anti-fatigue et tonifiante

La Menthe, le Saule et la Rhubarbe sont des plantes toniques et énergétiques.

Quant à la Marjolaine, elle efface les traces de fatigue et de nervosité.

Bordeaux blanc : 1 litre
Menthe feuille : 5 gr
Saule feuille : 5 gr
Rhubarbe rhizome : 5 gr
Marjolaine feuille : 5 gr
Clou de Girofle : 3
Sucre roux : 3 morceaux
Cannelle : 1 pincée

Faire macérer toutes les plantes dans le litre de Vin blanc. Laisser la bouteille au repos pendant 1 semaine, en agitant de temps en temps. Filtrer. Ajouter le Sucre roux et la Cannelle.

- **Midi et soir** - Boire un verre à apéritif, avant les repas.

Boisson tonique digestive

Menthe feuille : 10 gr
Romarin feuille : 10 gr
Thym feuille : 10 gr
Cannelle : 1 bâton
Orange : 1 écorce

Mélanger les composants dans un litre d'eau froide. Porter à ébullition sans laisser bouillir. Servir glacé, additionné d'eau plate ou gazeuse. Vous pouvez sucrer avec un peu de Miel.

Cocktail dynamique

3 branches de Persil
1/2 citron
1 carotte
2 kiwis
Poudre de Blé germé : 1 cuillerée à café

Passer le tout à la centrifugeuse. Ajouter le Germe de Blé.

- Boire frais et **à jeun**.

Cocktail dynamisant

1 grosse Carotte
1/2 botte de Cresson
1 Tomate
3 branches de Persil
1/2 Citron

Couper la Carotte en petites rondelles. Laisser la peau.
Laver soigneusement le Cresson. Laisser la peau du Citron.
Passer tous les ingrédients à la centrifugeuse. C'est indispensable.

- Boire frais **le matin**.

Boisson "coup de fouet"

Faire cette cure si vous vous sentez fatigué, déprimé, la peau terne et si vous n'avez plus envie de vous lever le matin.

1 jaune d'Œuf
Le jus d'1/2 Citron
Le jus d'1/2 Orange
1 cuillerée à café de Miel de Romarin
1 cuillerée à café de Blé germé en poudre

Mélanger tous les composants.

- Boire **le matin, à jeun**, de préférence.
- **Durée du traitement** : cures de quinze jours. Pas plus.

Déjeuner du Bûcheron

Cette recette nous vient du Canada. C'est celle du déjeûner des bûcherons du grand Nord qui doivent, toute l'année, rester en pleine forme, malgré les intempéries et les climats particulièrement rudes.

1 bol de Lait entier
1 Œuf
1/2 Banane
1 verre de jus de Raisin
1 cuillerée à café de Levure de Bière

Passer le tout au mixer.

- **Durée du traitement** : boire tous les matins sauf une fois par semaine, pour laisser votre foie au repos.
A suivre pendant trois semaines.

Jus de fruits dynamisant

1 Kiwi
1/2 tranche d'Ananas frais
1 Orange
1/2 Citron
1/2 cuillerée à café de poudre de Germe de Blé

Passer les fruits à la centrifugeuse. Ajouter la demi-cuillerée de poudre de Germe de Blé.

- **Durée du traitement** : boire frais le matin, à jeun, pendant trois semaines.

Mélange détonant

Un jaune d'Œuf très frais
Un jus de Citron
Une cuillerée à soupe de Miel de Romarin
Une cuillerée à soupe de Persil haché
5 gr de Levain naturel

Mélanger le tout dans un bol. Passer au mixer rapidement.

- Manger en guise de **petit déjeuner**.

Petit déjeuner tonus

1 Café noir
1 Banane
20 Fraises
1 Orange
2 Kiwis

Passer les fruits à la centrifugeuse.

- Boire d'abord le café et ensuite le jus de fruits.

Tisane

Tisane cholagogue

Thym feuille : 25 gr
Ményanthe feuille : 25 gr
Bouillon blanc fleur : 25 gr
Romarin feuille : 50 gr
Cassis feuille : 50 gr
Fumeterre plante : 50 gr

Mélanger les plantes entre elles. Compter cinq cuillerées à soupe du mélange, pour un litre d'eau froide. Faire bouillir une minute. Laisser infuser dix minutes. Filtrer.

- **Durée du traitement** : boire dans la journée, tous les jours, pendant trois semaines.

Tisane désintoxicante

Fumeterre plante : 50 gr
Pariétaire plante : 50 gr
Mélisse feuille : 50 gr
Prêle plante : 50 gr

Mélanger les plantes entre elles. Compter quatre cuillerées à soupe, pour un litre d'eau bouillante. Laisser infuser quinze minutes. Filtrer.

- Boire **tout au long de la journée.**

Tisane grande forme

Ményanthe feuille : 50 gr
Gentiane racine : 25 gr
Cynorrhodon baie : 50 gr
Romarin feuille : 50 gr
Sarriette feuille : 50 gr
Hibiscus fleur : 50 gr

Mélanger les plantes entre elles. Compter quatre cuillerées à soupe du mélange, pour un litre d'eau froide.
Porter à ébullition. Infuser dix minutes. Filtrer.

- Boire **en deux jours.** Bien répartir les prises avant chaque repas.

Tisane minceur + dynamisme de l'été

Pariétaire plante : 50 gr
Thym feuille : 50 gr
Citronnelle plante : 50 gr
Ményanthe feuille : 25 gr
Cassis feuille : 50 gr
Fumeterre plante : 50 gr

Mélanger les plantes entre elles. Compter cinq cuillerées à soupe du mélange, pour un litre d'eau froide.
Porter à ébullition deux minutes. Infuser dix minutes.
Filtrer.

- Boire **dans la journée.**

Macis

Faire infuser une cuillère de Macis pour une tasse d'eau bouillante.

- **Par jour** - Prendre 2 ou 3 tasses, sur quelques jours, pour un problème aigu, ou par cures de 3 ou 4 semaines, pour un problème de fond.

Vin

Voici de nombreuses recettes de vins médicinaux. Il n'est, bien entendu, pas question de les boire tous !
Mais au fil des saisons et des années, vous pourrez élire votre préféré et vous offrir de courtes cures !

Le Ratafia dynamique

Angélique semence : 12 gr
Fenouil semence : 8 gr
Anis vert semence : 8 gr
Eau de vie : 200 ml
Eau plate : 1 verre
Sucre roux : 500 gr

Mélanger tous les ingrédients. Laisser macérer pendant 10 jours. Ajouter le Sucre roux.
Filtrer.

- **Avant les repas** - Boire 1 verre à apéritif.

Le tonique du pape

1 litre de bon Vin vieux doux (Malaga, Porto, Xérès ou simplement bon Bordeaux)
Ecorce de Cannelle : 30 gr
Racine de Gentiane : 15 gr
Clous de Girofle : 5
Baies de Genièvre : 10

Faire macérer les plantes dans le Vin pendant 7 jours, en période de lune croissante.

Remuer doucement tous les jours. Filtrer le 8ème jour.

- **Avant le repas du soir** - Boire 1 verre à madère.
- **Durée du traitement** : par cures de 10 jours, renouvelables si nécessaire.

La liqueur fortifiante

Baies de Cynorrhodon : 1/3 de litre
Sucre Candi : 150 gr
Eau-de-vie : 1 litre

Ajouter à l'Eau-de-vie, le Sucre et les Baies. Laisser macérer 15 jours, dans un endroit chaud. Filtrer.
Diluer à 50 % liqueur/ eau.

- **Le soir** - Boire 1/2 verre, après le repas.

Vin "coup de fouet"

Bourgogne rouge : 1 litre
Semence de Fenouil : 30 gr
Sommité fleurie de Petite Centaurée : 20 gr

Laisser macérer 11 jours. Filtrer.

- Boire 1/2 verre, **en cas de "coup de pompe"**.

Vin de Gentiane

Vin blanc doux : 1 litre
Racine de Gentiane : 40 gr
Ecorce d'Orange : 5 gr

Mélanger les ingrédients. Chauffer jusqu'à frémissement. Laisser macérer 4 jours. Filtrer.

- **Midi et soir** - Boire un petit verre, avant les repas.

Vin de jouvence

Ce mélange de plantes est extrêmement tonique et dynamisant. Il vous aidera également à mieux digérer.

Cannelle écorce : 5 gr
Gingembre racine : 2 gr
Clous de Girofle : 5 gr
Orange amère écorce : 25 gr
Citron écorce : 3 gr
Cola feuille : 1 gr
Grains de Café (cassés en 2) : 10
1 litre de bon Vin rouge

Mettre le tout à macérer dans le Vin rouge pendant huit jours. Remuer la bouteille tous les jours. Au bout des huit jours, filtrer avec un chinois.

- **Midi et soir** - Boire un verre à apéritif pendant 15 jours.Vous pouvez reprendre la cure, après un arrêt de 2 semaines.

Le Vin de Jouvence existe, effectivement. Ne riez pas mais ne vous pourléchez pas les babines non plus ! Vous n'aurez droit qu'à un petit verre à apéritif deux fois par jour et seulement pendant 15 jours par mois.

Vin du Centaure

Bordeaux rouge de Graves : 1 litre
Semence de Céleri : 30 gr
Sommité fleurie de Petite Centaurée : 15 gr

Mélanger les ingrédients. Laisser macérer 7 jours avant la pleine lune. Filtrer.

- **Le soir** - Boire un verre à Bordeaux, après le repas.

Vin tonique

Cannelle écorce : 5 gr
Gingembre racine : 5 gr
Romarin feuille : 10 gr
Clous de Girofle : 5 gr
Orange amère écorce : 20 gr
Vin rouge : 1 litre (biologique de préférence)
Liqueur d'Armagnac : 1 verre (de 10 ans d'âge, ceci est préférable pour le goût et la conservation)

Mettre les plantes à macérer dans le Vin rouge, pendant dix jours. Maintenir bouché et remuer doucement tous les jours.
Le dixième jour, filtrer.
Ajouter l'Armagnac.

- **Durée du traitement** : boire un verre à porto, avant le repas du soir, tous les jours pendant trois semaines.

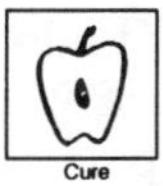
Cure

Captyl

Captyl est un produit vraiment naturel.
C'est un mélange subtil de pollen et de pistil de fleurs lesquels, mis en présence l'un de l'autre, développent l'enzyme S.O.D. (Super Oxydismutase) qui, en bloquant la formation des radicaux libres, se fait le protecteur de votre jeunesse.
Outre la S.O.D., il contient aussi des hormones de croissance, des vitamines, des acides aminés, des oligo-éléments et des acides gras essentiels.
Captyl ne provoque pas d'allergie, toutes les substances allergisantes de l'écorce du grain de pollen ont été supprimées par un procédé de fabrication breveté.

- **Par jour** - Prendre 2 à 4 comprimés, pendant les repas.
- **Durée du traitement** : en cures de quatre semaines, une à quatre fois par an.

Complément alimentaire Gelseng

Extrêmement puissant, cet élixir de longue vie vous aidera à passer les caps difficiles sans fléchir : stress, ménopause, suite des maladies, période hivernale, etc.
Je recommande aux cardiaques, pour lesquels l'hiver est toujours un mauvais moment à passer, d'y associer une cure de Co-Enzyme Q10.
Le complexe Gelseng est la cure idéale pour l'adulte, à partir de la quarantaine.

- **Durée de la cure** : prendre 1 flacon par jour avant le repas de midi, pendant dix jours.

(Mélanger la poudre et le liquide. Agiter avant l'emploi).
A renouveler, éventuellement, si nécessaire.

L.I.V.E. d'Algues Laminaria Digitata + Fer

Le L.I.V.E. d'Algues Laminaria améliore considérablement l'assimilation de Fer. Cette absorption, qui se passe au niveau du

duodénum, a besoin d'enzymes. Ceux-ci transforment le sel ferrique (Fe3) soluble en sel ferreux (Fe2) absorbable.
Ce transfert enzymatique nécessite de l'énergie et des catalyseurs. Le L.I.V.E. apporte ces catalyseurs en proportions physiologiques idéales.

- **Tous les matins, à jeun** - Prendre 1 dose pure ou diluée dans un verre d'eau ou de jus de fruit.
- **Durée du traitement** : cures de vingt-quatre jours. A renouveler.
- **En cas de besoin accru** - 2 doses par jour, matin et soir, avant le repas.

Gélule

Complexe Multi-vitamines

Ce complément alimentaire, qui vous apporte de nombreuses vitamines, est à utiliser à chaque fois que, sans raison valable, vous vous sentez fatigué. De même, si vous devez assurer un effort soutenu, que ce soit dans votre travail, votre vie familiale ou sur les terrains de sport.

- **Les enfants et les adolescents** passeront un meilleur hiver s'ils en font une cure d'un mois.
- **Midi et soir** - Prendre 2 gélules, aux repas.
- **Durée du traitement** : en cures de trois à quatre semaines. A renouveler.

Regardez bien, lorsque vous choisissez un complexe multi-vitamines, que la formule ne comporte que des produits naturels et non pas chimiques.
Les vitamines synthétiques excitent et rendent nerveux mais sans donner beaucoup de tonus.

Vitamine C naturelle

N'oubliez pas que la Vitamine C peut être facilement détruite par la prise régulière de la pilule, les corticoïdes et l'aspirine, de même que par la nicotine. Aussi, veillez à compléter votre alimentation par ces comprimés, si vous êtes dans ce cas.

- **Par jour** - Prendre 2 à 3 comprimés.

E

ECZÉMA
ÉLONGATION
ENGELURES
ENROUEMENT
ENTÉRITE
ENTORSE
ÉNURÉSIE DES ENFANTS
ÉPISTAXIS

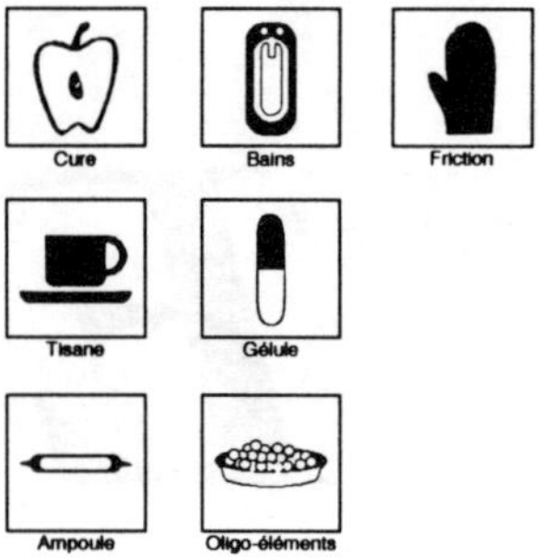

ECZÉMA

(Voir également Allergie)

L'eczéma est une inflammation de la peau qui est due à une réaction à un irritant extérieur ou intérieur chez un sujet sensibilisé.

L'eczéma peut apparaître sur n'importe quelle partie du corps et à n'importe quel âge.

Il est souvent dû à un allergène comme le nickel, le chrome, le ciment ou les vernis. Mais on a vu des patients réagir à la chaleur, au froid, au soleil.

Dans d'autres cas, ce sont des facteurs internes qui provoquent l'eczéma. Et ils sont plus difficiles à déterminer. Le diabète, la goutte ou une indigestion peuvent en être la cause. Mais aussi un stress, une angoisse, un chagrin, le surmenage ou les soucis.

La peau passe par différents stades. Elle rougit puis enfle légèrement. Et ces symptômes peuvent disparaître sans laisser aucune trace. Vous pouvez voir apparaître des taches ou de petites cloques, dont les ampoules éclatent et forment un exsudat qui crée des croûtes. Il s'agit alors d'eczéma suintant.

Dans le cas de l'eczéma chronique, il n'y a pas d'exsudat mais la peau s'écaille, s'épaissit et prend l'aspect d'un lichen. Vous éprouvez des démangeaisons, des élancements et des brûlures aux différents stades de l'évolution avec une intensité liée à l'acuité du processus.

Il existe de nombreux types d'eczémas souvent dénommés en fonction de la région où ils apparaissent : eczéma des paumes de la main, eczéma anal, etc.

L'eczéma est souvent lié également, chez les sujets allergiques, à l'asthme et au rhume des foins. Mais, l'eczéma est souvent le signe d'un organisme qui élimine mal. Les organes d'élimination les plus importants, les émonctoires, sont paresseux et engorgés.

Alors, la peau, organe d'élimination secondaire, prend le relais. Elle essaie de rejeter les toxines accumulées. Pour nous, adeptes des médecines naturelles, c'est toujours l'indication d'un terrain vigoureux et solide, le malade se défend. C'est bien, mais il faut l'aider, sans cela cette dernière voie d'élimination va se saturer et il peut survenir une maladie plus grave, l'asthme par exemple.

Si l'eczéma est un signe d'une mauvaise élimination de tempéraments nerveux, il faut savoir que cette tendance peut se manifester aussi d'une façon plus sournoise, par l'installation progressive d'un état rhumatismal. Si vous avez une tendance à l'eczéma, faites au moins deux cures de quatre semaines par an, au printemps et à l'automne.

Cure

La cure anti-eczéma

Cette cure combinée vous permettra d'éviter l'apparition de l'eczéma mais également de vous sentir beaucoup plus en forme.

Elle doit être prolongée jusqu'à ce que les résultats soient complets. Après, il vous faudra respecter vos deux cures annuelles.

- **Le matin, à jeun, et avant le repas du midi** - 1 ampoule de jus de Radis noir dans un verre d'eau.
- **Pendant les 2 repas** - 2 capsules d'huile d'Onagre.
  Si votre eczéma survient en liaison avec des troubles digestifs, prenez en complément :
- **Au petit déjeuner** - 1 sachet de Pecto-transit classique dans un yaourt nature.
- **Avant les 2 repas** - 1 ampoule de phytoconcentrat de Thym.
- **Dans la journée** - Boire, entre les repas, un litre de la tisane suivante :

  Pensée sauvage plante : 50 gr
  Sureau fleur : 50 gr
  Réglisse racine : 50 gr
  Sauge feuille : 50 gr
  Bardane racine : 50 gr
  Fraisier feuille : 50 gr

  Mélanger les plantes entre elles. Mettre quatre cuillerées à soupe du mélange dans un litre d'eau froide, porter à ébullition, laisser bouillir une minute, infuser dix minutes et filtrer.
  Boire selon votre goût, chaud ou froid.
- **Durée du traitement** : faire cette cure dépurative pendant trois à quatre semaines.

Deuxième cure anti-eczéma

- **Avant les repas, matin et midi** - 1 ampoule de phytoconcentrat de Bardane/Alliaire/Salsepareille.

- **Le soir** - Boire, après le repas, une tasse de cette délicieuse tisane :

  Millefeuille plante : 50 gr
  Thym feuille : 50 gr
  Genièvre baie : 25 gr
  Bigaradier bouton : 50 gr
  Sauge feuille : 25 gr

  Mélanger les plantes entre elles. Compter une cuillerée à soupe du mélange, pour un bol d'eau bouillante. Laisser infuser 5 minutes avant de filtrer.
- **Durée du traitement** : suivre cette cure pendant trois semaines.

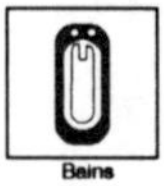

Bains

Bain de vapeurs végétales

Feuilles de Noyer
Feuilles de Chêne

Faire bouillir les feuilles dans de l'eau. Exposer les parties atteintes à la vapeur qui se dégage.

Bain à l'huile hyperoxygénée

L'huile hyperoxygénée, cette merveilleuse huile enrichie en atomes d'oxygène, qui régénère vos tissus, doit être mélangée avec l'huile de Térébenthine qui favorise la pénétration des principes actifs.
Après ce bain, vous vous sentirez mieux et votre peau sera beaucoup moins irritée.

– 2 cuillerées à soupe d'huile de bain pour un grand bain chaud.

Température de l'eau de 38° à 42°.

- **Durée du bain** : dix à quinze minutes.
  Il est indispensable de faire suivre le bain d'une rapide douche froide des jambes. Ce bain peut être fait tous les jours, sans inconvénient.

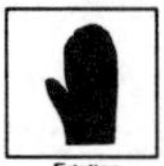

Friction

Lotion Concombre

1 Concombre

Eplucher le Concombre. Le couper en tranches fines. Le placer dans un saladier. Laisser reposer 2 heures. Recueillir le suc, en exprimant fortement les tranches à travers un linge.

- **Tous les matins** - Lotionner les zones atteintes.
- **Le soir** - Appliquer des coupures trempées dans le suc que vous garderez toute la nuit.

Huile de Jojoba

Obtenue par extraction d'une plante grasse originaire d'Amérique du Sud (fèves du Simmondsia Chinensis).
Ce petit arbuste à feuilles persistantes, fournit une huile végétale qui a cette particularité d'être en fait une cire liquide très riche en lipides. Ceci est très rare.
En effet, les cires possèdent un pouvoir de pénétration beaucoup plus important que les huiles. Ceci explique que son

application sur la peau ne laisse aucune trace brillante, elle pénètre intégralement.

- A utiliser **le matin** en massages.
- **Durée du traitement** : en cures de trois semaines.

Appliquer l'huile de préférence sur une peau légèrement humide.

Tisane bonne fame

Bardane racine : 50 gr
Bouleau feuille : 50 gr
Camomille fleur : 25 gr
Frêne feuille : 50 gr
Marjolaine feuille : 50 gr
Cerise queue : 50 gr
Citronnelle plante : 50 gr

Mélanger les plantes entre elles. Compter quatre cuillerées à soupe, pour un litre d'eau froide.

Porter à ébullition pendant trois minutes. Infuser dix minutes. Filtrer.

- **Tous les jours** - Boire le litre, entre les repas.

Vous pouvez parfaitement recommencer cette cure trois fois de suite en respectant une semaine d'intervalle entre chaque cure.

Tisane contre l'eczéma

Cette tisane est rééquilibrante du système nerveux, désensibilisante et dépurative.

Ortie blanche plante : 50 gr
Menthe douce feuille : 50 gr
Pensée sauvage plante : 50 gr
Sauge feuille : 50 gr
Sureau fleur : 50 gr
Anis vert semence : 50 gr
Bouleau feuille : 50 gr

Mélanger les plantes entre elles. Compter quatre cuillerées à soupe du mélange, pour un litre d'eau froide.

Porter à ébullition sans faire bouillir. Éteindre le feu et laisser infuser dix minutes. Filtrer.

- **Par jour** - Boire 3 tasses, entre les repas.
- **Durée du traitement** : cure de trois semaines, arrêt de quinze jours, puis reprise de la cure.

Tisane dépurative anti-eczéma

Pissenlit racine : 50 gr
Bardane racine : 50 gr
Frêne feuille : 50 gr
Fraisier feuille : 50 gr
Fumeterre plante : 50 gr

Mélanger les plantes entre elles. Compter quatre à cinq cuillerées à soupe du mélange, pour un litre d'eau froide. Faire bouillir trois minutes. Infuser dix minutes.

- **Dans la journée** - Boire le litre, loin des repas.

Tisane spéciale eczéma

Genièvre baie : 50 gr
Fumeterre plante : 50 gr
Houblon cône : 25 gr
Ményanthe feuille : 25 gr
Pensée sauvage feuille : 25 gr
Reine des prés plante : 50 gr
Bouillon blanc fleur : 50 gr

Bardane racine : 25 gr
Verveine feuille : 50 gr

Mélanger les plantes entre elles. Compter quatre cuillerées à soupe du mélange, pour un litre d'eau froide. Faire bouillir une minute et infuser dix minutes. Filtrer.

- **Dans la journée** - Boire, entre les repas.

Choisissez une ou deux de ces tisanes que vous prendrez régulièrement, en alternance :

Chiendent

Prendre 4 cuillerées à soupe, pour 1 litre d'eau froide.
Faire bouillir trois minutes.
Infuser dix minutes. Filtrer.

- **Dans la journée** - Boire le litre, entre les repas.

Fumeterre

Prendre 4 cuillerées à soupe, pour un litre d'eau froide.
Laisser bouillir une minute.
Infuser dix minutes.

- **Dans la journée** - Boire le litre entre les repas, et assez éloigné de ceux-ci.

Pensée sauvage

Prendre 4 cuillerées à soupe, pour un litre d'eau bouillante.
Laisser infuser dix minutes.
Filtrer.

- **Dans la journée** - Boire le litre loin des repas.

Houblon

Prendre 4 cuillerées à soupe, pour un litre d'eau bouillante.
Laisser infuser dix minutes.
Filtrer.

- **Dans la journée** - Boire le litre, entre les repas.

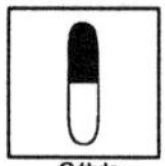

Ces produits sont à prendre en cures régulières pour renforcer les défenses de votre organisme

Complexe A.G.E.

Huile de Bourrache et de poissons des mers froides.
C'est la meilleure source d'acide Gamma linoléique, l'association est parfaite avec les Vitamines E et B.

- **Par jour** - Prendre 2 à 4 capsules, avant les repas.
- **Durée du traitement** : cures de trois semaines. A renouveler.

Complexe Multi-vitamines

Ce complément alimentaire qui vous apporte de nombreuses vitamines, est à utiliser à chaque fois que, sans raison valable, vous vous sentez fatigué.
Regardez bien lorsque vous choisissez un complexe multivitamines que la formule ne comporte que des produits naturels et non pas chimiques. Les vitamines synthétiques excitent et rendent nerveux mais

sans donner beaucoup de tonus.

- **Midi et soir** - Prendre 2 gélules, durant les repas.
- **Durée du traitement** : en cures de trois à quatre semaines. A renouveler.

Complexe Onagre

Cette huile contient des acides gras dits essentiels, indispensables à la vie.
Malheureusement, l'organisme est incapable de les fabriquer et il en a de plus en plus besoin.
En effet, l'acide Gamma linoléique, que l'Onagre contient en grande quantité à l'état naturel, est indispensable à la régénération des fibres de la peau.
Ce fameux acide Gamma linoléique est le précurseur dans l'organisme des "prostaglandines E1" dont l'action très vaste et très bénéfique s'étend des troubles du cycle menstruel à ceux de la peau.
Elle peut être utilisée par voie interne ou externe.

- **Durée du traitement** : prendre 2 à 3 capsules par jour, pendant 14 jours par mois, dans la 2ème partie du cycle, pour les femmes.

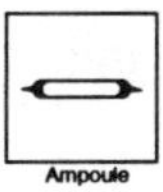
Ampoule

Faites des cures de plantes en les associant par deux et en alternant les cures, pour conserver l'effet des principes actifs.

Phytoconcentrat de Bardane

La racine de Bardane est l'un des meilleurs dépuratifs qui soient : c'est pourquoi on l'utilise contre l'eczéma.
Elle contient un antibiotique naturel comparable à la pénicilline et conserve mieux ses propriétés sous forme de gélules que de plante sèche.

- **Matin, midi et soir** - 1 ampoule de phytoconcentrat, avant les repas.
- **Durée du traitement** : en cures de trois semaines.

Phytoconcentrat de Salsepareille

C'est un draineur des toxines qui s'éliminent par la peau.

- **Par jour** - Prendre 1 ampoule de phytoconcentrat, avant les trois repas.
- **Durée du traitement** : en cures de trois semaines, avec arrêt d'une semaine entre chaque.

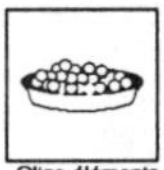
Oligo-éléments

Oligo-élément Manganèse

- **Par jour** - 1 ampoule, avant les principaux repas, à garder une minute sous la langue.
- **Cure d'attaque** - 2 ampoules, avant les principaux repas.

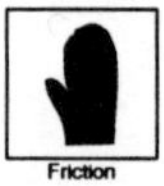
Friction

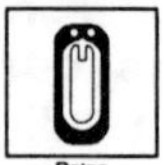
Bains

ÉLONGATION

L'élongation est un traumatisme musculaire qui est dû à une contraction excessive du muscle. Mais il n'y a pas de déchirure organique des fibres.

Vous ressentez alors une douleur subite et le muscle est très sensible au toucher, dans la zone traumatisée. De nombreuses fibres musculaires peuvent être atteintes en même temps.

Dans le cas d'une élongation du mollet, il faut bander la jambe du pied au genou avec une bande élastique pour prévenir une mauvaise cicatrisation du muscle qui aurait pour résultat de l'affaiblir.

La nature met à votre disposition des produits qui vont aider le muscle à retrouver sa vigueur et d'autres qui vont soulager votre douleur.

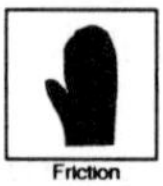
Friction

Friction anti-élongation

Huile d'Arnica : 100 ml
Huile de noyau d'Abricot : 100 ml
Huile essentielle de Genièvre : 20 gouttes
Huile essentielle de Romarin : 20 gouttes
Huile essentielle de Persil : 10 gouttes

Mélanger les cinq ingrédients. Secouer énergiquement avant chaque emploi.
Masser longtemps pour que la préparation pénètre en profondeur.

Huile cicatrisante

Elle évite l'hématome qui retarderait la guérison.

Huile d'Amande douce : 100 ml
Huile essentielle de Cyprès : 5 gouttes
Huile essentielle de Thym : 5 gouttes
Huile essentielle de Niaouli : 5 gouttes
Huile essentielle de Lavande : 5 gouttes

Bien secouer le flacon avant l'emploi.

- **Matin et soir** - Masser doucement sans appuyer, en remontant vers le cœur, pendant dix minutes.

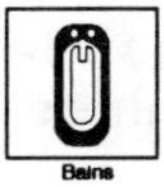

Douche alternée ou douche écossaise

Alternance d'eau chaude et d'eau froide à terminer impérativement par une douche très froide, afin d'éviter gonflement et stagnation du sang.

– 2 minutes chaud
– 30 secondes froid
– 2 minutes chaud
– 30 secondes froid...

- **A faire tous les jours.**

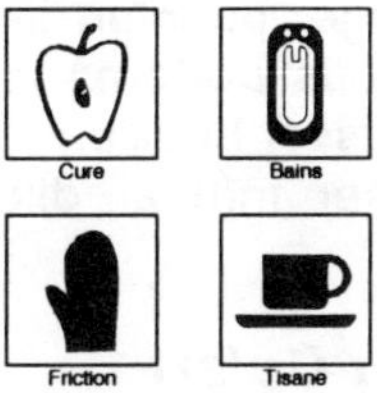

ENGELURES

Enflure ovale, rouge foncé qui vous démange, l'engelure peut apparaître sur les doigts, les pieds ou même le nez ou les oreilles.

Elle est plus fréquente chez les jeunes femmes et correspond à une réaction excessive des vaisseaux sanguins à une baisse de température combinée à une forte humidité.

Dès l'apparition des engelures, il faut éviter l'exposition à une chaleur trop forte comme le feu ou une bouillotte. Il faut, en revanche, bouger ou masser la zone endommagée.

Grâce à mes recettes, vous obtiendrez une action immédiate sur la douleur et l'engelure cicatrisera mieux. Mais ce n'est pas suffisant. Il faut également entreprendre un traitement interne qui vous permettra d'améliorer votre micro-circulation, pour éviter que le mal ne réapparaisse.

L'engelure est toujours provoquée par une carence de votre alimentation d'hiver en vitamines, notamment A, P et F, qu'il faut combler.

- **Avant les 3 repas** - 1 gélule de Complexe ADN + Vitamines A et D et 1 gélule de Complexe ADN + Vitamines E et F.
- **Pendant les 3 repas** - 2 gélules de Complexe Magnésium Vitamine D et 1 gélule de Complexe Structurel.
- **Après les 3 repas** - 1 ampoule de phytoconcentrat de Vigne rouge.
- **Dans la journée** - Boire, entre les repas, un litre de la tisane suivante :

Millefeuille plante : 50 gr
Sauge feuille : 50 gr
Olivier feuille : 50 gr
Vigne rouge feuille : 50 gr
Romarin feuille : 50 gr

Mélanger les plantes entre elles. Mettre quatre cuillerées à soupe du mélange, dans un litre d'eau froide, porter à ébullition sans bouillir, infuser dix minutes et filtrer.

- **Durée du traitement** : cures de quatre semaines, 1 mois sur deux, pendant tout l'hiver.

Deuxième recette

- **Avant les repas, matin, midi et soir** - 1 ampoule de phytoconcentrat de Vigne rouge.
- **Pendant les repas, midi et soir** - 2 gélules de Complexe ADN Vitamines E et F.

Si vos engelures sont vraiment catastrophiques et si vous êtes très fatigué, ajoutez :

- **Le matin** - 6 gélules de Complexe Multi-vitamines, après le petit déjeuner.
- **Par jour** - Boire cette tisane à raison d'un litre, entre les repas :

Vigne rouge feuille : 50 gr
Sauge feuille : 100 gr
Millefeuille plante : 100 gr
Romarin feuille : 100 gr
Cynorrhodon baie : 50 gr

Mélanger les plantes entre elles. Compter cinq cuillerées à soupe du mélange, pour un litre d'eau que vous porterez à ébullition sans laisser bouillir. Couvrir et laisser infuser dix minutes. Filtrer.

Bain au Céleri

Cette eau de Céleri donne des résultats inespérés.

C'est la meilleure de toutes les recettes pour calmer la douleur et refermer très vite la plaie.

Vite prête et pas chère, elle doit être utilisée en première urgence.

Un Céleri entier, raves et feuilles

Prendre le céleri et le découper en petits morceaux. Faire bouillir à feu très doux dans trois litres d'eau, pendant 20 minutes. Ajouter la quantité d'eau chaude pour un bain de pieds ou de mains.

- **Durée du bain** : 15 minutes.

Si l'engelure touche un autre endroit de votre corps, vous devez utiliser l'eau chaude en compresses. Celles-ci doivent être renouvelées dès que la compresse refroidit.

Lorsque l'engelure est guérie, il est indispensable de prolonger le traitement par la recette suivante : en effet, cicatriser, calmer la douleur est la première des choses à faire, mais pour éviter une rechute, il faut stimuler fortement la circulation locale.

Bain de Sel marin au Romarin

Sel marin gris : 2 poignées
Huile de bain à l'Huile essentielle de Romarin : 1 cuillerée à soupe

Mettre le Sel marin et l'huile de bain dans cinq litres d'eau très chaude.

- **Durée du traitement** : baigner les mains ou les pieds pendant dix minutes, tous les jours, pendant dix jours.

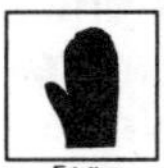
Friction

Huile anti-engelures

Huile d'Achillée Millefeuille : 25 ml
Huile d'Onagre : 25 ml
Huile de St Jean : 25 ml
Huile d'Arnica : 25 ml

Mélanger ces quatre huiles végétales ensemble.

- **Quatre fois par jour** - Appliquer sur les zones à traiter.

L'Achillée Millefeuille stimule la circulation. L'Onagre régénère les tissus. L'Arnica cicatrise. L'huile de St Jean calme l'irritation

Le baume d'Ache

Céleri rave : 1
Gros Sel gris : 1 poignée

Couper le Céleri en petits dés. Le faire bouillir dans quatre litres d'eau pendant 30 minutes. Ajouter le gros Sel gris.
Tremper les pieds. Sécher et enfiler de grosses chaussettes de laine pour les pieds.

Le Cerfeuil

Cerfeuil : 500 gr
Vinaigre de Vin : 1 litre
Gros Sel fin : 400 gr

Hacher le Cerfeuil. Faire tiédir le Vinaigre de Vin. Ajouter le gros Sel et le Cerfeuil. Laisser macérer 2 heures.
Tremper les mains deux à trois fois par jour. Se resservir à chaque fois, du même bain qu'il faut faire tiédir.

Deuxième recette Huile anti-engelures

Huile d'Achillée Millefeuille : 100 ml
Huile d'Onagre : 30 ml
Huile de noyau d'Abricot : 30 ml

Mélanger les huiles. Se masser les mains ou les pieds ou... le nez, au minimum deux fois par jour, et plus souvent pour les travailleurs au grand air.

Huile de Germe de Blé

Dans l'huile de Germe de Blé, nous trouvons les Vitamines : A, B1, B2, B6, E, PP, C et de l'acide folique.

Les Vitamines B et E sont régénératrices des tissus cellulaires. Elles protègent la peau du vieillissement, la désintoxiquent, lui facilitent l'absorption de l'oxygène et apportent les protéines indispensables à son élasticité et à sa fermeté.
La Vitamine PP est un antidote au dessèchement.
La Vitamine C renforce la résistance des capillaires.
La Vitamine A protège la peau des agressions externes et internes.

Huile de Tournesol : 70 %
Huile de Germe de blé : 30 %

- A utiliser, en massages quotidiens de deux minutes, pendant dix jours par mois.

Tisane anti-engelure

Fraisier feuille : 50 gr
Sauge feuille : 50 gr
Romarin feuille : 50 gr
Prêle plante : 100 gr
Lierre terrestre plante : 50 gr
Vigne rouge feuille : 50 gr
Verveine feuille : 50 gr
Ortie blanche plante : 50 gr

Mélanger les plantes entre elles. Compter quatre cuillerées à soupe du mélange, pour un litre d'eau froide.
Laisser bouillir deux minutes. Infuser dix minutes. Filtrer.

- **Tous les jours** - Boire frais, entre les repas.

Tisane contre les engelures

Millefeuille feuille : 50 gr
Basilic feuille : 50 gr
Bouillon blanc fleur : 50 gr
Mauve fleur : 25 gr
Romarin feuille : 50 gr
Sauge feuille : 50 gr
Thym feuille : 50 gr

Mélanger les plantes entre elles. Compter quatre cuillerées à soupe du mélange, pour un litre d'eau froide.
Porter à ébullition sans faire bouillir. Éteindre le feu et laisser infuser dix minutes. Filtrer.

- **Par jour** - Boire 3 tasses entre les repas + compresses imprégnées de l'infusion sur les zones atteintes.
- **Durée du traitement** : en cures de 15 jours par mois.

Toutes ces recettes et remèdes ont la même vocation : vous aider à mieux vous soigner.

Utilisez-les en alternance, en fonction de vos goûts et de l'effet produit sur votre cas personnel.

Certaines recettes correspondent mieux que d'autres à votre organisme. Pour découvrir les plus efficaces pour vous, n'hésitez pas à les essayer.

ENROUEMENT

(Voir Grippe)

Régime Tisane Ampoule

ENTÉRITE

(Voir Colite)

L'entérite est une inflammation de l'intestin. La douleur est constante, aiguë ou sourde, parfois accompagnée d'une légère fièvre. Cette affection n'est pas grave. Mais il faut suivre un petit régime : éviter les crudités, les laitages, les boissons gazeuses, l'alcool, les épices.

Régime

Gâteau anti-entérite

200 gr de Myrtilles
4 cuillerées à soupe de Farine complète
2 cuillerées à soupe de Sucre roux en poudre
3 Œufs entiers
1 cuillerée à soupe de Son de Blé
1 cuillerée à café de poudre de Levure de Bière vivante

Bien mélanger le tout. Ajouter du Lait écremé jusqu'à obtention d'une pâte très épaisse. Ajouter les Myrtilles et faire cuire dans une poêle comme une grosse crêpe. Laisser cuire 7 à 8 minutes de chaque côté.

Tisane

Boire régulièrement une ou deux de ces tisanes :

Millefeuille

Faire infuser une cuillère à soupe dans une tasse d'eau bouillante.

- **Pour un problème aigu** : prendre 2 ou 3 tasses par jour, sur quelques jours.
- **Pour un problème de fond** : par cures de trois ou quatre semaines.

Mauve

Prendre 4 cuillerées à soupe, pour un litre d'eau bouillante. Infuser dix minutes. Filtrer.

- **Dans la journée** - Boire le litre, entre les repas.

Ortie blanche plante

Prendre 4 cuillerées à soupe, pour un litre d'eau froide. Faire bouillir une minute. Laisser infuser dix minutes. Filtrer.

- **Dans la journée** - Boire le litre, loin des repas.

Reine des prés fleur

Prendre 4 cuillerées à soupe, pour un litre d'eau froide. Faire bouillir une minute. Laisser infuser dix minutes. Filtrer.

- **Dans la journée** - Boire le litre, loin des repas.

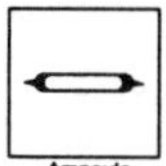
Ampoule

Extrait liquide de Ményanthe

- **Avant chaque repas** - 1 ampoule de phyto-concentrat.

L.I.V.E. de Reine des prés

- **Avant chaque repas** - 1 dose de L.I.V.E. de Reine des prés..

Cataplasme

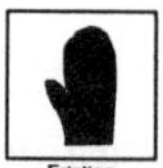
Friction

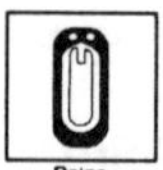
Bains

ENTORSE

C'est l'élongation ou la déchirure d'origine traumatique d'un ou plusieurs ligaments d'une articulation, mais sans déplacement ni arrachement ligamentaire. Elle touche surtout la cheville, le poignet ou les doigts.

L'entorse est, en général, due à un mouvement forcé, une chute ou un faux pas. Lorsque vous vous tordez la cheville par exemple, votre articulation force sur les ligaments. Ceux-ci résistent victorieusement, maintiennent les os à leur place, mais les tendons ont été élongués, de petits vaisseaux ont pu "claquer".

Votre organisme met tout en place pour lutter contre l'inflammation causée par le traumatisme. Vous ressentez une vive douleur locale avec souvent un gonflement, une rougeur et l'emplacement devient chaud. Il vous est impossible ou très difficile de faire marcher l'articulation. Il est important de faire une radiographie pour vérifier qu'il n'y a ni luxation ni fracture.

Voici des préparations qui vont soulager la douleur et rendre à l'articulation sa souplesse.

Cataplasme

Cataplasme Argile - Bruyère

Argile verte concassée
Bruyère fleur : 50 gr

Préparer une décoction de fleurs de Bruyère : 50 gr pour un litre d'eau. Faire bouillir dix minutes. Infuser dix minutes. Ne pas filtrer.
Mélanger votre décoction (avec les fleurs) à l'Argile verte, jusqu'à obtenir une pâte épaisse. (Cette opération est assez longue, car l'Argile séchée est très dure).
Appliquer sur la zone douloureuse en couche de 1 cm d'épaisseur environ.

Il ne faut surtout pas retirer l'Argile avant qu'elle ne soit complètement sèche, car l'effet pourrait être contraire.

Cataplasme d'urgence

Poudre de Prêle : 50 gr
Poudre d'Argile verte : 100 gr
Eau tiède
Huile hyperoxygénée : 20 ml
Huile essentielle d'Origan : 20 gouttes
Huile essentielle de Romarin : 20 gouttes

Mélanger pour former une pâte. L'étendre sur un papier d'aluminium, sur 5 mm d'épaisseur. Appliquer sur la zone douloureuse et maintenir toute la nuit avec une bande.

Cataplasme fleur d'Arnica + Argile

Argile verte en poudre : 3 cuillerées à soupe
Fleur d'Arnica : 2 poignées

Faire une infusion de fleurs d'Arnica à raison de 2 poignées de fleurs pour 1/2 litre d'eau bouillante. Laisser infuser 15 minutes. Il n'est pas nécessaire de filtrer.
Délayer l'Argile avec cette infusion jusqu'à obtenir une pâte épaisse.
Appliquer sur l'articulation gonflée et entourer d'un linge. Ne retirer ce cataplasme que lorsque l'Argile est complètement sèche.

Friction

Friction Arnica + Huiles essentielles

Teinture mère d'Arnica
Huile essentielle de Romarin
Huile essentielle de Gingembre

Masser doucement l'articulation pour faire pénétrer, le premier soir surtout. Préparer une compresse imbibée de ce mélange et l'appliquer sur l'articulation. L'entourer d'un linge et la conserver toute la nuit.

Bains

Douche alternée ou douche écossaise

Alternance d'eau chaude et d'eau froide, à terminer impérativement par une douche très froide, afin d'éviter gonflement et stagnation du sang.

– 2 minutes chaud
– 30 secondes froid
– 2 minutes chaud
– 30 secondes froid...

- **Durée du traitement** : à faire tous les jours.

Cure

Ampoule Tisane

ÉNURÉSIE DES ENFANTS

Enurésie : par ce terme un peu barbare, on désigne le fait que les enfants font pipi au lit. Chaque enfant apprend à se retenir à un âge différent. En général, c'est entre deux et trois ans que les enfants deviennent propres le jour.

Mais certains petits attendent un peu plus. Il n'y a pas là de quoi s'inquiéter.

Pour la plupart, ils attendent trois - quatre ans pour être propres la nuit également. Mais jusqu'à cinq ans, mouiller son lit la nuit n'a rien de franchement exceptionnel. Quand le phénomène s'obstine, on peut parler d'énurésie.

Il faut distinguer deux types d'énurésie :

– **L'énurésie primaire** : l'enfant n'a jamais su se retenir.
– **L'énurésie secondaire** : l'enfant a connu une période de parfaite propreté et il recommence à mouiller son lit.

L'énurésie primaire tient à un développement lent du contrôle des sphincters. Souvent, ce caractère est héréditaire et la patience est le meilleur traitement. Même si mes tisanes peuvent éventuellement aider. Si, en revanche, l'énurésie tient à une trop petite vessie, il faut entraîner l'enfant à se retenir au cours de la journée, pour que le volume de sa vessie augmente.

L'énurésie secondaire a souvent une cause psychologique : timidité, jalousie, angoisse due à la scolarisation ou maladie qui a fait redécouvrir à l'enfant le bonheur d'être choyé, donc dans sa tête d'être petit.

L'enfant a alors besoin d'attention, d'amour, de compréhension. Il ne faut ni le gronder ni l'angoisser, mais lui montrer que vous vous intéressez beaucoup à lui et que vous allez essayer de trouver avec lui une solution.

Témoignez-lui votre satisfaction quand il est propre et présentez les soins que je vous propose, non pas comme des médicaments - ce n'est pas une maladie, mais comme un jeu simple et agréable qui peut résoudre le problème. Dites-lui bien que cela pourra prendre un peu de temps mais qu'ensemble vous allez trouver la solution.

Cure

- **Tous les matins, à jeun** - Mâcher en salivant bien : 1 cuillerée à café de pollen.
- **Avant les repas, matin et midi** - 1 ampoule de phytoconcentrat de Mélilot.
- **Pendant le repas de midi** - Soupoudrer les aliments avec une cuillerée à soupe de Levure Vitalinée.
- **Tous les jours** - Boire cette tisane à raison d'1 tasse à jeun, une tasse avant le repas de midi et une tasse à 17 heures :

Frêne feuille : 50 gr
Mélisse feuille : 50 gr
Sarriette feuille : 50 gr
Anis vert semence : 25 gr

Mélanger les plantes entre elles. Compter 2 cuillerées à soupe du mélange, pour 1/2 litre d'eau bouillante.
Laisser infuser dix minutes et filtrer

- **Durée du traitement** : suivre ces conseils bien régulièrement, pendant au minimum deux mois.

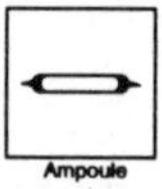
Ampoule

Phytoconcentrat d'Ortie piquante

- **Par jour** - Prendre 1 ampoule de phytoconcentrat, au moment des 2 principaux repas.
- **Durée du traitement** : en cures de trois semaines .

Tisane

Tisane anti-énurésie

Cette tisane aide à réguler le travail des reins et l'émission involontaire d'urine.

Camomille fleur : 25 gr
Ortie blanche plante : 50 gr
Bruyère fleur : 50 gr
Bigaradier bouton : 50 gr
Réglisse racine : 50 gr
Genièvre baie : 50 gr

Mélanger les plantes entre elles. Compter quatre cuillerées à soupe du mélange, pour un litre d'eau froide.
Porter à ébullition sans faire bouillir. Éteindre le feu et laisser infuser dix minutes. Filtrer.

- **Par jour** - Boire trois tasses entre les repas, la dernière à 17 heures au plus tard.

Millefeuille

Faire infuser une cuillère à soupe dans une tasse d'eau bouillante.

- **Par jour** - Prendre 2 ou 3 tasses.

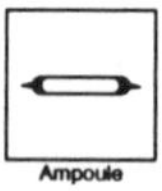
Ampoule

Tisane

ÉPISTAXIS

Sous ce terme médical, on désigne tout simplement les saignements de nez.

On rencontre deux formes de saignements de nez : le saignement spontané, souvent appelé saignement de l'adolescence, et le saignement provoqué par une trop grande pression artérielle, appelé aussi saignement secondaire.

Le saignement spontané survient en général chez les enfants, surtout les garçons.

A l'adolescence, ce sont surtout les jeunes filles, au moment de l'apparition des règles, qui sont atteintes. L'hémorragie dans le nez est soudaine, facile à arrêter et revient souvent.

Si le saignement survient dans la force de l'âge, se produit à l'arrière et dans le haut du nez, l'hémorragie est difficile à arrêter. Elle doit amener à consulter car elle peut être le signe d'une hypertension ou de troubles cardiaques.

Les saignements de nez fréquents signalent une fragilité des capillaires sanguins. Il faut asseoir le patient, la tête légèrement penchée en avant. Appuyer sur la partie du nez d'où provient l'hémorragie avec un doigt pendant plusieurs minutes. Si l'hémorragie se poursuit au-delà de quinze à vingt minutes, il faut appeler un médecin.

Les traitements proposés vont éviter que les saignements de nez ne se reproduisent.

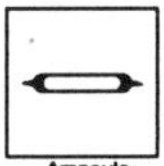
Ampoule

Phytoconcentrat de Prêle et phytoconcentrat d'Ortie piquante

La Prêle est douée de propriétés hémostatiques. Elle régularise les saignements trop abondants et favorise la production de globules rouges.

- **Le matin, à jeun** - Prendre 1 ampoule de phytoconcentrat de Prêle.
- **Le soir** - Prendre 1 ampoule de phytoconcentrat d'Ortie piquante.
- **Durée du traitement** : en cures de trois semaines.
  A renouveler, si nécessaire.

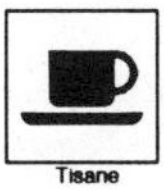
Tisane

Tisane contre l'épistaxis

Cette tisane renforce les capillaires sanguins ainsi que le pouvoir de coagulation du sang, tout en reminéralisant l'organisme.

Prêle plante : 100 gr
Ortie piquante : 50 gr
Sauge feuille : 50 gr
Millefeuille feuille : 50 gr

Mélanger les plantes entre elles. Compter quatre cuillerées à soupe du mélange, pour un litre d'eau froide.
Porter à ébullition sans faire bouillir. Éteindre le feu et laisser infuser dix minutes. Filtrer.

- **Durée du traitement** : boire 2 tasses par jour, en cures de 21 jours.

On peut aussi en imprégner un bâton que l'on met dans la narine, au moment des saignements.

F-G

FATIGUE
FATIGUE DES ENFANTS
FATIGUE NERVEUSE
FRILOSITÉ

GASTRITE
GENCIVES DOULOUREUSES
GERÇURES
GONFLEMENT DES PAUPIÈRES
GOUTTE
GRIPPE

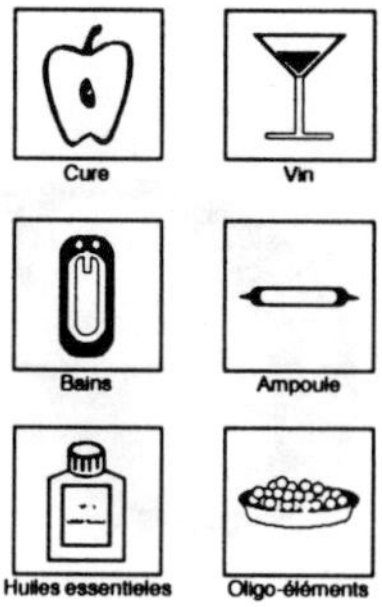

FATIGUE

Les symptômes de la fatigue sont assez faciles à reconnaître : vous n'avez envie de rien, le moindre effort vous coûte, vous avez du mal à vous concentrer. Même s'il s'agit d'un sujet de conversation, de lecture que vous aimez, ou de votre travail, tout ce qui d'habitude vous intéresse, voire vous passionne, se met à vous indifférer.

Vous pouvez également ressentir des maux de tête inexpliqués, souffrir de mauvaise humeur, de dépression et attraper tout ce qui traîne : rhumes, grippes et autres affections.

Vous êtes fatigué dès le matin, même s'il s'agit, en temps normal, du moment de la journée où vous êtes le plus en forme. Bref, rien ne va vraiment bien. Et pourtant, objectivement, rien ne va vraiment mal. Vous êtes simplement fatigué. Vous ne trouvez pas d'autre formule pour expliquer ce malaise latent.

Il vous faut d'abord vérifier que cette fatigue n'a pas pour origine une affection précise : l'anémie, les hémorroïdes, des pertes de sang excessives au moment des règles peuvent être à l'origine d'une vraie fatigue. Mais également des carences en vitamines ou en oligo-éléments, des troubles cardiaques, une affection chronique du foie, une colite, ont parfois leur part de responsabilités.

Si votre fatigue s'accompagne d'un amaigrissement, le diabète, l'hypertrophie de la glande thyroïde ou un cancer peuvent être craints. Il vaut donc mieux faire un bilan de santé sérieux.

Mais la fatigue peut également tenir à des causes psychologiques. Un désordre d'origine psychique mais aussi l'ennui, la solitude, la frustration ou la crainte inavouée d'un échec scolaire pour les enfants ou, professionnel pour les adultes, peuvent provoquer une immense fatigue.

La fatigue peut également avoir une cause plus indirecte, en apparence : par exemple, vous n'aimez plus votre compagnon ou compagne, vous n'avez plus aucune envie de faire l'amour, mais il vous est difficile d'avouer à vous-même (et à l'autre !) ce nouvel état d'esprit, vous êtes donc fatigué pour expliquer votre indisponibilité aux actes d'amour.

Tous ces états différents de fatigue ont un point commun : aucun sommeil, aussi long et profond soit-il, aucune vacance ne font disparaître cette lassitude qui ne va qu'en augmentant et il est indispensable de voir un médecin pour en trouver les causes réelles. Il est inutile, voire néfaste, de diminuer toutes vos activités à la recherche d'un repos qui ne sera pas réparateur.

Si votre fatigue n'est pas due à une maladie ou à un problème affectif grave, voici des recettes qui vont vous redonner le tonus perdu :

– Tous les matins au réveil, ouvrez la fenêtre bien grande et respirez à fond, 30 fois de suite (minimum). Respirez par le nez et soufflez par la bouche. Les premiers jours, vous pouvez ressentir de légers vertiges. Vous apportez à votre sang de l'oxygène dont il est privé... vous vous grisez !
– Obligez-vous à marcher. La fatigue tient souvent à un manque d'exercice physique. Marchez une demi-heure par jour. Il vous suffit de prendre le métro ou l'autobus à la station suivante, de garer votre voiture plus loin. Vous ferez quelques économies et en sollicitant votre tonus musculaire, vous améliorerez circulation et digestion. Marchez aussi deux heures consécutives par semaine, ou, mieux encore, courez 30 à 40 minutes si aucune contre-indication médicale ne vous le déconseille.
– Allégez votre alimentation. la surcharge pondérale, même légère, est souvent une source de fatigue.
  Supprimez : graisses animales, charcuterie, sucre, féculents, lait, boissons gazeuses et sucrées.
  Diminuez : la consommation de viande (3 repas carnés par semaine suffisent largement).
  Consommez en quantité : carottes, navets, bettes, épinards, salades, soja, choux verts, choux fleur, mâche, cresson, poireaux, pommes, poires, oranges, kiwis, litchies, pamplemousses.
  Céréales complètes : blé, riz, sarrazin, orge, maïs.

Au début de ce régime, votre fatigue peut s'accroître légèrement. Ne pensez pas que votre alimentation soit insuffisante, votre organisme commence tout simplement à éliminer les toxines. Pour accélérer cette période transitoire, suivez une "cure d'élimination".

Cure d'élimination

A suivre scrupuleusement pendant 15 jours.

Fumeterre plante : 50 gr
Artichaut feuille : 50 gr
Citronnelle plante : 25 gr
Cynorrhodon baie : 50 gr
Pariétaire plante : 50 gr
Marjolaine feuille : 25 gr
Sureau fleur : 50 gr

Mélanger les plantes entre elles. Compter 5 cuillerées à soupe du mélange, pour un litre d'eau froide. Porter à ébullition sans laisser bouillir. Laisser infuser dix minutes. Filtrer.

- **Dans la journée** - Boire le litre entre les repas, froid ou chaud.
- **Tous les matins, à jeun** - Passer à la centrifugeuse les fruits suivants :

1 Orange
1/2 Citron
1 Poire
Ajouter 1 cuillerée à café de poudre de Germe de Blé

Ce mélange a l'avantage de stimuler tout en prolongeant l'effet diurétique de votre précédente cure.

Cure anti fatigue

- **Avant les 2 principaux repas** - 1 ampoule de Cohobat d'Angélique.
- **Pendant les 3 principaux repas** - 1 ampoule d'oligo-élément Fer.
- **Après les 2 principaux repas** - 1 ampoule de Cuivre (le Cuivre est indissociable du mécanisme de fixation du Fer).
- **Avant chacun des trois repas** - Prendre une grande tasse de cette tisane :

Gentiane racine : 25 gr
Fraisier feuille : 50 gr
Fumeterre plante : 50 gr
Lierre terrestre plante : 50 gr
Verveine feuille : 25 gr

Mélanger les plantes entre elles. Mettre trois cuillerées à soupe rases du mélange, dans 1/2 litre d'eau froide, porter à ébullition, laisser bouilllir une minute, infuser dix minutes et filtrer.

- Boire **avant les trois repas**.
- **Durée du traitement** : pour retrouver un bon équilibre en Fer, il est indispensable de faire cette cure au moins pendant un mois et, au bout de cette période, faire contrôler le taux de Fer sérique.

Deuxième cure anti-fatigue

- **Avant les repas, matin, midi et soir** - 1 ampoule de Cohobat d'Angélique.

- **Pendant les repas, matin, midi et soir** - 1 dose Algues + Fer.
- **Avant chacun des trois repas** - Boire une grande tasse de cette tisane :

Gentiane racine : 25 gr
Fraisier feuille : 50 gr
Fumeterre plante : 50 gr
Lierre terrestre plante : 50 gr
Verveine feuille : 25 gr

Mélanger les plantes entre elles. Compter deux cuillerées à soupe du mélange, pour 1/2 litre d'eau froide.
Laisser bouillir une minute et infuser dix minutes. Filtrer.

Vitamine C naturelle

L'Acérola est originaire des Tropiques, où il est appelé "arbre de santé". Son fruit est une baie qui contient beaucoup de Vitamine C. On y trouve également, en proportion moindre, de la Vitamine A qui lui donne un pouvoir certain.

- **Par jour** - 2 à 3 comprimés.
- **Enfants** - 4 à 6, de 3 à 6 ans.
Aucun risque de surdosage.

Ne pas en prendre après le repas du soir, car cela perturberait le sommeil.

L.I.V.E. d'Algues Laminaria Digitata + Fer

- **Tous les matins, à jeun** - Prendre 1 dose pure ou diluée dans un verre d'eau ou de jus de fruit.
- **Durée du traitement** : cures de vingt-quatre jours. A renouveler, en cas de besoin.
- **En cas de besoin accru** - 2 doses par jour, matin et soir, avant le repas.

Vin

La liqueur fortifiante

Cynorrhodon baies : 1/3 de litre
Sucre Candi : 150 gr
Eau-de-vie : 1 litre

Ajouter à l'Eau-de-vie, le Sucre et les Baies. Laisser macérer 15 jours, dans un endroit chaud. Filtrer.
Diluer à 50 % liqueur/eau.

- **Après le repas du soir** - Boire 1/2 verre.

Le tonique du pape

1 litre de bon Vin vieux doux (Malaga, Porto, Xérès ou simplement bon Bordeaux)
Ecorce de Cannelle : 30 gr
Racine de Gentiane : 15 gr
Clous de Girofle : 5
Baies de Genièvre : 20

Faire macérer les plantes dans le Vin pendant 7 jours, en période de lune croissante.
Remuer doucement tous les jours. Filtrer le 8ème jour.

- **Avant le repas du soir** - Boire 1 verre à madère.
- **Durée du traitement** : par cures de dix jours, renouvelables si nécessaire.

Le Ratafia dynamique

Angélique semence : 12 gr
Fenouil semence : 8 gr
Anis vert semence : 8 gr
Eau-de-vie : 200 ml
Eau plate : 1 verre
Sucre roux : 500 gr

Mélanger tous les ingrédients. Laisser macérer pendant dix jours. Ajouter le Sucre roux. Filtrer.

- **Avant les repas** - Boire 1 verre à apéritif.

Vin anti-fatigue

Bordeaux rouge : 1 litre
Semence de Fenouil concassées : 50 gr

Laisser macérer pendant 8 jours.

- **Après les repas** - Boire 1 verre à Bordeaux.

Vin aromatique tonique

Vin rouge : 1 bol
Cannelle : 1
Clou de Girofle : 1
Sucre roux : 2 cuillerées à soupe

- **Par jour** - Boire 1 bol.

Vin de gentiane

Vin blanc doux : 1 litre
Racine de Gentiane : 40 gr
Ecorce d'Orange : 5 gr

Mélanger les ingrédients. Chauffer jusqu'à frémissement. Laisser macérer quatre jours. Filtrer.

- **Midi et soir** - Boire un petit verre, avant les repas.

Le petit déjeuner délicieux

La Figue est l'un des fruits faisant partie des plus anti-asthéniques.

Pecto-transit et Turbinal améliorent le transit et l'assimilation. Le Germe de Blé apporte vitamines et oligo-éléments.

Fromage blanc : 5 cuillerées à soupe
Pecto-transit classique : 1 cuillerée à soupe
Turbinal : 2 gélules
Germe de Blé : 1 cuillerée à café
Figues coupées menues

Mélanger le tout.

- Goûter... **savourer à jeun.**

Salade de fruits secs

Figues sèches
Abricots secs
Raisins blonds secs
Pignons de Pin
Eau de fleur d'Oranger
Yaourt maigre au Bifidus

Couper menus les fruits. Les faire gonfler pendant 2 heures dans de l'eau tiède avec de l'eau de fleur d'Oranger.
Ajouter le Yaourt. Mélanger.

- **Manger à la fin du repas,** comme dessert.

Salade riche en Fer

Pour votre information, sachez que le Fer se trouve surtout dans les viandes, les abats, les coquillages, les œufs, le poisson, les légumes secs, les fruits secs, les oléagineux, et qu'une carence en Fer entraîne : anémie, teint pâle, essoufflement.

Coques
Persil
Jus de Citron
Huile d'Olive

Consommer régulièrement, en cas de carence en Fer.

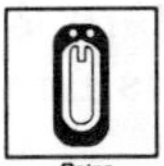

Bains

Bain au Romarin

Le bain "coup de fouet" par excellence, à prendre en période de baisse de tonus ou, tout simplement, avant une soirée qui s'annonce difficile. Il vous permettra, dans tous les cas, de tenir le coup.

Sommités fleuries séchées de Romarin : 2 kilos
Huile essentielle de Romarin : 10 gouttes
Savon noir : 4 cuillerées à soupe
Ou Lait en poudre : 5 cuillerées à soupe
Ou Base hydrodispersante

Mettre les 2 kilos de sommités fleuries dans 5 litres d'eau. Faire bouillir l'eau pendant 15 minutes. Filtrer.
Jeter l'eau dans votre baignoire.
Prendre l'Huile essentielle et la mélanger soit au Savon noir, au Lait ou à la Base.
Emulsionner le tout sous le robinet.

- **Durée du bain** : dix minutes, suivies d'une douche froide des jambes.

Bain Basilic - Muscade

1 cuillerée à soupe de Base hydrodispersante
Huile essentielle de Basilic : 10 gouttes
Huile essentielle de Muscade : 5 gouttes

Mélanger sous le robinet de la baignoire.

- **Durée du bain** : quinze minutes, suivies d'une douche froide.

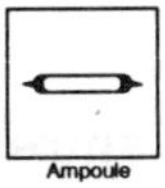

Ampoule

Phytoconcentrat d'Ortie piquante

- **Au moment des 2 principaux repas** - 2 ampoules.
- **Durée du traitement** : en cures de 3 semaines.

Phytoconcentrat de Romarin

Le Romarin est la plante tonique par excellence.
Très efficace pour donner un "coup de fouet" à l'organisme, son action est prolongée dans le temps car il favorise l'assimilation des aliments, en stimulant le fonctionnement du foie et accélère la circulation artérielle, permettant un apport de sang neuf dont nos cellules ont tant besoin pour se régénérer.

- **Matin et soir** - 2 ampoules, après les repas.
- **Durée du traitement** : en cures de trois semaines, avec arrêt d'une semaine entre chaque cure. A renouveler.

Tisane

Tisane contre l'anémie

Consommer, en complément de cette tisane, beaucoup d'aliments contenant du Fer : Persil, foie de Veau, Haricots secs, Huîtres, jaune d'Œuf, Lentilles, Pois secs, Amandes, Chocolat, Épinards,...

Gentiane racine : 25 gr
Lierre terrestre plante : 50 gr
Ortie blanche plante : 50 gr
Verveine feuille : 50 gr
Sauge feuille : 50 gr

Mélanger les plantes entre elles. Compter quatre cuillerées à soupe du mélange, pour un litre d'eau froide.
Porter à ébullition. Faire bouillir une minute. Éteindre le feu et laisser infuser dix minutes.
Filtrer.

- **Matin et soir** - Boire une grande tasse (1/4 de litre), entre les repas.
- **Durée du traitement** : cure d'environ 2 mois.

Tisane tonus

Gentiane racine : 50 gr
Millefeuille plante : 50 gr
Romarin feuille : 50 gr
Prêle plante : 50 gr

Mélanger les plantes entre elles. Compter une cuillerée à soupe du mélange, pour un bol d'eau bouillante. Infuser dix minutes.

- **Durée du traitement** : en cures de trois semaines.
A renouveler en cas de besoin.

Fumeterre

Prendre 4 cuillerées à soupe, pour un litre d'eau froide.
Laisser bouillir une minute.
Infuser dix minutes.

- **Dans la journée** - Boire le litre, entre les repas, et assez éloigné de ceux-ci.

Ményanthe

Faire infuser une cuillère à soupe de Ményanthe dans une tasse d'eau bouillante.

- **Par jour** - Prendre 2 ou 3 tasses.
- **Durée du traitement** : sur quelques jours, pour un problème aigu ou par cures de 3 ou 4 semaines, pour un problème de fond.

Macis

Faire infuser une cuillère à soupe dans une tasse d'eau bouillante.

- **Par jour** - Prendre 2 ou 3 tasses.
- **Durée du traitement** : sur quelques jours, pour un problème aigu ou par cures de trois ou quatre semaines, pour un problème de fond.

Houblon

Prendre 4 cuillerées à soupe, pour un litre d'eau bouillante.
Laisser infuser dix minutes.
Filtrer.

- **Dans la journée** - Boire le litre, entre les repas.

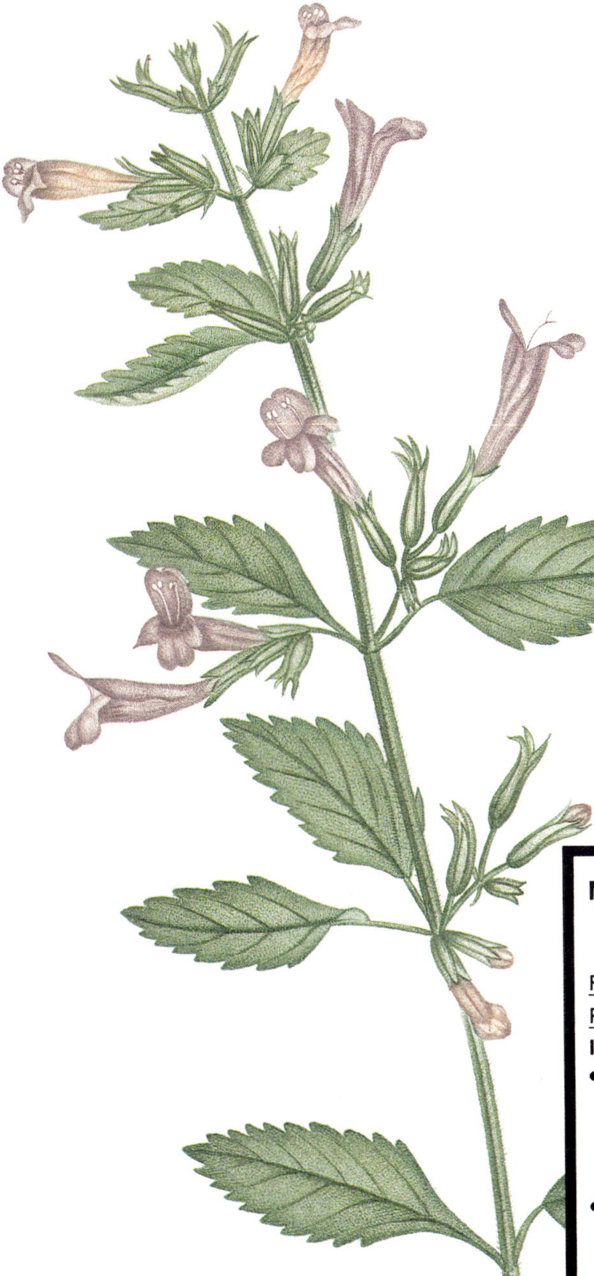

MÉLISSE

Nom latin :
Melissa officinalis

Famille : Labiées

Partie utilisée : plante entière

Indications

- Migraine digestive - émotivité - crises nerveuses - syncopes - vertiges - bourdonnements d'oreilles - spasmes (digestif, cardiaque, asthme) - mélancolie - aérophagie
- *Névralgies de la tête - déficience intellectuelle - indigestions - règles douloureuses - anémie*

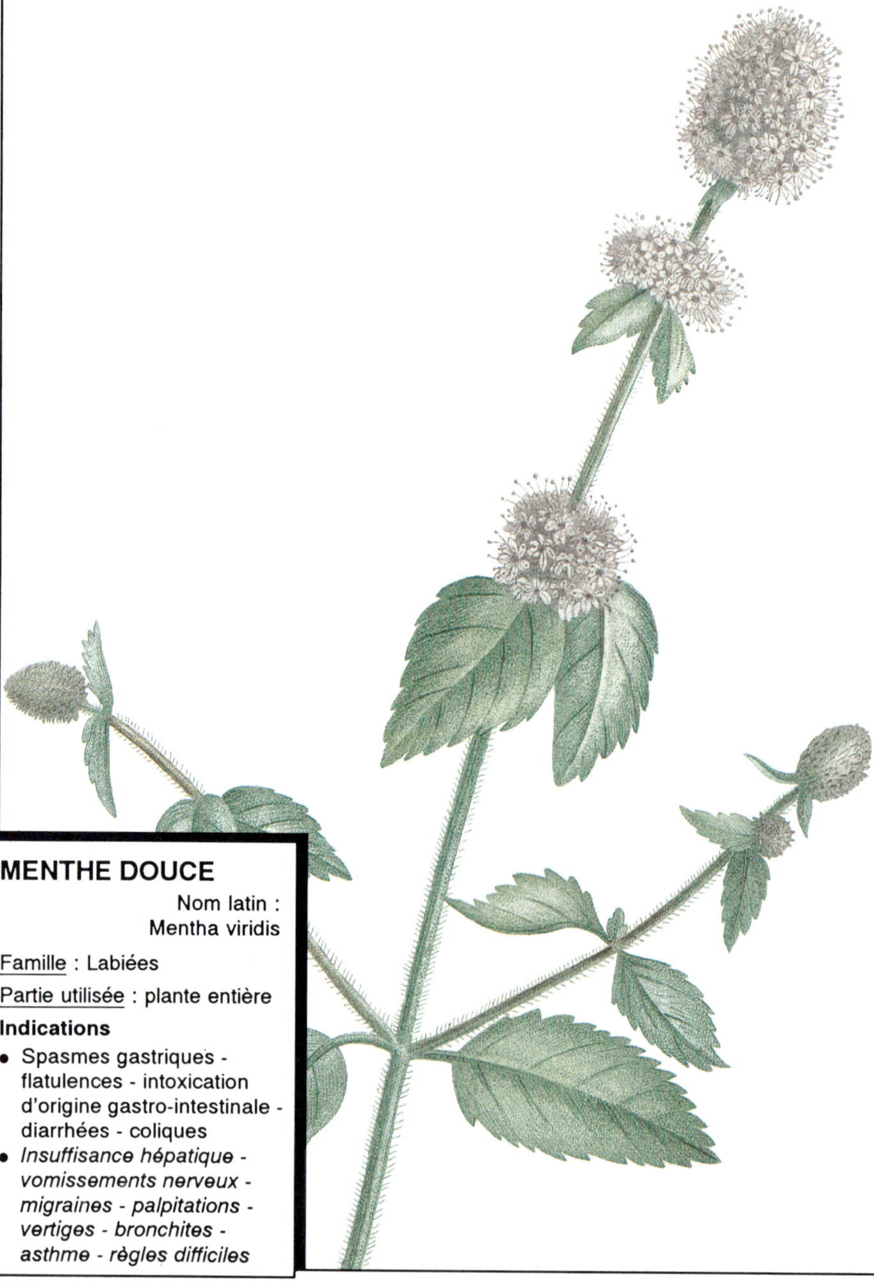

MENTHE DOUCE

Nom latin :
Mentha viridis

Famille : Labiées

Partie utilisée : plante entière

Indications

- Spasmes gastriques - flatulences - intoxication d'origine gastro-intestinale - diarrhées - coliques
- *Insuffisance hépatique - vomissements nerveux - migraines - palpitations - vertiges - bronchites - asthme - règles difficiles*

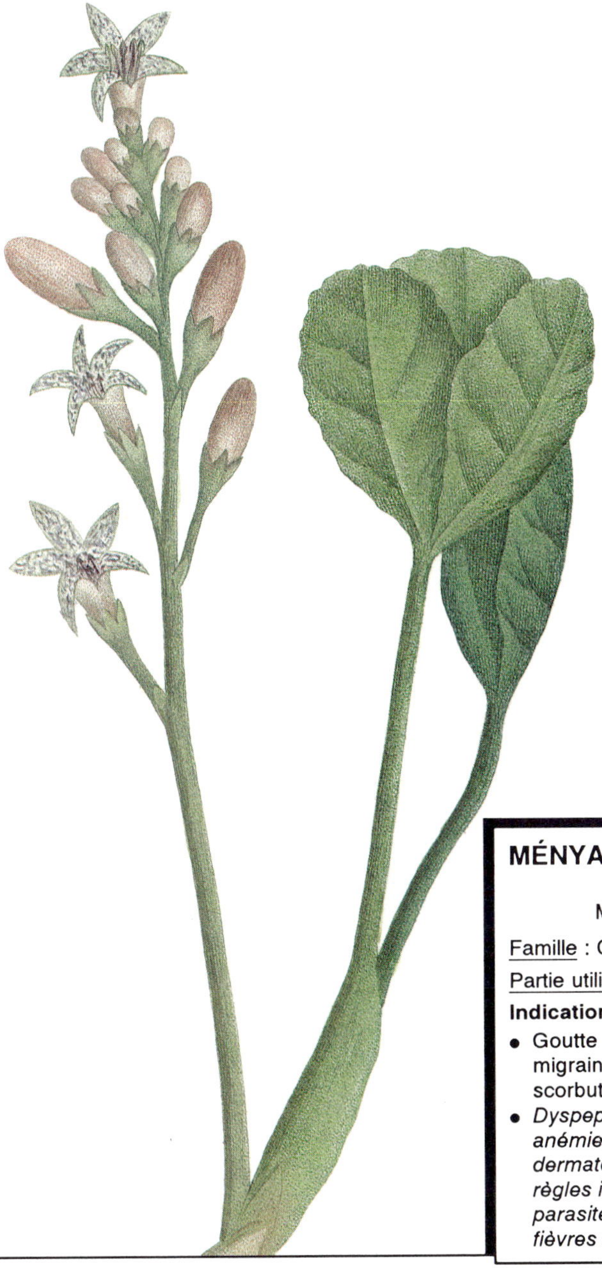

MÉNYANTHE

Nom latin :
Menyanthes trifoliata

Famille : Gentianacées

Partie utilisée : feuille

Indications

- Goutte - rhumatismes - migraines digestives - scorbut - asthénie
- *Dyspepsie - inappétence - anémie - rachitisme - dermatoses (dartres) - règles insuffisantes - parasites intestinaux - fièvres intermittentes*

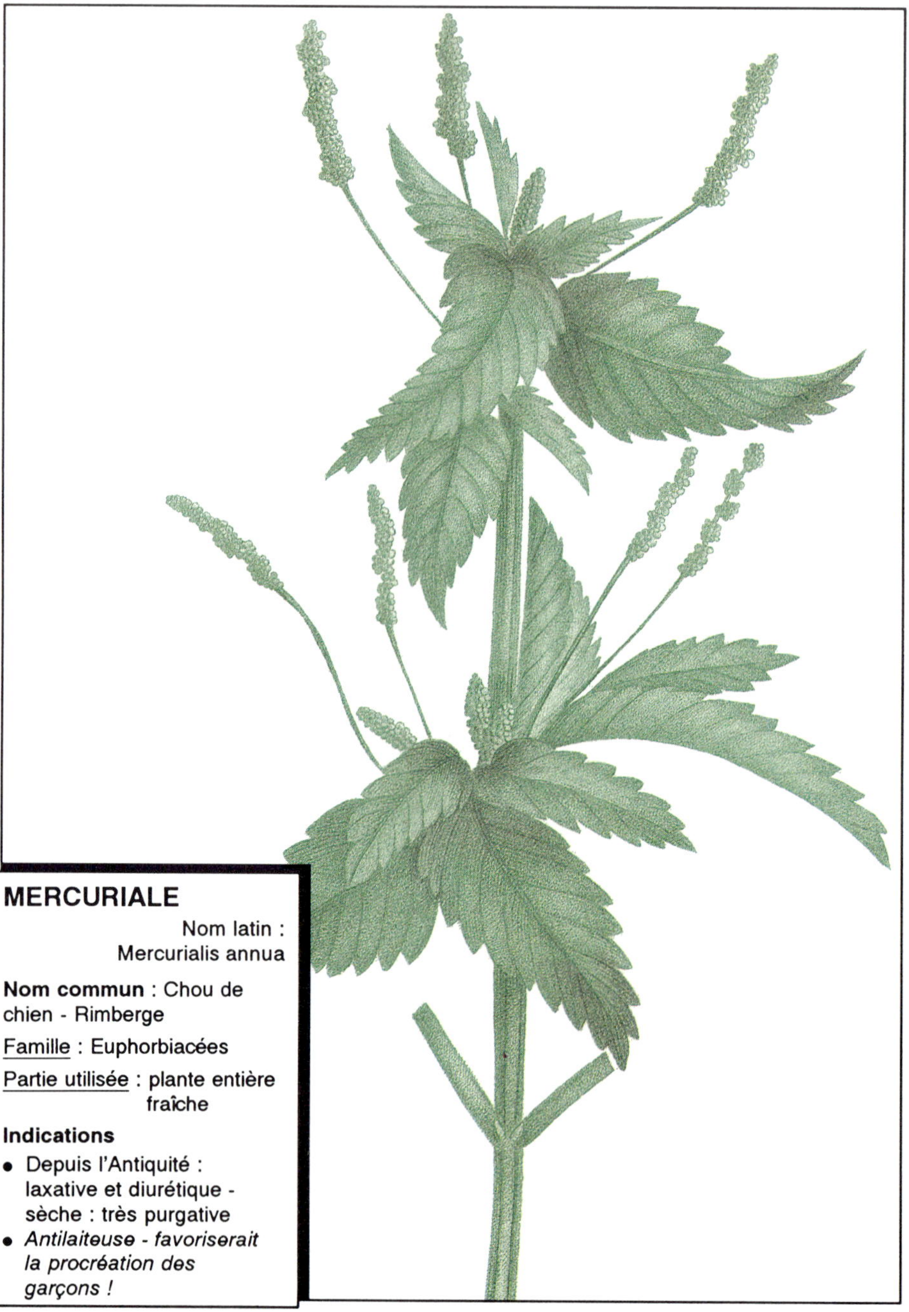

MERCURIALE

Nom latin :
Mercurialis annua

Nom commun : Chou de chien - Rimberge

Famille : Euphorbiacées

Partie utilisée : plante entière fraîche

Indications

- Depuis l'Antiquité : laxative et diurétique - sèche : très purgative
- *Antilaiteuse - favoriserait la procréation des garçons !*

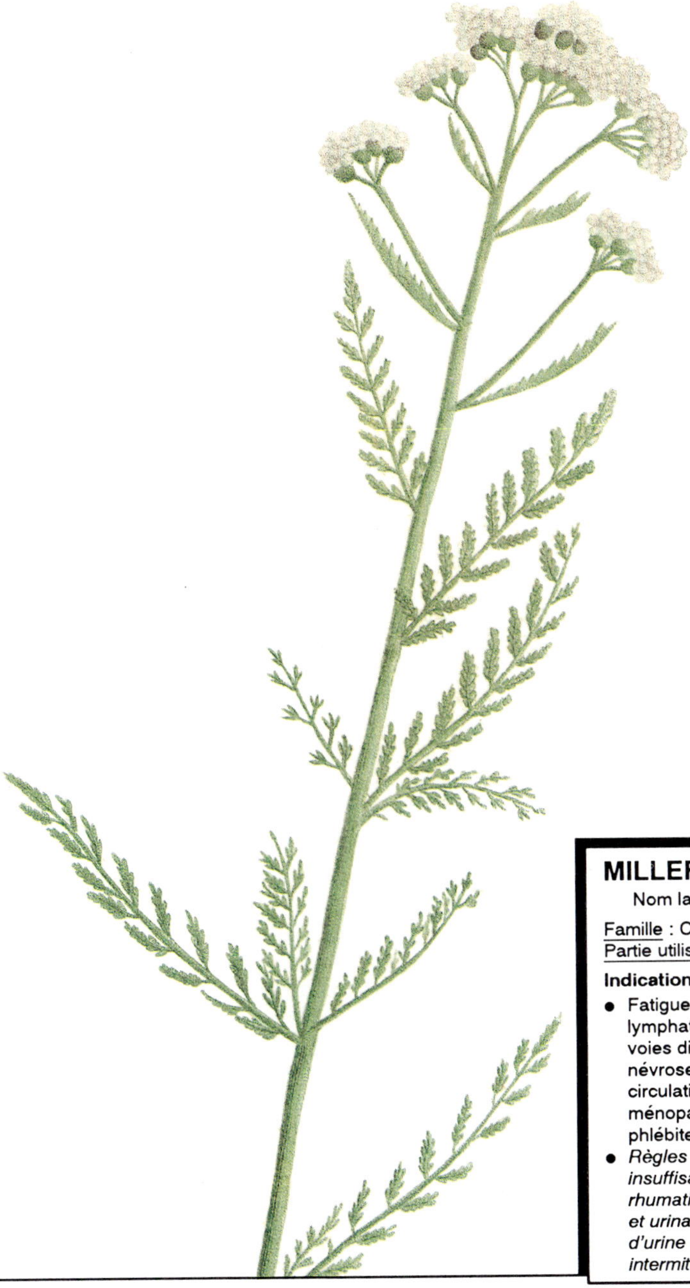

MILLEFEUILLE

Nom latin : Achillea millefolium

Famille : Composées
Partie utilisée : plante entière

Indications

- Fatigue générale - lymphatisme - spasmes des voies digestives et utérines - névroses - troubles de la circulation et de la ménopause - varices - phlébites - hémorroïdes
- *Règles douloureuses et insuffisantes - goutte - rhumatismes - lithiase biliaire et urinaire - incontinence d'urine des enfants - fièvres intermittentes*

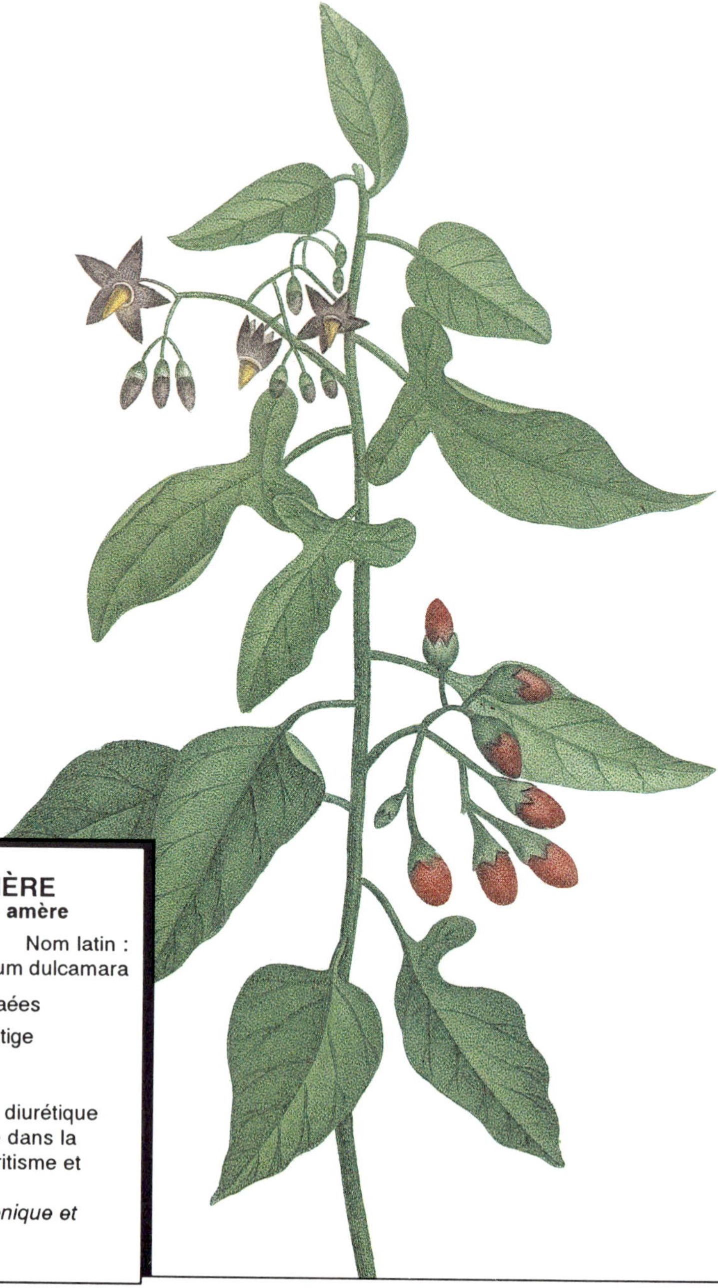

DOUCE AMÈRE
Morelle douce amère

Nom latin :
Solanum dulcamara

Famille : Solanaées

Partie utilisée : tige

Indications

- Faible action diurétique et dépurative dans la goutte, l'arthritisme et l'obésité
- *Eczéma chronique et dermatoses*

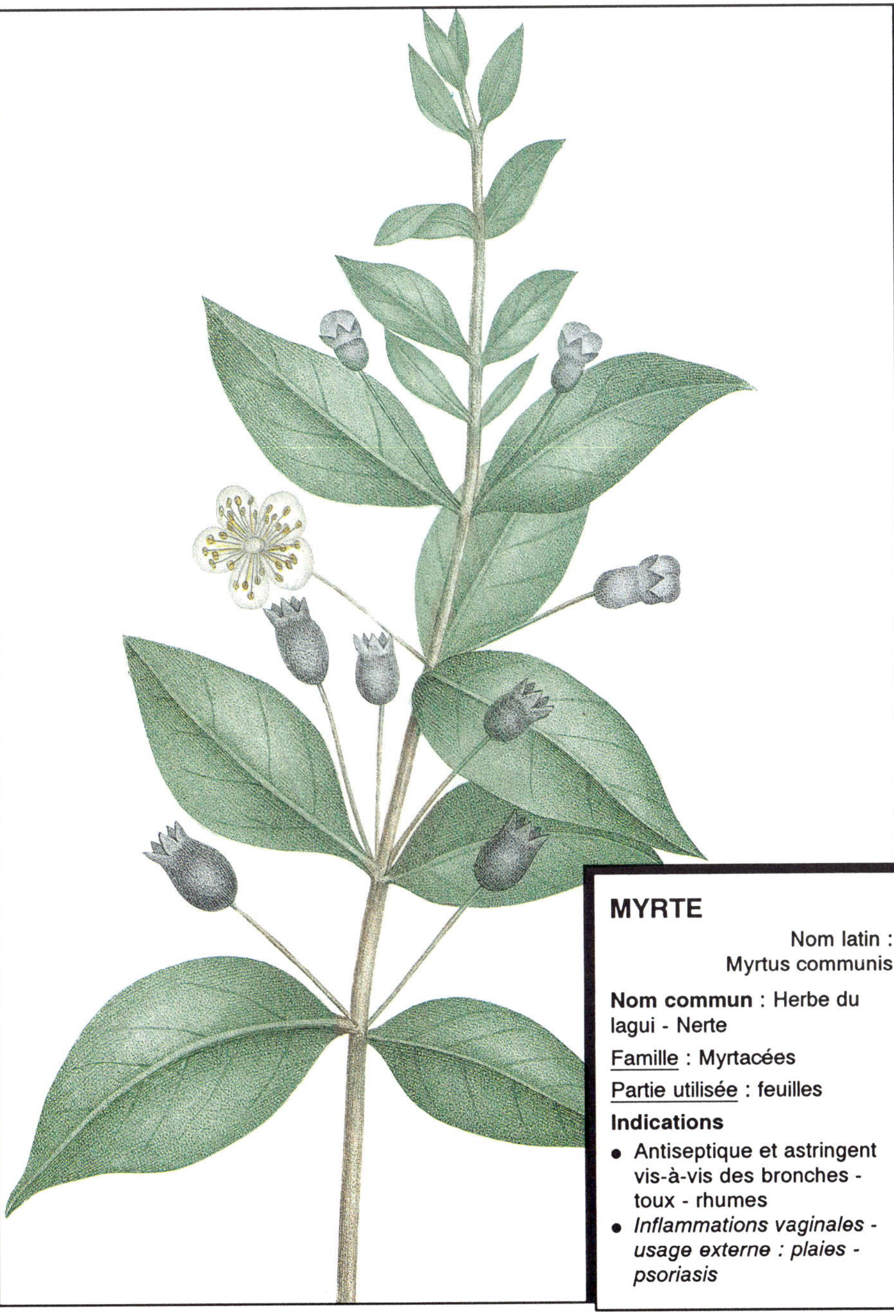

MYRTE

Nom latin :
Myrtus communis

Nom commun : Herbe du lagui - Nerte

Famille : Myrtacées

Partie utilisée : feuilles

Indications

- Antiseptique et astringent vis-à-vis des bronches - toux - rhumes
- *Inflammations vaginales - usage externe : plaies - psoriasis*

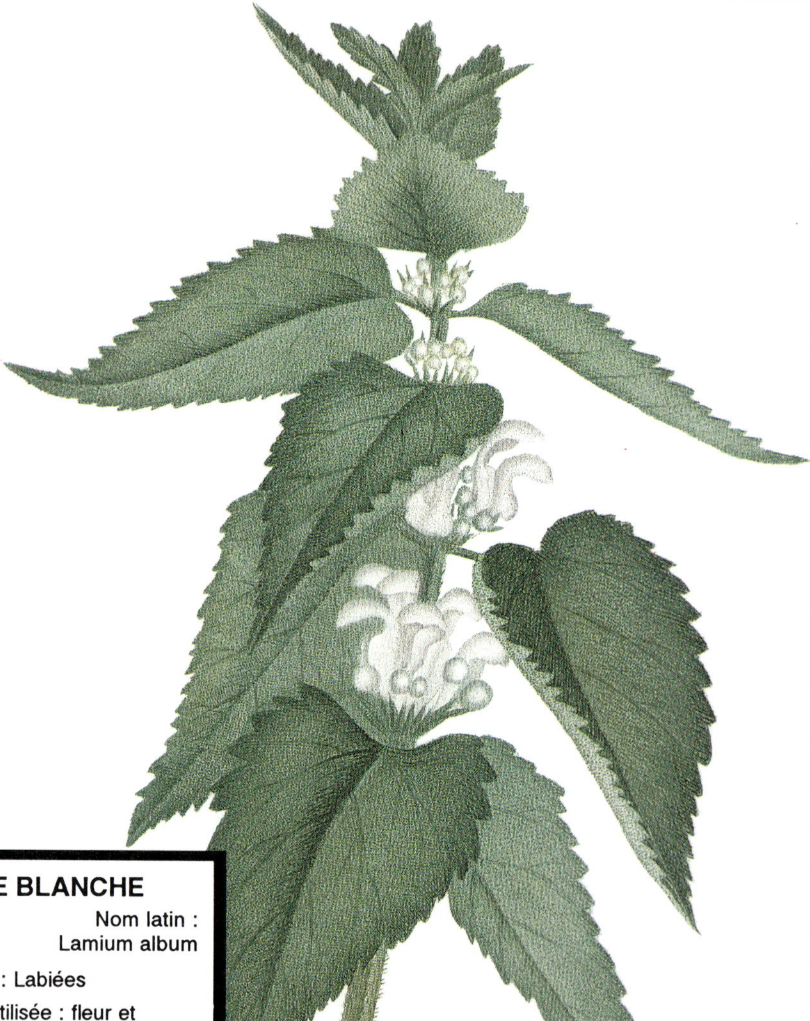

ORTIE BLANCHE

Nom latin :
Lamium album

Famille : Labiées

Partie utilisée : fleur et plante entière

Indications

- Règles hémorragiques - hémorragies (utérines) - pertes blanches
- *Règles douloureuses - hémorroïdes - varices - diarrhées - cystite - difficulté à uriner des hommes âgés*

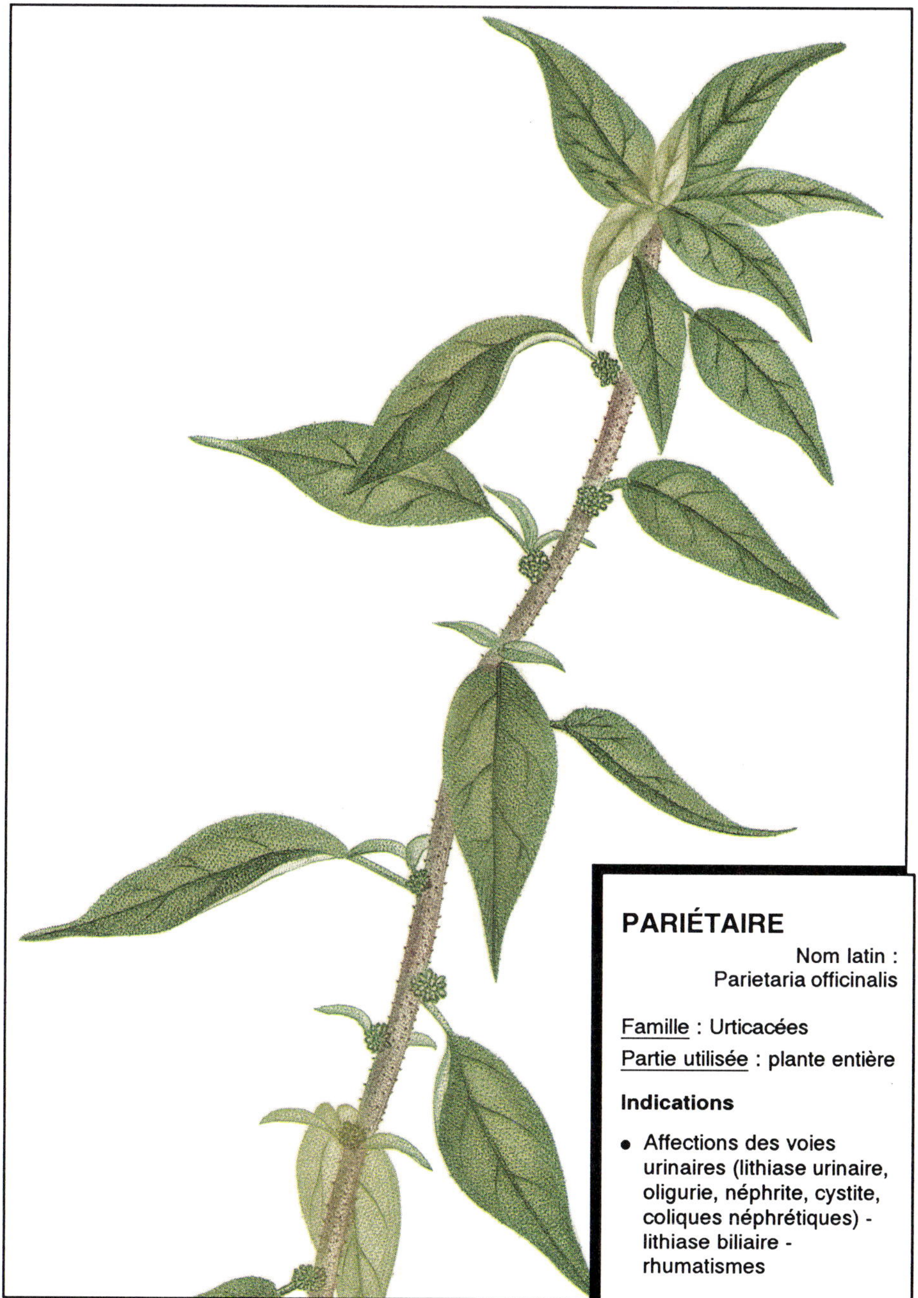

PARIÉTAIRE

Nom latin :
Parietaria officinalis

Famille : Urticacées

Partie utilisée : plante entière

Indications

- Affections des voies urinaires (lithiase urinaire, oliguri, néphrite, cystite, coliques néphrétiques) - lithiase biliaire - rhumatismes

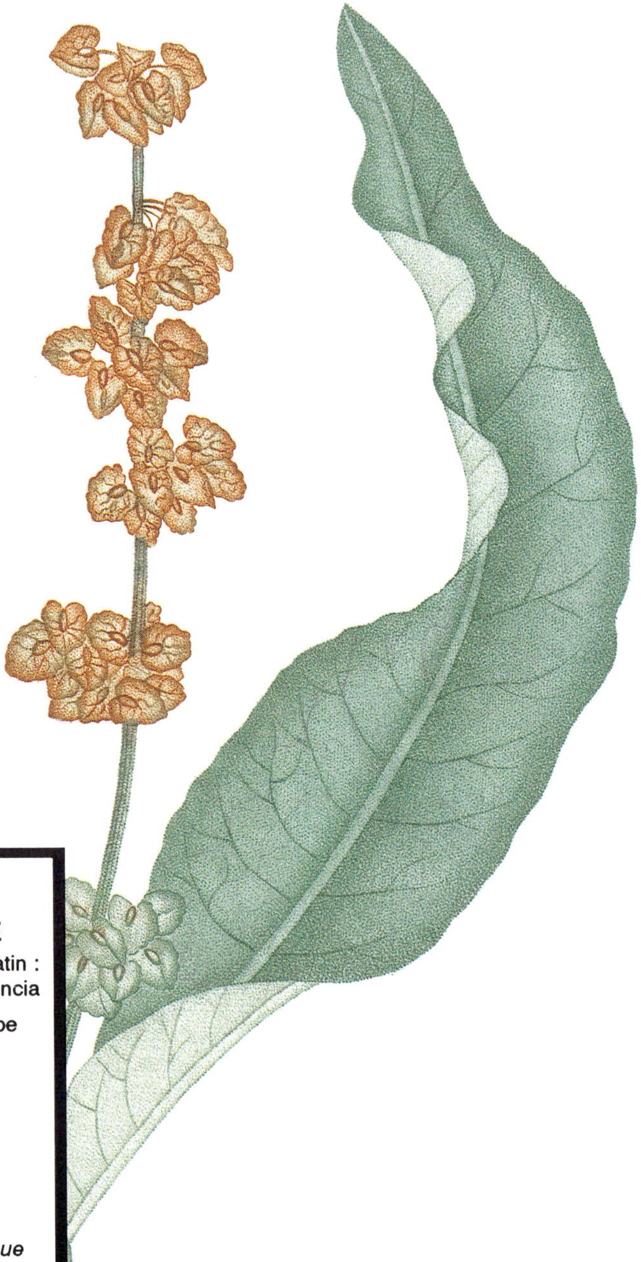

PATIENCE
RUMEX PATIENCE

Nom latin :
Rumex patiencia

Nom commun : Rhubarbe sauvage

Famille : Polygonacées

Partie utilisée : racine

Indications

- Dépurative - laxative
- *La présence de fer en fait une grande plante tonique et anti-anémique*

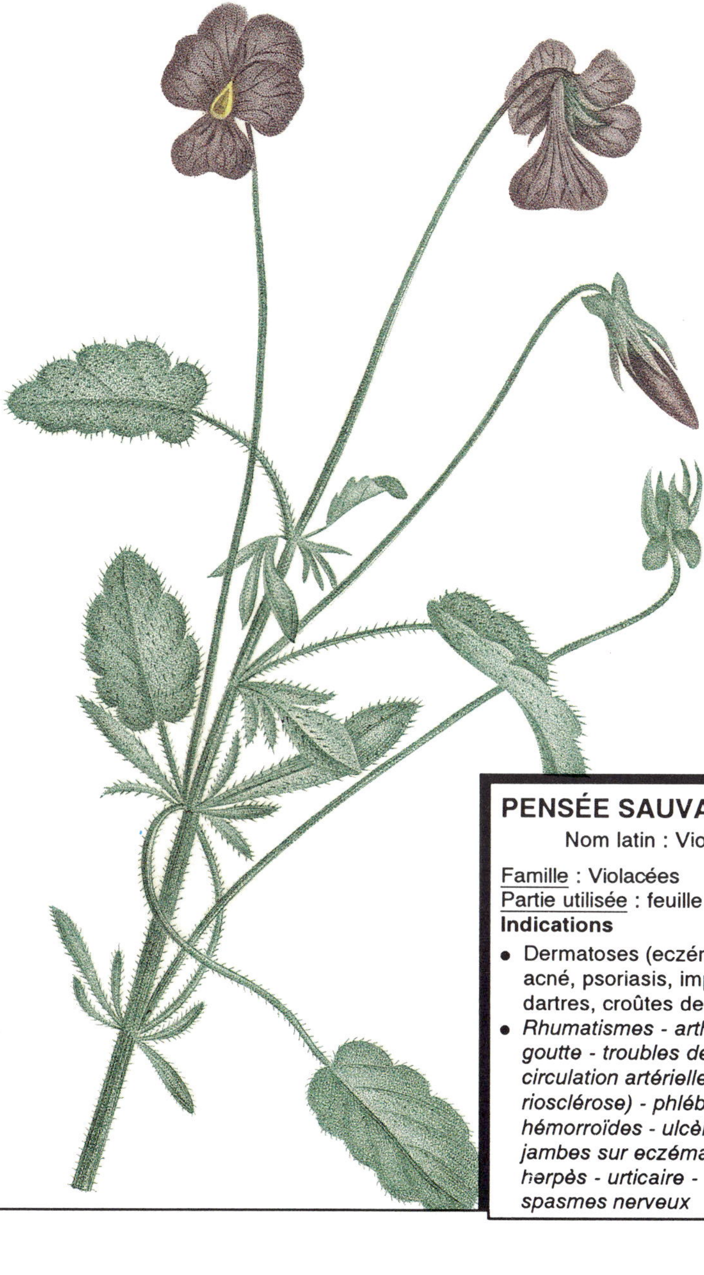

PENSÉE SAUVAGE

Nom latin : Viola tricolor

<u>Famille</u> : Violacées
<u>Partie utilisée</u> : feuille

Indications

- Dermatoses (eczéma, acné, psoriasis, impétigo, dartres, croûtes de lait)
- *Rhumatismes - arthrite - goutte - troubles de la circulation artérielle (artériosclérose) - phlébites - hémorroïdes - ulcères de jambes sur eczéma - herpès - urticaire - spasmes nerveux*

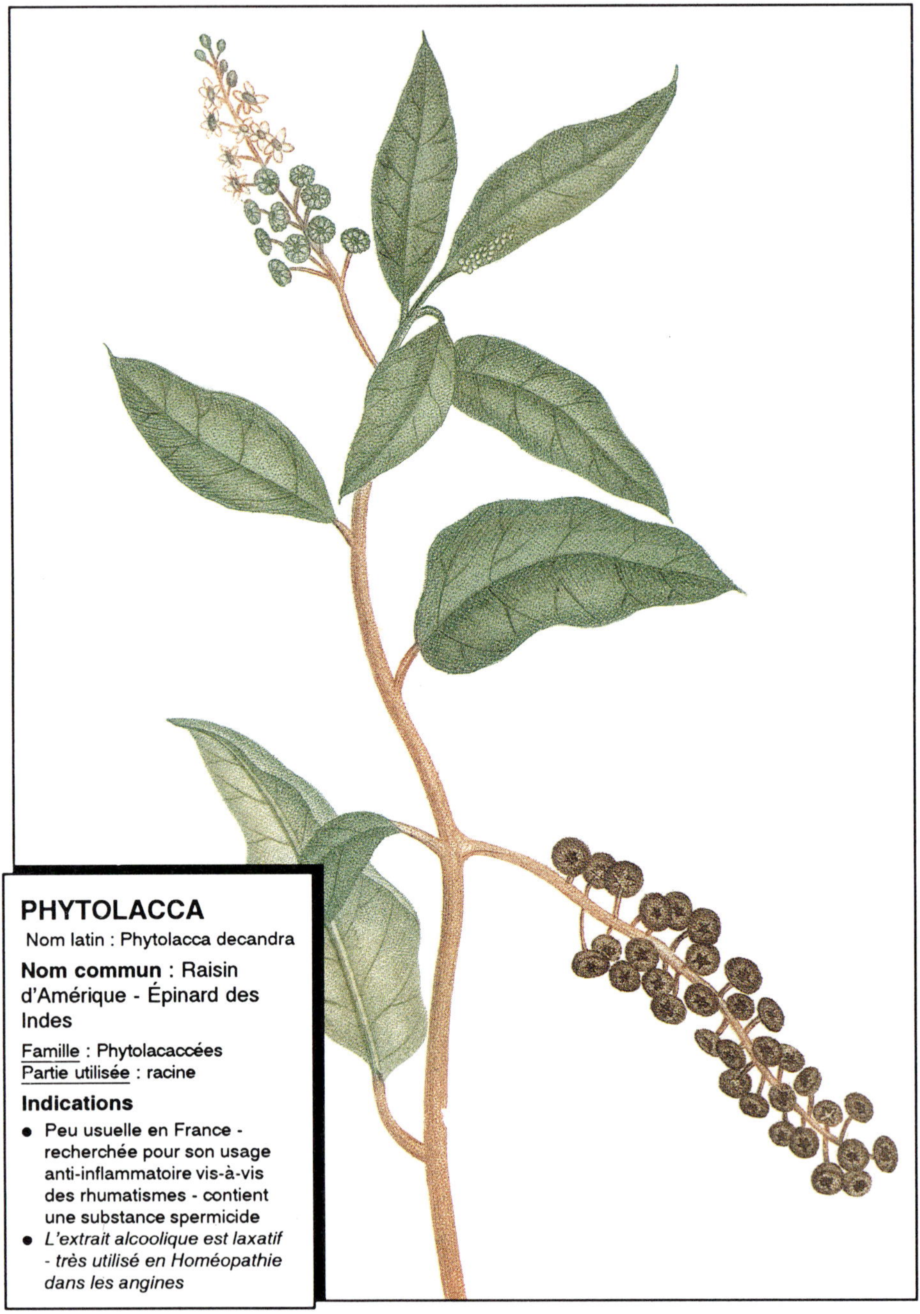

PHYTOLACCA

Nom latin : Phytolacca decandra

Nom commun : Raisin d'Amérique - Épinard des Indes

Famille : Phytolacaccées
Partie utilisée : racine

Indications

- Peu usuelle en France - recherchée pour son usage anti-inflammatoire vis-à-vis des rhumatismes - contient une substance spermicide
- *L'extrait alcoolique est laxatif - très utilisé en Homéopathie dans les angines*

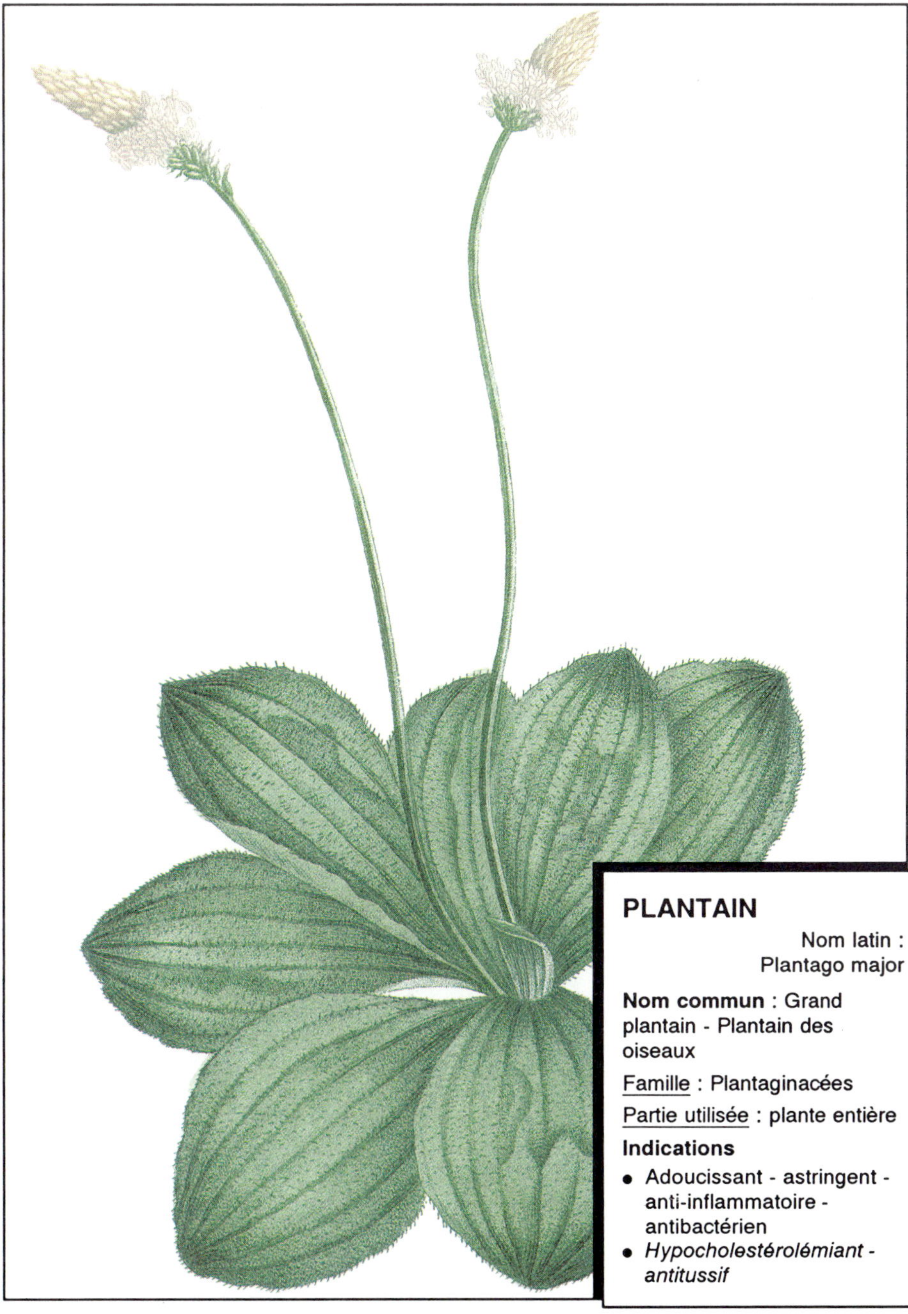

PLANTAIN

Nom latin :
Plantago major

Nom commun : Grand plantain - Plantain des oiseaux

Famille : Plantaginacées

Partie utilisée : plante entière

Indications

- Adoucissant - astringent - anti-inflammatoire - antibactérien
- *Hypocholestérolémiant - antitussif*

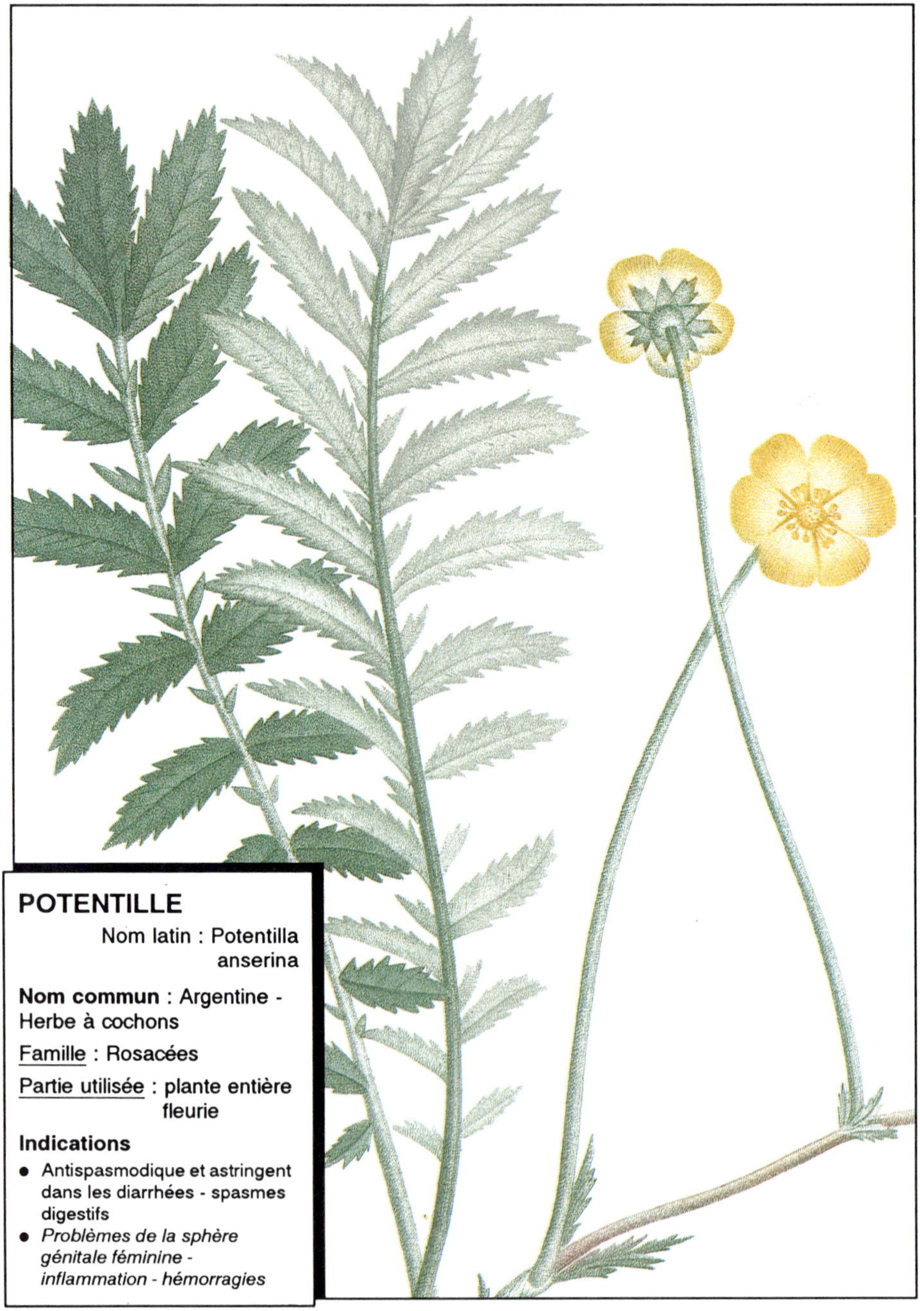

POTENTILLE

Nom latin : Potentilla anserina

Nom commun : Argentine - Herbe à cochons

Famille : Rosacées

Partie utilisée : plante entière fleurie

Indications

- Antispasmodique et astringent dans les diarrhées - spasmes digestifs
- *Problèmes de la sphère génitale féminine - inflammation - hémorragies*

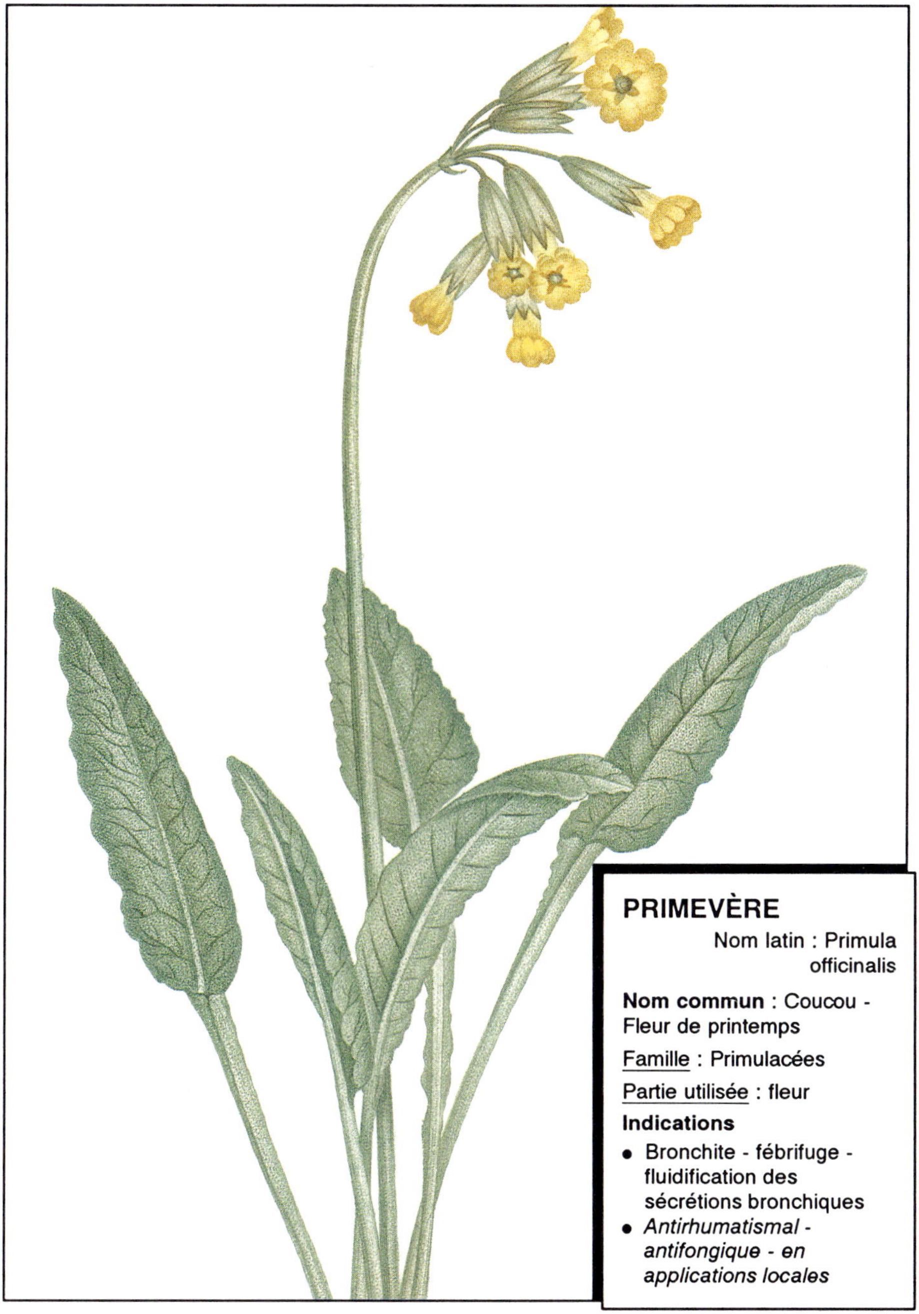

PRIMEVÈRE

Nom latin : Primula officinalis

Nom commun : Coucou - Fleur de printemps

Famille : Primulacées

Partie utilisée : fleur

Indications

- Bronchite - fébrifuge - fluidification des sécrétions bronchiques
- *Antirhumatismal - antifongique - en applications locales*

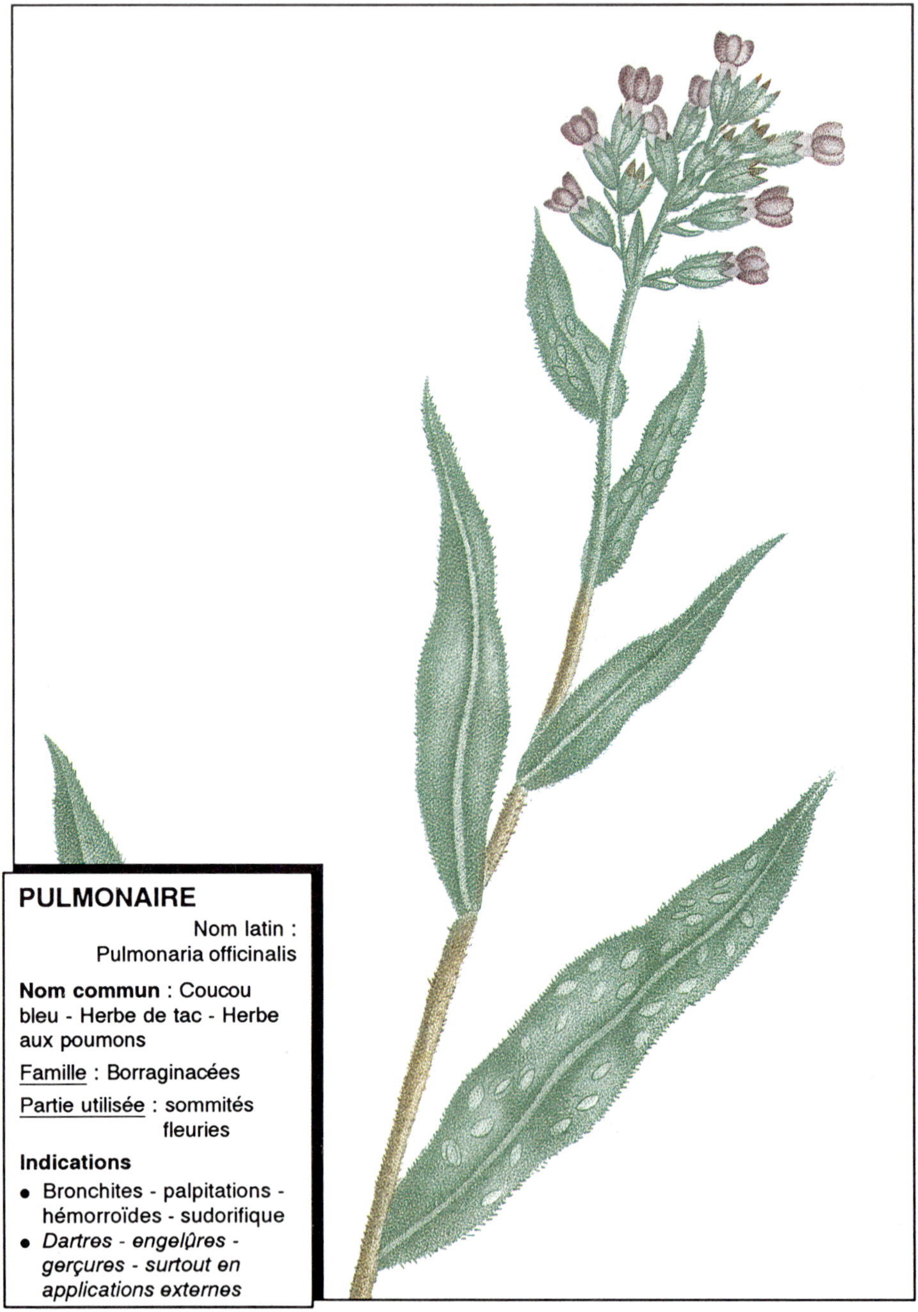

PULMONAIRE

Nom latin :
Pulmonaria officinalis

Nom commun : Coucou bleu - Herbe de tac - Herbe aux poumons

Famille : Borraginacées

Partie utilisée : sommités fleuries

Indications

- Bronchites - palpitations - hémorroïdes - sudorifique
- *Dartres - engelûres - gerçures - surtout en applications externes*

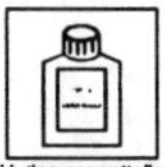
Huiles essentielles

Huile essentielle de Citron

- **Par jour** - 2 gouttes, 3 à 4 fois par jour, sur un sucre.

Ou grain d'essence :
3 granules, 3 fois par jour, à avaler sans croquer, avec un peu d'eau ou de nourriture.

- **Durée du traitement** : en cures de trois semaines, au maximum.

Huile essentielle de Thym

- **Par jour** - 2 gouttes, 3 à 4 fois par jour, sur un sucre.
  Ou grain d'essence :
  3 granule,s 3 fois par jour, à avaler sans croquer, avec un peu d'eau ou de nourriture.
- **Durée du traitement** : en cures de dix jours, au maximum.

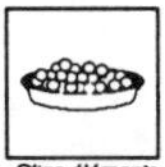
Oligo-éléments

Oligo-élément Cuivre

Le Cuivre lutte contre les maladies infectieuses ou virales.

Il a une action anti-inflammatoire et anti-spasmodique.

- **Avant les principaux repas** - 1 ampoule, à garder une minute sous la langue.

Oligo-élément Fer

Le Fer est un constituant de l'hémoglobine, il contrôle l'oxydation cellulaire.

- **Avant les principaux repas** - 1 ampoule, à garder une minute sous la langue.
- **Cure d'attaque** - 2 ampoules, avant les principaux repas.

Toutes ces recettes et remèdes ont la même vocation : vous aider à mieux vous soigner.

Utilisez-les en alternance, en fonction de vos goûts et de l'effet produit sur votre cas personnel.

Certaines recettes correspondent mieux que d'autres à votre organisme. Pour découvrir les plus efficaces pour vous, n'hésitez pas à les essayer.

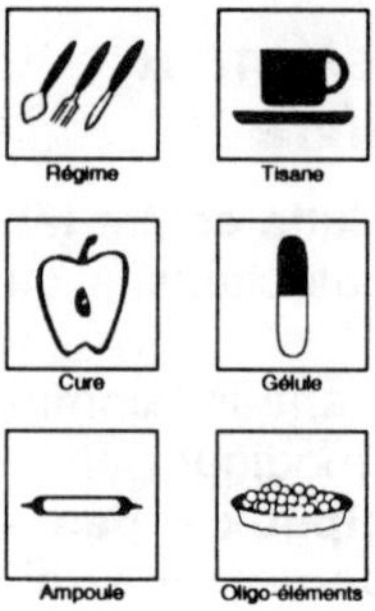

FATIGUE DES ENFANTS

On conçoit aisément qu'un organisme en pleine croissance et transformations, en plein développement, puisse ressentir une fatigue momentanée. L'enfance et l'adolescence sont donc des âges difficiles où l'organisme est très sollicité et les carences peuvent entraîner une fatigue durable.

Pour aider aux transformations osseuses, musculaires et biologiques, le jeune a besoin d'un apport énergétique suffisant notamment en protéines, ainsi que d'une charge en vitamines A et C, vitamines du groupe D et en sels minéraux, calcium, magnésium, fer.

Tous ces besoins sont accrus, s'il pratique des activités sportives. Une alimentation équilibrée répond en principe à ces besoins. Mais certains jeunes ont la fâcheuse habitude de privilégier les sucres et de négliger d'autres apports. Proposez à vos enfants une nourriture saine, riche en céréales complètes, poissons, fromages à pâte dure, fruits, afin de les rééquilibrer rapidement.

Le matin, vous pouvez leur donner un jus de fruits frais, préparé à la centrifugeuse, tel que : orange et carotte ou ananas et raisin avec une pointe de poudre de germe de blé et une ampoule de gelée royale.

Nombreux sont donc les adolescents qui ressentent une grande lassitude. Il ne faut pas prendre cette fatigue à la légère. C'est dès la jeunesse que se prennent les habitudes néfastes et que s'installent, petit à petit, les vrais déséquilibres.

Bien souvent, insomnies, état dépressif, angoisse, spasmophilie de l'âge adulte, trouvent leurs origines dans l'adolescence. Il est donc important d'aider le jeune a trouver un équilibre physique et psychique.

La fatigue d'un adolescent ne doit jamais être traitée par le mépris. Il est important d'en connaître la cause et de la traiter. L'idéal étant d'ailleurs, de la prévenir.

Pour ce faire, voici des solutions simples et efficaces.

Jus de fruits "100.000 volts"

1/4 de Poire
1/4 de Pomme
1/4 d'Orange
1/2 citron
Miel : 1 cuillerée à café (si nécessaire)

Passer tous les fruits à la centrifugeuse.

- **Tous les matins** - Boire, avant le petit déjeuner.
- **Durée du traitement** : faire la cure pendant 15 jours.

Cette recette peut être suivie par vos enfants, dès l'âge de 4 ans.

La salade dynamique

Cresson
Petites feuilles d'Epinard
Huile d'Olive vierge
Citron

Mélanger, à parts égales : Cresson/Épinard.
Assaisonner avec l'huile d'Olive et le Citron.

- A donner **au repas du soir**.

Le goûter "coup de fouet"

Véritable cocktail de vitamines, d'oligo-éléments et d'acides aminés.

1 Banane
1 Orange
1 Kiwi
1 cuillerée à café de poudre de Germe de Blé

Passer les fruits au mixer. Ajouter le Germe de Blé.

- **Boire à 4 heures.**

Miel aux essences

Ce cocktail est délicieux et je pense que vous n'aurez aucun problème à le faire avaler à votre enfant. De plus, c'est un fortifiant général.
Cette recette peut être suivie par vos enfants, dès l'âge de 4 ans.

Huile essentielle de Thym : 5 ml
Huile essentielle de Sauge : 5 ml
Miel de Romarin : 1 cuillerée à soupe

Demander à votre pharmacien de réaliser le mélange des 2 Huiles essentielles.
Faire tomber une goutte de ce mélange dans une cuillerée à soupe de Miel de Romarin.

- **Durée du traitement** : à suivre tous les matins, pendant 15 jours, avant le petit déjeuner.

Tisane

Tisane anti-fatigue pour les enfants

Bigaradier bouton : 25 gr
Citronnelle plante : 25 gr
Mélisse feuille : 25 gr
Hibiscus fleur : 50 gr
Tilleul fleur : 25 gr

Briser le Tilleul pour qu'il se mélange bien aux autres plantes. Mélanger les plantes entre elles. Compter une cuillerée à soupe du mélange, pour un bol d'eau bouillante. Laisser infuser dix minutes.
Ajouter 1 ampoule de Cohobat d'Angélique.

- **Au coucher** - Boire le bol sans sucrer, sinon avec 1 cuillerée à café de Miel de Tilleul.

Tisane contre l'anémie

Thym feuille : 50 gr
Gentiane racine : 25 gr
Lierre terrestre plante : 50 gr
Ortie blanche plante : 50 gr
Verveine feuille : 50 gr
Sauge feuille : 50 gr

Mélanger les plantes entre elles. Compter quatre cuillerées à soupe du mélange, pour un litre d'eau froide. Porter à ébullition. Faire bouillir une minute. Éteindre le feu et laisser infuser dix minutes. Filtrer.

- **Matin et soir** - Boire une grande tasse (1/4 de litre), entre les repas.
- **Durée du traitement** : cure d'environ 2 mois.

Consommer, en complément de cette tisane, beaucoup d'aliments contenant du Fer : Persil, foie de Veau, Haricots secs, Huîtres, jaune d'Œuf, Lentilles, Pois secs, Amandes, Chocolat, Épinards,...

Cure

Acerola Vitamine C

L'Acérola est originaire des Tropiques, où il est appelé "arbre de santé". Son fruit est une baie qui contient une richesse en vitamine C extraordinaire. On y trouve également, en proportion moindre, de la vitamine A qui lui donne une action positive.

Ne pas prendre après le repas du soir, car cela perturberait le sommeil.

- **Par jour** - 2 à 3 comprimés (ne pas en abuser).
- A prendre pendant la mauvaise saison, pour un apport rapide en Vitamine C. Aucun risque de surdosage.

Captyl

Captyl est un produit vraiment naturel. C'est un mélange subtil de pollen et de pistil de fleurs qui, mis en présence l'un de l'autre, développent l'enzyme S.O.D. (Super Oxydismutase) qui, en bloquant la formation des radicaux libres, se fait le protecteur de la jeunesse.
Outre la S.O.D., Captyl contient aussi des hormones de croissance, des vitamines, des acides aminés, des oligo-élé-

ments et des acides gras essentiels.
Captyl ne provoque pas d'allergie. Toutes les substances allergisantes de l'écorce du grain de pollen ont été supprimées par un procédé de fabrication breveté.

- **Par jour** - Prendre 2 à 4 comprimés, pendant les repas.
- **Durée du traitement** : en cures de quatre semaines, une à quatre fois par an.

L.I.V.E. d'Algues Laminaria Digitata + Magnésium

- **Tous les matins, à jeun** - Prendre 1 dose pure ou diluée dans un verre d'eau ou de jus de fruit. Avec un jus d'Orange frais, la Vitamine C multipliera par 3 les effets du L.I.V.E.
- **Durée du traitement** : en cures de vingt-quatre jours. A renouveler, si nécessaire.

L.I.V.E. d'Algues Laminaria Digitata + Fer

Le L.I.V.E. d'Algues Laminaria améliore considérablement l'assimilation de Fer. Cette absorption, qui se passe au niveau du duodénum, a besoin d'enzymes. Ceux-ci transforment le Sel ferrique (fe3) soluble, en Sel ferreux (fe2) absorbable.
Ce transfert enzymatique nécessite de l'énergie et des catalyseurs. Le L.I.V.E. apporte ces catalyseurs, en proportions physiologiques idéales.

- **Tous les matins, à jeun** - Prendre 1 dose pure ou diluée dans un verre d'eau ou de jus de fruit.
- **Durée du traitement** : cures de vingt-quatre jours. A renouveler, en cas de besoin.

Vitaminette tonus

Pur jus de Raisin rouge, Orange, Pomme, pruneaux. Extraits de Camu-Camu, de Kola, de Cynorrhodon, de Quinquina, de Framboisier, de Citron. Protéines animales.
La formule de ce produit fournit à l'organisme des enfants de nombreux éléments naturels qui agissent en synergie : idéal pour reprendre des forces et faire le plein de tonus.

- **Par jour** - Prendre 1 dose de vitaminette, de préférence le matin.
- **Durée du traitement** : en cures de vingt jours. A renouveler en cours d'année, si nécessaire.

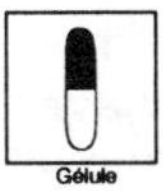

Complexe Magnésium + Vitamine D

- **Par jour** - Prendre 4 à 6 gélules. De préférence, au moment des repas.
- **Durée du traitement** : en cures de quatre à six semaines. A renouveler.

Complexe Multi-Vitamines

Ce complément alimentaire apporte de nombreuses vitamines.
Les enfants et les adolescents passeront un meilleur hiver s'ils en font une cure d'un mois.

Regardez bien, lorsque vous choisissez un complexe multi-vitamines, que la formule ne comporte que des produits naturels et non chimiques.
Les vitamines synthétiques excitent et rendent nerveux mais, sans donner beaucoup de tonus.

- **Midi et soir** - Prendre 2 gélules, aux repas.
- **Durée du traitement** : en cures de trois à quatre semaines. A renouveler.

Complexe Phosphore

S'il y a une déficience en Phosphore, cela peut interférer avec le métabolisme du Calcium et empêcher sa fixation.
La proportion du Phosphore doit d'ailleurs être en relation avec celle du Calcium ; moitié moins de Calcium que de Phosphore ingéré.
La Vitamine D est également essentielle à l'action du Phosphore. C'est pourquoi, je vous conseille de l'associer dans la cure de Phosphore.

- **Pour les enfants, à partir de 12 ans** - 1 gélule, avant les deux repas.
- **Durée du traitement** : en cures de trois à quatre semaines.

Panax Ginseng

- **Par jour** - Prendre 1 à 2 gélules pour les enfants.
- **Durée du traitement** : suivre la cure pendant deux à quatre semaines. Espacer les cures de 2 mois.

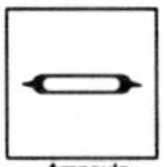
Ampoule

Phytoconcentrat de Prêle

La Prêle est la plante la plus riche en silice, l'un des douze minéraux majeurs de tout notre organisme.
C'est aussi un reminéralisant exceptionnel pour les jeunes, fatigués par leur croissance.

- **Le matin, à jeun** - Prendre 1 ampoule de phytoconcentrat.
- **Durée du traitement** : en cures de trois semaines .
A renouveler, si nécessaire.

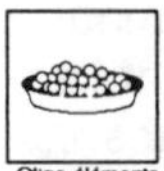
Oligo-éléments

Oligo-élément Fer

Le Fer est un constituant de l'hémoglobine, il contrôle l'oxydation cellulaire.

- **Avant les principaux repas** - 1 ampoule, à garder une minute sous la langue.
- **Cure d'attaque** - 2 ampoules, avant les principaux repas.

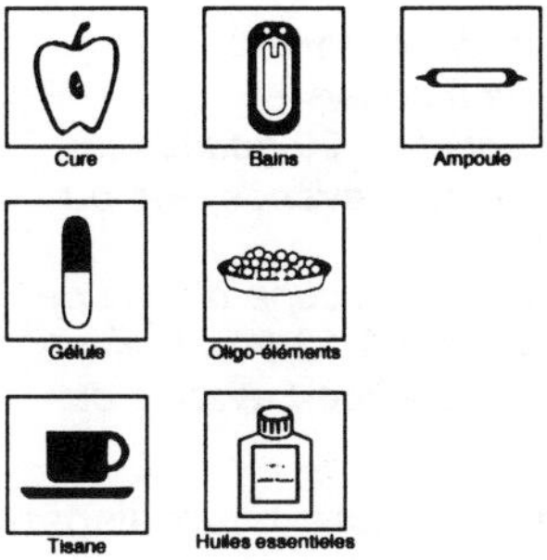

FATIGUE NERVEUSE

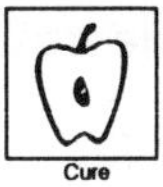

Pendant 15 jours, en traitement de choc :

- **Avant les 3 repas** - 1 ampoule de Cohobat d'Angélique, dans 1/2 verre d'eau.
- **Pendant les 3 repas** - 1 ampoule de Lithium + 1 ampoule de Sélénium.
- **Après les 3 repas** - 1 gélule de Complexe Structurel + 1 ampoule de phytoconcentrat de Mélilot.
- **Le soir au coucher** - 1 ampoule de phytoconcentrat d'Aubépine dans une grande tasse de la tisane de la page suivante :

Basilic feuille : 50 gr
Oranger fleur : 25 gr
Houblon cône : 25 gr
Marjolaine feuille : 50 gr
Lavande fleur : 50 gr
Tilleul fleur : 25 gr
Verveine feuille : 25 gr

Mélanger les plantes entre elles. Mettre 5 cuillerées à soupe rases du mélange, dans un litre d'eau froide, porter à ébullition, laisser bouillir une minute, infuser dix minutes et filtrer.

- **Dans la journée** - Boire également cette tisane à volonté.
- **Les 15 jours suivants** : supprimer l'ampoule de Cohobat d'Angélique du midi. Le soir, supprimer l'ampoule de phytoconcentrat d'Aubépine.

Acérola Vitamine C

L'Acérola est originaire des tropiques, où il est appelé "arbre de santé". Son fruit est une baie qui contient une richesse en Vitamine C extraordinaire. On y trouve également, en proportion moindre, de la Vitamine A qui lui donne une action positive et du Calcium, du Fer et du Phosphore.

- **Par jour** - 2 à 3 comprimés (ne pas en abuser).
- **Enfants** - 1 à 2, de 3 à 6 ans.

A prendre pendant la mauvaise saison, pour un apport rapide en Vitamine C. Aucun risque de surdosage.

Attention de ne pas en prendre après le repas du soir, car cela perturberait le sommeil.

Captyl

Captyl est un produit vraiment naturel. C'est un mélange subtil de pollen et de pistil de fleurs qui, mis en présence l'un de l'autre, développent l'enzyme S.O.D. (Super Oxydismutase) qui, en bloquant la formation des radicaux libres, se fait le protecteur de votre jeunesse.

Outre la S.O.D., Captyl contient aussi des hormones de croissance, des vitamines, des acides aminés, des oligo-éléments et des acides gras essentiels.

Ce produit ne provoque pas d'allergie, toutes les substances allergisantes de l'écorce du grain de pollen ont été supprimées par un procédé de fabrication breveté.

- **Par jour** - Prendre 2 à 4 comprimés, pendant les repas.
- **Durée du traitement** : en cures de quatre semaines, une à quatre fois par an.

Bains

Bain anti-fatigue

Lors d'un grand bain chaud, la circulation sanguine est augmentée considérablement.

Les Huiles essentielles emportées par le torrent sanguin vont donc baigner toutes vos cellules. L'effet est immédiat.

Base hydrodispersante :
2 cuillerées à soupe
Huile essentielle : 20 gouttes (au choix : Orange, Lavande, Pin ou Camomille)
ou 2 cuillerées à soupe d'huile de bain toute prête à 12 % d'Huiles essentielles Orange-Lavande ou Camomille-Pin

Mélanger la Base hydrodispersante et les Huiles essentielles. Emulsionner sous le robinet.

- **Durée du bain** : dix minutes, suivies d'une douche froide des jambes.

Ampoule

Cohobat d'Angélique biocinétique

De toutes les plantes calmantes, l'Angélique est celle que je préfère. Laissez à d'autres les dangereux tranquillisants qui vous transforment en "zombis" !

Vous ne risquez pas de phénomène de dépendance et, lorsque vous aurez retrouvé votre équilibre, vous pourrez vous en passer sans problème.

- **Par jour** - Prendre 2 ampoules dans un verre d'eau ou dans une tisane calmante.
- **Durée du traitement** : en cures d'un mois. A renouveler, si nécessaire.

Phytoconcentrat de Marjolaine

- **Midi et soir** - Prendre 1 ampoule de phytoconcentrat, après les repas.

- **Durée du traitement** : en cures de trois semaines. A renouveler.

Gélule

Complexe ADN acides aminés

Il y a 8 acides aminés dont l'organisme a un besoin absolu et qu'il ne peut pas synthétiser à partir d'autres éléments, si nous ne les lui apportons pas par notre alimentation.

- **Pendant les deux principaux repas** - Prendre 2 gélules.
- **Durée du traitement** : en cures de trois à quatre semaines.

Complexe Multi-vitamines

Ce complément alimentaire, qui vous apporte de nombreuses vitamines, est à utiliser à chaque fois que, sans raison valable, vous vous sentez fatigué ou si vous devez assurer un effort soutenu, que ce soit dans votre travail, votre vie familiale ou sur les terrains de sport.

Regardez bien, lorsque vous choisissez un complexe multi-vitamines, que la formule ne comporte que des produits naturels et non chimiques. Les vitamines synthétiques excitent et rendent nerveux mais, sans donner beaucoup de tonus

- **Midi et soir** - Prendre 2 gélules, aux repas.
- **Durée du traitement** : en cures de trois à quatre semaines. A renouveler.

Complexe Phosphore

S'il y a une déficience en Phosphore, cela peut interférer avec le métabolisme du Calcium et empêcher sa fixation.
La proportion du Phosphore doit d'ailleurs être en relation avec celle du Calcium ; moitié moins de Calcium que de Phosphore ingéré.
La Vitamine D est également essentielle à l'action du Phosphore. C'est pourquoi je vous conseille de l'associer dans la cure de Phosphore.

- **Avant les deux principaux repas** - Prendre 2 gélules.
- **Durée du traitement** : en cures de trois à quatre semaines.
- **Pour les enfants, à partir de 12 ans** - 1 gélule, avant les deux repas.

Complexe Structurel

Véritable cocktail d'oligo-éléments naturels, le Complexe Structurel est cependant sans danger et vous pouvez le prendre, même de façon suivie, sans risque de surdosage.
Il recharge l'organisme et, associé aux Vitamines A et D, lutte efficacement contre la déminéralisation, l'ostéoporose et la spasmophilie.

- **Avant les deux principaux repas** - Prendre 2 gélules.
- **Durée du traitement** : en cures de trois à quatre semaines.

Coquille d'Huître

Contenant du Calcium et du Magnésium naturels, ainsi que de nombreux autres oligo-éléments, en particulier du Soufre et de l'Iode, la Coquille d'Huître apporte des minéraux qui, sous cette forme, sont très bien acceptés par l'organisme et reconstituent vos réserves minérales.
Pour une action encore plus rapide, pensez à faire un apport complémentaire de Vitamine D.

- **A chacun des trois repas** - Prendre 2 gélules.
- **Durée du traitement** : en cures de quatre à six semaines.

Levure vitalinée

Les vitamines qui constituent le Complexe vitaminique B sont toutes essentielles pour l'équilibre mental et nerveux, ainsi que pour un métabolisme actif et une peau saine.
N'ayez pas peur de renouveler souvent la cure de Levure de Bière car il n'y a aucun risque de surdosage. Si vous ne deviez faire qu'une seule cure de compléments alimentaires, que ce soit celle-là !

- **Par jour** - Prendre 3 à 6 capsules.
- **Durée du traitement** : en cures de trois à quatre semaines. A renouveler.

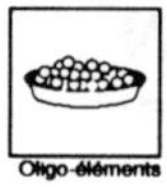

Oligo-élément Lithium

Pris sous cette forme, le Lithium ne présente aucun risque de surdosage ni de toxicité.
La prise peut être régulière et prolongée sans danger.

- **Par jour** - 2 ampoules.
A renouveler.

Basilic

Prendre 4 cuillerées à soupe, pour un litre d'eau bouillante.
Laisser infuser dix minutes.
Filtrer.

- **Après les repas** - Boire une tasse.

Marjolaine

Faire infuser une cuillère à soupe de plante dans une tasse d'eau bouillante.

- **Par jour** - Prendre 2 ou 3 tasses, sur quelques jours, pour un problème aigu ou par cures de 3 ou 4 semaines, pour un problème de fond.

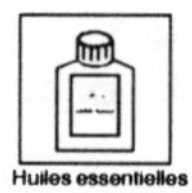

Huile essentielle de Marjolaine

C'est un excellent tonique du parasympathique et elle est particulièrement recommandée aux anxieux et aux nerveux.

- **Par jour** - Prendre 2 gouttes, 3 fois par jour, sur un sucre.
- **Durée de la cure** : dix jours environ.

Huile essentielle de Romarin

- **Par jour** - 2 gouttes, 3 fois par jour, sur un sucre.
  Ou grain d'essence :
  1 granule, 3 fois par jour, à avaler sans croquer, avec un peu d'eau ou de nourriture.
- **Durée du traitement** : en cures de trois semaines, au maximum.

Huile essentielle de Sauge sclarée

- **Par jour** - 2 gouttes, 3 fois par jour, sur un sucre.
  Ou grain d'essence :
  1 granule, 3 fois par jour, à avaler sans croquer, avec un peu d'eau ou de nourriture.
- **Durée du traitement** : en cures de trois semaines, au maximum.

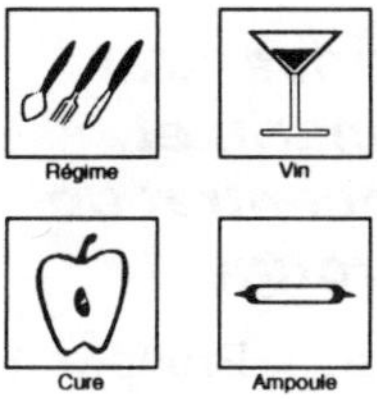

FRILOSITÉ

Vous avez souvent froid, on dit de vous que vous êtes très frileux. Mais vous êtes le seul à savoir à quel point cet état est pénible. Car il s'agit bien d'une affection qui peut avoir des solutions.

N'attendez pas la saison froide pour vous soigner. La frilosité excessive se traite l'été, lorsque la chaleur est le plus précieux allié pour stimuler votre circulation.

Pour lutter contre votre frilosité il vous faut consommer beaucoup d'artichauts, carottes, choux, mâche, poireaux, tomates, ananas, bananes, fraises, cassis, pommes, prunes.

Voici, en outre, quelques recettes à suivre pour que le désagrément de la frilosité disparaisse.

Régime

La Choucroute

Choucroute hachée menue
1 jus de Citron
1 Oignon cru haché
1 gousse d'Ail crue hachée
Du Persil frais

Composer une salade. Assaisonner avec de l'huile de Carthame.

Vin

La liqueur d'Églantier

Eglantier baie : 50 gr
Eau-de-vie : 1/2 litre
Sauge sclarée : 2 feuilles fraîches

Couper menues les baies d'Églantier. Les faire macérer dans l'Eau-de-vie, à l'ombre, pendant dix jours. Ajouter les 2 feuilles de Sauge.

- **Après le repas du soir** - Boire 1/2 verre à liqueur.

Cure

Complexe Vigne rouge

Véritable concentré de plantes stimulantes de la circulation de retour, le Complexe Vigne rouge convient à tous ceux qui souffrent des jambes ou à tous ceux qui craignent que l'hérédité ne les prédispose à des troubles veineux et qui veulent s'en protéger.

- **Par jour** - Prendre 2 gélules, aux deux principaux repas.

- **Durée du traitement** : en cures de six à huit semaines.
De préférence avec une tisane stimulante de la circulation, au printemps et à l'automne.

Oligo-éléments

Phytoconcentrat de Romarin et Phytoconcentrat de Vigne rouge

- **Le matin, à jeun** - Prendre 1 ampoule.
- **Durée du traitement** : en cures de trois semaines.
A renouveler, si nécessaire.

Toutes ces recettes et remèdes ont la même vocation : vous aider à mieux vous soigner.

Utilisez-les en alternance, en fonction de vos goûts et de l'effet produit sur votre cas personnel.

Certaines recettes correspondent mieux que d'autres à votre organisme. Pour découvrir les plus efficaces pour vous, n'hésitez pas à les essayer.

Tisane

GASTRITE

Perte d'appétit, nausées, légers rejets de mucus, surtout le matin, la gastrite n'est pas pour autant un signe avant-coureur de l'ulcère. Après les repas, vous vous sentez lourd, assoupi, mal à l'aise. Vous avez des migraines et des accès de fatigue.

L'usage de l'alcool et du tabac, les repas pris trop vite et les aliments avalés sans mâcher, les excès de thé et de café ou d'hydrates de carbone, pain, gâteaux, confitures sont autant de facteurs aggravants.

Les infections chroniques, surtout celles de la gorge, de la bouche et du nez, accentuent notablement le malaise.

Les prises trop fréquentes d'aspirine sont également à déconseiller.

Cependant, sachez bien que si vous suivez mes conseils, même après une gastrite grave et longue, vous pouvez retrouver un estomac en pleine forme.

Tisane

En fonction de vos goûts prendre régulièrement trois ou quatre de ces tisanes, en cures alternées

Marjolaine

Faire infuser 1 cuillère à soupe dans une tasse d'eau bouillante.

- **Par jour** - Prendre 2 ou 3 tasses, sur quelques jours, pour un problème aigu ou par cures de 3 ou 4 semaines, pour un problème de fond.

Guimauve

Prendre 4 cuillerées à soupe, pour un litre d'eau froide. Laisser bouillir 3 minutes. Infuser dix minutes. Filtrer.

- **Dans la journée** - Boire le litre, loin des repas.

Lierre terrestre

Prendre 4 cuillerées à soupe, pour un litre d'eau froide. Laisser bouillir une minute. Infuser dix minutes. Filtrer.

- **Dans la journée** - Boire le litre, à des moments éloignés des repas.

Mauve

Prendre 4 cuillerées à soupe, pour un litre d'eau bouillante.

Infuser dix minutes. Filtrer.

- **Dans la journée** - Boire le litre, entre les repas.

Menthe douce

Prendre 4 cuillerées à soupe, pour un litre d'eau bouillante.
Infuser dix minutes. Filtrer.

- **Dans la journée** - Boire le litre, entre les repas.

Menthe poivrée

Prendre 4 cuillerées à soupe, pour un litre d'eau bouillante.
Infuser dix minutes. Filtrer.

- **Dans la journée** - Boire le litre, loin des repas.

Réglisse

Prendre 4 cuillerées à soupe, pour un litre d'eau froide.
Faire bouillir une minute.
Infuser dix minutes. Filtrer.

- **Dans la journée** - Boire le litre, loin des repas.

Ronce

Prendre 4 cuillerées à soupe, pour un litre d'eau froide.
Faire bouillir une minute.
Infuser dix minutes. Filtrer.

- **Dans la journée** - Boire le litre, loin des repas.

Sarriette

Prendre 4 cuillerées à soupe, pour un litre d'eau froide.
Faire bouillir une minute.
Infuser dix minutes. Filtrer.

- **Dans la journée** - Boire le litre, après les repas.

Verveine odorante

Prendre 4 cuillerées à soupe, pour un litre d'eau bouillante.
Infuser dix minutes. Filtrer.

- **Après chaque repas** - Boire une tasse.

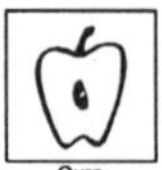
Cure

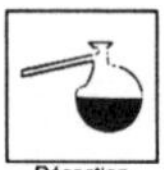
Décoction

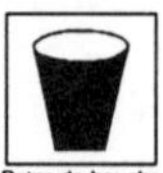
Bains de bouche

GENCIVES DOULOUREUSES

Vos gencives sont lisses, légèrement enflées, rouges et douloureuses. Elles saignent dès que vous utilisez une brosse à dents et sont sensibles au froid et à la chaleur. Bref, vos dents vous gênent beaucoup.

Cet état est souvent dû à un dépôt de tartre et à une inflammation occasionnée par une infection légère mais constante. Ce mal vous perturbe souvent plus en profondeur qu'une maladie réputée grave.

Le stopper et arrêter les saignements, est déjà un résultat qui vous semble inatteignable. Commencez par nettoyer vos dents plusieurs fois par jour et à fond. Et faites faire un détartrage par un dentiste. Mes recettes seront d'autant plus efficaces.

Si vous avez négligé les premiers symptômes, des poches de pus peuvent se former autour des dents, les gencives se creusent et se retirent. Vos dents finiront par tomber. Intervenez donc avant qu'il ne soit trop tard.

Les recettes que je vous propose, non seulement ont fait leurs preuves mais elles sont, en plus, totalement dénuées d'effets secondaires nocifs.

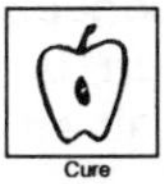

Cure

- **Avant les repas, matin, midi et soir** - 2 gélules de Complexe ADN Acides aminés.
- **Pendant les repas, midi et soir** - 2 gélules de Complexe Multi-vitamines.

Faire très régulièrement des bains de bouche (une à deux fois par jour), avec l'infusion suivante :

Sauge feuille : 50 gr
Genièvre baie : 50 gr
Mauve fleur : 50 gr

Prendre 2 cuillerées à soupe du mélange, pour un demi-litre d'eau bouillante et laisser infuser 15 à 20 minutes.

- **Matin et soir** - Vous rincer la bouche après vous être frotté les dents à la poudre d'Argile.

Pour renforcer la vitalité de vos dents et de vos gencives :

- **Tous les matins** - mâcher, en prenant bien votre temps, une cuillerée à café de Lait en poudre.

Chewing-gum Cresson

Tiges et feuilles de Cresson

- **Matin et soir** - Mâcher pendant 5 minutes le Cresson, en prenant soin de bien mastiquer et de bien saliver.

Douleurs et saignements s'estomperont rapidement.

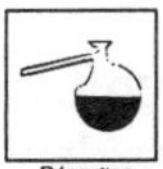

Décoction

Décoction de Céleri

Branches de Céleri

Couper des branches de Céleri en petits morceaux. Mettre à bouillir 70 gr de ces morceaux dans un litre d'eau, pendant dix minutes.

- **Plusieurs fois par jour** - Faire des rinçages de bouche avec cette décoction, sans l'avaler. Vous pouvez aussi vous servir de cette préparation pour faire des compresses chaudes autour de la gorge.

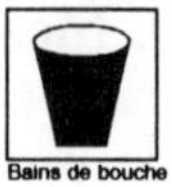
Bains de bouche

Lavage de bouche

Cette préparation calme, atténue les saignements et fortifie la gencive.

Ronce feuille : 50 gr
Sauge feuille : 50 gr
Jus de citron : 10 gouttes

Mélanger les deux plantes. Prendre 2 cuillerées à soupe du mélange, pour une grande tasse d'eau froide. Faire bouillir 2 minutes. Infuser dix minutes. Filtrer. Ajouter dix gouttes de citron.

- **Par jour** - Utiliser cette décoction en rinçage de bouche, une à deux fois par jour.
  Si vous avez un peu de patience, utilisez tous les jours cette eau de rinçage pour avoir des gencives saines et solides.

Poudre de lait

Lait en poudre non écrémé :
1 cuillerée à soupe

Prendre la poudre de Lait petit à petit dans la bouche, en mastiquant bien.

- **A faire tous les matins, à jeun.**
  Je vous assure que ce conseil a définitivement guéri un de mes patients en trois semaines.

Lotion

GERÇURES

Les gerçures peuvent être causées par une exposition trop longue au froid ou au soleil.

En revanche, si ces gerçures s'accompagnent d'une desquamation autour du nez et de douleurs dans les yeux, il peut s'agir d'une carence en vitamine B. Dans ce cas, faites un régime très riche en foie, levure, œufs, légumes et fromages.

Si les symptômes persistaient au-delà d'un mois après le traitement suggéré, consultez un médecin. Le cancer de la lèvre peut commencer ainsi et il se soigne très bien, s'il est pris à son tout début.

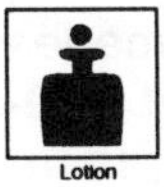

Huile anti-gerçures

Huile d'Achillée Millefeuille : 25 ml
Huile d'Onagre : 25 ml
Huile de St Jean : 25 ml
Huile d'Arnica : 25 ml

Mélanger ces quatre huiles végétales ensemble.

- **Par jour** - Appliquer quatre fois par jour, sur les zones à traiter. Prendre également de la Levure Sélénium + Vitamine E et de la Levure végétale enrichie en Zinc.

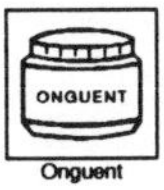

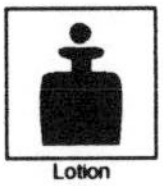

GONFLEMENT DES PAUPIÈRES

Certaines personnes ont, au réveil, les paupières très gonflées et cet inconvénient s'attarde tout au long de la matinée. On ne peut pas parler vraiment d'affection et, pourtant, cet état est d'autant plus gênant qu'il donne un air abattu, triste et épuisé, peu compatible avec l'allure avenante, jeune et dynamique exigée dans de nombreuses professions. En outre, d'aucuns trouvent que cela est le signe d'un manque de sommeil ou d'une vie décousue !

Bref, cet inconvénient est des plus ennuyeux. Or, vous savez bien que vous avez beau mener une existence régulière, tranquille et vous coucher tôt : vos paupières sont encore plus gonflées au réveil !

Voici quelques formules pour vous débarrasser de ce handicap.

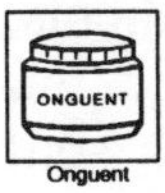

Crème Bio-Contour Captyl Anti-Age

Très riche en SOD (l'enzyme Super Oxyde Dismutase) végétale active et en Vitamine E, cette crème, spécialement formulée pour l'épiderme délicat des contours des yeux et des lèvres, piège les radicaux libres responsables du vieillissement et préserve la jeunesse de la peau.

Protectrice et régénérante, elle efface les ridules, atténue les rides d'expression, dégonfle les paupières et poches sous les yeux et atténue les cernes.

- **Matin et soir** - Après la toilette du visage, appliquer en massant doucement sur le contour des yeux et des lèvres.

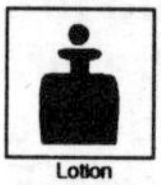
Lotion

Eau florale de Bleuet

L'eau florale de Bleuet est connue pour ses irremplaçables propriétés, en cas d'irritation des yeux.
Employée depuis l'Antiquité, elle a fait ses preuves et dans ce domaine, aucune plante ne peut la détrôner. Elle calme les irritations, qu'elles soient causées par le vent, le soleil, la fatigue, le sel marin ou le tabac. Elle a également des propriétés toniques et convient à tous les types de peau.

- **Matin et soir** - En pulvérisations.
- **Durée du traitement** : faire des cures d'un mois, trois fois par an.

GOUTTE

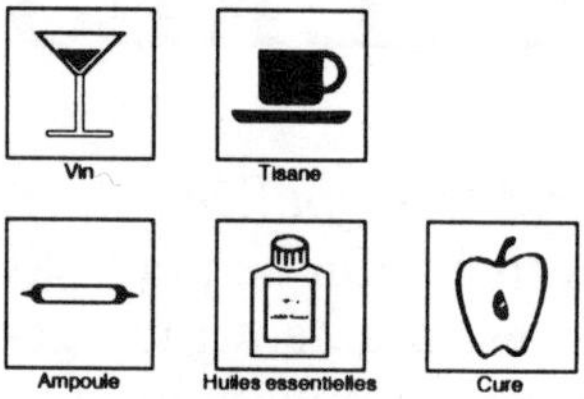

Cette affection est le privilège des hommes de plus de 45 ans, de race blanche. Elle est souvent héréditaire mais est favorisée par l'abus d'alcool, surtout la bière, et de viande rouge.

Le premier symptôme, terriblement douloureux, est une souffrance aiguë à l'articulation du gros orteil, qui est brillante, enflée, rouge et impossible à toucher, voire même à effleurer. Chez d'autres patients, le phénomène se produit sur le pouce ou l'articulation du poignet, ou de la cheville. La température peut atteindre 39,5°. Les urines sont colorées et moins abondantes.

Quand la goutte devient chronique, les attaques se multiplient et le patient ne retrouve pas sa forme entre deux crises. Les élancements soudains persistent entre deux crises. On peut également constater des grosseurs sur les bords des pavillons des oreilles dues aux mêmes dépôts que ceux que l'on trouve sur les articulations.

Dès l'apparition d'une crise, il faut boire deux ou trois litres de liquide par jour : jus de fruits, thé, café et eau. Et s'astreindre chaque jour, pour ne pas voir réapparaître de crise, à un régime sans alcool, sans trop de viande ni de protéines végétales (comme les cacahuètes) et se maintenir à un poids plutôt plus léger que celui auquel vous aurotiserait votre stature.

Vin

Eau-de-vie anti-goutte

Eau-de-vie
Ecorce de Bigaradier : 1
Baies de Genièvre

Remplir un flacon aux 3/4 de baies. Compléter avec l'Eau-de-vie. Laisser macérer 14 jours. Filtrer. Ajouter l'écorce de Bigaradier.

- **Le soir** - Boire 1 verre à liqueur, après le repas.

Tisane

Tisane contre sciatique et goutte

Thym feuille : 25 gr
Camomille fleur : 25 gr
Marjolaine feuille : 25 gr
Sureau fleur : 50 gr
Reine des prés plante : 50 gr
Bourrache plante : 50 gr
Cassis feuille : 50 gr
Bouleau feuille : 50 gr
Genièvre baie : 50 gr

Mélanger les plantes entre elles. Compter quatre cuillerées à soupe du mélange, pour un litre d'eau froide.
Porter à ébullition, sans faire bouillir. Éteindre le feu et laisser infuser dix minutes. Filtrer.

- **Pendant la crise** - Boire une grande tasse (1/4 de litre), toutes les heures.

Bardane

Prendre 4 cuillerées à soupe, pour un litre d'eau froide.
Laisser bouillir trois minutes.
Infuser dix minutes.

- **Dans la journée** - Boire le litre, entre les repas.

Cassis

Prendre 4 cuillerées à soupe, pour un litre d'eau froide.
Laisser bouillir une minute.
Infuser dix minutes. Filtrer.

- **Dans la journée** - Boire le litre, à des moments éloignés des repas.

Chiendent

Prendre 4 cuillerées à soupe, pour 1 litre d'eau froide.
Faire bouillir trois minutes.
Infuser dix minutes. Filtrer.

- **Dans la journée** - Boire le litre, entre les repas.

Ces tisanes sont à prendre régulièrement, en alternance :

Bouleau

ou Frêne
ou Ményanthe
ou Fraisier
ou Pissenlit

Faire infuser 1 cuillère à soupe de l'une de ces plantes dans une tasse d'eau bouillante.

- **Par jour** - Prendre 2 ou 3 tasses, sur quelques jours, pour un problème aigu.
  Par cures de trois ou quatre semaines, pour un problème de fond.

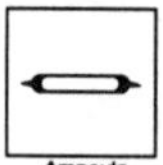

Ampoule

Phytoconcentrat d'Aubépine

La fleur d'Aubépine est particulièrement bénéfique dans ce siècle stressant.

Son action régulatrice sur le système neuro-végétatif (le "grand sympathique") est précieuse entre toutes. Les Anciens la nommaient la "noble épine", tant ils la vénéraient.

Elle a des propriétés permettant de lutter contre les intoxications, principalement la goutte et, pour dissoudre les calculs urinaires. Son action sur le cœur a été mise en évidence par des chercheurs américains du début du siècle. Tous les travaux scientifiques poursuivis l'ont confirmé.

- **Matin, midi et soir** - Prendre 1 ampoule de phytoconcentrat, après les repas.
- **Durée du traitement** : en cures de trois semaines.
  A renouveler.

Phytoconcentrat d'Eucalyptus

- **Avant les trois repas** - Prendre 1 ampoule de phytoconcentrat.
- **Durée du traitement** : en cures de trois semaines.
  A renouveler.

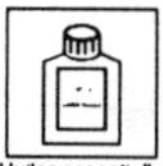

Huiles essentielles

Huile essentielle de Citron

- **Par jour** - 2 gouttes, 3 à 4 fois par jour, sur un sucre.
- **Durée du traitement** : en cures de trois semaines, au maximum.

Huile essentielle de Genièvre

- **Par jour** - 2 gouttes, 3 à 4 fois par jour, sur un sucre.
  Ou grain d'essence :
  3 granules, 3 fois par jour, à avaler sans croquer, avec un peu d'eau ou de nourriture.
- **Durée de la cure** : dix jours environ.
- **Durée du traitement** : en cures de trois semaines, au maximum.

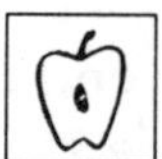

Cure

L.I.V.E. de Reine des prés

La Reine des prés est une plante bien connue pour son action anti-inflammatoire, sur les articulations, en particulier. Ses propriétés sont attribuées

à des dérivés salicylés, principes éliminateurs des toxines, voisins de ceux qui agissent dans l'aspirine. C'est pourquoi on appelle parfois la Reine des prés "l'aspirine végétale".
La Reine des prés est riche en Fer, en Soufre, en Calcium, ce qui en fait aussi une plante d'action tonique et reminéralisante.
C'est aussi un puissant diurétique, éliminateur de l'urée, de l'acide urique et des chlorures. Elle est sudorifique, cholérétique, astringente, somnifère, fébrifuge, tonique du cœur et de l'estomac.

On peut associer à une cure de Reine des prés, d'autres produits à visée drainante et éliminatrice, tels que des gélules de Pariétaire. On peut également lui associer des gélules de Prêle ou d'Ortie piquante, pour accentuer ses effets reminéralisants.

- **Chaque matin** - Prendre une dose pure, à jeun, ou diluée dans un verre d'eau ou de jus de fruit.
  Prendre une deuxième dose **dans l'après-midi ou le soir, au coucher**.
- **Durée du traitement** : en cures de vingt jours. La cure peut être répétée ou prolongée.

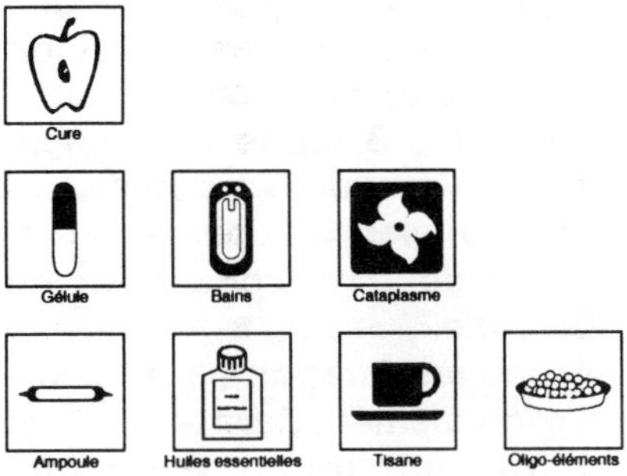

GRIPPE

Des frissons, des douleurs sourdes mais un peu partout, en particulier à la tête et dans le dos, une perte d'appétit, un enrouement, de la toux, autant de symptômes qui signalent le début d'un refroidissement qui peut se transformer en grippe. Vous vous sentez fatigué, vous avez pris froid et votre gorge marque aussi sa légère souffrance : vous êtes enroué.

Si vous êtes en bonne forme, vous souffrirez simplement durant deux jours de goutte au nez. Vous y remédierez par une bonne tisane ou un grog, et une nuit de repos. En revanche, si ce refroidissement dégénère, c'est que votre organisme est fatigué et vos défenses immunitaires affaiblies. Il est donc préférable de prévenir le mal, dès les premiers symptômes.

Pour cela, une seule façon de procéder : nettoyer le foie. C'est lui, en effet, qui a la charge de vous défendre. Il vous faut faire une cure dépurative et adopter, en plus, un régime riche en vitamine C : kiwi, orange, pamplemousse, citron, pomme, poire, banane, radis noir, persil, chou, brocoli, choux de bruxelles, chou fleur, choux vert, blanc et rouge, cresson, épinards, poivron et, toutes les salades.

Cure dépurative "coups de froid"

- **1er temps** - Jus de Radis noir.
- **2ème temps** - La tisane dépurative :

Souci fleur : 20 gr
Chicorée racine : 20 gr
Verveine feuille : 20 g
Pissenlit racine : 20 gr
Bourdaine racine : 20 gr
Artichaut feuille : 20 gr
Ményanthe feuille : 20 gr

Mélanger les plantes entre elles. Compter quatre cuillerées à soupe, pour un litre d'eau. Laisser bouillir trois minutes. Infuser quinze minutes.

1er temps

- **Tous les matins, à jeun** - Boire une ampoule de jus de Radis noir dans 1/2 verre d'eau.
- **Durée du traitement** : à faire pendant 21 jours.

2ème temps

- **Matin et soir** - Boire une grande tasse.
- **Avant les repas, matin, midi et soir** - 2 gouttes d'Huile essentielle de Cajeput sur une cuillerée à café de Miel de Thym ou de Lavande.
- **Avant les 3 repas** - 1 comprimé de Vitamine C naturelle.
- **Pendant les 3 repas** - 1 ampoule de phytoconcentrat de Bardane.
- **Après les 3 repas** - 1 ampoule d'oligo-élément Cuivre.
- **3 fois par jour** - Dans une grande tasse de tisane, mettre : 1 ampoule de jus de Radis et 1 ampoule de Distillat de St Fiacre.
- **Dans la journée** - Boire un litre à un litre et demi de cette tisane :

Thym feuille : 50 gr
Origan plante : 50 gr

Bourrache plante : 50 gr
Bouillon blanc fleur : 50 gr
Cynorrhodon baie : 50 gr
Bardane racine : 50 gr

Mélanger les plantes entre elles. Mettre cinq cuillerées à soupe rases du mélange, dans un litre d'eau froide, porter à ébullition, laisser bouillir une minute, infuser dix minutes et filtrer.

- **Durée du traitement** : à faire au moins, pendant cinq jours. Même si votre médecin vous a donné des remèdes allopathiques, vous pouvez prendre en même temps ce traitement qui vous aidera à remonter la pente plus rapidement.

Pour essayer d'éviter la grippe, à partir du mois d'octobre, boire, à volonté, la décoction suivante :

Citronnelle plante : 50 gr
Reine des près plante : 100 gr
Sauge feuille : 100 gr
Mélisse feuille : 50 gr
Bruyère fleur : 50 gr

Mélanger les plantes entre elles. Compter quatre cuillerées à soupe du mélange pour un litre d'eau bouillante, que vous laisserez bouillir une minute puis, infuser dix minutes.
Filtrer.

Acérola Vitamine C

L'Acérola est originaire des Tropiques, où il est appelé "arbre de santé". Son fruit est une baie qui contient une richesse en Vitamine C extraordinaire.
On y trouve également, en proportion moindre, de la Vitamine A qui lui donne une action positive dans certaines maladies de peau ainsi que du Calcium, du Fer et du Phosphore.

- **Par jour** - 2 à 3 comprimés par jour (ne pas en abuser).
- **Enfants** : 1 à 2, de 3 à 6 ans.
A prendre pendant la mauvaise saison pour un apport rapide en Vitamine C. Aucun risque de surdosage.

Ne pas prendre après le repas du soir, car cela perturberait le sommeil.

Gélule

Complexe Multi-vitamines

Ce complément alimentaire qui vous apporte de nombreuses vitamines, est à utiliser à chaque fois que, sans raison valable, vous vous sentez fatigué ou si vous devez assurer un effort soutenu, que ce soit dans votre travail, votre vie familiale ou sur les terrains de sport.

- **Midi et soir** - Prendre 2 gélules, aux repas.
- **Durée du traitement** : en cures de trois à quatre semaines. A renouveler.

Regardez bien, lorsque vous choisissez un complexe multi-vitamines, que la formule ne

comporte que des produits naturels et non chimiques.
Les vitamines synthétiques excitent et rendent nerveux mais, sans donner beaucoup de tonus.

Bains

Bain anti-grippe

Savon noir : 2 cuillerées à soupe
Huile essentielle de Pin : 15 gouttes
Huile essentielle de Camomille : 5 gouttes
Ou Huile de bain toute prête à 12 % d'Huiles essentielles de Camomille-Pin

Remplir votre baignoire d'eau très chaude de 38° à 42°.
Mélanger les composants et placer le mélange sous le robinet de la baignoire, afin de bien émulsionner.

- **Durée du bain** : quinze minutes.

Cataplasme

Cataplasme Gros Sel gris - Citron

Une poignée de gros Sel gris
1 Citron chaud

Imprégner une poignée de gros Sel gris avec le jus d'un Citron chaud. Étendre le sel sur une gaze et appliquer directement sur la gorge. Entourer la gaze d'un linge de coton et conserver pendant une heure.

Ampoule

Distillat de Centaure biocinétique

- **Pour un effet tonique** - 2 ampoules dans un litre d'eau ou d'infusion.
- Boire le litre, **dans la journée.**
- **Pour un effet immédiat** - 4 ampoules, dans la journée.

Phytoconcentrat de Bouillon blanc

Le Bouillon blanc est adoucissant, émollient, diurétique et sudorifique.
Il est à employer pour lutter contre les refroidissements avec inflammation des bronches et mal de gorge, ou contre les problèmes respiratoires chroniques.

- **Midi et soir** - Prendre 1 ampoule de phytoconcentrat, avant les repas.
- **Durée du traitement** : en cures de trois semaines.

Phytoconcentrat d'Eucalyptus

- **Par jour** - Prendre 1 ampoule de phytoconcentrat, après ou au milieu des trois repas.
- **Durée du traitement** : en cures de trois semaines.
A renouveler.

Jus de Chou biocinétique

Exceptionnellement riche en vitamines et en minéraux, lesquels sont préservés dans le jus de Chou, c'est un rééquilibrant, revitalisant, d'une incontestable utilité pour le bon fonctionnement organique.

- **Par jour** - Prendre 1 à 2 ampoules dans un peu d'eau, 1/4 d'heure avant les repas.
- **Durée du traitement** : en cures de douze jours ou plus, selon les besoins.

Les huiles essentielles sont extrêmement actives.
Un surdosage peut entraîner des troubles indésirables. Ne pas aller au-delà de 12 granules par jour, pour un adulte.
Ne pas prolonger le traitement par un même grain d'essence au-delà de trois semaines.
En cas d'infection ou de maladie qui se prolonge, avoir toujours recours au médecin.

Huiles essentielles

Miel
+
Huiles essentielles

Huile essentielle de Romarin
Huile essentielle de Sauge
Huile essentielle de Thym
Huile essentielle de Verveine
Huile essentielle de Coriandre

- **Après les repas** - Prendre une goutte de ces Essences, dans une cuillerée à café de Miel.
Fortement stimulant, ce mélange est également un fortifiant général et un excellent moyen de se prémunir contre la grippe.

Huile essentielle d'Eucalyptus

L'Eucalyptus est l'une des plantes les plus étudiées par les scientifiques. Ses actions expectorantes, désinfectantes des bronches sont parfaitement analysées. C'est, sans aucun doute, l'Huile essentielle la plus bénéfique pour les bronches.

- **Par jour** - 2 gouttes, 3 à 4 fois par jour, sur un sucre.
Ou grain d'essence :
3 granules, 3 fois par jour, à avaler sans croquer, avec un peu d'eau ou de nourriture.
- **Durée du traitement** : en cures de trois semaines, au maximum.

Huile essentielle de Citron

L'Huile essentielle de Citron est l'une des plus bactéricides et antiseptiques connue.

- **Par jour** - 2 gouttes, 3 à 4 fois par jour, sur un sucre.
Ou grain d'essence :
3 granules, 3 fois par jour, à avaler sans croquer, avec un peu d'eau ou de nourriture.
- **Durée de la cure** : dix jours environ.

Huile essentielle de Cyprès

- **Par jour** - 2 gouttes, 3 à 4 fois par jour, sur un sucre
Ou grain d'essence :

3 granules, 3 fois par jour, à avaler sans croquer, avec un peu d'eau ou de nourriture.

- **Durée de la cure** : dix jours environ.

Huile essentielle de Lavande

La Lavande, plante très précieuse, nous fournit une Huile essentielle dont les propriétés sont multiples. C'est la variété française qui est la plus appréciée.

L'Huile essentielle de Lavande contient beaucoup de terpènes qui peuvent être irritants pour la peau et les muqueuses. Il faudra alors l'acheter "déterpénée", pour plus de sécurité.

- **Par jour** - 2 gouttes, 3 à 4 fois par jour sur un sucre.
  Ou grain d'essence :
  3 granules, 3 fois par jour, à avaler sans croquer, avec un peu d'eau ou de nourriture.
- **Durée de la cure** : dix jours environ.

Huile essentielle de Pin

Cette essence est utilisée depuis des siècles. Déjà, en 1534, Jacques Cartier enseignait aux Indiens les propriétés antiscorbutiques des Extraits d'aiguilles de Pin.

Vous pouvez donc lui faire confiance, ses principes actifs sont parfaitement connus.

L'Huile essentielle de Pin devra toujours faire partie de vos mélanges pour désinfecter l'atmosphère, en cas de toux ou de bronchite.

- **Par jour** - 2 gouttes, 3 à 4 fois par jour, sur un sucre.
  Ou grain d'essence :
  3 granules, 3 fois par jour, à avaler sans croquer, avec un peu d'eau ou de nourriture.
- **Durée de la cure** : dix jours environ.

Huile essentielle de Romarin

Il s'agit certainement de l'un des plus puissants dynamisants végétaux. De nombreuses études lui ont été consacrées et ses propriétés sont parfaitement connues.

Il faut particulièrement remarquer son pouvoir exceptionnel de stimulation des cortico-surrénales, de la vésicule biliaire et de la circulation artérielle.

- **Par jour** - 2 gouttes, 3 à 4 fois par jour, sur un sucre
  Ou grain d'essence :
  3 granules, 3 fois par jour, à avaler sans croquer, avec un peu d'eau ou de nourriture.
- **Durée de la cure** : dix jours environ.

Mélange anti-grippe

Huile essentielle de Thym : 5 ml
Huile essentielle d'Origan : 5 ml
Huile essentielle de Cajeput : 5 ml
Huile essentielle de Citron : 5 ml
Huile essentielle de Sauge : 5 ml
Miel de Lavande

- **Par jour** - Prendre 5 gouttes, 4

fois par jour, dans une cuillerée à café de Miel de Lavande.

- **Durée de la cure** : faire un traitement de 4 à 6 jours.

Thym

Prendre 4 cuillerées à soupe, pour un litre d'eau bouillante.
Infuser dix minutes. Filtrer.

- **Dans la journée** - Boire le litre, entre les repas.

Bouillon blanc

Prendre 4 cuillerées à soupe, pour un litre d'eau bouillante.
Laisser infuser dix minutes.
Filtrer.

- **Dans la journée** - Boire le litre, entre les repas.

Tisane anti-
"coups de froid"

Cette tisane est émolliente, sudative et éliminatrice.

Bourrache plante : 50 gr
Lierre terrestre plante : 50 gr
Bouillon blanc fleur : 25 gr
Serpolet plante : 50 gr
Fumeterre plante : 50 gr
Miel de thym

Mélanger les plantes entre elles. Compter quatre cuillerées à soupe pour un litre d'eau bouillante. Laisser infuser quinze minutes. Sucrer avec 2 cuillerées à café de Miel de Thym. Il faut la boire très chaude et, vous coucher immédiatement après.

Tisane
contre la grippe

Pour accélérer la guérison d'une grippe, trois impératifs :

- favoriser la sudation pour mieux éliminer les toxines,
- combattre la fièvre,
- et aider l'organisme à se défendre contre l'invasion virale.

Cette tisane possède ces trois propriétés.

Thym feuille : 50 gr
Sureau fleur : 50 gr
Bourrache plante : 50 gr
Sapin bourgeon : 25 gr
Citron écorce : 50 gr

Mélanger les plantes entre elles. Compter quatre cuillerées à soupe du mélange, pour un litre d'eau froide.
Porter à ébullition sans faire bouillir. Éteindre le feu et laisser infuser dix minutes. Filtrer.

- **Durée du traitement** : boire une grande tasse (1/4 de litre), toutes les deux heures les premiers jours, puis trois tasses par jour.

Lavande

Prendre 4 cuillerées à soupe, pour un litre d'eau bouillante.
Infuser dix minutes. Filtrer.

- **Dans la journée** - Boire le litre, entre les repas.

Lierre terrestre

Prendre 4 cuillerées à soupe, pour un litre d'eau bouillante.
Infuser dix minutes. Filtrer.

- **Dans la journée** - Boire le litre, entre les repas.

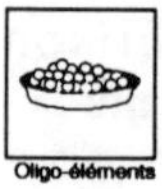

Oligo-éléments

Oligo-élément Argent

L'Argent s'oppose au développement des germes.

Il combat les états infectieux de la sphère O.R.L.

- **Par jour** - 1 ampoule, avant les principaux repas, à garder une minute sous la langue.

Oligo-élément Or

L'Or est un excellent stimulant cellulaire. Il renforce les défenses immunitaires et combat les maladies infectieuses.

- **Par jour** - 1 ampoule, avant les principaux repas, à garder une minute sous la langue.

Oligo-élément Cuivre

Le Cuivre lutte contre les maladies infectieuses ou virales. Il a une action anti-inflammatoire et anti-spasmodique.

- **Par jour** - 1 ampoule, avant les principaux repas, à garder une minute sous la langue.

Toutes ces recettes et remèdes ont la même vocation : vous aider à mieux vous soigner.

Utilisez-les en alternance, en fonction de vos goûts et de l'effet produit sur votre cas personnel.

Certaines recettes correspondent mieux que d'autres à votre organisme. Pour découvrir les plus efficaces pour vous, n'hésitez pas à les essayer.

H-I-J

HÉMORROÏDES
HÉPATISME CHRONIQUE
HERPÈS
HYPERTENSION
HYPOTENSION

IMPUISSANCE
INSOLATION (OU COUP DE CHALEUR)
INSOMNIE DES ENFANTS
INTOXICATION ORGANIQUE

JAMBES LOURDES

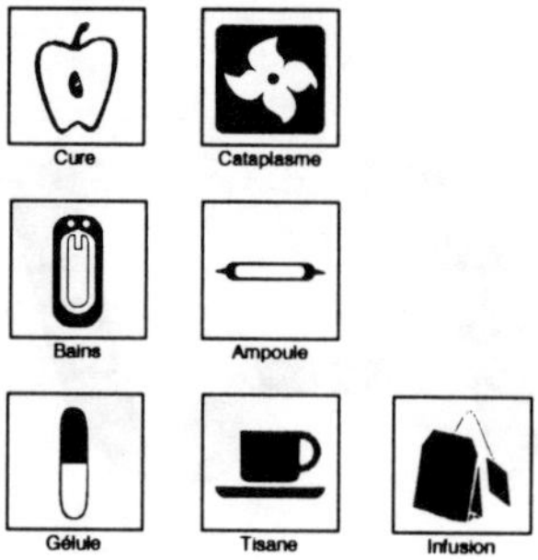

HÉMORROÏDES

Les hémorroïdes sont en fait des varices qui se situent soit dans le rectum (hémorroïdes internes), soit à l'extérieur de l'anus (hémorroïdes externes). Les veines sont alors gonflées et tortueuses.

En soi, le phénomène n'est pas grave, mais les hémorroïdes peuvent devenir très gênantes si elles provoquent des pertes de sang ou des crises d'inflammation répétées et souvent, particulièrement douloureuses.

– **Les hémorroïdes internes**
  Elles ont tendance à descendre, après chaque évacuation. Des traces de sang sur le papier hygiénique ou dans le slip sont souvent les premiers signes. Mais lorsqu'elles sont trop descendues, vous éprouvez une impression fort désagréable de lourdeur entre les fesses. Vous pouvez avoir alors des écoulements de mucus, des démangeaisons et une constipation.
  Quand une hémorroïde sort par l'anus, elle peut être coincée par le muscle anal et elle est alors étranglée, ce qui provoque un hématome avec caillot de sang dans la veine et, surtout, des douleurs très difficilement supportables.
– **Les hémorroïdes externes**
  Elles se révèlent par un sentiment de gêne et de lourdeur autour de l'anus. Un caillot peut alors se former : la douleur se situe d'un seul côté et la région est enflée, dure, très sensible et forme une boule comme une baie de cassis.

Les hémorroïdes sont favorisées par la station debout, la sédentarité, et elles sont très aggravées par les constipations ou diarrhées. Les laxatifs sont donc, comme toujours d'ailleurs, à proscrire.

En cas de grossesse, les hémorroïdes sont fréquentes. Elles sont alors dues non seulement à la pression de la matrice sur les veines mais aussi, certainement, à certains phénomènes hormonaux. Elles ont cependant, l'avantage de disparaître après l'accouchement.

Mais les hémorroïdes peuvent aussi être provoquées par une tumeur ou une inflammation de l'abdomen. C'est pourquoi, il faut toujours consulter un médecin.

Les hémorroïdes qui sont simplement dues à une faiblesse des veines se soignent très bien. Il faut adapter un régime riche en fruits et en légumes car ils contiennent des flavonoïdes, et boire beaucoup d'eau pour assouplir les selles.

Prenez l'habitude de marcher et de nager aussi souvent que cela vous est possible. Et évitez les aliments qui sont aggravants pour les hémorroïdes : alcool, café, poivre, épices, moutarde, aliments lourds et gras, charcuterie.

Les hémorroïdes sont souvent également le signe d'un tempérament anxieux, introverti, angoissé. Il faut donc apprendre à se détendre. La sympathicothérapie peut alors vous aider.

Avant de vous faire opérer ("stripping", ablation de la veine) ou scléroser, essayez mes cures. Les résultats sont très probants !

Cure

- **Avant les 3 repas** - 1 ampoule de jus de Radis noir dans 1/2 verre d'eau.
- **Pendant les 3 repas** - 1 ampoule de phytoconcentrat de Prêle.
- **Après les 3 repas** - 1 ampoule de phytoconcentrat de Vigne rouge.
- **Matin et soir** - Faire, pendant dix minutes, un bain de siège froid avec une cuillerée à soupe de bain aux Huiles essentielles de Cyprès - Sarriette - Genévrier, dans une grande bassine d'eau froide.
- **Dans la journée** - Boire, entre les repas, un litre de la tisane suivante :

Mauve fleur : 50 gr
Réglisse racine : 50 gr
Guimauve racine : 50 gr
Millefeuille plante : 50 gr
Vigne rouge feuille : 50 gr
Prêle plante : 50 gr

Mélanger les plantes entre elles. Mettre cinq cuillerées à soupe rases du mélange, dans un litre d'eau froide, porter à ébullition, laisser bouillir une minute, infuser dix minutes et filtrer.

- **Durée du traitement** : une dizaine de jours, pendant la crise. Si cela vous arrive fréquemment ou si, pour les femmes, ces crises surviennent avec les règles, faites-le quinze jours par mois, pendant trois mois.

Deuxième cure

- **Avant les repas, midi et soir** - 1 ampoule de phytoconcentrat de Vigne rouge.
- **Dans la journée** - Boire un litre de cette tisane :

Mauve fleur : 50 gr
Millefeuille plante : 100 gr
Marjolaine feuille : 50 gr
Bruyère fleur : 50 gr

Mélanger les plantes entre elles. Compter quatre cuillerées à soupe du mélange, pour un litre d'eau bouillante. Laisser infuser quinze minutes et filtrer.

L.I.V.E. d'Algues rouges + Ginkgo

Ce L.I.V.E. a une action circulatoire exceptionnelle due à la synergie des principes actifs (flavonoïdes) d'une algue et d'une plante aux pouvoirs médicalement reconnus.
Il renforce la résistance des vaisseaux et revitalise les tissus atones et engorgés.

- **Le matin, à jeun** - Prendre 1 dose pure ou diluée dans un verre d'eau ou de jus de fruit. Doubler la dose, en cas de besoin important.
- **Durée du traitement** : en cures de vingt-quatre jours minimum, deux fois par an.

En cas de douleurs :

Cataplasme

Cataplasme de fleurs de Bouillon blanc

Faire bouillir dans 1/4 de litre d'eau, une poignée de fleurs de Bouillon blanc et, appliquer à même la peau.

Cataplasme de Bouillon blanc

Feuilles fraîches de Bouillon blanc
Lait

Faire bouillir les feuilles de Bouillon blanc dans le Lait. Passer le Lait.
Appliquer les feuilles bouillies directement sur les hémorroïdes.
Le soulagement est presque toujours immédiat.

Compresse de Millefeuille

Millefeuille feuille : 60 gr
1 litre d'eau

Faire bouillir le Millefeuille dans l'eau, pendant 5 minutes.
Laisser infuser dix minutes.
Filtrer.
Appliquer localement une compresse bien mouillée.

Macération de Bouillon blanc

Cette préparation permet d'avoir le cataplasme préparé à l'avance. On n'a pas toujours du Bouillon blanc sous la main !

1/2 bouteille d'huile d'Olive
Feuilles fraîches de Bouillon blanc

Prendre la demi-bouteille d'huile d'Olive et la compléter avec les feuilles de Bouillon blanc.
Laisser au soleil jusqu'à obtenir une bouillie.
Appliquer localement.

Bains

Bain Cyprès - Sarriette - Genévrier

Ce bain améliore la circulation de retour mais, surtout, il tonifie les parois veineuses. L'amélioration, de ce fait, est durable.
Compter 2 cuillerées à soupe d'huile de bain, pour un grand bain chaud.
Température de l'eau de 38° à 42°.

- **Durée du bain** : dix à quinze minutes.
- **Durée du traitement** : faire deux à trois bains par semaine.

Il est plus que jamais indispensable de ne pas oublier la douche froide : sinon, l'effet serait contraire, le sang risquerait de stagner au niveau des extrémités.

Ampoule

Phytoconcentrat d'Olivier

L'Olivier est la plante par excellence pour traiter les troubles de la circulation artérielle et leurs effets secondaires, avec cet avantage de pouvoir être utilisé sans limite de durée et sans provoquer d'effets cardio-dépresseurs.

- **Midi et soir** - Prendre 1 ampoule de phytoconcentrat, après les repas.
- **Durée du traitement** : en cures de trois semaines, avec arrêt d'une semaine entre chaque. A renouveler.

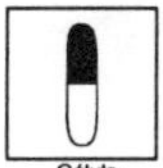
Gélule

Complexe Vigne rouge

Véritable concentré de plantes stimulantes de la circulation de retour, le Complexe Vigne rouge convient à tous ceux qui souffrent des jambes ou à tous ceux qui craignent que l'hérédité ne les prédispose à des troubles veineux et veulent donc s'en protéger.
La Vigne rouge tonifie la paroi des veines et des capillaires, et active la circulation de retour. Régulatrice de la circulation en période de ménopause, elle est aussi très efficace contre les varices et les hémorroïdes.

- **Par jour** - Prendre 2 gélules, aux deux principaux repas.
- **Durée du traitement** : en cures de six à huit semaines.

A prendre de préférence avec une tisane stimulante de la circulation, au printemps et à l'automne.

Tisane

Tisane contre les hémorroïdes

Cette tisane est indispensable, aussi bien pour prévenir une crise d'hémorroïdes que pour aider à la calmer.
Les femmes ayant des crises d'hémorroïdes liées à la période des règles, les éviteront si elles sont prévoyantes en faisant, dix jours avant leurs prochaines règles, une cure de cette tisane, à raison de trois tasses par jour.

Fraisier feuille : 50 gr
Ortie blanche plante : 50 gr
Millefeuille feuille : 50 gr
Vigne rouge feuille : 50 gr
Reine des prés plante : 50 gr
Anis vert semence : 25 gr

Mélanger les plantes entre elles. Compter quatre cuillerées à soupe du mélange, pour un litre d'eau froide.
Porter à ébullition sans faire bouillir. Éteindre le feu et laisser infuser dix minutes. Filtrer.

- **En cas de crise aiguë** - Boire une grande tasse (1/4 de litre), toutes les 2 heures.
Sinon, 3 tasses par jour, entre les repas.

Artichaut

Prendre 1 cuillerée à soupe, pour un litre d'eau bouillante.
Laisser infuser dix minutes.
Filtrer.

- **Dans la journée** - Boire le litre, entre les repas.

Millefeuille

Faire infuser 1 cuillère à soupe dans une tasse d'eau bouillante.

- **Par jour** - Prendre 2 ou 3 tasses, sur quelques jours, pour un problème aigu ou par cures de 3 ou quatre semaines, pour un problème de fond.

Pensée sauvage

Faire infuser 1 cuillère à soupe dans une tasse d'eau bouillante.

- **Par jour** - Prendre 2 ou 3 tasses, sur quelques jours, pour un problème aigu ou par cures de trois ou quatre semaines, pour un problème de fond.

Pissenlit

Faire infuser 1 cuillère à soupe dans une tasse d'eau bouillante.

- **Par jour** - Prendre 2 ou 3 tasses, sur quelques jours, pour un problème aigu ou par cures de trois ou quatre semaines, pour un problème de fond.

Tilleul feuille

Faire infuser 1 cuillère à soupe dans une tasse d'eau bouillante.

- **Par jour** - Prendre 2 ou 3 tasses, sur quelques jours, pour un problème aigu ou par cures de trois ou quatre semaines, pour un problème de fond.

Ronce

Prendre 4 cuillerées à soupe, pour un litre d'eau froide.
Faire bouillir une minute.
Infuser dix minutes. Filtrer.

- **Dans la journée** - Boire le litre, loin des repas.

Vigne rouge

Faire infuser 1 cuillère à soupe dans une tasse d'eau bouillante.

- **Par jour** - Prendre 2 ou 3 tasses, sur quelques jours, pour un problème aigu ou par cures de trois ou quatre semaines, pour un problème de fond.

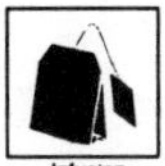
Infusion

Infusion du matin

Millefeuille plante : 50 gr
Vigne rouge feuille : 50 gr
Tilleul fleur : 25 gr

Mélanger les plantes entre elles. Compter deux cuillerées à soupe du mélange, pour 1/3 de litre d'eau bouillante. Laisser infuser quinze minutes. Filtrer.

- **Durée du traitement** - Boire par cures de trois semaines, au début du printemps et de l'automne.

Toutes ces recettes et remèdes ont la même vocation : vous aider à mieux vous soigner.

Utilisez-les en alternance, en fonction de vos goûts et de l'effet produit sur votre cas personnel.

Certaines recettes correspondent mieux que d'autres à votre organisme. Pour découvrir les plus efficaces pour vous, n'hésitez pas à les essayer.

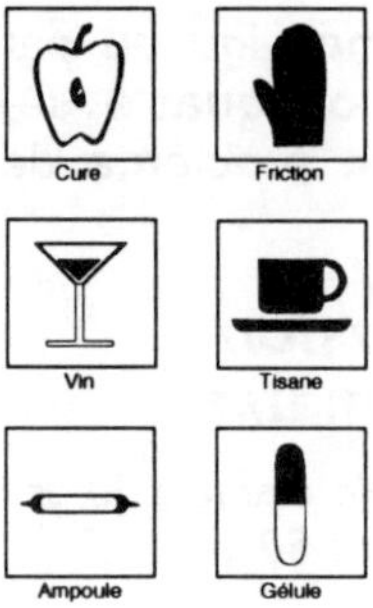

HÉPATISME CHRONIQUE

Il est habituel de considérer le foie comme responsable de certains malaises : manque d'appétit, langue chargée, maux de tête, gêne voire lourdeur dans la région de cet organe. Si, de plus, vous êtes souvent barbouillé, nauséeux, vous avez dans la bouche un désagréable goût de beurre : votre foie est fatigué. Vous avez besoin de le nettoyer, de le drainer.

Commencez par adopter un régime sain : supprimez les graisses animales, le sucre et les charcuteries. Consommez beaucoup de fruits et de légumes verts comme les poireaux, céleris, choux crus, ciboulette, oignons mais aussi des carottes et des navets. Mangez des pommes, des poires, des raisins.

Si vous êtes motivé et si vous avez de la volonté, respectez un jour de jeûne par semaine où vous ne boirez que des tisanes.

Et voici des cures qui vont vous soulager rapidement.

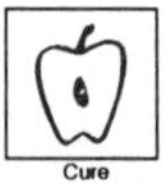

- **Le matin, à jeun, et avant le repas du midi** - 1 ampoule de jus de Radis noir dans 1/2 verre d'eau.
- **Dans la journée** - Boire, entre les repas, un litre de la tisane suivante :

Romarin feuille : 50 gr
Fumeterre plante : 50 gr
Chiendent racine : 50 gr
Pissenlit racine : 50 gr
Menthe poivrée feuille : 50 gr
Anis semence : 25 gr

Mélanger les plantes entre elles.
Mettre cinq cuillerées à soupe rases du mélange, dans un litre d'eau froide, porter à ébullition, laisser bouillir une minute, infuser dix minutes et filtrer.

- **Pendant les 3 repas** - 1 ampoule de phytoconcentrat de Romarin.

- **Après les 3 repas** - 1 ampoule d'extrait de Ményanthe.
- **Durée du traitement** : trois semaines devraient suffire pour bien drainer le foie et la vésicule biliaire. Refaire la cure après un mois.

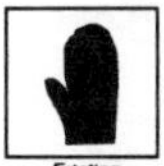
Friction

Massage aux Huiles essentielles

Huile d'Amande douce : 100 ml
Huile essentielle de Romarin : 10 ml
Huile essentielle de Citron : 10 ml

Secouer avant l'emploi.
Faire un massage sur la région du foie avec quelques gouttes de ce mélange, en tournant dans le sens des aiguilles d'une montre, en appuyant doucement mais fortement.

- **Tous les soirs** - A faire pendant dix minutes, en position allongée.

Vin

Citron - Sodium

Cette préparation fait "dégonfler le foie".

4 rondelles de Citron
Chlorure de Sodium : 1/2 cuillerée à café

Faire macérer le Citron dans une tasse d'eau bouillante. Éteindre le feu et laisser reposer la nuit.

- **Le matin** - Boire à jeun, avec le chlorure de Sodium.

Vin d'Artichaut

Feuilles d'Artichaut fraîches : 40 gr
Vin rouge biologique : 1 litre

Mettre les feuilles à macérer pendant 8 jours, en prenant soin de secouer la bouteille tous les jours. Filtrer.

- **Avant les 2 repas** - Boire un verre à liqueur, en apéritif.

Vinaigre de Cidre biologique

Contrairement à ce que l'on pourrait penser, c'est délicieux et cela ne risque, en aucun cas, bien au contraire, de provoquer des brûlures d'estomac. Le Vinaigre de Cidre est le meilleur ami de votre estomac. Il en facilite le travail et c'est, en plus, un excellent stimulant de l'organisme.

Vinaigre de Cidre

Prendre 1 cuillerée à café dans un demi-verre d'eau.

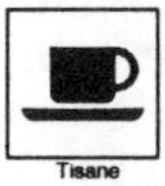
Tisane

Tisane décongestionnante

Ményanthe feuille : 50 gr
Pensée sauvage plante : 50 gr
Pissenlit racine : 50 gr
Romarin feuille : 50 gr
Thym feuille : 50 gr

Mélanger les plantes entre elles. Compter cinq cuillerées à soupe du mélange, pour un litre d'eau. Faire bouillir deux minutes. Infuser dix minutes.

- **Dans la journée** - Boire tiède, entre les repas.

- **Durée du traitement** : en cures de trois semaines.
Vous pouvez prendre jusqu'à trois cures par an, pendant trois semaines.

Bigaradier

Faire infuser 1 cuillère à soupe dans une tasse d'eau bouillante.

- **Par jour** - Prendre 2 ou 3 tasses, sur quelques jours, pour un problème aigu ou par cures de trois ou quatre semaines, pour un problème de fond.

Fraisier ou Frêne ou Fumeterre

Faire infuser 1 cuillère à soupe de l'une de ces plantes dans une tasse d'eau bouillante.

- **Par jour** - Prendre 2 ou 3 tasses, sur quelques jours, pour un problème aigu ou par cures de trois ou quatre semaines, pour un problème de fond.

Ampoule

Phytoconcentrat d'Artichaut

L'Artichaut est recommandé pour tous les troubles liés à un ralentissement des fonctions hépatiques et rénales et à "l'encrassement" organique qui en découle : excès de poids, arthrite, migraines digestives, rétention d'eau, etc.

Son utilisation sous forme de gélules est préférable à l'infusion car les feuilles d'Artichaut sont particulièrement amères.

- **Midi et soir** - Prendre 1 ampoule de phytoconcentrat, avant les repas.

Phytoconcentrat de Reine des prés ou Phytoconcentrat d'Olivier

- **Midi et soir** - Prendre 1 ampoule de phytoconcentrat, après les principaux repas.
- **Durée du traitement** : en cures de trois semaines, avec arrêt d'une semaine entre chaque cure. A renouveler.

Phytoconcentrat de Thym

Cette plante réchauffe l'organisme, stimule son fonctionnement, dynamise le système digestif, les poumons et améliore le fonctionnement des reins.

Chaque fois que vous vous sentirez "barbouillé", faites une cure de phytoconcentrat de Thym, votre teint sera plus clair, votre taille plus mince et votre ventre plus plat... tous les symptômes d'une parfaite digestion. -

- **Après les repas** - Prendre 1 ampoule.
- **Durée du traitement** : cures de trois à quatre semaines.
A renouveler.

Distillat de St. Fiacre biocinétique

- **Midi et soir** - Prendre une ampoule dans un verre d'eau, aux repas.
- **Durée du traitement** : en cures de vingt jours, en hiver.

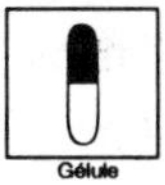

Gélules de Fumeterre

- **Après les trois repas** - Prendre 2 gélules.
- **Durée du traitement** : en cures de trois semaines.
A renouveler.
En cures prolongées, l'effet est calmant.

Gélules de Verveine

Les anciens apothicaires appelaient cette plante "l'herbe à tous maux", tant ses principes actifs sont nombreux. Elle agit autant sur l'élimination que sur la digestion ou sur la circulation.

- **Midi et soir** - Prendre 2 gélules, après les principaux repas.
- **Durée du traitement** : en cures de trois semaines, avec arrêt d'une semaine entre chaque cure. A renouveler.

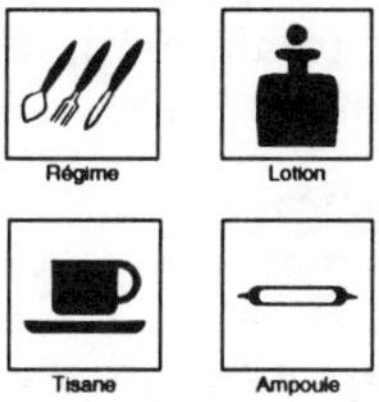

HERPÈS

Cette maladie commence par une primo-infection avec de la fièvre et une sensation de brûlures à un ou plusieurs endroits du corps, sur les muqueuses en particulier, sur les lèvres ou autour, voire sur les muqueuses sexuelles.

Puis apparaissent, à ces emplacements, des taches rouges qui picotent et démangent beaucoup puis se couvrent de vésicules, des petites cloques transparentes qui s'installent pour une dizaine de jours et sont très contagieuses. La contagion s'arrête quand les vésicules disparaissent et sont remplacées par des croûtes.

Après cette primo-infection, vous pourrez voir surgir des récidives lors d'une fatigue particulière, d'une fièvre ou d'un coup de soleil. Certains sujets, et en particulier les femmes, peuvent faire des crises d'herpès très fréquentes, juste avant leurs règles par exemple.

D'après les statistiques américaines, l'herpès serait le fléau numéro un, le premier au hit-parade des maladies en progression.

La nature peut vous aider à lutter contre l'herpès. Les plantes et les produits naturels agissent lentement lorsqu'il s'agit de maladies chroniques de ce type parce qu'elles soignent en profondeur et qu'il n'est pas possible de guérir en un jour, un organisme agressé depuis de nombreuses années. Mais le résultat obtenu est durable.

L'apparition des récidives est favorisée par une intoxication profonde de votre organisme et, surtout, par une mauvaise défense immunitaire due au manque de vitamines B6 principalement et d'oligo-éléments, surtout le zinc.

Il faut donc, en même temps, pour que la nature vous aide à enrayer la crise d'herpès, vous astreindre à faire un traitement de fond de façon à ce que l'herpès ne puisse pas réapparaître. Le traitement est long et sévère, mais l'herpès demande réellement un "grand nettoyage".

Régime

- **Tous les jours :**

4 gélules de Levure de Bière vivante
3 pastilles de Germe de Blé
1 salade (Pissenlit, Mâche, Cresson, de préférence) assaisonnée à l'huile de Tournesol vierge et au Vinaigre de Cidre
1 cuillerée à café de Son de Blé

- **Au moins une fois par semaine :**

12 Huîtres
1 salade de Lentilles assaisonnée avec du Persil et de l'huile de Tournesol
Des Harengs
Du foie de Veau
1 salade de Champignons
Votre viande habituelle sera l'Agneau, c'est elle qui contient le plus de Zinc

Si vous avez tendance à l'herpès, supprimez totalement, à vie, le Chocolat et les Noix.

Lotion

Huile d'Osiris

- **Matin et soir** - Se masser avec quelques gouttes de cette huile.

Tisane

Pensée sauvage

Prendre 4 cuillerées à soupe, pour un litre d'eau bouillante.

Laisser infuser dix minutes.
Filtrer.

- **Dans la journée** - Boire le litre, loin des repas.

Tisane "grand nettoyage" pour herpès

Pensée sauvage plante : 25 gr
Bardane racine : 50 gr
Menthe douce feuille : 25 gr
Houblon cône : 50 gr
Ményanthe feuille : 50 gr
Thym feuille : 50 gr
Pissenlit racine : 50 gr
Ortie blanche plante : 50 gr
Pariétaire plante : 50 gr

Mélanger les plantes entre elles. Compter cinq cuillerées à soupe du mélange, pour un litre et demi d'eau froide.
Porter à ébullition pendant deux minutes. Infuser quinze minutes. Filtrer.

- **Tous les jours** - Boire le litre et demi, entre les repas.
- **Durée du traitement** : suivre une première cure de 6 semaines. Attendre trois semaines. Recommencer, si nécessaire.

Tisane anti-herpès

Sauge feuille : 50 gr
Chiendent racine : 50 gr
Fumeterre plante : 50 gr
Prêle plante : 50 gr
Origan plante : 50 gr

Mélanger les plantes entre elles. Compter cinq cuillerées à soupe du mélange, pour un litre d'eau froide.
Porter à ébullition pendant deux minutes. Couvrir et laisser infuser dix minutes. Filtrer.

- **Durée du traitement** : faire des cures de trente jours, trois fois par an, pendant environ deux ans.

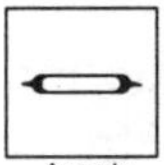
Ampoule

Phytoconcentrat de Pensée sauvage

- **Midi et soir** - Prendre 1 ampoule de phytoconcentrat aux repas.
- **Durée du traitement** : en cures de trois semaines, avec arrêt d'une semaine entre chaque. A renouveler.

Phytoconcentrat de Salsepareille

La Salsepareille est un draineur des toxines qui s'éliminent par la peau.

- **Avant les trois repas** - Prendre 1 ampoule de phytoconcentrat.
- **Durée du traitement** : en cures de trois semaines, avec arrêt d'une semaine entre chaque.

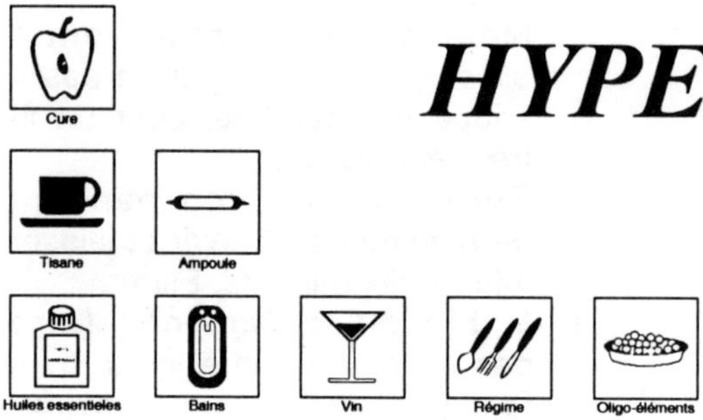

HYPERTENSION

L'hypertension s'explique mal. Elle est souvent héréditaire et on a remarqué qu'elle peut être accentuée par des excès de table. C'est, en général, une maladie de l'âge mur et de la vieillesse. Après 50 ans, elle touche plus d'une personne sur dix.

Le sang circule dans l'organisme sous une certaine pression. La pression est plus élevée pendant la phase active du mouvement cardiaque qu'entre deux des phases. C'est pourquoi la pression artérielle se mesure par deux chiffres.

Il existe des variations entre les individus et la tension augmente également avec l'âge. Dans certains cas, pourtant, la tension monte de manière excessive et dépasse la norme adéquate pour votre cœur et vos artères. Certains symptômes peuvent alors apparaître : maux de tête, vertiges, bourdonnements d'oreilles ou fatigue générale inexpliquée, mais ils peuvent être dus à l'anxiété plus qu'à l'hypertension.

Quand l'hypertension affecte le cœur ou les artères, elle leur impose alors un effort accru et vous pouvez ressentir des crises d'oppression, surtout la nuit, des maux de tête après une station couchée très prolongée, des douleurs dans la poitrine. Parfois même, vous toussez ou vous avez des troubles de la vision.

Si l'hypertension se soigne bien, les médicaments ont des effets secondaires indésirables. Vous pouvez, avec l'accord de votre médecin, essayer mes recettes qui savent soulager l'hypertension.

Commencez par supprimer de votre alimentation le sel et tous les aliments très salés comme les biscuits apéritif et autres cacahuètes. Les charcuteries, les fromages, le chocolat sont également à réduire. Evitez bien-sûr, les excès d'alcool. Méfiez-vous aussi de la chaleur et des sports trop violents.

En revanche, vous devez consommer en quantité de l'ail, des navets, des poireaux, du pissenlit, des aubergines, des artichauts et beaucoup de fruits : oranges, pamplemousses, raisin, fraises, cerises, framboises, cassis, myrtilles. Et suivez scrupuleusement les cures que je vous propose.

- **Le matin, à jeun** - Boire un verre d'eau dans lequel vous diluerez une ampoule de jus de Bouleau.

Avalez, en même temps, 2 capsules d'huile d'Onagre.

- **Avant les 3 repas** - 1 ampoule de Bardane.
- **Pendant les 3 repas** - 3 comprimés de Co-enzyme Q10.
- **Après les 3 repas** - 1 ampoule d'Olivier.
- **Dans la journée** - Boire, entre les repas, un litre de la tisane suivante :

Olivier feuille : 50 gr
Eucalyptus feuille : 50 gr
Bardane racine : 50 gr
Genièvre baie : 50 gr
Pissenlit racine : 50 gr
Menthe poivrée feuille : 50 gr

Mélanger les plantes entre elles. Mettre cinq cuillerées à soupe rases du mélange, dans un litre d'eau froide, porter à ébullition, laisser bouillir une minute, infuser dix minutes et filtrer.

- **Durée du traitement** : faire des cures de trois semaines, tous les deux mois.

Deuxième cure

- **Le matin, à jeun** - Un grand verre d'eau.
- **Pendant les repas, matin et midi** :
  - 1 ampoule de phytoconcentrat d'Aubépine.
  - 1 ampoule de phytoconcentrat de Reine des prés.
- **Le soir, avant de vous coucher** - 1 grande tasse de l'infusion suivante :

Reine des prés plante : 100 gr
Olivier feuille : 50 gr
Lavande fleur : 50 gr
Menthe douce feuille : 50 gr
Bigaradier bouton : 50 gr

Mélanger les plantes entre elles. Compter une cuillerée à soupe du mélange, pour un bol d'eau bouillante. Laisser infuser 5 minutes, avant de boire.

CO-enzyme Q10

Le CO-enzyme Q10 est le composant naturel qui, dans la cellule, assure le transport d'oxygène. Sous forme de complément alimentaire, il révolutionne la lutte contre le vieillissement et les maladies cardio-vasculaires. Dix millions de japonais en prennent chaque jour, à titre préventif.

D'autres études ont mis en évidence son action de stimulation des défenses immunitaires et d'élimination de la fatigue physique et psychique. Il restructure le muscle cardiaque après infarctus, contribue à guérir l'hypertension artérielle, et à supprimer les douleurs d'angine de poitrine.

- **Par jour** - Prendre 2 à 3 comprimés.
- **Durée du traitement** : en cures de trois semaines.
  A renouveler.

Complexe A.G.E.

- **Par jour** - Prendre 2 à 4 capsules, avant les repas.
- **Durée du traitement** : cures de trois semaines.
  A renouveler.

Tisane

Tisane contre l'hypertension

Cette tisane convient aux hypertensions d'origine nerveuse, c'est-à-dire sans aucun signe de lésion du système cardiaque et artériel.
Elle agit comme antispasmodique, calmante et régulatrice de la circulation artérielle. Elle convient également aux hypertensions accompagnant les états prédiabétiques.

Olivier feuille : 50 gr
Bourrache plante : 50 gr
Cerise queue : 50 gr
Millefeuille feuille : 50 gr
Marjolaine feuille : 25 gr
Oranger fleur : 50 gr

Mélanger les plantes entre elles. Compter quatre cuillerées à soupe du mélange, pour un litre d'eau froide. Porter à ébullition. Faire bouillir une minute. Éteindre le feu et laisser infuser dix minutes.
Filtrer.

- **Par jour** - Boire 3 grandes tasses, entre les repas.
- **Durée du traitement** : à prendre régulièrement et, de préférence, en période de lune décroissante.

Ces tisanes sont à prendre en fonction de vos goûts. Choisissez-en deux ou trois que vous prendrez régulièrement en alternance pour conserver l'effet des principes actifs.

Artichaut

Prendre 1 cuillerée à soupe, pour un litre d'eau bouillante.
Laisser infuser dix minutes.
Filtrer.

- **Dans la journée** - Boire le litre, entre les repas.

Eucalyptus

Prendre 4 cuillerées à soupe, pour 1 litre d'eau froide.
Faire bouillir une minute.
Infuser dix minutes. Filtrer.

- **Dans la journée** - Boire le litre, entre les repas.

Frêne ou Tilleul Aubier

Faire infuser 1 cuillère à soupe

de l'une de ces plantes dans une tasse d'eau bouillante.

- **Par jour** - Prendre 2 ou 3 tasses.
- **Durée du traitement** : par cures de trois ou quatre semaines.

Fumeterre

Prendre 4 cuillerées à soupe, pour un litre d'eau froide.
Laisser bouillir une minute.
Infuser dix minutes.

- **Dans la journée** - Boire le litre entre les repas et, assez éloigné de ceux-ci.

Ampoule

Phytoconcentrat d'Olivier

L'Olivier est la plante par excellence pour traiter les troubles de la circulation artérielle et leurs effets secondaires, avec cet avantage de pouvoir être utilisé sans limite de durée et sans provoquer d'effets cardio-dépresseurs.

- **Midi et soir** - Prendre 1 ampoule de phytoconcentrat, après les repas.
- **Durée du traitement** : en cures de trois semaines, avec arrêt d'une semaine entre chaque. A renouveler.

Les huiles essentielles sont extrêmement actives.
Un surdosage peut entraîner des troubles indésirables. Ne pas aller au-delà de 12 granules par jour, pour un adulte. Ne pas prolonger le traitement par un même grain d'essence, au-delà de trois semaines.

Huiles essentielles

Huile essentielle d'Ylang-Ylang

L'Ylang-Ylang est un arbre produisant de magnifiques fleurs, originaire des îles de l'Océan Indien.
L'huile essentielle la plus intéressante est celle obtenue à partir des fleurs qui nous viennent de l'île de la Réunion ou de Madagascar.
Son action stimulante du système génital chez les hommes hypertendus, la rend irremplaçable dans la pratique quotidienne du praticien aromathérapeute.

- **Par jour** - 2 gouttes, 3 à 4 fois par jour, sur un sucre.
  Ou grain d'essence :
  3 granules, 3 fois par jour, à avaler sans croquer, avec un peu d'eau ou de nourriture.
- **Durée de la cure** : dix jours environ.

Huile essentielle de Marjolaine

C'est l'un des antiseptiques les plus naturels qui soient mais il faut se garder de dépasser les quantités prescrites car elle peut, à forte dose, devenir stupéfiante.
C'est un excellent tonique du parasympathique et elle est

particulièrement recommandée aux anxieux et aux nerveux.

- **Par jour** - 2 gouttes, 3 à 4 fois par jour, sur un sucre.
  Ou grain d'essence :
  3 granules, 3 fois par jour, à avaler sans croquer, avec un peu d'eau ou de nourriture.
- **Durée de la cure** : dix jours environ.

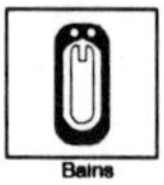
Bains

Bain de pieds à la Vigne rouge

Cette recette, contrairement à ce que vous pourriez croire, est à utiliser en cas d'urgence, c'est-à-dire lorsqu'il y a une poussée de tension.
L'action est très rapide.

Vigne rouge feuille : 2 grosses poignées

Ajouter la Vigne rouge dans trois litres d'eau. Faire bouillir. Ajouter de l'eau froide pour que la température soit à peine tiède. Tremper les pieds dedans, jusqu'au-dessus de la cheville. Ajouter très doucement de l'eau chaude de façon que la température atteigne 42° en quinze minutes (approximativement).
Si vous n'avez pas de Vigne rouge, ne vous tracassez pas. L'efficacité est pratiquement la même mais l'action moins durable dans le temps.

Vin

Eau Aillée

Ail : 2 gousses
Eau

Préparer le soir au coucher, deux gousses d'Ail coupées menues. Faire macérer toute la nuit dans le verre d'eau.

- **Boire l'eau, à jeun, le lendemain**, en ajoutant éventuellement un jus de Citron.

La liqueur fortifiante

1/3 de litre de baies de Cynorrhodon
150 gr de Sucre Candi
1 litre d'Eau-de-vie

Ajouter à l'Eau-de-vie, le Sucre et les Baies. Laisser macérer quinze jours, dans un endroit chaud. Filtrer.
Diluer à 50 % liqueur/eau.

- **Le soir** - Boire 1/2 verre, après le repas.

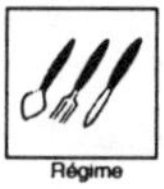
Régime

Salade contre l'hypertension

Pissenlit
Feuilles de Vigne fraîches
Ail
Huile d'Olive 1ère pression
Vinaigre de Cidre biologique
Feuilles de Marjolaine séchées

Les feuilles de Marjolaine séchées doivent être pulvérisées en condiment.

- **Cette salade doit remplacer le repas du soir**, une semaine par mois.

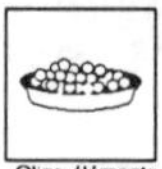
Oligo-éléments

Oligo-élément Or

L'Or est un excellent stimulant cellulaire.
Il renforce les défenses immunitaires et combat les maladies infectieuses.

- **Avant les principaux repas** - 1 ampoule, à garder une minute sous la langue.
- **Cure d'attaque** - 2 ampoules, avant les principaux repas.

Oligo-élément Sélénium

Le Sélénium est un protecteur anti-radicaux libres. Il améliore les défenses immunitaires.

- **Avant les principaux repas** - 1 ampoule, à garder une minute sous la langue.
- **Cure d'attaque** - 2 ampoules, avant les principaux repas.

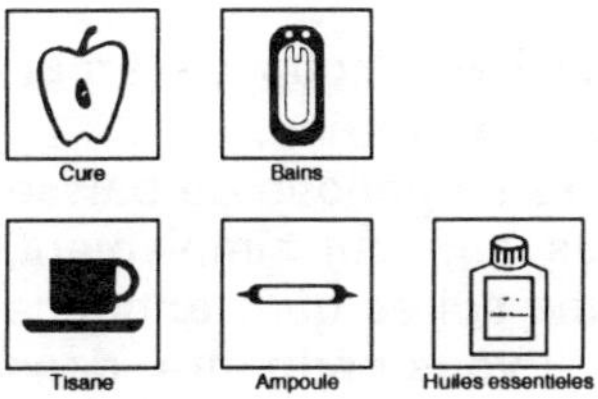

HYPOTENSION

Quand la pression du sang dans le système artériel baisse, vous vous retrouvez en hypotension. C'est-à-dire que votre tension se situe entre dix et demi pour la tension maximum, entre cinq ou six pour la tension minimum.

Certaines personnes vivent en permanence avec une tension basse. Elles y sont habituées mais elles sont plus fatigables et ont parfois des vertiges et petits malaises sans gravité, mais assez pénibles à vivre.

Elles ont, en général, les extrémités fraîches et rosées, parfois même violacées.

Mais si votre tension chute brutalement, vous pouvez avoir une petite syncope qui, même si elle n'est pas grave en soi, inquiète le patient et son entourage.

Pour les hypotendus, il est recommandé d'éviter de sauter des repas. Il faut au contraire multiplier les collations dans la journée de manière régulière et équilibrée. Les médecines douces sont tout à fait conseillées et efficaces pour cette affection, qu'elle soit chronique ou ponctuelle.

- **Avant les 2 principaux repas** - 1 ampoule de jus de Chou, dans 1/2 verre d'eau.
- **Pendant les 2 principaux repas** - 1 ampoule de phytoconcentrat de Romarin.
- **Après les 2 principaux repas** - 2 gélules de Complexe Structurel.
- **Par jour** - Boire quatre grandes tasses, entre les repas, de la tisane suivante :

Romarin feuille : 50 gr
Sauge feuille : 50 gr
Verveine feuille : 50 gr
Serpolet plante : 50 gr
Cynorrhodon baie : 50 gr
Carvi noir semence : 50 gr

Mélanger les plantes entre elles. Mettre cinq cuillerées à soupe rases du mélange, dans un litre d'eau froide, porter à ébullition, laisser bouillir une minute, infuser dix minutes et filtrer.

- **Durée du traitement** : une cure de trois semaines doit suffire à vous remettre sur pieds, s'il n'y a pas de problèmes.

Deuxième cure

- **Pendant les repas, matin et soir** - 2 gélules de Complexe ADN Acides aminés.
- **Pendant ces mêmes repas** - 2 gélules de Complexe Levure Vitalinée.
- **Matin et midi, après les repas** - 2 gélules de Complexe Structurel.
- **Matin et soir** - Boire une tasse de cette délicieuse tisane :

Romarin feuille : 100 gr
Sauge feuille : 100 gr
Menthe douce feuille : 50 gr

Mélanger les plantes entre elles. Compter une cuillerée à soupe du mélange, pour un bol d'eau froide.
Faire bouillir une minute et infuser dix minutes.
Sucrer avec une cuillerée à café de Miel de Romarin.

Bain au Romarin

Le bain “coup de fouet” par excellence.
A prendre en période de baisse de tonus ou, tout simplement, avant une soirée qui s'annonce difficile. Il vous permettra, dans tous les cas, de tenir le coup.

Sommités fleuries séchées de Romarin : 2 kilos
Huile essentielle de Romarin : 10 gouttes
Savon noir : 4 cuillerées à soupe
ou Lait en poudre : 5 cuillerées à soupe
ou Base hydrodispersante : 2 cuillerées à soupe
ou Huile de bain toute prête, à 12 % d'Huile essentielle de Romarin

Mettre les deux kilos de sommités fleuries dans cinq litres d'eau. Faire bouillir l'eau pendant quinze minutes. Filtrer.
Jeter l'eau dans votre baignoire.
Prendre l'Huile essentielle et la mélanger soit au Savon noir, soit au Lait ou à la Base.

Emulsionner le tout sous le robinet.
Dans le cas de l'utilisation de l'huile de bain toute prête : compter deux cuillerées à soupe d'huile de bain pour un grand bain chaud.
Température de l'eau de 38° à 42°.

- **Durée du bain** : dix à quinze minutes.
Il est indispensable de faire suivre le bain d'une rapide douche froide des jambes.

Tisane

Sauge

Prendre 4 cuillerées à soupe, pour un litre d'eau froide.
Faire bouillir une minute. Laisser infuser dix minutes. Filtrer.

- **Dans la journée** - Boire le litre, loin des repas.

Thym

Prendre 4 cuillerées à soupe, pour un litre d'eau froide.
Faire bouillir une minute. Laisser infuser dix minutes. Filtrer.

- **Dans la journée** - Boire le litre, loin des repas.

Tisane contre l'hypotension

Sarriette, Romarin et Sauge joignent à leur propriété anti-fatigue une action favorable à la remontée de la tension artérielle.
Utilisez-les sous toutes leurs formes et sans limitation de dosage, vous vous en sentirez toujours bien !

Réglisse racine : 50 gr
Cynorrhodon baie : 50 gr
Gentiane racine : 25 gr
Sarriette feuille : 50 gr
Romarin feuille : 50 gr
Céleri semence : 50 gr
Sauge feuille : 50 gr

Mélanger les plantes entre elles. Compter quatre cuillerées à soupe du mélange, pour un litre d'eau froide. Porter à ébullition. Faire bouillir une minute. Éteindre le feu et laisser infuser dix minutes. Filtrer.

- **Par jour** - Boire 3 grandes tasses, entre les repas.
- **Durée du traitement** : cures de trois semaines.

Romarin

Faire infuser 1 cuillère à soupe dans une tasse d'eau bouillante.

- **Par jour** - Prendre 2 ou 3 tasses, sur quelques jours, pour un problème aigu ou par cures de trois ou quatre semaines, pour un problème de fond.

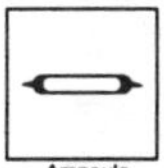
Ampoule

Phytoconcentrat de Romarin

Le Romarin est la plante tonique par excellence.
Très efficace pour donner un coup de fouet à l'organisme, son action est prolongée dans le temps car, d'une part, il favorise l'assimilation des aliments en stimulant le fonctionnement du foie et, d'autre part, il accé-

lère la circulation artérielle, permettant un apport de sang neuf dont nos cellules ont tant besoin pour se régénérer.

- **Matin et soir** - Prendre 1 ampoule, après les repas.
- **Durée du traitement** : en cures de trois semaines, avec arrêt d'une semaine entre chaque. A renouveler.

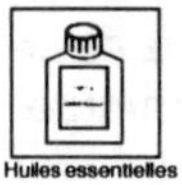

Huile essentielle de Romarin

Il s'agit certainement de l'un des plus puissants dynamisants végétaux.

De nombreuses études lui ont été consacrées et ses propriétés sont parfaitement connues. Il faut particulièrement remarquer son pouvoir exceptionnel de stimulation des cortico-surrénales, de la vésicule biliaire et de la circulation artérielle.

- **Par jour** - 2 gouttes, 3 fois par jour, sur un sucre.
  Ou grain d'essence :
  3 granules, 3 fois par jour, à avaler sans croquer, avec un peu d'eau ou de nourriture.
- **Durée du traitement** : en cures de trois semaines, au maximum.

Huile essentielle de Sauge sclarée

La Sauge sclarée a les mêmes propriétés que la Sauge officinale mais à un moindre degré, sans risque épileptique.

- **Par jour** - 2 gouttes, 3 fois par jour, sur un sucre.
  Ou grain d'essence :
  3 granules, 3 fois par jour, à avaler sans croquer, avec un peu d'eau ou de nourriture.
- **Durée du traitement** : en cures de trois semaines, au maximum.

Huile essentielle de Thym

- **Par jour** - 2 gouttes, 3 fois par jour, sur un sucre.
  Ou grain d'essence :
  3 granules, 3 fois par jour, à avaler sans croquer, avec un peu d'eau ou de nourriture.
- **Durée du traitement** : en cures de trois semaines, au maximum.

Toutes ces recettes et remèdes ont la même vocation : vous aider à mieux vous soigner.

Utilisez-les en alternance, en fonction de vos goûts et de l'effet produit sur votre cas personnel.

Certaines recettes correspondent mieux que d'autres à votre organisme. Pour découvrir les plus efficaces pour vous, n'hésitez pas à les essayer.

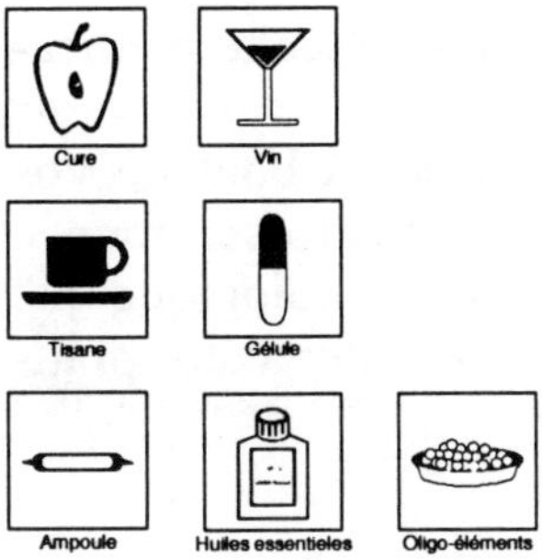

IMPUISSANCE

On désigne en général sous ce nom une incapacité chez l'homme à parvenir à l'érection ou à la maintenir jusqu'au coït.

Lorsqu'on est jeune, l'impuissance peut tenir paradoxalement, à un excès de désir. C'est le cas, par exemple, chez de tous jeunes mariés, des militaires en permission. La patience est alors un bon remède. Elle peut être aidée par une première masturbation qui désangoisse. Ensuite, des préliminaires feront renaître une superbe érection mieux contrôlée. Dans d'autres cas, l'impuissance n'est pas une maladie mais un symptôme révélant un déséquilibre de l'état de santé physique ou psychologique. Déprimes, angoisses et dépression sont souvent la cause d'une impuissance momentanée. En aucun cas, il ne faut hésiter à consulter un praticien.

Cette baisse de virilité a souvent pour causes une fatigue organique ou un déséquilibre du système sympathique. Si votre trouble est constant et provoqué par un réel déséquilibre, vous obtiendrez des résultats étonnants en ayant recours à la sympathicothérapie. C'est une nouvelle méthode qui consiste à pratiquer des attouchements, à l'intérieur du nez, avec un petit stylet et des essences de plantes. En moins de dix séances, elle vient à bout des impuissances les plus anciennes et permet, en très peu de temps, de remédier aux baisses passagères de virilité.

Dans le cas d'une impuissance due à une fatigue occasionnelle, je vous recommande un petit menu quotidien qui vous revigorera très rapidement. Ce menu comprend deux recettes, le vin stimulant et le miel à la gelée royale, que vous devrez associer en cure d'une à deux semaines, selon votre état de fatigue.

Vous obtiendrez un résultat probant que toute autre recette médicamenteuse ne pourrait vous fournir.

Si, malheureusement, ces remèdes ne venaient pas à bout de vos troubles, c'est que l'impuissance dont vous souffrez est occasionnée par un déséquilibre plus important et peut être plus psychologique que purement physique. Il vaut mieux, dans ce cas, consulter votre praticien.

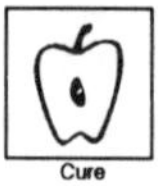

Cure

Miel à la Gelée Royale + Sarriette

Miel de Romarin à 4 % de Gelée Royale : 1 cuillerée à café
Huile essentielle de Sarriette : 3 gouttes

Mélanger le Miel et l'Huile essentielle.

- **Par jour** - Prendre une cuillerée à café de ce mélange, deux fois par jour : le matin, à jeun, et le soir, au coucher.

Vitamine C naturelle

- **Par jour** - Prendre 2 à 3 comprimés.

Panax Ginseng

- **Par jour** - Prendre 2 à 4 gélules, pour les adultes.
- **Durée du traitement** : suivre la cure pendant deux à quatre semaines.
  Espacer les cures de deux mois.

Vin

Vin stimulant

Feuille de Berce : 10 gr
Feuille de Sauge : 15 gr
Feuille de Romarin : 10 gr
Clous de Girofle : 10 gr
Gousse de Vanille : 1 gr
Vin rouge vieux : 1 litre

Ajouter les plantes au Vin vieux. Laisser macérer dix jours. Agiter plusieurs fois par jour.

- **Avant chaque repas** - Boire, à raison d'un verre à apéritif.

Tisane

Ces tisanes sont à prendre en alternance pour conserver l'effet des principes actifs.

Marjolaine

Faire infuser 1 cuillère à soupe dans une tasse d'eau bouillante.

- **Par jour** - Prendre 2 ou 3 tasses.

Romarin

Faire infuser 1 cuillère à soupe dans une tasse d'eau bouillante.

- **Par jour** - Prendre 2 ou 3 tasses.

Thym

Faire infuser 1 cuillère à soupe dans une tasse d'eau bouillante.

- **Par jour** - Prendre 2 ou 3 tasses.

Menthe poivrée

Prendre 4 cuillerées à soupe, pour un litre d'eau bouillante. Infuser dix minutes. Filtrer.

- **Dans la journée** - Boire le litre, loin des repas.

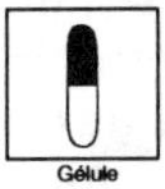

Gélules de Cardamone

- **Midi et soir** - Prendre 2 gélules, aux repas.

Gélules de Sauge

La Sauge permet à votre organisme de retrouver son équilibre endocrinien et nerveux. Il est vrai que les deux sont intimement liés.
En fait, la Sauge est la grande amie de votre "ordinateur" central, celui qui dirige tout : le grand sympathique. Tous les fatigués, les nerveux, ceux dont le tonus sexuel est irrégulier, voire inexistant, doivent lui faire confiance.

- **Matin, midi et soir** - Prendre 2 gélules, avant les repas.
- **Durée du traitement** : en cures de trois semaines, avec arrêt d'une semaine entre chaque cure. A renouveler.

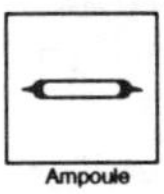

Phytoconcentrat de Romarin

Le Romarin est la plante tonique par excellence. Très efficace pour donner un coup de fouet à l'organisme, son action est prolongée dans le temps car, d'une part, il favorise l'assimilation des aliments en stimulant le fonctionnement du foie et, d'autre part, il accélère la circulation artérielle, permettant un apport de sang neuf dont nos cellules ont tant besoin pour se régénérer.

- **Matin et soir** - Prendre 1 ampoule, après les repas.
- **Durée du traitement** : en cures de trois semaines, avec arrêt d'une semaine entre chaque. A renouveler.

Distillat de Centaure Biocinétique

- **Avant les trois repas** - 1 ampoule.

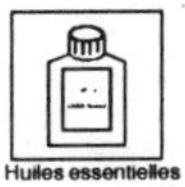

Huile essentielle d'Ylang-Ylang

Son action stimulante du système génital chez les hommes hypertendus, la rend irremplaçable dans la pratique quotidienne du praticien aromathérapeute.

- **Par jour** - 2 gouttes, 3 à 4 fois par jour, sur un sucre.
  Ou grain d'essence :
  3 granules, 3 fois par jour, à avaler sans croquer, avec un peu d'eau ou de nourriture.
- **Durée du traitement** : en cures de trois semaines, au maximum.
- **Durée de la cure** : dix jours environ.

Huile essentielle de Girofle

C'est une Huile essentielle assez chère car un arbre, annuellement, ne donne que 7 à 10 kilos de clous et donc, peu d'Huile essentielle. L'Huile essentielle de Girofle est un tonique général très actif.

- **Par jour** - 2 gouttes, 3 à 4 fois par jour, sur un sucre.
  Ou grain d'essence :
  3 granules, 3 fois par jour, à avaler sans croquer, avec un peu d'eau ou de nourriture.
- **Durée de la cure** : dix jours environ.

Huile essentielle de Menthe

- **Par jour** - 2 gouttes, 3 à 4 fois par jour, sur un sucre.
  Ou grain d'essence :
  3 granules, 3 fois par jour, à avaler sans croquer, avec un peu d'eau ou de nourriture.
- **Durée de la cure** : dix jours environ.

Huile essentielle de Pin

Cette Essence est utilisée depuis des siècles. Déjà en 1534, Jacques Cartier enseignait aux Indiens les propriétés antiscorbutiques des Extraits d'aiguilles de Pin. Vous pouvez donc lui faire confiance, ses principes actifs sont parfaitement connus

- **Par jour** - 2 gouttes, 3 à 4 fois par jour, sur un sucre.
  Ou grain d'essence :
  3 granules, 3 fois par jour, à avaler sans croquer, avec un peu d'eau ou de nourriture.
- **Durée de la cure** : dix jours environ.

Huile essentielle de Romarin

Il s'agit certainement de l'un des plus puissants dynamisants végétaux. De nombreuses études lui ont été consacrées et ses propriétés sont parfaitement connues. Il faut particulièrement remarquer son pouvoir exceptionnel de stimulation des cortico-surrénales, de la vésicule biliaire et de la circulation artérielle.

- **Par jour** - 2 gouttes, 3 à 4 fois par jour, sur un sucre.
  Ou grain d'essence :
  3 granules, 3 fois par jour, à avaler sans croquer, avec un peu d'eau ou de nourriture.
- **Durée de la cure** : dix jours environ.

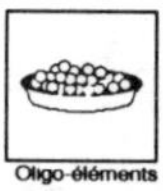
Oligo-éléments

Oligo-élément Sélénium

Le Sélénium est un protecteur anti-radicaux libres. Il améliore les défenses immunitaires.

- **Avant les principaux repas** - 1 ampoule, à garder une minute sous la langue.
- **Cure d'attaque** - 2 ampoules, avant les principaux repas.

INSOLATION (OU COUP DE CHALEUR)

L'insolation peut agir soit sur une seule partie du corps, en général la tête ou la nuque, soit sur tout le corps. C'est un excès de soleil ou, plus exactement, un excès de chaleur qui peut atteindre entre 45° et 50°, que l'organisme supporte mal puisqu'il n'est plus capable de lutter contre, par la transpiration, par exemple. La température interne augmente et c'est là que se situe le risque.

Un coup de chaleur peut très bien survenir à l'ombre, si votre corps ne peut plus conserver une chaleur interne normale. La peau chauffe au sens propre du terme, sa température peut s'élever jusqu'à 40°. Vous avez alors très soif, envie d'uriner, vous avez du mal à respirer et une immense fatigue vous envahit. Des maux de tête peuvent apparaître, des bourdonnements d'oreilles et le sommeil, s'il survient, est lourd et agité.

Dans les cas extrêmes, l'insolation peut entraîner un coma. C'est dire comme il faut se méfier vraiment des chaleurs excessives et ménager ses efforts, si la température extérieure est très élevée.

Les enfants et les bébés sont tout particulièrement sensibles à la chaleur contre laquelle ils sont moins bien armés pour lutter.

Les insolations et les coups de chaleur sont beaucoup plus fréquents qu'on ne le suppose pendant les vacances, spécialement chez les jeunes enfants. Ils supportent mal les longs trajets en voiture ou jouent trop longtemps en plein soleil sur la plage.

Dès que vous constatez le moindre signe d'un malaise, il faut placer le patient dans une chambre fraîche et aérée. Placer des blocs de glace dans la pièce pour la rafraîchir, humidifier la nuque et le front, puis faire prendre un bain frais si la sensation de chaleur ne disparaît pas.

Mais il ne faut pas plonger dans un bain froid avant d'avoir séjourné d'abord dans un endroit rafraîchi.

Voici, enfin, des recettes qui vont vous aider à lutter contre le coup de chaleur.

Cataplasme

Application de Chou vert

4 ou 5 feuilles de Chou vert

Appliquer en casque sur le crâne et sur la nuque, les feuilles de Chou qu'il faudra conserver, au moins pendant quatre heures.
Avant l'application, il faut prendre soin d'écraser la côte principale de chaque feuille avec une bouteille, afin d'en exprimer le suc.

Cataplasme anti-insolation

Argile verte : 4 cuillerées à soupe

Mélanger l'Argile verte avec de l'eau froide, jusqu'à obtenir une pâte épaisse.
Appliquer directement sur la peau et conserver trente minutes.

Ampoule

Tisane

INSOMNIE DES ENFANTS

Le traitement de l'insomnie passe par la compréhension de l'enfant par les parents. Etre à l'écoute, attentifs, aimants, patients.

Quand les parents sont épuisés par leur propre vie et en plus par les insomnies du petit, ils entrent dans un cercle vicieux d'énervement, d'angoisse, de culpabilité : leurs défenses habituelles sont dépassées, ils n'ont plus le recul suffisant et il devient alors souvent nécessaire de passer par un tiers qui peut être le médecin généraliste ou le pédiatre.

On observe même des troubles du sommeil chez de très jeunes bébés dont la mère a vécu une grossesse dans l'angoisse. Soit parce qu'elle était seule, soit qu'elle traversait une période difficile sur le plan affectif ou professionnel.

L'important, c'est d'agir tôt, lorsque les troubles sont encore facilement réversibles. Les parents attendent trop souvent que l'enfant se réveille dix ou douze fois par nuit, pour agir ou consulter.

Il est important que les parents comprennent que ce n'est pas honteux, que leur enfant est normal.

Entre deux et trois ans, 60 % se réveillent au moins une fois par nuit, mais seuls 5 % ont un trouble grave. Les parents doivent prendre conscience qu'il faut respecter le rythme biologique naturel de l'enfant. Très souvent, il dort un nombre d'heures suffisant même s'il se couche tard ou se réveille tôt, car il récupère pendant la sieste. Mais les parents veulent lui imposer des horaires rigides de coucher.

On voit aussi des erreurs grossières d'éducation : enfants qui dorment dans le lit des parents, biberons à longueur de nuit, parents qui parlent ou jouent avec l'enfant dès qu'il se manifeste parce qu'eux-mêmes supportent mal la séparation.

Une telle situation s'installe souvent entre neuf et dix huit mois, au moment de la découverte de la marche et pendant la phase d'opposition, quand l'enfant teste les limites des parents, par besoin de se sentir protégé. Et cette situation peut perdurer jusqu'à 5 ou 6 ans.

Les vraies causes organiques d'insomnie sont heureusement rarissimes chez les enfants. Il ne s'agit, en général, que de facteurs d'ambiance ou d'environnement. Les angoisses, stress ou fatigue de la mère ou du père, s'il est très proche de l'enfant, suffisent parfois à expliquer le sentiment d'insécurité éprouvé par le petit et justifient ses difficultés à bien dormir.

Sachez qu'il est important pour l'enfant que des rites ponctuent sa petite vie. C'est pour lui très rassurant. La fin de la journée doit être calme, avec des horaires réguliers pour l'heure du bain et du dîner. Le rituel du coucher doit se répéter dans la bonne humeur et la tendresse, même s'il n'est pas fixé à un horaire trop rigide. Sourires, baisers, petite histoire et formule de bonne nuit aussi affectueuse que rituelle, donneront à l'enfant ce sentiment que tout est en ordre dans son petit univers et qu'il peut s'endormir sans souci.

Vous pouvez également l'aider, en lui préparant un de mes remèdes. Nouveau rituel qui prouve combien vous êtes attentif à son bien-être et à son bonheur.

Mais ne présentez jamais ces remèdes comme un médicament imposé ou comme une punition. Vous leur ôteriez beaucoup de leur pouvoir.

Phytoconcentrat de Mélilot

Le Mélilot est un excellent calmant du système sympathique.

- **Avant les trois repas** - Prendre 1 ampoule.
- **Durée du traitement** : en cures de trois semaines renouvelables.

Ne pas l'utiliser avant une intervention chirurgicale à cause de ses propriétés anticoagulantes.

Tisane douce enfants

Lotier cornicule fleur : 50 gr
Tilleul fleur : 50 gr

Mélanger les plantes entre elles. Prendre une pincée du mélange et laisser infuser dix minutes, dans une tasse d'eau bouillante. Filtrer.

- **Matin et soir** - Boire chaud.

Un conseil : vous trouverez, dans les maisons spécialisées, des granulés très efficaces de poudre de Lotier et de Tilleul mélangées, prêtes à l'emploi, qu'il vous suffira de faire dissoudre dans de l'eau chaude.

INTOXICATION ORGANIQUE

Le signe d'un organisme intoxiqué est toujours la fatigue, qu'aucun sommeil ne répare.

Si vous êtes las dès le réveil, si tout vous est effort, il y a de fortes présomptions pour penser que vous souffrez d'une intoxication : vous avez trop mangé ou trop abusé d'alcool, depuis quelques jours.

Vous ne vous sentez pas bien, un peu barbouillé ? Peut-être est-ce dû, plus ponctuellement, à des crustacés pas aussi frais qu'ils auraient dû l'être, ou à une viande, des fruits dont on n'est jamais sûr de la bonne qualité ou même à des prises abusives de médicaments auxquelles vous n'avez pas pris garde.

Quelle qu'en soit l'origine, vous êtes victime d'un “empoisonnement”. Il vous faut réagir et vite, d'une façon simple mais efficace. Un organisme fatigué est toujours intoxiqué. Il faut le désintoxiquer et les plantes peuvent vous y aider.

Afin de remédier à cette intoxication organique, je vous propose deux recettes qu'il vous sera facile de réaliser et dont vous pourrez rapidement apprécier les résultats. Ces remèdes naturels devront s'accompagner d'une diète de deux jours qui amplifiera leurs effets.

Tisane

Bardane

Prendre 4 cuillerées à soupe, pour un litre d'eau froide.

Laisser bouillir trois minutes. Laisser infuser dix minutes.

- **Dans la journée** - Boire le litre, entre les repas.

Prenez ces tisanes en alternance :

Ményanthe ou Pensée sauvage ou Pissenlit

Faire infuser 1 cuillère à soupe de l'une de ces plantes dans une tasse d'eau bouillante.

- **Par jour** - Prendre 2 ou 3 tasses.

Tisane dépurative

Artichaut feuille : 50 gr
Bouleau feuille : 50 gr
Bruyère fleur : 50 gr
Chiendent racine : 50 gr
Frêne feuille : 50 gr
Menthe douce feuille : 25 gr
Prêle plante : 50 gr
Thym feuille : 25 gr

Mélanger les plantes entre elles. Compter cinq cuillerées à soupe du mélange, pour un litre d'eau froide. Laisser bouillir deux minutes. Infuser dix minutes. Filtrer.

- Boire **dans la journée**.

Huiles essentielles

Huile essentielle de Menthe

- **Par jour** - 2 gouttes, 3 fois par jour, sur un sucre.

Ou grain d'essence :

3 granules, 3 fois par jour, à avaler sans croquer, avec un peu d'eau ou de nourriture.

- **Durée du traitement** : en cures de trois semaines, au maximum.

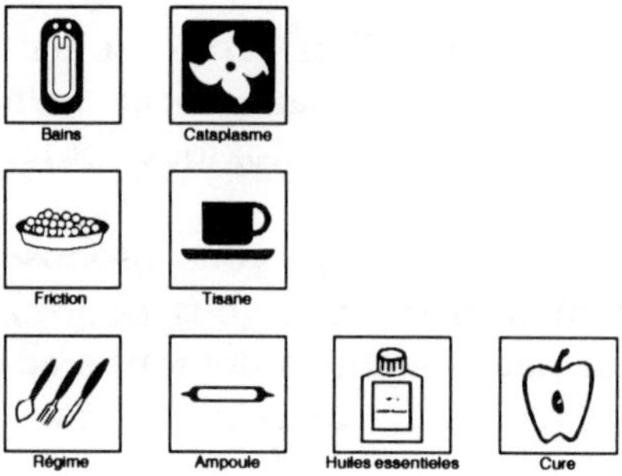

JAMBES LOURDES

Si vous avez tendance à souffrir des jambes et peut-être même à voir vos chevilles gonfler après une journée de piétinements, de fatigue, il est nécessaire, bien sûr, de consulter un praticien pour en découvrir les causes : troubles circulatoires, état de stress et, surtout, la cause la plus fréquente, les blocages de vertèbres lombaires.

Pour ces dernières, il vous faudra l'aide d'un osthéopathe.

En effet, combien voyons-nous de malades souffrant de varices, quelquefois prêts à l'opération, alors que quelques déblocages vertébraux suffiraient à libérer leur circulation veineuse !

Les jambes lourdes peuvent-être aussi le signe avant-coureur d'un problème cardiaque. C'est pourquoi, sans vous en inquiéter outre mesure, il est préférable de demander l'avis d'un cardiologue. Cette éventualité écartée, il faut tout de suite soigner votre cas naturellement, soit par voie interne, soit par voie externe ou, mieux encore, les deux conjointement.

Profitez donc de vos vacances pour suivre une cure complète anti-jambes lourdes.

Tous les jours, pendant trois semaines :

- 1 litre de tisane circulatoire
- 4 ampoules de Vigne rouge (en phytoconcentrat)
- 3 gélules de Complexe ADN + Vitamines F et E.

... Et enfin, je vous conseille le remède le plus bête et le plus incroyable qui soit : placez dans votre lit, au pied, une savonnette. Ne cherchez pas à comprendre ! Ça marche et l'inocuité est garantie !

Bain aux Huiles essentielles

Huile essentielle de Cyprès : 10 ml
Huile essentielle de Romarin : 5 ml
Huile essentielle de Citron : 5 ml
Huile de Noyaux hydrogénée Codex : 30 ml
Huile de pépins de Raisin : 50 ml

Prendre trois cuillerées à soupe, pour un grand bain chaud de 38° à 42°.

- **Durée du bain** : dix minutes, suivies d'une douche froide des jambes.

Bain de glace

Mettre un peu d'eau dans une bassine. Vider des glaçons de votre réfrigérateur. Baigner l'articulation douloureuse pendant trois quart d'heure.
Si vous êtes aux sports d'hiver, enlever votre chaussure et enfoncer votre pied dans la neige. En d'autres lieux, chercher ce que vous trouverez de plus glacé, l'eau d'un torrent, etc.
Bien souvent, parce que les premiers moments sont pénibles, nous avons envie soit d'ôter le cataplasme, soit de stopper le bain de glace. Il faut insister. La première douleur passée, vous verrez apparaître une bienheureuse anesthésie.

Bain de pieds relaxant

Hysope feuille : 50 gr
Bigaradier feuille : 50 gr
Gentiane racine : 25 gr

Jeter la moitié de chaque sachet dans un faitout rempli d'eau froide (environ 4 litres). Porter à ébullition. Laisser bouillir quinze minutes. Infuser dix minutes. Verser les plantes et l'eau dans une bassine. Ajouter la quantité d'eau pour pouvoir prendre un bain de pieds à 40° environ. Il doit y avoir suffisamment d'eau pour vous couvrir les chevilles.

- **Durée du bain** : dix minutes.

Ensuite : ne pas sécher avec une serviette mais faire seulement tomber les gouttes d'eau à la main. Puis frotter vigoureusement pendant deux minutes, chaque dessous de pieds, avec une brosse à chiendent.

Bain de pieds stimulant

Huile essentielle de Citron : 5 ml
Huile essentielle de Romarin : 15 ml
Huile de Noyaux hydrogénée : 30 ml
Huile de pépins de Raisin : 50 ml

Mélanger tous les composants. Prendre une bonne cuillerée à soupe, pour 1 litre d'eau chaude.

- **Durée du bain** : dix minutes.

Douche alternée ou douche écossaise

Alternance d'eau chaude et d'eau froide à terminer impérativement par une douche très froide, afin d'éviter gonflement et stagnation du sang.

– 2 minutes chaud

- 30 secondes froid
- 2 minutes chaud
- 30 secondes froid...

- **A faire tous les jours.**

Cataplasme

Cataplasme pour jambes lourdes

Lait
Feuilles de Chou vert

Faire tiédir le Lait avec les feuilles de Chou. Les écraser au rouleau à pâtisserie en plusieurs épaisseurs. Appliquer et laisser en place 30 minutes.

Compresse relaxante

Cette Eau-de-vie médicinale est à utiliser dans les cas graves. Elle donne ses meilleurs résultats lorsque les jambes sont rouges, chaudes, douloureuses et enflées. C'est le meilleur traitement d'urgence.

Eau-de-vie (de Pomme, de préférence) : 1/2 litre
Noix de Cyprès : 10
Baies de genièvre : 10
Ecorce de Citron : 1
Huile essentielle de Menthe : 10 ml

Couper les noix de Cyprès en quatre. Concasser au pilon, les baies de Genièvre. Mélanger avec une écorce de Citron et ajouter l'Eau-de-vie. Laisser macérer dix jours à l'ombre. Filtrer. Ajouter l'Huile essentielle de Menthe. Agiter le flacon.

Imprégner un linge de coton avec cette macération alcoolique et placer la compresse, directement sur la zone douloureuse.

Il est préférable d'utiliser des plantes fraîches.

Vous pouvez garder cette préparation indéfiniment, bien bouchée, dans votre pharmacie et un jour ou l'autre, vous serez content de la retrouver !

Friction

Crème circulatoire

Cette crème permet de délasser vos jambes et d'oublier, par ce fait, la fatigue de la journée.
Elle rétablit la circulation veineuse, en période de chaleur.

- **Tous les soirs**, couché sur le dos, masser vos jambes en remontant de la cheville à la cuisse.

Huile de massage à l'Huile essentielle de Cyprès : 10 ml
Huile essentielle de Genévrier : 5 ml
Huile essentielle de Sarriette : 10 ml
Huile de Noyaux hydrogénée : 30 ml
Huile de pépins de Raisin : 45 ml

ou Huile de bain toute prête à 12 % d'Huiles essentielles de Cyprès - Sarriette - Génevrier

Il faut masser les jambes de bas en haut. La position la plus adéquate est : allongé sur le

dos, jambes en l'air, et vous vous massez de la cheville en remontant jusqu'en haut de la cuisse.
En bain, vous utiliserez cette solution à raison de deux cuillerées à soupe pour un grand bain chaud.
Ce bain sera toujours suivi d'une douche froide des jambes.

Huile défatigante

Cette huile stimulera votre circulation et défatiguera vos jambes. Elle se prépare à l'avance, et se conserve indéfiniment.

Huile d'Olive vierge pressée à froid : 1 litre
Romarin sommité fleurie : 3 cuillerées à soupe
Thym sommité fleurie : 3 cuillerées à soupe
Lavande fleur : 3 cuillerées à soupe
Millepertuis sommité fleurie : 3 cuillerées à soupe
Citron : 1/2 écorce
Orange : 1/2 écorce

Mélanger les plantes avec les écorces dans un bocal d'un litre à large goulot. Ajouter la quantité d'huile d'Olive nécessaire pour remplir le bocal. Laisser macérer dix jours. Filtrer.

- A utiliser **tous les soirs**, en massages.

Rappelez-vous que vous devez toujours masser du pied vers le haut de la cuisse et que la position la plus facile consiste à vous mettre sur le dos, si vous devez vous masser vous-même.

Tisane

Indispensable tisane

Millefeuille plante : 50 gr
Vigne rouge feuille : 50 gr
Olivier feuille : 50 gr
Prêle plante : 50 gr
Ortie blanche plante : 50 gr
Sureau fleur : 50 gr

Mélanger les plantes entre elles. Compter quatre cuillerées à soupe du mélange, pour un litre d'eau bouillante.
Infuser dix minutes. Filtrer.

- **Dans la journée** - Boire le litre, entre les repas.
- **Durée du traitement** : à boire si possible, par cures de trois semaines.

Tisane "bonne circulation"

Vigne rouge feuille : 50 gr
Ortie blanche fleur : 25 gr
Pensée sauvage plante : 25 gr
Fumeterre plante : 50 gr

Mélanger les plantes entre elles. Compter quatre cuillères à soupe du mélange, pour un litre d'eau bouillante.
Infuser dix minutes. Filtrer.

- **Dans la journée** - Boire le litre, entre les repas.

1ère recette
Tisane circulatoire

Cassis feuille : 20 gr
Genièvre baie : 20 gr
Reine des près plante : 20 gr
Vigne rouge feuille : 20 gr
Millefeuille plante : 20 gr
Bourse à Pasteur plante : 20 gr
Noyer feuille : 20 gr

Mélanger les plantes entre elles. Compter quatre cuillerées à soupe, pour un litre d'eau froide. Chauffer jusqu'à ébullition. Ne pas laisser bouillir.
Infuser dix minutes. Filtrer.

- **Par jour** - Boire 2 tasses.

Deuxième recette
Tisane circulatoire

Vigne rouge feuille : 50 gr
Millefeuille plante : 50 gr
Reine des près plante : 50 gr
Ortie blanche plante : 50 gr
Fraisier feuille : 50 gr
Citronnelle plante : 50 gr

Mélanger les plantes entre elles. Compter quatre cuillerées à soupe du mélange, pour un litre d'eau froide.
Porter à ébullition pendant une minute. Éteindre le feu, couvrir et infuser dix minutes. Filtrer.

- **Dans la journée** - Boire, entre les repas.

Troisième recette
Tisane circulatoire

Vigne rouge feuille : 50 gr
Millefeuille plante : 50 gr
Reine des près plante : 50 gr
Ortie blanche plante : 50 gr
Pariétaire plante : 50 gr
Citronnelle plante : 50 gr

Mélanger les plantes entre elles. Compter quatre cuillerées à soupe du mélange, pour un litre d'eau froide.
Porter à ébullition pendant une minute. Éteindre le feu, couvrir et infuser dix minutes. Filtrer.

- **Dans la journée** - Boire, entre les repas.

Quatrième recette
Tisane circulatoire

Millefeuille plante : 50 gr
Vigne rouge feuille : 50 gr
Cynorrhodon baie : 50 gr
Pariétaire plante : 50 gr
Maïs stigmate : 50 gr
Fraisier feuille : 50 gr
Citronnelle plante : 50 gr

Mélanger les plantes entre elles. Compter cinq cuillerées à soupe, pour un litre d'eau froide.
Infuser dix minutes. Filtrer.

- **Boire bien frais** (si vous le désirez, avec des glaçons).

Cinquième recette
Tisane circulatoire

Millefeuille plante : 50 gr
Ortie blanche plante : 50 gr
Vigne rouge feuille : 50 gr
Camomille fleur : 50 gr
Pensée sauvage plante : 50 gr
Romarin feuille : 50 gr

Mélanger les plantes entre elles. Compter deux cuillerées à soupe, pour un demi litre d'eau bouillante.
Infuser quinze minutes. Filtrer.

- **Boire bien frais** (si vous le désirez, avec des glaçons).

Tisane stimulante de la circulation

Vigne rouge feuille : 30 gr
Noyer feuille : 30 gr
Tilleul sommité fleurie : 20 gr
Aubépine fleur : 20 gr
Gui feuille : 20 gr
Millefeuille plante : 20 gr
Pervenche feuille : 20 gr

Mélanger les plantes entre elles. Prendre quatre cuillerées à soupe du mélange. Verser dessus un litre d'eau froide. Porter à ébullition pendant trente secondes. Infuser dix minutes. Filtrer.

- **Dans la journée** - Boire en trois fois, loin des repas.

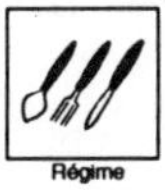
Régime

Salade douce amère

1 livre de Pissenlit
1/4 de Chou blanc émincé
1 Aubergine crue, bien mûre
1 Pamplemousse
3 belles Pommes
Jus de Citron
Huile d'Olive

Emincer le Chou blanc, couper l'Aubergine en tranches ainsi que le Pamplemousse, en quartiers. Mélanger et assaisonner avec le jus de Citron et l'huile d'Olive.

- Manger à volonté. Ces proportions sont pour 4 personnes.

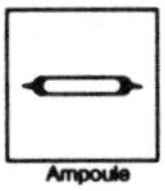
Ampoule

Phytoconcentrat de Vigne rouge

La Vigne rouge tonifie la paroi des veines et des capillaires et active la circulation de retour.
Régulatrice de la circulation en période de ménopause, elle est aussi très efficace contre les varices et les hémorroïdes.

- **Trois fois par jour** - Prendre 1 ampoule.
- **Durée du traitement** : en cures de 4 semaines, avec arrêt d'une semaine, puis reprise. A faire principalement, aux changements de saison.

Les huiles essentielles sont extrêmement actives.
Un surdosage peut entraîner des troubles indésirables.
Ne pas aller au-delà de 12 granules par jour, pour un adulte.
Ne pas prolonger le traitement par un même grain d'essence, au-delà de trois semaines.

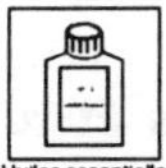
Huiles essentielles

Huile essentielle de Cyprès

Le Cyprès est l'un des plus puissants vasoconstricteurs connu.
Il stimule fortement la circulation veineuse, tonifie la paroi des vaisseaux et des capillaires.

- **Par jour** - 2 gouttes, 3 à 4 fois par jour, sur un sucre.
  Ou grain d'essence :
  3 granules, 3 fois par jour, à avaler sans croquer, avec un peu d'eau ou de nourriture.
- **Durée de la cure** : dix jours environ.

L.I.V.E. d'Algues rouges + Ginkgo

Ce L.I.V.E. a une action circulatoire exceptionnelle due à la synergie des principes actifs (flavonoïdes) d'une algue et d'une plante, aux pouvoirs médicalement reconnus.
Il renforce la résistance des vaisseaux et revitalise les tissus atones et engorgés. Il a aussi une légère action diurétique.

- **Le matin, à jeun** - Prendre 1 dose pure ou diluée dans un verre d'eau ou de jus de fruit. Doubler la dose, en cas de besoin important.
- **Durée du traitement** : en cures de vingt-quatre jours minimum, deux fois par an.

Oligo-élément Potassium

Vous avez besoin du Potassium pour transformer les protéines en énergie, assimiler le sucre, avoir un cœur alerte et des artères solides, pouvoir faire du sport sans craindre les "coups de pompe" et les crampes.

- **Le matin** - Prendre 1 ampoule, avant votre petit déjeuner.
- **Durée du traitement** : en cures de trois semaines.
  A renouveler.

Toutes ces recettes et remèdes ont la même vocation : vous aider à mieux vous soigner.

Utilisez-les en alternance, en fonction de vos goûts et de l'effet produit sur votre cas personnel.

Certaines recettes correspondent mieux que d'autres à votre organisme. Pour découvrir les plus efficaces pour vous, n'hésitez pas à les essayer.

L-M

LARYNGITE
LITHIASE URINAIRE
LUMBAGO

MAIGREUR
MAINS ABIMÉES
MAL DE DOS
MANQUE D'APPÉTIT
MAUX D'OREILLES

LARYNGITE

(Voir Grippe)

C'est une inflammation du larynx qui survient surtout à l'occasion d'une maladie virale comme une grippe. L'enrouement s'installe, la gorge pique, il faut traiter.

LITHIASE URINAIRE

(Voir Calculs et Colites Néphrétiques)

Présence de calculs dans les voies urinaires. La lithiase urinaire se traduit, souvent, par une crise de colites néphrétiques.

LUMBAGO

(Voir Arthrose et Rhumatismes)

Déclenché apres un mouvement brusque ou un effort, le lumbago provoque une douleur accentuée par la station debout.

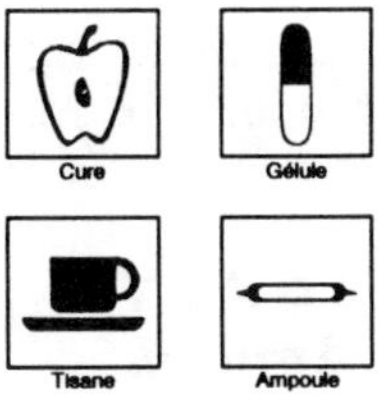

MAIGREUR

(Voir aussi Anorexie)

Plus encore que la prise de poids excessive, le fait d'être trop maigre est souvent très difficile à résoudre. Si la maigreur n'est pas due à de l'anorexie (voir ce mot) ni à une maladie grave comme le diabète ou le cancer, elle peut être une réelle affection due à des raisons psychologiques. Il est donc essentiel de consulter pour découvrir les causes.

Mais si votre maigreur ne trouve pas d'explication rationnelle, il existe pourtant une solution, à condition de bien comprendre le problème.

Le plus souvent, la maigreur est liée à un état d'intoxication interne. L'organisme, saturé de toxines, ne parvient plus à réagir. Il s'ensuit un déséquilibre général du métabolisme. Alors, avant de songer à prendre des fortifiants, il faut absolument accepter de nettoyer vos organes d'élimination. Avec cet apparent inconvénient : vous risquez de perdre 1 à 2 kilos ! Cette perte de poids passagère est, cependant, très bénéfique car vous n'éliminez que les toxines. Après, votre poids redeviendra très vite normal et se stabilisera.

Aussi paradoxal que cela paraisse, il vous faut modifier vos habitudes alimentaires et suivre d'abord un régime allégé. Si vous êtes trop maigre, c'est que vous mangez mal. Peut-être trop de viande, de sucre, trop d'aliments desséchants, sclérosants. Habituez-vous à consommer davantage de légumes et, surtout, de céréales complètes.

Pour retrouver votre poids et vos forces, votre traitement comprendra donc des cures dépuratives et dynamisantes.

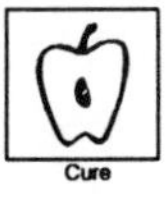

- **Avant les 3 repas** - 1 gélule de Complexe ADN Acides Aminés.
- **Pendant les 3 repas** - 1 ampoule de Manganèse et 1 de Zinc.

- **Après les 3 repas** - 1 gélule de Complexe Levure vitalinée + 1 gélule de Complexe ADN Acides Aminés.
- **Dans la journée** - Boire, entre les repas, un litre de la tisane suivante :

Basilic feuille : 50 gr
Bigaradier bouton : 50 gr
Carvi noir semence : 50 gr
Gentiane racine : 50 gr
Romarin feuille : 50 gr
Camomille fleur : 25 gr

Mélanger les plantes entre elles. Mettre cinq cuillerées à soupe rases du mélange, dans un litre d'eau froide, porter à ébullition, laisser bouillir une minute, infuser dix minutes et filtrer.

- **Durée du traitement** : à suivre pendant 1 mois et ensuite, remplacer la gélule de Levure enrichie en Zinc par 1 gélule de Complexe Structurel.

Deuxième cure

- **Avant les repas** - 1 gélule de Complexe ADN Acides Aminés.
- **Midi et soir** - Boire une tasse de cette décoction, avant les repas :

Basilic feuille : 50 gr
Bigaradier bouton : 50 gr
Fenouil semence : 100 gr
Fumeterre plante : 50 gr
Gentiane racine : 50 gr
Romarin feuille : 100 gr

Mélanger les plantes entre elles. Compter une cuillerée à soupe du mélange, pour une grande tasse d'eau froide. Porter à ébullition deux minutes, laisser infuser dix minutes et filtrer.

Complexe ADN Acides Aminés

- **Pendant les deux principaux repas** - Prendre 2 gélules.
- **Durée du traitement** : en cures de trois à quatre semaines.

Il y a huit acides aminés dont l'organisme a un besoin absolu et qu'il ne peut pas synthétiser à partir d'autres éléments, si nous ne les lui apportons pas par notre alimentation.
Les protéines d'origine animale nous les fournissent tous, mais pas les protéines d'origine végétale ; c'est pourquoi, les végétariens doivent être particulièrement vigilants à l'équilibre de leur alimentation.

Tisane contre la maigreur

Cette tisane favorise la reprise du poids, en stimulant l'organisme et l'assimilation des aliments.

Millefeuille feuille : 50 gr
Ortie piquante : 50 gr
Réglisse racine : 50 gr
Sauge feuille : 50 gr
Genièvre baie : 50 gr
Cerfeuil feuille : 50 gr
Cynorrhodon baie : 50 gr

Mélanger les plantes entre elles. Compter quatre cuillerées à soupe du mélange, pour un litre d'eau froide. Porter à ébullition. Faire bouillir une minute. Éteindre le feu et laisser infuser dix minutes. Filtrer.

- **Dans la journée** - Boire une grande tasse (1/4 de litre), un quart d'heure avant les 3 repas.
- **Durée de la cure** : trois semaines.

Tisane drainante

Fumeterre plante : 50 gr
Frêne feuille : 50 gr
Maïs stigmate : 25 gr
Chiendent racine : 50 gr
Thym feuille : 25 gr
Citronnelle plante : 50 gr

Mélanger les plantes entre elles. Compter cinq cuillerées à soupe du mélange, pour un litre d'eau froide. Laisser bouillir une minute. Infuser dix minutes. Filtrer.

- **Dans la journée** - Boire le litre en 3 prises :
  – 1 bol, à jeun
  – 1 bol, avant le repas de midi
  – 1 bol, avant le repas du soir.

Ampoule

Phytoconcentrat de Bardane

- **Matin, midi et soir** - 1 ampoule, avant les repas.
- **Durée du traitement** : en cures de trois semaines.

MAINS ABIMÉES

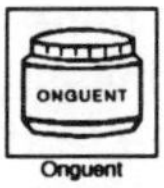

Onguent

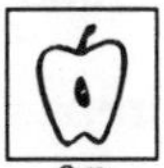
Cure

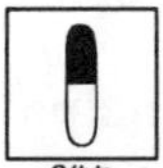
Gélule

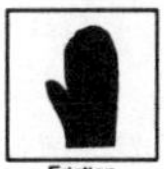
Friction

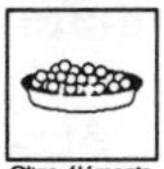
Oligo-éléments

Vos mains subissent, plus que toute autre partie de votre corps, l'agression du froid, de la pollution, du vent et des produits corrosifs que notre civilisation invente tous les jours : lessives, produits ménagers divers, etc.

Apprenez les secrets pour les soigner, les embellir. Des ongles durs et lisses s'entretiennent de l'intérieur d'abord, de l'extérieur ensuite.

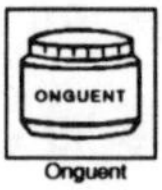

Onguent

Crème mains phytoconcentrat Avoine - Vitamine F

Cette crème apporte les vitamines indispensables à vos mains pour leur éviter sécheresse et rougeur.
Elle régénère la peau contre les agressions extérieures (produits ménagers,...).

- **Tous les jours** - Masser vos mains en douceur, matin et soir. Renouveler l'opération, après usage de détergents.

Crème pour les mains Perlys

Cette crème est hydratante, anti-rides, non grasse. Elle vous laissera une peau souple et douce.

- **Tous les jours** - Masser vos mains, matin et soir.

L'état de vos ongles reflète celui de votre organisme. Pour bien vous porter, vous avez besoin d'un certain nombre de minéraux. Ce sont en effet, eux, qui favorisent la pousse et la solidité des ongles.

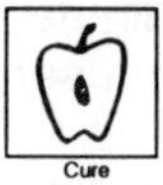
Cure

Cure pour ongles cassants

- **Avant les repas, matin, midi et soir** - 1 ampoule de Prêle.
- **Pendant les repas, matin, midi et soir** - 2 gélules de Complexe Structurel.
- **Après les repas, matin, midi et soir** - 2 gélules de Coquille d'Huître.
- **Durée du traitement** : suivre ce traitement deux mois de suite.

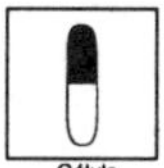
Gélule

Complexe Levure Vitalinée

Ce complexe est riche en oligo-éléments.
En effet, les oligo-éléments sont des métaux ou des minéraux dont la présence infinitésimale dans l'organisme est indispensable à son bon fonctionnement.

- **Avant les 2 principaux repas** - Prendre 2 gélules.
- **Durée du traitement** : par cures d'un mois.
Cette cure peut être répétée trois fois dans l'année.

Complexe Vitamines B

Toutes les Vitamines du groupe B sont présentes pour une synergie d'action, bien plus grande que si vous vous les

procuriez, en ordre dispersé, dans votre alimentation.
Les domaines d'action des Vitamines B sont multiples : système nerveux, système digestif et intestinal, participation à de nombreuses réactions enzymatiques, en liaison avec les minéraux et les oligo-éléments (Fer, notamment).
Vous pouvez fort bien n'utiliser ce complexe que pour avoir une belle peau, de beaux cheveux et de beaux ongles. Mais vous serez alors surpris de constater que c'est votre état général qui sera amélioré puisque ces Vitamines interviennent dans pratiquement toutes les réactions organiques.

- **Par jour** - 2 à 4 gélules, avant les repas.
- **Enfants** - 2 gélules par jour.
- **Durée du traitement** : cures de trois à quatre semaines, renouvelables si nécessaire. Faire une cure aux changements de saison.

Levure de Bière

Les Vitamines qui constituent le complexe vitaminique B sont toutes essentielles pour l'équilibre mental et nerveux, ainsi que pour un métabolisme actif et une peau saine.
N'ayez pas peur de renouveler souvent la cure de Levure de Bière car il n'y a aucun risque de surdosage.
Si vous ne deviez faire qu'une seule cure de compléments alimentaires, que ce soit celle-ci !

- **Par jour** - Prendre 3 à 6 capsules.
- **Durée du traitement** : en cures de trois à quatre semaines. A renouveler.

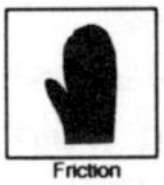
Friction

Mélange fortifiant pour ongles

Huile de noyau d'Abricot : 50 ml
Huile de Germe de Blé : 25 ml
Huile d'Amande douce : 25 ml
Huile essentielle de Sarriette : 10 ml

Mélanger toutes les huiles. Passer ce mélange sur vos ongles, tous les matins, à l'aide d'un petit pinceau. Ce mélange détruit aussi les champignons éventuels.

Huile d'Onagre

Pure huile naturelle obtenue par extraction des graines d'une très jolie fleur jaune, "la Primevère du soir".
Cette huile contient des acides gras essentiels indispensables à la vie, que l'organisme humain est incapable de fabriquer.
En effet, l'acide Gamma linoléique, que l'Onagre contient en grande quantité à l'état naturel, est indispensable à la régénération des fibres de la peau.
Ce fameux acide Gamma linoléique est le précurseur dans l'organisme, des "prostaglandines E1" dont l'action très vaste et très bénéfique s'étend

des troubles du cycle menstruel à la peau sèche et aux rides, en passant par les ongles et les stases capillaires.

- **En massages quotidiens.**

Huile de Germe de Blé

L'huile de Germe de Blé est obtenue par dépression à froid des principes actifs du Germe de Blé, à l'aide d'une huile de Tournesol absolument pure.

Dans les 30 % d'huile de Germe de Blé, nous trouvons les Vitamines : A, B1, B2, B6, E, PP, C et de l'acide folique. Les Vitamines B et E sont régénératrices des tissus cellulaires. Elles protègent la peau du vieillissement, la désintoxiquent, lui facilitent l'absorption de l'oxygène et apportent les protéines indispensables à son élasticité et à sa fermeté. La Vitamine PP est un antidote au dessèchement. La Vitamine C renforce la résistance des capillaires. La Vitamine A protège la peau des agressions externes et internes.

- **A utiliser en massages quotidiens** de deux minutes, pendant dix jours par mois.

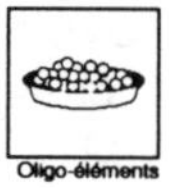

Oligo-élément Silicium

Le Silicium est indispensable dans la structure des tissus.

- **Avant les principaux repas** - 1 ampoule, à garder une minute sous la langue.
- **Cure d'attaque** - 2 ampoules, avant les principaux repas.

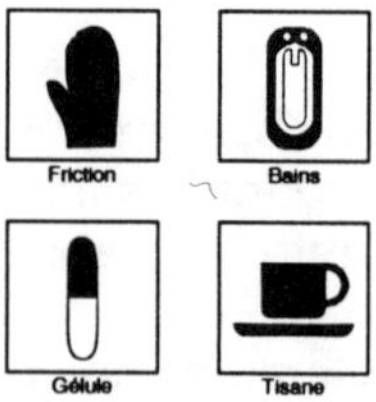

MAL DE DOS

Le mal de dos, mal du siècle aussi, est de plus en plus répandu. Mais il existe des remèdes naturels qui vont vous soulager. Si la douleur apparaît brutalement et occasionnellement après avoir toussé ou éternué ou après avoir levé un bras trop rapidement, il n'y a pas lieu de vous inquiéter. Il s'agit, le plus souvent, d'un problème de vertèbres.

Mais la douleur peut irradier jusqu'au centre de la poitrine et même gêner la respiration, elle peut aussi vous déranger beaucoup quand vous bougez le cou. Il faut alors consulter un praticien spécialisé qui vous manipulera les articulations vertébrales et vous soulagera immédiatement.

Mais les douleurs qui sont localisées au niveau du dos proprement dit, entre les vertèbres cervicales et les lombaires, en fait, à la hauteur des omoplates, sont souvent le propre des femmes jeunes, minces et longilignes. Elles manquent de tonus musculaire et ont souvent subi un amincissement qui a accentué les douleurs qui peuvent alors atteindre le cou, la nuque, les épaules, la racine des bras. La douleur est quasi permanente, elle s'accentue à la station debout et au fil de la journée. Vous vous sentez alors nerveuse, tendue et vous êtes impatiente de vous coucher.

Si aucune maladie n'est à l'origine de vos douleurs dorsales, suivez mes conseils, ils peuvent vous soulager. Tout d'abord, il est indispensable d'entreprendre des soins prolongés pour parvenir à l'élimination des toxines, cause probable d'un début d'arthrose ou d'un état inflammatoire, et au rééquilibrage de la statique vertébrale.

Première bonne décision : changez votre façon de dormir, choisissez un bon oreiller anatomique et vérifiez que votre matelas est suffisamment ferme ! Voici, en outre, quelques exercices pour assouplir votre dos en douceur. Mais sachez bien que les mouvements doivent être indolores et effectués sans précipitation.

Allongez-vous sur le dos, sur un tapis ou sur une moquette. Attrapez vos genoux, bien serrés dans vos bras. Laissez-vous aller d'avant en arrière. Le matin, avant de poser le pied par terre, étirez-vous tout le corps, doucement et bien à fond, pendant deux minutes. Les massages font également beaucoup de bien.

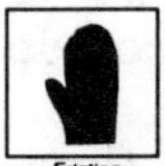

Friction

Ail et Alcool Camphré

Cette friction soulage immédiatement. Il faudrait toujours en avoir prête à la maison.

Ail pilé
Alcool Camphré

Remplir une bouteille de cette façon : 10 % d'Ail pilé, 90 % d'Alcool Camphré.

Laisser macérer dix jours, en secouant fortement.

Frictionner les points douloureux.

Deux inconvénients : l'odeur... et la nécessité d'utiliser une bouteille qui ferme très bien car le principe thérapeutique s'évapore facilement.

Baume du guérisseur

En massages légers, pour bien faire pénétrer tous les principes actifs.

- **A faire deux à trois fois par jour.**

Huile pour massage

Huile essentielle de Romarin : 10 ml
Huile essentielle de Pin : 10 ml
Huile essentielle de Thym : 5 ml
Huile essentielle de Fenouil : 5 ml
Huile d'Olive vierge : 1/4 de litre

Masser les muscles douloureux, en appuyant fortement.

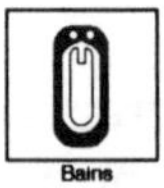

Douche chaude du dos

L'eau doit être la plus chaude possible.

Il faut insister longuement sur la région lombaire et sur le haut des fessiers. D'abord à droite, puis à gauche, en tournant dans le sens des aiguilles d'une montre. Lorsque cette région devient très rouge, monter progressivement le long de la colonne vertébrale, d'abord à droite, puis redescendre rapidement jusqu'à la région lombaire et, recommencer à gauche.

Lorsque tout le dos est bien rouge, appliquer la douche deux minutes à la base de la nuque, puis redescendre, en suivant la ligne des vertèbres.

Bain relaxant aux huiles essentielles

– Compter deux cuillerées à soupe d'huile de bain, pour un grand bain chaud.

Température de l'eau de 38° à 42°.

- **Durée du bain** : dix à quinze minutes.

Il est indispensable de faire suivre le bain d'une rapide douche froide des jambes. Ce bain peut être fait tous les jours sans inconvénient.

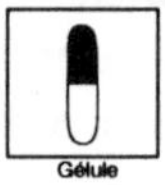

Complexe Structurel

Véritable cocktail d'oligo-éléments naturels, le Complexe Structurel est cependant sans danger et vous pouvez le prendre, même de façon suivie, sans risque de surdosage.

Il recharge l'organisme et, associé aux Vitamines A et D, lutte efficacement contre la déminéralisation, l'ostéoporose et la spasmophilie.

- **Aux principaux repas** - Prendre 2 gélules.
- **Durée du traitement** : en cures de trois à quatre semaines.

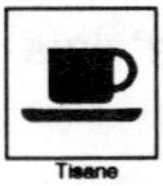

Tisane

Tisane d'élimination

Serpolet plante : 30 gr
Prêle plante : 30 gr
Frêne feuille : 20 gr
Chiendent racine : 20 gr
Fraisier feuille : 15 gr
Patience racine : 15 gr
Olivier feuille : 25 gr

Mélanger les plantes entre elles. Compter quatre cuillerées à soupe, pour un litre d'eau froide. Laisser reposer la nuit. Le lendemain matin, porter à ébullition sans laisser bouillir. Filtrer.

- **Boire en deux jours.**

L'idéal serait de répartir quotidiennement en trois prises :
– le matin, à jeun
– une heure, avant le repas de midi
– une heure, avant le repas du soir.

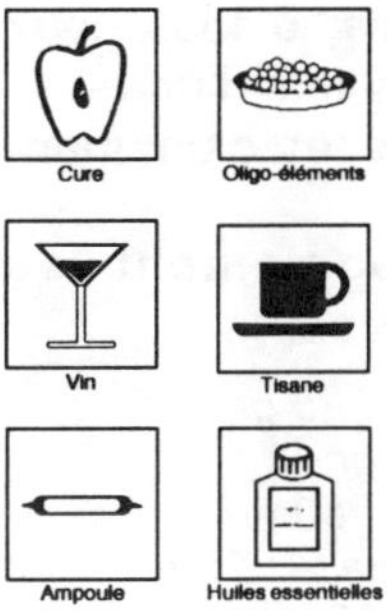

Cure — Oligo-éléments — Vin — Tisane — Ampoule — Huiles essentielles

MANQUE D'APPÉTIT

Le manque d'appétit, quand il n'est pas dû à des raisons psychologiques (voir **Anorexie**), peut être dû à une maladie du système digestif. Il est donc important de consulter votre médecin.

Si rien n'explique cette inappétence, sachez qu'elle est souvent la conséquence d'un manque d'exercice ou de grand air. Une semaine de congés à la campagne, à la montagne ou à la mer, peut être la meilleure des médecines !

Néanmoins, la phytothérapie peut vous aider, si vous ne pouvez pas partir. Suivez mes cures et conseils et vous retrouverez le goût de vivre et de manger.

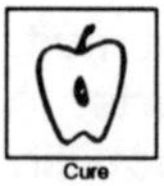
Cure

- **Pendant les repas, midi et soir** - 1 ampoule de Cohobat d'Angélique.
- **Après les repas, midi et soir** - 2 gélules de Complexe Structurel.
- **Avant les repas, midi et soir** - Boire une tasse de la tisane suivante :

Fumeterre plante : 50 gr
Gentiane racine : 25 gr
Ményanthe feuille : 25 gr
Basilic feuille : 50 gr
Carvi noir semence : 25 gr
Fenouil semence : 25 gr
Thym feuille : 25 gr

Mélanger les plantes entre elles. Compter deux cuillerées à café du mélange, pour une grande tasse d'eau bouillante. Laisser infuser dix minutes.
Filtrer.

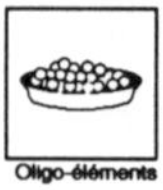
Oligo-éléments

Oligo-élément Fer

- **Par jour** - Prendre 2 ampoules.
- **Durée du traitement** : en cures de quatre semaines.
A renouveler.

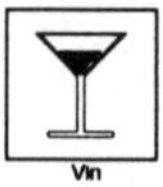
Vin

Vin stimulant

Vin rouge doux : 1 litre
Ecorce de Saule : 15 gr
Ecorce de Frêne : 8 gr
Ecorce de Chêne : 8 gr

Faire chauffer le Vin doucement.
Au premier bouillon, y jeter le mélange des trois écorces.
Éteindre le feu, couvrir et laisser macérer toute la nuit.
Filtrer.

Tisane

Ményanthe

Prendre 4 cuillerées à soupe, pour un litre d'eau froide.
Laisser bouillir une minute.
Infuser dix minutes. Filtrer.

- **Dans la journée** - Boire le litre, entre les repas.

Tisane favorisant l'appétit

Utile aussi bien aux enfants, aux convalescents que, d'une manière générale, à tous ceux qui souffrent à la fois d'une fatigue générale et d'un manque d'appétit.
Elle stimule également les fonctions digestives.

Ményanthe feuille : 25 gr
Basilic feuille : 50 gr
Citronnelle plante : 50 gr
Menthe poivrée feuille : 25 gr
Gentiane racine : 25 gr
Romarin feuille : 50 gr
Thym feuille : 50 gr

Mélanger les plantes entre elles. Compter quatre cuillerées à soupe du mélange, pour un litre d'eau froide. Porter à ébullition. Faire bouillir une minute. Éteindre le feu et laisser infuser dix minutes.Filtrer.

- **Dans la journée** - Boire une grande tasse (1/4 de litre), une demi-heure avant les 3 repas.
- **Durée du traitement** : cures de trois semaines.

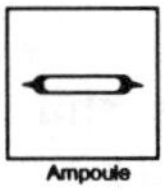
Ampoule

Phytoconcentrat de Bigaradier

- **Midi et soir** - 1 ampoule, aux repas.
- **Durée du traitement** : cures de trois semaines.

Phytoconcentrat d'Ortie piquante

- **Midi et soir** - 1 ampoule, aux repas.
- **Durée du traitement** : cures de trois semaines.

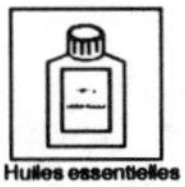
Huiles essentielles

Huile essentielle d'Orange

- **Par jour** - 2 gouttes, 3 à 4 fois par jour, sur un sucre.
  Ou grain d'essence :
  3 granules, 3 fois par jour, à avaler sans croquer, avec un peu d'eau ou de nourriture.
- **Durée de la cure** : dix jours environ.

Huile essentielle de Sauge sclarée

- **Par jour** - 2 gouttes, 3 à 4 fois par jour, sur un sucre.
  Ou grain d'essence :
  3 granules, 3 fois par jour, à avaler sans croquer, avec un peu d'eau ou de nourriture.
- **Durée de la cure** : dix jours environ.

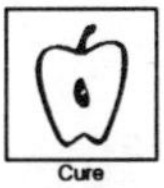
Cure

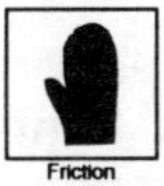
Friction

MAUX D'OREILLES

Vous entendez des bourdonnements et sifflements, vous supportez mal le bruit, le conduit auditif et sa muqueuse vous démangent et vous avez le sentiment d'entendre moins bien les autres.

En revanche, vous entendez bien votre propre voix ou le téléphone, si vous le posez derrière l'oreille. Vous avez alors certainement un bouchon de cérumen. Essayez mes recettes, vous serez certainement étonné par les résultats.

Cure

Utiliser les deux recettes ensemble :

- **Le soir** - Jus de Chou et de Citron.
- **Le matin** - Décoction de Cumin.

Décoction de Cumin

Graines de Cumin

Peser très exactement quatre grammes de graines. Les mettre dans un verre d'eau et faire bouillir dix minutes. Infuser cinq minutes.
Filtrer soigneusement cette décoction.

- **Tous les matins** - Aspirer l'eau obtenue avec une petite poire en caoutchouc. Placer l'embout dans l'oreille et appuyer doucement mais fermement, de façon à obtenir une pression suffisante. L'eau s'écoulera d'elle-même.
Si les deux oreilles sont atteintes, doubler les proportions.

Jus de Chou et de Citron

1 Citron
Feuilles de Chou vert

Presser le jus d'un Citron.
Presser une quantité égale de jus de Chou, que vous obtiendrez en passant les feuilles à la centrifugeuse.
Mélanger les jus.

- **Tous les soirs** - Placer deux gouttes du mélange dans chaque oreille. Boucher avec un coton.
- **Le matin** - Laver l'oreille avec une petite poire contenant de l'eau de source.

Il est nécessaire d'avoir une pression suffisante dans l'oreille pour bien la nettoyer.

Cataplasme

Sel et Persil

Persil frais
Gros Sel gris de mer

Confectionner des petites boulettes, en malaxant le Persil et le Sel.

- **Avant de vous coucher** - Placer les boulettes dans les oreilles. Les garder toute la nuit.

Serviette au Romarin

1 bassine d'eau bouillante
2 cuillerées à soupe d'huile de bain au Romarin

Imbiber la serviette. La placer autour des oreilles et du front pendant trois minutes. A renouveler trois fois avec de l'eau très chaude. Puis, frotter les oreilles, la nuque et le front avec un gant d'eau froide.

- Faire ces ablutions **tous les jours**.

O-P

OBÉSITÉ
OSTÉOPOROSE
OTALGIE

PALPITATIONS
PÉDICULOSE

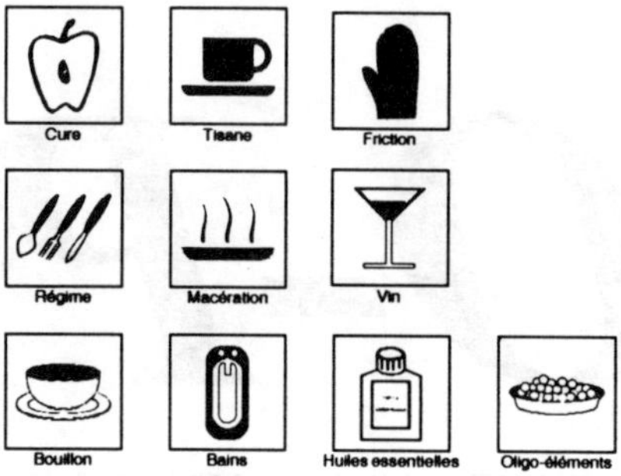

OBÉSITÉ

L'obésité est en fait un excédent de poids de 10 à 20 % par rapport au poids normal, c'est-à-dire celui considéré par les médecins comme ne présentant aucun risque pour votre santé.

Ce poids normal peut être calculé de manière approximative, de la façon suivante : Poids = (taille en cm - 100) - (taille en cm - 150). Ce dernier chiffre entre parenthèses étant divisé par 4 pour les hommes ou 2 pour les femmes.

L'obésité est, en fait, due à un déséquilibre entre l'énergie absorbée et celle dépensée. Tout surpoids est dû à un excès d'énergie inutilisé qui se transforme inexorablement en graisse. Une alimentation trop riche par rapport aux dépenses est donc presque toujours responsable.

En effet, les obésités dues à un dérèglement glandulaire sont rarissimes : 1% environ, considèrent les médecins. Il faut donc apprendre à équilibrer son alimentation en fonction de ses besoins réels. Mais il faut le faire de la manière la plus rationnelle possible : en effet, si vous privez votre organisme de façon anarchique, en jeûnant ou en sautant des repas, ce dernier se défend en emmagasinant des graisses, en vue des prochaines privations. Et vous entrez dans un cercle vicieux terrible où votre corps peut s'habituer à tenir avec un minimum de calories. Il se met en quelque sorte en réserve, vit au ralenti et stocke un maximum de graisses.

La situation est d'autant plus dramatique que tout régime dur donne peu de résultats et que la reprise de poids est immédiate dès que vous remangez, si peu que ce soit. Psychologiquement, la situation devient en outre très pénible. De plus, angoisse, stress et obsession de grossir soutendent toute la vie affective, totalement perturbée de ce fait.

La seule formule est de mettre au point un régime personnalisé qui tienne compte de vos besoins. Hormis un régime strict, n'espérez aucune amélioration durable. Cela dit, sachez bien que si les premiers jours sont difficiles, votre corps va vite s'habituer à un régime équilibré qui ne le pénalise pas systématiquement, et vous maigrirez lentement mais sûrement. De plus, il existe des coupe-faims naturels qui peuvent vous aider.

Si vous respectez les grandes lignes proposées dans le régime suivant, en sachant l'adapter à vos goûts et habitudes alimentaires, vous maigrirez sans trop souffrir et sans dommage pour votre organisme. Mais surtout, apprenez à vous faire plaisir, en ces temps de privations ! Préparez-vous de jolis plats où se mélangent gaiement les légumes que vous pouvez manger à volonté. Faites de chaque collation une pause agréable. Prenez le temps de déguster votre petit déjeuner. Concoctez-vous mes tisanes variées pour boire beaucoup. Jouez aussi avec de nouvelles saveurs, fabriquez-vous des sauces à base de yaourt maigre aromatisées d'herbes variées. Découvrez des recettes sophistiquées à la vapeur.

Et oui, dussiez-vous en sourire, c'est une bonne période pour s'offrir de nouveaux livres de cuisine qui déclinent des recettes diététiques. Bref, gâtez-vous ! Vos efforts le méritent.

Les règles d'or

- Faire trois vrais repas par jour, en privilégiant le petit déjeuner et en évitant de trop manger le soir.
- Pour un amaigrissement rapide, donc motivant, le régime doit être pauvre en sucre (glucides) et en graisses (lipides). Evitez, en particulier, les sucres à absorption rapide (pâtisseries, confitures, sodas, etc.) mais également les sucres contenus dans les féculents et farineux. En revanche, ne supprimez pas le pain complet ni les céréales qui apportent des glucides lents et des fibres indispensables (à prendre de préférence au petit déjeuner).
- Les protéines sont indispensables pour conserver intacte la masse musculaire (essentiellement viandes et poissons maigres, fromage à 0 % et œufs). Vous maigrirez plus vite avec 1 500 K calories par jour de protéines qu'avec 1000 K calories de glucides et lipides.

- Réduisez les lipides au maximum. Inventez de nouvelles sauces. Privilégiez les viandes et les poissons maigres. Supprimez les charcuteries, les fritures, les sauces à base d'huile (il faut néanmoins prendre une cuillerée d'huile par jour pour satisfaire les besoins en acides gras essentiels).
- Les légumes verts doivent trouver une place de choix dans votre alimentation anti-rondeurs : ils vous apportent les vitamines et les fibres indispensables. Vous pouvez en manger à volonté, sauf si vous êtes sujette aux colites.
- Une bonne formule consiste à prendre une petite collation à 10 h et à 16 h, pour éviter les fringales. Un yaourt maigre, un œuf dur (pas plus de quatre par semaine), une tranche de jambon sans gras ou une pomme, toujours avec deux grands verres d'eau ou une tisane, vous permettront de tenir.

Mais, sachez-le, il existe des recettes naturelles qui vont vous aider dans l'aventure de l'amaigrissement. Contrairement aux médicaments chimiques, elles ne détruiront pas votre santé. Mais bien au contraire, elles vous aideront à retrouver l'équilibre de la bonne santé et la minceur nécessaire à votre joie de vivre.

Cure

- **1/4 d'heure avant les 3 repas** - 1 ampoule de phytoconcentrat de Fenouil.
- **Pendant les 2 principaux repas** - 2 gélules de Levure Vitalinée.
- **Après les 2 principaux repas** - 1 capsule d'huile d'Onagre.
- **Dans la journée** - Boire, après les repas, un litre de la tisane suivante dans laquelle vous diluerez deux ampoules de Distillat d'Algues.

Anis vert semence : 50 gr
Bardane racine : 50 gr
Chiendent racine : 50 gr
Fenouil semence : 25 gr
Fucus Vésiculeux plante : 50 gr
Réglisse racine : 50 gr
Menthe poivrée feuille : 25 gr

Mélanger les plantes entre elles. Mettre quatre cuillerées à soupe du mélange, dans un litre d'eau froide, porter à ébullition sans laisser bouillir, laisser infuser dix minutes et filtrer.

- **Durée du traitement** : trois semaines, pour commencer. A renouveler, si vous n'avez pas atteint votre objectif de poids.

Syraline

Premier né d'une nouvelle génération de compléments diététiques auto-stimulants, cet aide-minceur révolutionnaire vous permet enfin de mincir

pour longtemps.
Son plus ? A la différence des compléments nutritionnels ordinaires qui apportent à votre organisme les nutriments dont il est carencé, Syraline lui apporte en kit de quoi se reprogrammer en profondeur, pour mieux brûler naturellement ses graisses de réserve.
Son secret ? Il contient deux Acides Aminés anti-fatigue, anti-graisses et désintoxicants qui, lorsqu'ils se rencontrent dans le corps humain, activent la combustion des graisses et les transforment en énergie.

- **Au cours du déjeuner** - 2 comprimés.
- **Au cours du dîner** - 2 comprimés.
- **Durée du traitement** : cures de trois semaines minimum. A renouveler, si nécessaire.

L.I.V.E. de Caprus fort

– Prendre 2 doses dans un litre d'eau plate ou de tisane.

- **Dans la journée** - Boire le litre, entre les repas.
- **Durée du traitement** : en cures de vingt-quatre jours. A renouveler 3 ou 4 fois par an.

L.I.V.E. de Christe Marine

La Christe Marine qui, comme son nom l'indique, pousse au bord de la mer, concentre tous les principes actifs contenus dans l'eau de mer et en particulier les précieux oligo-éléments dont elle est riche.
On y trouve aussi, en quantité notable, de la Vitamine C dont les effets tonifiants et protecteurs contre les agressions sont bien connus.
Dans les composants de la Christe Marine se trouve également une Huile essentielle, la Chrithmène, qui neutralise une partie des graisses dans l'estomac. L'excès de cholestérol est ainsi moins à craindre et le foie se fatigue moins.

- **Midi et soir** - Boire, 1/4 d'heure avant les repas, une dose pure ou diluée dans un verre d'eau, une tisane ou un jus de fruit.
- **Dans la journée** - Mettre 2 doses dans un litre d'eau et boire le litre, entre les repas.
- **Durée du traitement** : cure de vingt-quatre jours. La cure peut être répétée ou prolongée.

L.I.V.E. de Reine des Prés

C'est un puissant diurétique, éliminateur de l'urée, de l'acide urique et des chlorures. Elle est sudorifique, cholérétique, astringente, somnifère, fébrifuge et tonique du cœur et de l'estomac.
Enfin, pour les personnes sujettes à l'obésité et à la cellulite sur un terrain œdémateux, elle sera précieuse pour désinfiltrer les tissus, favoriser l'amincisse-

ment et apaiser les sensations douloureuses.

- **Dans la journée** - Prendre une dose pure, chaque matin, à jeun ou diluée dans un verre d'eau ou de jus de fruit. Prendre une deuxième dose dans l'après-midi, ou le soir, au coucher.
- **Durée du traitement** : en cure de 24 jours. La cure peut être répétée ou prolongée.

Tisane 3 kilos

Frêne feuille : 50 gr
Reine des prés plante : 50 gr
Chiendent racine : 50 gr
Artichaut feuille : 50 gr
Sureau fleur : 50 gr
Bourrache feuille : 50 gr
Cerise queue : 50 gr
Citron écorce : 50 gr

Mélanger les plantes entre elles. Compter quatre cuillerées à soupe du mélange, pour un litre d'eau froide. Faire bouillir deux minutes et infuser dix minutes.

- Boire la totalité dans la journée et une heure avant les repas.

Tisane amincissante

Pissenlit racine : 50 gr
Cerise queue : 50 gr
Fucus vesiculus plante : 100 gr
Romarin feuille : 50 gr
Reine des prés plante : 50 gr
Anis vert semence : 25 gr

Mélanger les plantes entre elles. Compter quatre cuillerées à soupe du mélange, pour un litre d'eau froide. Porter à ébullition deux minutes. Éteindre le feu. Couvrir. Infuser dix minutes. Filtrer.

- **Dans la journée** - Boire le litre, entre les repas.

Première recette Tisane anti-cellulite

Busserole feuille : 10 gr
Pariétaire plante : 10 gr
Renouée racine : 10 gr
Romarin feuille : 10 gr
Verge d'or plante : 10 gr
Frêne feuille : 10 gr
Cerise queue : 20 gr
Saule écorce : 20 gr

Mélanger les plantes entre elles. Compter quatre cuillerées à soupe du mélange, pour un litre d'eau froide. Laisser bouillir deux minutes. Infuser dix minutes. Filtrer.

- **Par jour** - Boire 3 tasses, entre les repas.

Il faut alterner cette tisane avec la tisane anti-cellulite suivante.

Deuxième recette Tisane anti-cellulite

Si votre cellulite est douloureuse :

Bourse à pasteur plante : 20 gr
Pariétaire plante : 20 gr
Bouleau feuille : 20 gr
Saule écorce : 20 gr
Reine des prés plante : 20 gr
Prêle plante : 20 gr

Mélanger les plantes entre elles. Compter quatre cuillerées à soupe du mélange, pour un

litre d'eau froide. Chauffer jusqu'à ébullition, sans laisser bouillir. Infuser. Filtrer.

- **Par jour** - Boire 3 tasses, entre les repas.

Tisane "anti-graisse"

Cassis feuille : 30 gr
Reine des prés plante : 30 gr
Cerise queue : 30 gr
Bruyère fleur : 30 gr
Prêle plante : 30 gr
Tilleul aubier : 30 gr

Mélanger les plantes entre elles. Compter quatre cuillerées à soupe du mélange, pour un litre d'eau froide. Faire chauffer doucement jusqu'à ébullition, sans laisser bouillir. Infuser quinze minutes. Filtrer.

- **Dans la journée** - Boire le litre entre les repas, de préférence en 3 fois : le matin à jeun, à 11h et à 17h.
- **Durée du traitement** : prendre cette tisane pendant deux semaines, **sans interruption**.

Tisane de beauté

Bardane racine : 50 gr
Bouleau feuille : 50 gr
Genièvre baie : 50 gr
Lierre terrestre plante : 50 gr
Pariétaire plante 50 gr
Pissenlit racine : 50 gr
Prêle plante : 50 gr

Mélanger les plantes entre elles. Compter quatre cuillerées à soupe du mélange, pour un litre d'eau froide. Faire bouillir trois minutes. Infuser dix minutes. Filtrer.

- **Durée du traitement** : boire le litre en deux jours, entre les repas.

Tisane de drainage reminéralisante

Prêle plante : 50 gr
Reine des prés plante : 50 gr
Ményanthe feuille : 25 gr
Pariétaire plante : 50 gr
Sureau fleur : 50 gr
Houblon cône : 50 gr
Fumeterre plante : 50 gr

Mélanger les plantes entre elles. Compter quatre cuillerées à soupe du mélange, pour un litre d'eau froide. Faire bouillir deux minutes. Infuser dix minutes. Filtrer.

- **Dans la journée** - Boire une grande tasse, 1 heure avant les repas.

La tisane choc

Pariétaire plante : 50 gr
Cerise queue : 50 gr
Cassis feuille : 50 gr
Bouleau feuille : 50 gr
Ményanthe feuille : 50 gr
Verveine feuille : 50 gr

Mélanger les plantes entre elles. Compter quatre cuillerées à soupe du mélange, pour un litre d'eau froide. Laisser bouillir une minute. Infuser dix minutes. Filtrer.

- **Dans la journée** - Boire le litre, entre les repas.

Grande tisane dépurative

Bouillon blanc fleur : 50 gr
Bourrache plante : 50 gr
Artichaut feuille : 50 gr
Bruyère fleur : 50 gr
Cassis feuille : 50 gr
Ményanthe feuille : 25 gr
Pariétaire plante : 50 gr
Verveine feuille : 25 gr

Mélanger les plantes entre elles. Compter cinq cuillerées à soupe du mélange, pour un litre d'eau froide. Faire bouillir trois minutes. Éteindre le feu. Infuser dix minutes. Filtrer.

- **Dans la journée** - Boire le litre, loin des repas.

Infusion dépurative

Menthe douce feuille : 50 gr
Cerise queue : 50 gr
Frêne feuille : 20 gr
Citron écorce : 50 gr
Verveine feuille : 50 gr

Mélanger les plantes entre elles. Compter quatre cuillerées à soupe du mélange, pour un litre d'eau bouillante. Infuser quinze minutes. Filtrer. Laisser refroidir.

- Boire, **dans la journée.**

Tisane de pelure

1 cuillerée à soupe de pelures de Pommes séchées pour un bol d'eau

Broyer les pelures dans un mortier. Les faire bouillir pendant quinze minutes. Filtrer.

- Boire 1 bol **le matin** et 1 bol **le soir.**

Les tisanes suivantes sont à prendre en alternance. Choisissez deux ou trois d'entre elles dont le goût vous séduit.

Artichaut

Feuilles d'Artichaut séchées

Prendre une cuillerée à soupe, pour un litre d'eau bouillante. Laisser infuser dix minutes. Filtrer.

- **Dans la journée** - Boire le litre, entre les repas.

Bourrache ou queues de Cerises ou Chiendent

Prendre quatre cuillerées à soupe, pour un litre d'eau froide. Laisser bouillir une minute.
Infuser dix minutes. Filtrer.

- **Dans la journée** - Boire le litre, loin des repas.

Bruyère

Sommités fleuries de Bruyère séchées

Prendre quatre cuillerées à soupe, pour un litre d'eau bouillante.
Laisser infuser dix minutes. Filtrer.

- **Dans la journée** - Boire le litre, loin des repas.

Frêne

Feuilles de Frêne séchées

Prendre quatre cuillerées à soupe, pour un litre d'eau

froide. Laisser bouillir une minute.
Infuser dix minutes. Filtrer.

- **Dans la journée** - Boire le litre, entre les repas.

Fucus vesiculosus

Plante séchée

Prendre quatre cuillerées à soupe, pour un litre d'eau froide.
Faire bouillir une minute.
Infuser dix minutes. Filtrer.

- **Dans la journée** - Boire le litre, à des moments éloignés des repas.

Hibiscus fleur

Faire infuser 1 cuillère à soupe dans une tasse d'eau bouillante.

- **Par jour** - Prendre 2 ou 3 tasses, sur quelques jours, pour un problème aigu ou par cures de trois ou quatre semaines, pour un problème de fond.

Olivier feuille

Faire infuser 1 cuillère à soupe dans une tasse d'eau bouillante.

- **Par jour** - Prendre 2 ou 3 tasses, sur quelques jours, pour un problème aigu ou par cures de trois ou quatre semaines, pour un problème de fond.

Bouleau

Faire infuser 1 cuillère à soupe dans une tasse d'eau bouillante.

- **Par jour** - Prendre 2 ou 3 tasses, sur quelques jours, pour un problème aigu ou par cures de trois ou quatre semaines, pour un problème de fond.

Bruyère

Faire infuser 1 cuillère à soupe dans une tasse d'eau bouillante.

- **Par jour** - Prendre 2 ou 3 tasses, sur quelques jours, pour un problème aigu ou par cures de trois ou quatre semaines, pour un problème de fond.

Christe Marine

- **Avant chacun des trois repas** - Faire infuser 1 cuillère à soupe dans un verre d'eau.
- **Durée du traitement** : en cures de trois semaines.
A renouveler.

Toutes ces tisanes peuvent être prises en alternance. Ainsi, votre organisme ne risque pas de s'habituer et, vous profiterez pleinement des principes actifs.

Friction

Huile amincissante

Huile essentielle de Sauge : 2 ml
Huile essentielle de Thym : 2 ml
Huile essentielle de Genièvre : 5 ml
Huile essentielle de Romarin : 5 ml
Huile essentielle de Citron : 5 ml
Huile de pépins de Raisin codex : 125 ml
Huile de Noyaux Hydrogénée : 25 ml

Mélanger toutes les huiles (ou plutôt, faire faire le mélange par votre pharmacien).
Appliquer l'huile sur les jambes et les cuisses, masser de bas en haut, en malaxant doucement.
Faire suivre ces massages par une douche froide des jambes.

Ne vous exposez pas au soleil après l'application de cette huile, les essences de plantes pouvant, par une action photosensibilisante au soleil, provoquer des taches de pigmentation difficiles à faire disparaître.

- **Le soir** - L'appliquer après votre douche.

Crème amincissante Christe Marine

La Christe Marine est inégalable, car elle affine votre silhouette en la raffermissant.

Le résultat est étonnant ! La Christe Marine doit son action non seulement à la Crithmène mais, également, à sa grande richesse en sels minéraux qui, par osmose, éliminent l'eau de votre épiderme.

- **Tous les matins** - Masser doucement les zones à traiter. Rouler la peau du bout des doigts pour la décoller et favoriser votre circulation.

Mousse Craquante Désinfiltrante à la Pourpeline

La Pourpeline est la plante purifiante par excellence. Elle active votre métabolisme et rétablit votre équilibre organique. Sous forme de Mousse Craquante, elle désinfiltre rapidement vos surcharges graisseuses. Vous entendez crier vos capitons tandis que cette mousse suractive crépite ardemment sous vos doigts et laisse, sur votre épiderme, une agréable sensation de fraîcheur.

- **Matin et soir** - Après le bain ou la douche, vaporiser une dose de cette mousse surpuissante et masser doucement, pour bien faire pénétrer.

Fluide extrême zones rebelles de Caprus

- **Matin et soir** - En application sur les surcharges pondérales.

- **Durée du traitement** : cures de 12 jours.
A renouveler.

Gel bain-douche Christe Marine

Sous la douche, répartir une quantité suffisante de gel sur l'ensemble du corps et frictionner doucement.

- **Pour le bain** : Verser deux doses bouchon de gel dans la baignoire et faire couler l'eau sur le produit.
Durée du bain : dix minutes, suivies d'une douche froide des jambes.

Gel raffermissant Caprus

Ce soin externe s'adresse aux personnes qui désirent mincir sans risquer de perdre la fermeté de leur tissu cutané, surtout : bras, intérieur des cuisses, ventre, fesses, mollets. Convient aux femmes après 45 ans ou à celles dont la peau manque de tonus, à celles qui ne font pas de sport, pendant et après une grossesse.

- **Tous les matins après la douche** (plutôt fraîche de préférence) - Masser tout le corps ou les zones relâchées.
- **Durée du traitement** : en cures d'un mois par trimestre.

Pulseur actif Christe Marine

Surconcentré en huiles essentielles, le produit va pénétrer très en profondeur et pulvériser vos capitons.
Attention, il doit être réservé aux petites zones très précises et il irrite parfois les peaux tendres.

- **Après une douche ou un bain chaud** - Frictionner les zones critiques avec une loofa ou un gant de crin.
- Ensuite, pulser l'Extrait vif de Christe Marine à quinze centimètres de la peau. Laisser agir sans frotter.

Régime

Compote de Poires à la Cannelle

4 Poires de bonne taille
1/2 verre de jus de Pomme
4 pincées de Cannelle

Peler les fruits et ôter cœur et pépins. Les couper en petits morceaux. Verser dans une casserole, le jus de Pomme et les morceaux de Poire. Couvrir et laisser cuire dix minutes à feu doux. Retirer la casserole du feu et ajouter la Cannelle. Bien mélanger.

- Servir chaud ou froid, **à la place des repas.**

Cure de Poires

Très riches en sels minéraux : Phosphore, Sodium, Magnésium, Soufre, Potassium, Chlore, Cuivre, Fer, Manganèse, Iode Et Arsenic ! En Vitamines (A, B, C, PP), la Poire est particulièrement diurétique et désintoxicante. Elle vous permet d'éliminer cellulite et toxines tout en faisant le plein d'oligo-éléments et de vitamines. Résultat : des kilos en moins, du tonus en plus !

Des poires
De l'eau

- **Tous les matins, à jeun** - 1 Poire.
- **Tous les midi** - Des Poires, uniquement des Poires et de l'eau.
- **Le soir** - Une Poire avant le repas qui sera léger (légumes, poisson).
- **Durée du traitement** : suivez cette agréable cure pendant dix jours et admirez votre silhouette !

Salade minceur

Pissenlit : 100 gr
Persil plat : 1 bouquet
Pamplemousse rose (pour le plaisir des yeux)

Mélanger. Assaisonner au jus de Citron et à l'huile de Carthame. Pas de sel.

- **Durée du traitement** : manger cette salade pendant dix jours, tous les midis et tous les soirs. Vous pouvez remplacer le Pissenlit uniquement avec : Poireau, Navet, Carotte, Choux cuits ou crus. Ne prenez rien d'autre..., sauf de la tisane !

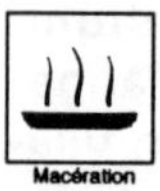
Macération

Macération d'Ail et graines de Persil

Excellent pour les obésités qui s'accompagnent de troubles circulatoires, de cycle irrégulier et de difficultés à éliminer.

3 gousses d'Ail
Un verre d'eau chaude
Semences de Persil : 1 cuillerée à soupe
Un litre d'eau froide

Couper finement l'Ail. Verser dessus l'eau chaude. Couvrir et laisser macérer toute la nuit.

- **Boire le matin à jeun.**
Jeter le persil dans le litre d'eau froide. Porter doucement à ébullition.
Laisser bouillir trois minutes.
Laisser infuser quinze minutes en couvrant.
Conserver cette tisane au réfrigérateur.

Crème de Cassis diurétique

2 litres de Bourgogne blanc
1,5 Kg de Cassis écrasés au pilon

Ajouter les Cassis au Vin blanc. Laisser macérer 48 heures. Filtrer, en tamisant.
Peser le liquide et ajouter un poids égal de Sucre roux en poudre.
Faire bouillir 5 minutes dans une casserole émaillée. Laisser refroidir à 40°.
Filtrer et conserver dans une bouteille bien bouchée

- **Plusieurs fois par jour** - Boire une cuillerée à soupe mélangée à un grand verre d'eau, entre les repas, pour éliminer délicieusement.

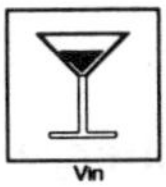
Vin

La boisson de la journée

1 litre et demi d'eau plate
1 Orange fraîche pressée
1 Pamplemousse frais pressé
3 doses de L.I.V.E. de Caprus

Mélanger tous les ingrédients.

- **Dans la journée** - Boire le litre et demi, entre les repas.

Attention, cette boisson est hyper-tonique et hyper-diurétique !

La préparation diurétique

1 verre d'eau
Le jus de 2 Mandamousses (hybride de Pamplemousse et de Mandarine)
2 ampoules de jus de Bouleau

Mélanger.

- Boire **le matin, à jeun.**
Mandamousse : plus sucré, plus riche en Vitamine C, plus tonique que le Pamplemousse et tout aussi diurétique.
Jus de Bouleau : dépuratif majeur, chasse les toxines.

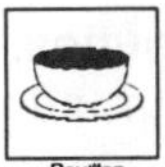
Bouillon

Le bouillon tonique

Oignon
Fenouil
Céleri
Carotte
Poireaux
Pomme de terre
Persil
Thym
Graines d'anis
Eau minérale

Cuire dans un faitout avec passoire incorporée pour retirer les légumes plus facilement.
Laisser cuire pendant une heure et demi.

- Boire 2 litres **par jour**. Boire aussi 1 Citron pressé, après les 2 litres de bouillon.
- **Durée du traitement** : cette cure est à faire pendant seulement 3 jours.

Il ne faut absorber aucun aliment solide. Trois jours pour perdre 3 à 4 kg, sans aucun danger..., mais pas plus de 3 !

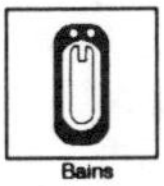
Bains

Bain amincissant

La Sauge possède des propriétés multiples : elle draine les toxines, améliore la digestion, stimule l'élimination et, surtout, elle harmonise le fonctionnement des glandes endocrines, ce qui est primordial en cas d'excès de poids.
Le Thym tonifie votre peau, évite son relâchement et dynamise vos échanges cellulaires.
Quant au Citron, il vous aidera à éliminer toutes les toxines par la peau, en provoquant une abondante sudation. Pour cette raison, il faut absolument vous couvrir après le bain, sans vous rincer, et rester au chaud une heure, dans un peignoir éponge.

Huile essentielle de Sauge :10 ml
Huile essentielle de Thym : 5 ml
Huile essentielle de Citron : 5 ml
Huile de Noyaux hydrogénée : 30 ml
Huile de pépins de Raisin : 50 ml

Faites réaliser cette préparation chez votre pharmacien.
Ajouter à l'eau de votre bain deux cuillerées à soupe de cette solution. L'eau doit être à 37°.

- **Durée du bain** : quinze minutes, suivies d'une rapide douche froide des jambes.

Bain Marjolaine - Verveine - Citron

Huile essentielle de Marjolaine : 7 gouttes
Huile essentielle de Verveine : 7 gouttes
Huile essentielle de Citron : 7 gouttes.
Base hydrodispersante : 2 cuillerées à soupe
ou Huile de bain toute prête à 12 % d'Huiles essentielles Marjolaine-Verveine-Citron, pour ceux qui n'ont ni le temps, ni le courage de faire la préparation.

Mélanger les Huiles essentielles avec la Base hydrodispersante sous le robinet de la baignoire. Ajouter l'eau du bain.

- **Durée du bain** : dix minutes, suivies d'une douche froide des jambes.
- **Durée du traitement** : prendre 2 à 3 bains par semaine.

Bain Sauge - Thym

Vous souffrez d'une surcharge graisseuse au niveau des hanches, des cuisses et du haut des fessiers ? Vos ovaires y sont probablement pour quelque chose. Essayez donc des bains réguliers avec des essences de Sauge et de Thym.

- **En cas de surcharges graisseuses** - Frictionner vigoureusement, tous les matins, ces zones inesthétiques avec un gant de crin et de l'huile de bain pure. Bien peu de ces amas graisseux indésirables résistent à un tel traitement !
Compter deux cuillerées à soupe d'huile de bain pour un grand bain chaud. Température de l'eau de 38° à 42 °.
- **Durée du bain** : dix à quinze minutes. Il est indispensable de faire suivre le bain d'une rapide douche froide des jambes.
- **Durée du traitement** : Prendre 2 à 3 bains par semaine.

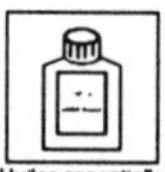
Huiles essentielles

Huile essentielle de Citron

- **Par jour** - 2 gouttes, 3 à 4 fois par jour, sur un sucre.
- **Durée du traitement** : en cures de trois semaines, au maximum.
- **Durée de la cure** : dix jours environ. L'huile essentielle de Citron est la plus utile pour lutter contre la cellulite, lorsqu'on l'utilise en cataplasme.

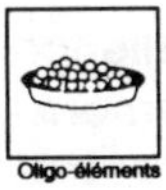

Oligo-éléments

Oligo-élément Potassium

- **Avant les principaux repas** - 1 ampoule, à garder une minute sous la langue.
- **Cure d'attaque** - 2 ampoules, avant les principaux repas.

Le Potassium est un régulateur de l'eau dans l'organisme.

Oligo-élément Nickel

- **Avant les principaux repas** - 1 ampoule, à garder une minute sous la langue.
- **Cure d'attaque** - 2 ampoules, avant les principaux repas.

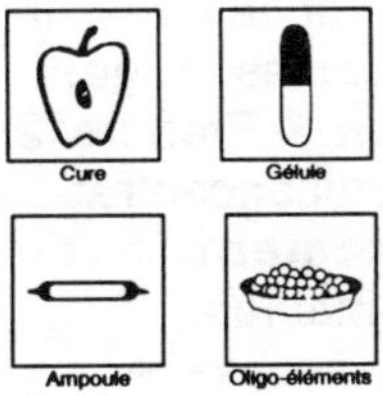

Cure Gélule Ampoule Oligo-éléments

OSTÉOPOROSE

L'ostéoporose est une affection qui touche les personnes âgées des deux sexes et qui se caractérise par une déminéralisation osseuse, due à une raréfaction de la trame protéique des os. C'est donc une mauvaise assimilation des protéines et un trouble du métabolisme qui sont à l'origine de cette maladie.

A la radiographie, les os sont plus clairs, comme s'ils devenaient transparents. La douleur est vite au rendez-vous. Et les patients deviennent beaucoup plus sujets aux fractures.

On ne guérit pas l'ostéoporose mais les traitements proposés vont notablement améliorer votre état et ralentir l'évolution de l'affection.

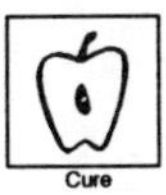

Cure

Complexe Phosphore

S'il y a une déficience en Phosphore, cela peut interférer avec le métabolisme du Calcium et empêcher sa fixation. La proportion du Phosphore doit d'ailleurs être en relation avec celle du Calcium ; moitié

moins de Calcium que de Phosphore ingéré.
La Vitamine D est également essentielle à l'action du Phosphore. C'est pourquoi, je vous conseille de l'associer dans la cure de Phosphore.-

- **Avant les deux principaux repas** - Prendre 2 gélules.
- **Durée du traitement** : en cures de trois à quatre semaines.

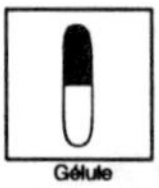
Gélule

Complexe Structurel

Véritable cocktail d'oligo-éléments naturels, le Complexe Structurel est cependant sans danger et vous pouvez le prendre, même de façon suivie, sans risque de surdosage. Il recharge l'organisme et, associé aux Vitamines A et D, lutte efficacement contre la déminéralisation, l'ostéoporose et la spasmophilie.

- **Dans la journée** - Prendre 2 gélules, aux principaux repas.
- **Durée du traitement** : en cures de trois à quatre semaines.

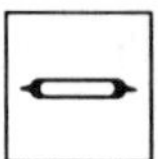
Ampoule

Phytoconcentrat de Prêle

La Prêle est la plante la plus riche en Silice, l'un des douze minéraux majeurs de tout notre organisme.

C'est la plante par excellence de tous les fatigués et démoralisés chroniques, des "patraques" permanents.
C'est aussi un reminéralisant exceptionnel pour les jeunes fatigués par leur croissance, pour les femmes à la ménopause et pour toutes les personnes âgées.
Son action s'exerce aussi favorablement sur les ongles et les cheveux qu'elle renforce.
Douée de propriétés hémostatiques, elle régularise les règles trop abondantes et favorise la production de globules rouges.

- **Le matin, à jeun** - Prendre 2 ampoules de phytoconcentrat.
- **Durée du traitement** : en cures de trois semaines.
A renouveler, si nécessaire.

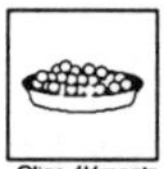
Oligo-éléments

Oligo-élément Fluor

Les oligo-éléments sont indispensables à notre équilibre.
Présents dans notre organisme à doses infinitésimales, ils règlent nos échanges cellulaires.

- **Cure d'entretien** - 1 ampoule, avant les principaux repas, à garder une minute sous la langue.
- **Cure d'attaque** - 2 ampoules, avant les principaux repas.

Cataplasme

OTALGIE

Parmi tous les maux d'oreilles qui peuvent nous accabler, il en est un qu'il faut savoir soigner d'urgence : la douleur. En effet, quelle que soit la maladie qui couve derrière cette "otalgie", il n'est rien de plus urgent que de l'arrêter. Ce qui ne vous empêchera pas, bien sûr, de consulter un spécialiste pour en découvrir la cause.

Cette précaution n'est pas absolument nécessaire lorsque la douleur d'oreilles est provoquée par une cause passagère que vous connaissez : coup de froid, bains d'eau trop froide ou polluée, coup sur l'oreille.

Cataplasme

Huile de Lys

100 gr de pétales de Lys frais
1/4 d'huile d'Olive vierge pressée à froid

Laisser macérer les pétales de Lys dans l'huile pendant quinze jours. Passé ce délai, faire chauffer la macération au bain-marie pendant trois heures (en laissant les pétales dans l'huile). Oter les pétales, en filtrant soigneusement.
Imprégner un petit coton d'huile et le placer dans l'oreille douloureuse. Renouveler le matin, si nécessaire.

Un conseil : aux sports d'hiver, si vos oreilles sont sensibles, placez un petit coton d'huile tous les jours et vous n'aurez plus jamais de douleurs.

Olive - Persil - Citron

1 bouquet de Persil
1 cuillerée à café de jus de Citron
Huile d'Olive vierge

Passer à la centrifugeuse le Persil. Recueillir le jus. Ajouter une cuillerée à café de jus de Citron.
Tremper un petit coton dans l'huile d'Olive et appuyer bien dessus pour l'essorer. Tremper ensuite le coton dans le jus de Persil et Citron.

- **Matin et soir** - Le placer ensuite dans votre oreille, jusqu'à cessation de la douleur.

Il faut très peu de jus de Persil pour imprégner vos petits cotons. En général, un bouquet sera suffisant pour faire disparaître vos douleurs. Vous conserverez le jus au réfrigérateur, en le recouvrant d'un film plastique.

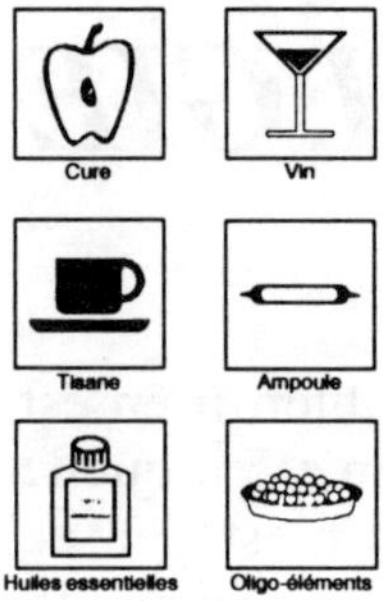

PALPITATIONS

On définit ainsi la prise de conscience que vous avez de vos battements de cœur, dans certaines occasions. Si vos palpitations naissent brutalement et disparaissent de même, consultez un médecin, car elles peuvent avoir une relation avec une maladie coronarienne.

Dans le cas le plus fréquent et le moins grave, ces palpitations s'imposent à votre attention lentement, progressivement, et disparaissent de la même manière, en douceur. Dans ce cas, votre cœur n'est pas en cause. Ce peut être la fatigue ou une mauvaise digestion qui sont la cause de cette affection.

Commencez par manger moins, à chaque repas. Préférez les mets légers et luttez contre une éventuelle constipation. Les palpitations peuvent aussi être la conséquence d'un stress, d'une angoisse ou même d'une dépression nerveuse (voir ces affections).

Sachez également que le tabac, le café, le thé et l'alcool peuvent provoquer des palpitations. Les battements de cœur peuvent alors être très violents. Pour lutter contre cette affection qui perturbe car elle effraie toujours un peu, voici des recettes qui ont fait leurs preuves.

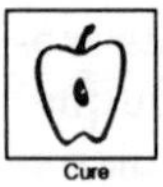

- **Avant les repas, midi et soir** - 1 ampoule de phytoconcentrat d'Aubépine.
- **Après les repas, midi et soir** - 1 ampoule de phytoconcentrat de Mélilot.
- **Midi et soir** - Boire une grande tasse de la tisane suivante, après les repas :

Bigaradier bouton : 50 gr
Menthe douce feuille : 50 gr
Marjolaine feuille : 100 gr
Millefeuille plante : 50 gr
Basilic feuille : 50 gr

Mélanger les plantes entre elles. Compter deux cuillerées à soupe du mélange, pour un demi-litre d'eau bouillante, que vous laisserez infuser dix minutes avant de filtrer.

L.I.V.E.
Algues Laminaria Digitata + Magnésium

- **Tous les matins, à jeun** - Prendre 1 dose pure ou diluée dans un verre d'eau ou de jus de fruit.
Avec un jus d'Orange frais, la Vitamine C multipliera par trois les effets du L.I.V.E.
- **Durée du traitement** : en cures de vingt-quatre jours.
A renouveler, si nécessaire.

La liqueur fortifiante

Baies de Cynorrhodon : 1/3 de litre
Sucre Candi : 150 gr
Eau-de-vie : 1 litre

Ajouter à l'Eau-de-vie, le Sucre et les Baies. Laisser macérer quinze jours, dans un endroit chaud. Filtrer.
Diluer à 50 % liqueur/eau.

- **Le soir** - Boire 1/2 verre, après le repas.

Tisane de pointes d'Asperges

Pointes d'Asperges : 1 kilo

Passer le kilo d'Asperges au mixer. Filtrer dans une passoire très fine.
Cuire ce sirop au bain-marie pendant 1/2 heure.
Filtrer encore une fois, à chaud.
Conserver au froid, dans une bouteille bouchée.

- **Tous les soirs** - Boire une tasse d'infusion de fleurs d'Aubépine avec une cuillerée de ce sirop. Ce sirop ne se boit pas vraiment par plaisir, mais vous pouvez sucrer la tisane au Miel, ce qui effacera ce petit inconvénient.
Cette recette aidera également à venir à bout d'un autre symptôme désagréable qui accompagne souvent les palpitations : les sueurs trop abondantes.

Tilleul

Prendre 4 cuillerées à soupe, pour un litre d'eau bouillante.
Infuser dix minutes. Filtrer.

- **Après les repas** - Boire une tasse.

Tisane contre l'angoisse

La Lavande, la Marjolaine, le Bigaradier et l'Oranger, qui sont des sédatifs du système nerveux et des antispasmodiques, dénoueront vos nerfs. Cependant que la Sarriette et le Romarin, remarquables toniques de l'organisme, aideront à chasser votre fatigue.
Cette formule vous conviendra particulièrement bien, si vous ressentez de temps en temps, des palpitations d'origine nerveuse.

Lavande fleur : 50 gr
Marjolaine feuille : 25 gr
Bigaradier bouton : 50 gr
Oranger fleur : 50 gr
Romarin feuille : 50 gr
Sarriette feuille : 50 gr

Mélanger les plantes entre elles. Compter quatre cuillerées à soupe du mélange, pour un litre d'eau froide.
Porter à ébullition. Faire bouillir une minute. Éteindre le feu et laisser infuser dix minutes.
Filtrer.

- **Par jour** - Boire 3 grandes tasses, entre les repas.
- **Durée du traitement** : cures de trois semaines.

Tisane contre les palpitations

Mélisse feuille : 25 gr
Camomille fleur : 25 gr
Bigaradier bouton : 50 gr
Lavande fleur : 50 gr
Menthe douce feuille : 50 gr
Millefeuille feuille : 50 gr
Oranger fleur : 50 gr

Mélanger les plantes entre elles. Compter quatre cuillerées à soupe du mélange, pour un litre d'eau froide.
Porter à ébullition sans faire bouillir. Éteindre le feu et laisser infuser dix minutes. Filtrer.

- **Par jour** - Boire 3 tasses, entre les repas.
- **Durée du traitement** : cures de trois semaines.

Bigaradier

Prendre quatre cuillerées à soupe, pour un litre d'eau bouillante. Laisser infuser dix minutes. Filtrer.

- **Dans la journée** - Boire le litre, entre les repas.

Marjolaine

Faire infuser 1 cuillère à soupe dans une tasse d'eau bouillante.

- **Par jour** - Prendre 2 ou 3 tasses.
- **Durée du traitement** : par cures de trois ou quatre semaines.

Tilleul feuille

Faire infuser 1 cuillère à soupe dans une tasse d'eau bouillante.

- **Par jour** - Prendre 2 ou 3 tasses.
- **Durée du traitement** : par cures de trois ou quatre semaines.

Houblon

Prendre quatre cuillerées à soupe, pour un litre d'eau bouillante.
Laisser infuser dix minutes.
Filtrer.

- **Dans la journée** - Boire le litre, entre les repas.

Menthe douce

Prendre quatre cuillerées à soupe, pour un litre d'eau bouillante.
Laisser infuser dix minutes.
Filtrer.

- **Dans la journée** - Boire le litre, entre les repas.

Millefeuille

Prendre 4 cuillerées à soupe, pour un litre d'eau bouillante. Faire bouillir une minute. Filtrer.

- **Dans la journée** - Boire le litre, loin des repas.

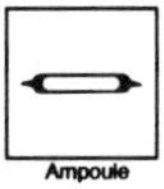
Ampoule

Phytoconcentrat d'Aubépine

- **Matin, midi et soir** - Prendre 1 ampoule de phytoconcentrat, après les repas.
- **Durée du traitement** : en cures, de trois semaines. A renouveler.

Phytoconcentrat de Mélilot

Le Mélilot est un excellent calmant du système sympathique.

- **Matin, midi et soir** - Prendre 1 ampoule de phytoconcentrat, après les repas.
- **Durée du traitement** : en cures de trois semaines. A renouveler.

Ne pas l'utiliser avant une intervention chirurgicale à cause de ses propriétés anticoagulantes.

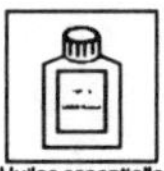
Huiles essentielles

Huile essentielle d'Orange

- **Par jour** - 2 gouttes, trois fois par jour, sur un sucre.

Ou grain d'essence : 3 granules, trois fois par jour, à avaler sans croquer, avec un peu d'eau ou de nourriture.

- **Durée du traitement** : en cures de trois semaines, au maximum.

Huile essentielle d'Ylang-Ylang

- **Par jour** - 2 gouttes, 3 à 4 fois par jour, sur un sucre. Ou grain d'essence : 3 granules, trois fois par jour, à avaler sans croquer, avec un peu d'eau ou de nourriture.
- **Durée du traitement** : en cures de trois semaines, au maximum.

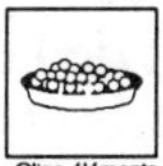
Oligo-éléments

Oligo-élément Cobalt

Le Cobalt est un régulateur du système sympathique.

- **Avant les principaux repas** - 1 ampoule, à garder une minute sous la langue.

Oligo-élément Magnésium

Le Magnésium a une action dans tous les grands métabolismes.

- **Avant les principaux repas** - 1 ampoule, à garder une minute sous la langue.
- **Cure d'attaque** - 2 ampoules, avant les principaux repas.

Friction

Lition

PÉDICULOSE

Les poux sont de plus en plus fréquents. En particulier dans les crèches et les écoles.

Il est facile de repérer un enfant qui souffre de pédiculose : il se gratte souvent la tête. Vous pouvez voir des pustules dues aux piqûres, en particulier dans la nuque et sur le pourtour des oreilles. De plus, les lentes qui sont les œufs des poux, sont visibles sur les cheveux, à la base, près du cuir chevelu. Ce sont des excroissances gris-blanc plus grosses que des pellicules et qui adhèrent aux cheveux.

Dès que vous découvrez des poux, il faut traiter l'enfant ou l'adulte. Mais prenez soin également de laver son linge, même les vêtements de sport, et également et surtout les bonnets, cagoules, foulards et écharpes, sans oublier les draps et la taie d'oreiller.

Friction

Friction au Staphysaigre

Staphysaigre semence : 15 gr

Faire bouillir les semences dans un demi-litre d'eau, pendant quinze minutes. Filtrer.

- **Tous les matins** - Frictionner la tête.

Ce traitement est tout à fait compatible avec le shampooing au Bois Carré.

Lotion

Lotion au Bois Carré

- **Tous les jours** - Frictionner la tête, de préférence le matin, avant l'école.
- **Durée du traitement** : à faire pendant 15 jours.

Cette lotion donnera, en plus, volume et brillance aux cheveux.

Shampooing au Bois Carré

La graine de Bois Carré n'a pas d'égal pour vous débarrasser des poux.

- **La première semaine** - Faire un shampooing tous les jours, puis ensuite deux à trois fois par semaine, pour éviter tous risques d'infection.
Laisser poser le shampooing trois minutes seulement. Rincer à l'eau tiède.
- **Durée du traitement** : à faire pendant deux semaines consécutives.

Si vous utilisez aussi la lotion au Bois Carré, ne faites pas de shampooing tous les jours mais, seulement, tous les deux jours. La lotion prenant le relais.

Toutes ces recettes et remèdes ont la même vocation : vous aider à mieux vous soigner.

Utilisez-les en alternance, en fonction de vos goûts et de l'effet produit sur votre cas personnel.

Certaines recettes correspondent mieux que d'autres à votre organisme. Pour découvrir les plus efficaces pour vous, n'hésitez pas à les essayer.

R

RÈGLES DOULOUREUSES
ou dysménorrhée
REINS
RÉTENTION D'EAU
RÉTENTION D'URINE
RHINITE ALLERGIQUE
RHUMATISMES
RHUME
RHUME DES FOINS
ROUGEOLE
RUBÉOLE

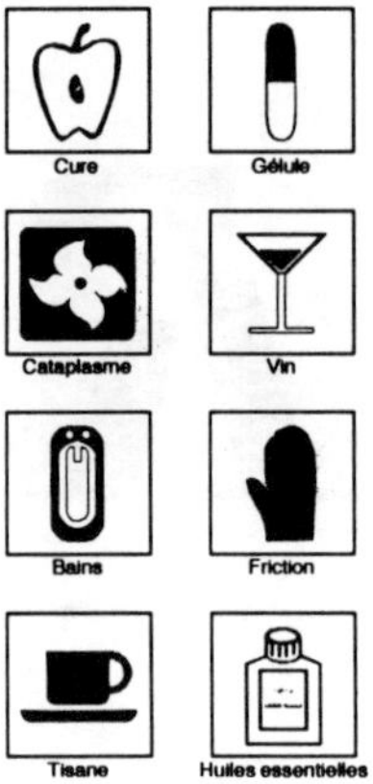

RÈGLES DOULOUREUSES ou dysménorrhée

La dysménorrhée peut être de deux types :

- Dans le premier cas, les douleurs ont un rapport direct avec la menstruation et se produisent le premier jour des règles. Ce sont alors des douleurs spasmodiques qui se situent sous le nombril et parfois même sur le devant des cuisses. Au moment de la plus forte intensité de la douleur, vous êtes pâle, vous transpirez, vous pouvez même avoir des nausées. Ces symptômes sont ressentis avec le plus de force entre 16 et 25 ans. Elles disparaissent généralement spontanément, après le premier accouchement. Pour lutter contre la douleur, il est alors judicieux de s'allonger et de poser sur le bas-ventre une source de chaleur comme une bouillotte, par exemple.
- Dans le deuxième cas, les douleurs ne viennent pas de l'utérus et surviennent dans les jours qui précèdent les règles. Elles sont alors soulagées par le flux menstruel. La douleur est sourde, vague elle se situe à l'avant du bas-ventre et en bas des reins. Quand la douleur est plus sensible sur le coin inférieur gauche de l'abdomen, endroit alors sensible au toucher, la dysménorrhée est alors souvent associée à une douleur intestinale. Vous êtes constipée avant les règles et vous avez une légère diarrhée pendant. Il faut donc rééduquer l'intestin en douceur et fuir tous les laxatifs violents. (Voir **Constipation** et **Diarrhée**).

Ce problème de règles douloureuses est souvent difficile à résoudre car il est complexe. Il dépend, en effet, du bon équilibre de votre système sympathique, c'est-à-dire de votre système nerveux autonome, celui qui régule le bon fonctionnement de vos organes internes : cœur, foie, reins, circulation, etc.

De plus, la glande hypophyse joue un rôle prédominant sur le système sympathique et sur le système endocrinien. Elle en est le véritable chef d'orchestre. Ceci explique les résultats exceptionnels de la sympathicothérapie dans tous les cas de déséquilibre du cycle.

Cette médecine réflexe consiste à pratiquer des attouchements à l'intérieur du nez, elle a une action prépondérante sur le fonctionnement de l'hypophyse. Je vous conseille donc de prendre rendez-vous avec un thérapeute. En attendant, voici des recettes qui, sans constituer un traitement, sont d'excellentes formules pour diminuer vos douleurs. Il reste, toutefois, évident que vous devez être suivie par un gynécologue.

- **Avant les repas, matin et soir** - 1 ampoule de phtoconcentrat d'Aubépine.
- **Après les repas, matin et soir** - 1 ampoule de phytoconcentrat de Fenouil qui possède une action nette sur le dysfonctionnement ovarien et une action anti-œdèmes.
- **Matin et soir** - Boire 2 grands bols de cette tisane, 14 jours par mois, avant la date présumée de vos règles :

Camomille fleur : 50 gr
Genièvre baie : 50 gr
Fumeterre plante : 50 gr
Ményanthe feuille : 25 gr
Millefeuille plante : 50 gr
Vigne rouge feuille : 50 gr

Mélanger les plantes entre elles. Compter quatre cuillerées à soupe du mélange, pour un litre d'eau froide. Faire bouillir pendant deux minutes et laisser infuser dix minutes. Filtrer.

- **Durée du traitement** : suivre cette cure trois mois de suite (mais seulement 14 jours par mois), puis stopper pour apprécier les résultats.
- Peut-être faudra-t-il la reprendre une à deux fois par an ?

L.I.V.E. d'Algues rouges + Ginkgo

Ce L.I.V.E. a une action circulatoire exceptionnelle due à la synergie des principes actifs (flavonoïdes) d'une algue et d'une plante, aux pouvoirs médicalement reconnus.

Il renforce la résistance des vaisseaux et revitalise les tissus atones et engorgés.

Il a aussi une légère action diurétique.

- **Le matin, à jeun** - Prendre 1 dose pure ou diluée dans un verre d'eau ou de jus de fruit. Doubler la dose, en cas de besoin important.
- **Durée du traitement** : en cures de vingt-quatre jours minimum, deux fois par an.

Complexe A.G.E.

Huile de Bourrache et de poissons des mers froides.
C'est la meilleure source d'acide Gamma linoléique.
Indispensable anti-âge !

- **Par jour** - Prendre 2 à 4 capsules avant les repas.
- **Durée du traitement** : cures de 3 semaines. A renouveler.

Association parfaite avec les Vitamines E et B.

Complexe Onagre

- **Par jour** - Prendre 2 à 3 capsules, pendant 14 jours par mois, dans la 2ème partie de votre cycle. A renouveler.

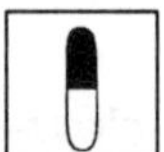
Gélule

Complexe ADN + Vitamines E et F

- **Pendant les deux repas** - Prendre 2 gélules.
- **Durée du traitement** : en cures d'un mois. A renouveler.

Cataplasme

Cataplasme Argile et Sauge

Très efficace en cas de fortes douleurs, ce cataplasme est particulièrement indiqué pour celles dont le flux menstruel est trop abondant, qui ont tendance à être ballonnées avant cette période et à avoir les chevilles gonflées.
Si vous vous reconnaissez dans cette description, pas d'hésitation !

Argile verte concassée
Huile essentielle de Sauge :
10 gouttes

Mélanger l'Argile avec une quantité d'eau froide suffisante pour obtenir une pâte épaisse. Ajouter l'Huile essentielle de Sauge. Malaxer bien le mélange et l'appliquer directement sur le bas-ventre. Laisser en place deux heures.
Renouveler l'application tous les jours, jusqu'à cessation de la douleur.

Cataplasme décongestionnant

Argile verte en poudre :
4 cuillerées à soupe
Huile essentielle de Marjolaine :
10 gouttes
Huile essentielle de Sauge :
5 gouttes

Mélanger tous les composants avec suffisamment d'eau tiède pour obtenir une pâte bien épaisse.

- **Tous les soirs, au coucher** - Laisser en place, au minimum vingt minutes. Vous pouvez renouveler ce cataplasme tous les jours, si nécessaire.
- **Durée du traitement** : à faire si à un moment de votre cycle, vous vous sentez congestionnée, le ventre douloureux, mal à l'aise.

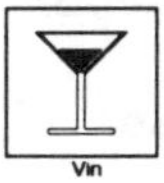

Vin stimulant la digestion

Absinthe sommité fleurie : 35 gr
Gentiane racine : 5 gr
Petite Centaurée sommité fleurie : 5 gr
Vin blanc doux biologique : 1 litre

Mettre le tout à macérer dans le litre de Vin blanc, pendant 5 jours, en prenant soin de remuer de temps en temps.

- **Après les deux principaux repas** - Boire un verre à apéritif.
- **Durée du traitement** : faire des cures de 3 semaines, suivies d'un arrêt du même temps.

Ne pas boire ce vin en permanence.

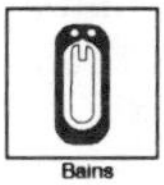

Bain au Romarin

Sommités fleuries séchées de Romarin : 2 kilos
Huile essentielle de Romarin : 10 gouttes
Savon noir : 4 cuillerées à soupe
ou Lait en poudre : 5 cuillerées à soupe
ou Huile de bain toute prête à 12 % d'huile essentielle de Romarin.

Mettre les 2 kilos de sommités fleuries dans 5 litres d'eau. Faire bouillir l'eau pendant 15 minutes. Filtrer. Jeter l'eau dans votre baignoire. Prendre l'Huile essentielle et la mélanger soit au Savon noir, soit au Lait. Emulsionner le tout sous le robinet.
Dans le cas de l'utilisation de l'huile de bain toute prête : compter 2 cuillerées à soupe d'huile de bain pour un grand bain chaud.
Température de l'eau de 38° à 42°.

- **Durée du bain** : dix minutes, suivies d'une douche froide des jambes.
Il est indispensable de faire suivre le bain d'une rapide douche froide des jambes.

Bain de pieds aux Essences

Huile de bain aux huiles essentielles de Sauge et de Thym : 1 cuillerée à soupe
Huile de bain à l'Huile essentielle de Romarin : 1 cuillerée à soupe

Prendre une grande bassine d'eau très chaude de 38° à 40°. Ajouter les huiles de bain.
Mettre vos pieds dans le bain pendant 8 minutes.
Il est indispensable de faire suivre ce bain d'une rapide douche froide des jambes.

Une seule contre-indication : les varices.

Friction

Huile d'Onagre

Pure huile naturelle obtenue par extraction des graines d'une très jolie fleur jaune, "la Primevère du soir".

Cette huile contient des acides gras essentiels indispensables à la vie, que l'organisme humain est incapable de fabriquer. Elle est idéale pour combattre les douleurs des règles.

- **Le matin** - Prenez 4 capsules, les 14 derniers jours du cycle.
- **Durée du traitement** : ce traitement doit être recommencé chaque mois, jusqu'à disparition des douleurs.

Tisane

Ces tisanes prises en alternance vous aideront à moins souffrir à l'arrivée des règles.

Lavande

Prendre 4 cuillerées à soupe, pour un litre d'eau bouillante.
Infuser 10 minutes. Filtrer.

- **Dans la journée** - Boire le litre, entre les repas.

Menthe poivrée

Prendre 4 cuillerées à soupe, pour un litre d'eau bouillante.
Infuser 10 minutes. Filtrer.

- **Dans la journée** - Boire le litre, loin des repas.

Basilic

Prendre 4 cuillerées à soupe, pour un litre d'eau bouillante.
Laisser infuser 10 minutes.
Filtrer.

- **Après les repas** - Boire une tasse.

Carvi noir

Prendre 4 cuillerées à soupe, pour un litre d'eau froide.
Porter à ébullition. Infuser 10 minutes. Filtrer.

- **Dans la journée** - Boire le litre, entre les repas.

Millefeuille

Prendre 4 cuillerées à soupe, pour un litre d'eau froide.
Faire bouillir 1 minute. Infuser 10 minutes.

- **Dans la journée** - Boire le litre, loin des repas.

Ortie blanche fleur

Prendre 4 cuillerées à soupe, pour un litre d'eau bouillante.
Laisser infuser 10 minutes.
Filtrer.

- **Dans la journée** - Boire le litre, loin des repas.

Sauge

Prendre 4 cuillerées à soupe, pour un litre d'eau froide.
Faire bouillir 1 minute. Laisser infuser 10 minutes. Filtrer.

- **Dans la journée** - Boire le litre, loin des repas.

Tisane anti-dysménorrhées

Cette tisane régularise le cycle et empêche les douleurs, si vous la prenez à titre préventif une semaine à dix jours avant les règles.

Vigne rouge feuille : 50 gr
Millefeuille feuille : 50 gr
Ortie blanche plante : 50 gr
Sauge feuille : 50 gr
Origan plante : 50 gr
Oranger fleur : 50 gr

Mélanger les plantes entre elles. Compter quatre cuillerées à soupe du mélange, pour un litre d'eau froide.
Porter à ébullition, sans faire bouillir. Éteindre le feu et laisser infuser dix minutes. Filtrer.

- **Pendant les règles** - Boire une grande tasse (1/4 de litre), toutes les 2 heures, en cas de crise.
ou, **en cure** : une semaine avant les règles, 3 tasses par jour entre les repas.

Tisane sédative

Vous pouvez continuer à boire cette tisane tous les jours, pendant la durée de vos règles. Elle ne pourra que vous aider.

Réglisse racine : 25 gr
Camomille fleur : 25 gr
Houblon cône : 25 gr
Vigne rouge feuille : 50 gr
Millefeuille plante : 50 gr
Ortie blanche plante 50 gr
Menthe douce feuille : 25 gr

Mélanger les plantes entre elles. Compter cinq cuillerées à soupe du mélange, pour un litre d'eau froide.
Laisser bouillir deux minutes. Infuser dix minutes. Filtrer.

- **Entre les repas** - Boire le litre, en deux jours.

Tisane traitante

Le Distillat d'Algues vous apportera tous les oligo-éléments dont vous avez besoin et vous évitera fatigue et dépression, à ce moment critique.

Ortie blanche plante : 50 gr
Fumeterre plante : 50 gr
Camomille fleur : 25 gr
Fenouil semence : 25 gr
Marjolaine feuille 50 gr
Sauge feuille : 50 gr
Sureau fleur : 50 gr

Mélanger les plantes entre elles. Compter cinq cuillerées à soupe du mélange, pour un litre d'eau froide. Faire bouillir deux minutes. Infuser dix minutes. Filtrer.

- **Dans la journée** - Boire une tasse le matin à jeun, une tasse avant le repas du soir et une tasse au coucher, dix jours par mois.
- **Durée du traitement** : répéter cette cure de dix jours tous les mois, jusqu'à ne plus ressentir du tout de douleurs.

Ményanthe

Faire infuser 1 cuillère à soupe dans une tasse d'eau bouillante.

- **Par jour** - Prendre deux ou trois tasses, sur quelques jours, pour un problème aigu ou par cures de trois ou quatre semaines, pour un problème de fond.

Millefeuille

Faire infuser 1 cuillère à soupe dans une tasse d'eau bouillante.

- **Par jour** - Prendre deux ou trois tasses, sur quelques jours, pour un problème aigu ou par cures de trois ou quatre semaines, pour un problème de fond.

Tilleul feuille

Faire infuser 1 cuillère à soupe dans une tasse d'eau bouillante.

- **Par jour** - Prendre deux ou trois tasses, sur quelques jours, pour un problème aigu ou par cures de trois ou quatre semaines, pour un problème de fond.

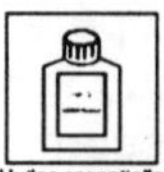
Huiles essentielles

Huile essentielle d'Estragon

- **Par jour** - 3 granules, 3 fois par jour, à avaler sans croquer, avec un peu d'eau ou de nourriture.
- **Durée du traitement** : en cures de 3 semaines, au maximum.

Huile essentielle de Genièvre en grain d'essence

Le Genévrier est un arbre chez lequel on trouve, en même temps, des baies vertes de l'année et des baies bleu-vert, arrivées à maturité, de l'année précédente.
Le Genévrier, dont l'usage remonte à Alexandre le Grand, grâce à son action sur l'ensemble des échanges organiques, justifie amplement le renom que lui attribue la médecine populaire.

- **Par jour** - 3 granules, 3 fois par jour, à avaler sans croquer, avec un peu d'eau ou de nourriture.
- **Durée du traitement** : en cures de 3 semaines, au maximum.

Huile essentielle de Menthe en grain d'essence

- **Par jour** - 3 granules, 3 fois par jour, à avaler sans croquer, avec un peu d'eau ou de nourriture.
- **Durée du traitement** : en cures de 3 semaines, au maximum.

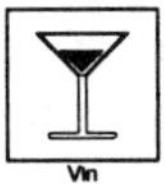
Vin
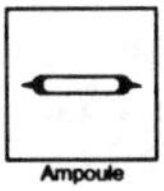
Ampoule

Tisane

REINS

Vos reins travaillent mal, vous urinez peu mais souvent. Mais ce n'est pas pour autant que vous souffrez véritablement de cystite. Si vous sentez que le travail d'élimination se fait mal, vous faites de la rétention d'eau (voir ce mot).

Voici des recettes aux propriétés diurétiques légères, qui vont aider vos reins à bien éliminer et à retrouver une émission d'urine normale et confortable.

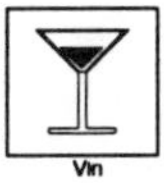
Vin

Vin soulageant

1 litre de Bourgogne blanc doux
30 gr de radicelles de Poireaux

Couper menues les radicelles et bien les laver. Les faire macérer dans le Vin pendant 10 jours. Filtrer.

- **Le matin** - Boire 1/2 verre.

Ampoule

Jus de Bouleau biocinétique

Le jus de Bouleau a des propriétés :

- diurétiques : il chasse cellulite, jambes lourdes, œdèmes, rhumatismes ;
- détoxicantes : il élimine arthrite, goutte, lithiases rénales légères ;
- cholagogues : il stimule le flux biliaire, décongestionne le foie, vide la vésicule, améliore la digestion, facilite le transit intestinal, combat la constipation.

- **Le matin, à jeun** - Prendre une ampoule, dans un demi-verre d'eau et 1 ampoule, avant le repas de midi.
- **Dans les cas aigus** - 1 ampoule, avant les 3 repas.

C'est une cure que les femmes doivent faire si elles constatent une prise de poids et de cellulite sans raison.

De plus, cela permettra de nettoyer leur organisme. En particulier, si elles éliminent mal l'acide urique, l'urée et les chlorures.

Jus de Radis noir biocinétique

Pour les personnes qui n'aiment pas l'odeur du jus de

Radis noir, je leur conseille tout simplement de le boire en se bouchant le nez car, si son odeur peut indisposer, son goût est très supportable.
Si vraiment vous ne vous sentez pas le courage de le boire, vous pouvez le remplacer par le jus d'Artichaut dont l'action sur les fonctions hépatiques est semblable, mais vous n'aurez pas l'effet anti-allergique ni l'action sur les voies respiratoires et sur l'eczéma.

- **Le matin, à jeun** - Prendre une ampoule dans un demi-verre d'eau tiède. Vous pouvez ajouter un jus d'Orange ou de Citron.
- **Durée du traitement** : en cures de 12 à 20 jours.
A renouveler épisodiquement.

Toutes ces tisanes ont la même vocation : aider vos reins à mieux éliminer.
Utilisez-les en alternance, en fonction de vos goûts et de l'effet produit sur votre cas personnel. Certaines recettes correspondent mieux que d'autres à votre organisme. Pour découvrir les plus efficaces pour vous, n'hésitez pas à les essayer.

Grande tisane dépurative d'automne

Bouillon blanc fleur : 50 gr
Bourrache plante : 50 gr
Artichaut feuille : 50 gr
Bruyère fleur : 50 gr
Cassis feuille : 50 gr
Ményanthe feuille : 25 gr
Pariétaire plante : 50 gr
Verveine feuille : 25 gr

Mélanger les plantes entre elles. Compter cinq cuillerées à soupe du mélange, pour un litre d'eau froide. Faire bouillir trois minutes. Éteindre le feu. Infuser dix minutes. Filtrer.

- **Dans la journée** - Boire le litre, loin des repas.

Tisane "grand nettoyage"

Artichaut feuille : 50 gr
Bouleau feuille : 50 gr
Bruyère fleur : 50 gr
Chiendent racine : 50 gr
Frêne feuille : 50 gr
Menthe douce feuille : 25 gr
Ortie blanche plante : 50 gr
Prêle plante : 50 gr
Thym feuille : 25 gr

Mélanger les plantes entre elles. Compter cinq cuillerées à soupe, pour un litre d'eau froide.
Faire bouillir deux minutes.
Infuser dix minutes. Filtrer.

- **Dans la journée** - Boire, entre les repas.

Tisane de bien-être

Bardane racine : 50 gr
Bouleau feuille : 50 gr
Genièvre baie : 50 gr
Lierre terrestre plante : 50 gr
Pariétaire plante 50 gr
Pissenlit racine : 50 gr
Prêle plante : 50 gr

Mélanger les plantes entre elles. Compter quatre cuillerées

à soupe du mélange, pour un litre d'eau froide.
Faire bouillir trois minutes.
Infuser dix minutes. Filtrer.

- **Durée du traitement** : boire le litre en deux jours, entre les repas.

Tisane de drainage n°1

Genièvre baie : 20 gr
Sauge feuille : 20 gr
Persil semence : 10 gr
Prêle plante : 10 gr
Bouleau feuille : 25 gr
Verge d'or sommité : 25 gr
Fumeterre plante : 25 gr
Salsepareille racine : 25 gr
Anis vert semence : 10 gr

Mélanger les plantes entre elles. Compter cinq cuillerées à soupe du mélange, pour un litre d'eau froide. Faire bouillir l'eau pendant trente secondes. Infuser dix minutes. Filtrer.

- **Dans la journée** - Boire en 3 fois, 1 heure avant chaque repas, si possible.

Tisane de drainage n°2

Fraisier feuille : 50 gr
Ményanthe feuille : 25 gr
Pariétaire plante : 50 gr
Bourrache plante : 50 gr
Cerise queue : 50 gr
Frêne feuille : 50 gr
Citronnelle plante : 50 gr

Mélanger les plantes entre elles. Compter cinq cuillerées à soupe du mélange, pour un litre d'eau froide. Porter à ébullition, sans laisser bouillir. Infuser dix minutes. Filtrer et boire tiède ou froid, entre les repas.

- Il faut boire le litre **dans la journée.**

Tisane tonique dépurative

Fumeterre plante : 50 gr
Prêle plante : 50 gr
Cassis feuille 50 gr
Ményanthe feuille : 50 gr
Thym feuille : 50 gr
Citronnelle plante : 50 gr
Pariétaire plante :50 gr
Romarin feuille : 50 gr

Mélanger les plantes entre elles. Compter quatre cuillerées à soupe du mélange, pour un litre d'eau froide. Faire bouillir trente secondes. Infuser dix minutes. Filtrer

- **Dans la journée** - Boire le litre, entre les repas.

Millefeuille

Faire infuser 1 cuillère à soupe dans une tasse d'eau bouillante.

- **Par jour** - Prendre deux ou trois tasses, sur quelques jours, pour un problème aigu ou par cures de 3 ou 4 semaines, pour un problème de fond.

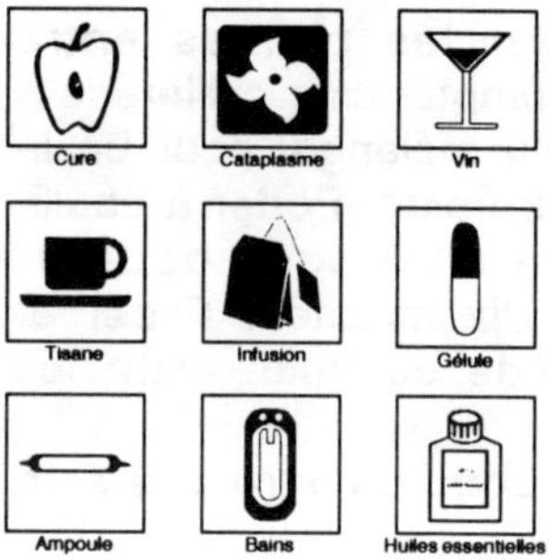

RÉTENTION D'EAU

La rétention d'eau est due à un déséquilibre hormonal et circulatoire dont la première conséquence est la cellulite. Cette rétention s'organise peu à peu en amas, circonscrits par des filets de tissu conjonctif qui enserrent également dans leurs mailles, des amas graisseux comme de multiples kystes.

Ces amas graisseux constituent une matière qui devient inerte. Et ce sont eux qui donnent cette structure granuleuse et irrégulière en "peau d'orange" que l'on appelle cellulite. De plus, ces boules altèrent les fibres conjonctives, appuient sur les formations nerveuses et gênent la micro-circulation. Importante et épaisse, la cellulite peut même être douloureuse.

Cette infiltration du tissu cellulaire qui forme des empâtements, des épaississements, des petites boules palpables au toucher, siège aussi bien à la nuque qu'aux bras, sur le tronc, mais elle se localise le plus souvent sur le haut des cuisses, à la partie interne des genoux, sur la face interne des chevilles ou à la face postérieure des fesses et des mollets.

Il faut donc lutter contre cette rétention d'eau de manière efficace mais sans effets nocifs sur l'état général. Toutes les recettes que je vous donne ont des propriétés diurétiques légères, mais n'ont pas les effets secondaires des produits chimiques.

- **Avant les repas, matin, midi et soir** - 1 ampoule de phytoconcentrat de Fenouil.
- **Matin, midi et soir** - 1 ampoule de phytoconcentrat de Bruyère.
- **Dans la journée** - Boire un litre de cette tisane :

Pariétaire plante : 50 gr
Ményanthe feuille : 25 gr
Cassis feuille : 50 gr
Bouleau feuille : 50 gr
Ortie blanche plante : 50 gr
Cerise queue : 50 gr
Reine des prés plante : 50 gr

Mélanger les plantes entre elles. Compter six cuillerées à soupe du mélange, pour un litre et demi d'eau froide. Porter à ébullition une minute puis, laisser infuser dix minutes, avant de filtrer.

L.I.V.E.
de Christe Marine

La Christe Marine, comme son nom l'indique, pousse au bord de la mer, concentre tous les principes actifs contenus dans l'eau de mer et en particulier les précieux oligo-éléments dont elle est riche.
On y trouve aussi, en quantité notable, de la Vitamine C dont les effets tonifiants et protecteurs contre les agressions sont bien connus.
Dans les composants de la Christe Marine se trouve également une Huile essentielle, la Chrithmène, qui neutralise une partie des graisses dans l'estomac. De ce fait, l'excès de cholestérol est moins à craindre et le foie se fatigue moins.
Midi et soir - Boire, 1/4 d'heure avant les repas, une dose pure ou diluée dans un verre d'eau, une tisane ou un jus de fruit.

- **Dans la journée** - Mettre 2 doses dans un litre d'eau et boire le litre, entre les repas.
- **Durée du traitement** : cures de vingt-quatre jours.
La cure peut être répétée ou prolongée.

L.I.V.E.
de Reine des prés

La Reine des prés est un puissant diurétique, éliminateur de l'urée, de l'acide urique et des chlorures. Elle est sudorifique, cholérétique, astringente, somnifère, fébrifuge et tonique du cœur et de l'estomac.
On peut associer à une cure de Reine des prés, d'autres produits à visée drainante et éliminatrice, telle ques des gélules de Prêle ou d'Ortie piquante, pour accentuer ces effets reminéralisants.
Enfin, pour les personnes sujettes à l'obésité et à la cellulite sur un terrain œdémateux, elle sera précieuse pour désinfiltrer les tissus, favoriser l'amincissement et apaiser les sensations douloureuses.

- **Dans la journée** :
– Prendre une dose pure,

chaque matin à jeun, ou diluée dans un verre d'eau ou de jus de fruit.
- Prendre une deuxième dose, dans l'après-midi ou le soir, au coucher.

- **Durée du traitement** : en cures de vingt-quatre jours.
  La cure peut être répétée ou prolongée.

Cataplasme Algues - Plantes - Son

Algues laminaires +
Fucus vésiculeux : prendre
4 cuillerées à soupe du mélange
Son de Blé : 2 cuillerées à soupe
Un mélange de 4 plantes
pulvérisées : (Bouleau, Bouillon
blanc, Matricaire, Lierre) : prendre
1 cuillerée à soupe
Huile essentielle de Romarin :
10 gouttes
Huile essentielle de Cyprès :
10 gouttes

Mélanger à parts égales les Algues laminaires et le Fucus. Mélanger ensemble les quatre cuillerées du mélange obtenu, les deux cuillerées de Son de Blé et la cuillerée de mélange de plantes pulvérisées. Ajouter une quantité d'eau chaude pour obtenir une pâte épaisse. Etaler sur un papier d'aluminium.

- Appliquer, à même la peau, environ trente minutes.
  Un petit truc pour faciliter l'opération : recouvrir le mélange d'une gaze fine, avant de l'appliquer sur la peau. Pour faire tenir la gaze, il suffit de rouler les bords du papier d'aluminium.
  Enfin, si vous arrivez à en trouver (mais c'est très rare), ajouter une cuillerée à soupe d'extrait fluide de Prêle, une cuillerée à soupe d'extrait fluide d'Hamamélis.
  Cette recette est également utile aux messieurs, pour les aider à retrouver un ventre plat.

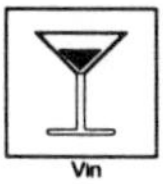

Cocktail rajeunissant

1/2 Pomme
1/2 Poire
1/2 Orange
2 tranches d'Ananas frais
1 cuillerée à café de Levure de
Bière vivante

Passer le tout au mixer.

- Boire **le matin, à jeun.**

Crème de Cassis diurétique

2 litres de Bourgogne blanc
1,5 kg de Cassis écrasés au pilon

Ajouter les Cassis au Vin blanc. Laisser macérer 48 heures. Filtrer en tamisant.
Peser le liquide et ajouter un poids égal de Sucre roux en poudre. Faire bouillir 5 minutes dans une casserole émaillée. Laisser refroidir à 40°.
Filtrer et conserver dans une bouteille bien bouchée.

- **Plusieurs fois par jour** - Boire une cuillerée à soupe mélangée à un grand verre d'eau, entre les repas.

Eau de cerise

Cerises : 250 gr

Faire bouillir les queues de Cerise dans un litre d'eau pendant 5 minutes.
Dénoyauter les Cerises et les couper en deux. Jeter l'infusion sur les Cerises.
Laisser refroidir. Filtrer.

- Servir glacé et **à volonté**.

Eau dynamisée minceur

Votre organisme ne peut remplir correctement deux fonctions en même temps : éliminer et digérer. Il faut que votre digestion soit absolument et totalement terminée, si vous désirez que l'eau vous fasse maigrir.

Un litre et demi d'eau simple et pure

Bien boucher la bouteille d'eau. La laisser aux rayons du soleil pendant une semaine.

- Boire ce litre et demi, en trois fois, de la façon suivante :
  - 1/3, à jeun
  - 1/3, une heure avant le repas de midi
  - 1/3, une heure avant le repas du soir.

L'eau, sous l'effet des ultra-violets, va se dynamiser. Certains guérisseurs-magnétiseurs parviennent au même résultat par simple imposition des mains.
C'est le meilleur moyen pour éliminer. Aucun diurétique ne sera plus efficace.

Jus de Concombre

1/4 de Concombre bien épluché

Passer au mixer.

- **Durée du traitement** : boire à jeun, par cures de 10 jours par mois.

La boisson de la journée

Cette boisson est hyper-tonique et hyper-diurétique. Prévoyez des aller-retour fréquents pour vous isoler ! Eviter viande et sucre. Mangez léger : légumes cuits, glucides lents (pâtes et riz... sans sauce).

1 litre et demi d'eau plate
1 Orange fraîche pressée
1 Pamplemousse frais pressé
3 doses de L.I.V.E. de Caprus

Mélanger tous les ingrédients.

- **Entre les repas** - Boire le litre et demi.

Tisane amincissante

Tisane

Noyer feuille : 30 gr
Bourdaine écorce : 30 gr
Cochléaria feuille : 30 gr
Genêt sommité : 20 gr
Romarin feuille : 20 gr
Verge d'or sommité : 20 gr
Chiendent racine : 20 gr

Mélanger les plantes entre elles. Compter cinq cuillerées à soupe du mélange, pour un litre d'eau froide. Porter à ébullition sans laisser bouillir. Infuser dix minutes. Filtrer.

- **Dans la journée** - Boire la totalité, entre les repas. Au moins, une heure avant et, deux heures après.

Tisane décongestionnante

Cette tisane est calmante, décongestionnante et évite aussi la rétention d'eau.

Bardane racine : 50 gr
Chiendent racine : 50 gr
Ortie blanche plante : 50 gr
Mélisse feuille : 25 gr
Pensée sauvage plante : 25 gr
Camomille fleur : 25 gr
Millefeuille feuille : 50 gr
Ronce feuille : 50 gr

Mélanger les plantes entre elles. Compter quatre cuillerées à soupe du mélange, pour un litre d'eau froide. Porter à ébullition. Faire bouillir une minute. Éteindre le feu et laisser infuser dix minutes. Filtrer.

- **Par jour** - Boire trois grandes tasses, entre les repas.

Tisane pour maigrir

Pariétaire plante : 50 gr
Cassis feuille : 50 gr
Bouleau feuille : 50 gr
Maïs stigmate : 25 gr
Fraisier feuille : 50 gr
Citron écorce : 50 gr
Pissenlit racine : 50 gr
Verveine feuille : 25 gr
Ortie blanche fleur : 25 gr

Mélanger les plantes entre elles. Compter six cuillerées à soupe pour un litre et demi d'eau froide. Faire bouillir deux minutes. Infuser dix minutes.

- **Dans la journée** - Boire, entre les repas.
- **Durée du traitement** : à suivre pendant trois semaines.

⚠ **L'effet diurétique est puissant !**

Grande tisane dépurative d'automne

Bouillon blanc fleur : 50 gr
Bourrache plante : 50 gr
Artichaut feuille : 50 gr
Bruyère fleur : 50 gr
Cassis feuille : 50 gr
Ményanthe feuille : 25 gr
Pariétaire plante : 50 gr
Verveine feuille : 25 gr

Mélanger les plantes entre elles. Compter cinq cuillerées à soupe du mélange, pour un litre d'eau froide. Faire bouillir trois minutes. Éteindre le feu. Infuser dix minutes. Filtrer.

- **Dans la journée** - Boire le litre, loin des repas.

Queues de Cerises

Prendre 4 cuillerées à soupe, pour un litre d'eau froide.
Laisser bouillir 1 minute. Infuser 10 minutes.

- **Dans la journée** - Boire le litre, entre les repas.

Bruyère

Faire infuser 1 cuillère à soupe dans une tasse d'eau bouillante.

- **Par jour** - Prendre deux ou trois tasses, sur quelques jours, pour un problème aigu ou par cures de 3 ou 4 semaines, pour un problème de fond.

Chiendent ou Pariétaire

Faire infuser 1 cuillère à soupe d'une de ces plantes dans une tasse d'eau bouillante.

- **Par jour** - Prendre deux ou trois tasses, sur quelques jours.

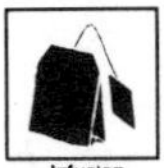
Infusion

Infusion de Cassis

Prendre 40 gr de feuilles de Cassis, pour un litre d'eau froide.
Faire chauffer à feu doux.
Laisser bouillir 1 minute.
Éteindre le feu et laisser macérer 10 minutes.

- Boire en deux jours, 1 heure **avant les repas**.

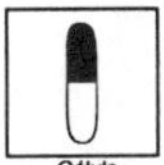
Gélule

Gélules de Christe Marine

- **Par jour** - 2 à 6 gélules, à prendre avant les repas.
- **Durée du traitement** : en cures de trois semaines.
A renouveler.

Ampoule

Phytoconcentrat de Cassis

Associé au Frêne et à la Reine des prés, il constitue une merveilleuse cure de drainage des toxines pour tous ceux qui souffrent d'un embonpoint tenace.

- **Matin et soir** - Prendre 1 ampoule.
- **Durée du traitement** : en cures de trois semaines.

Extrait hydro-alcoolique de Ményanthe

La Ményanthe est un remarquable dépuratif du sang et de la vésicule. Elle peut donner des résultats inespérés là où tous les traitements amaigrissants ont échoué.
Elle est également irremplaçable dans les cas de migraines et de fatigue, liés à un mauvais fonctionnement hépatique.

- **Matin et soir** - Prendre 1 ampoule. A renouveler.

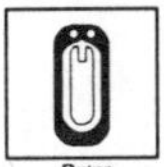
Bains

Bain Marjolaine - Verveine - Citron

Huile essentielle de Marjolaine : 7 gouttes
Huile essentielle de Verveine : 7 gouttes
Huile essentielle de Citron : 7 gouttes
Base hydrodispersante : 2 cuillerées à soupe
ou Huile de bain toute prête à 12 % d'Huiles essentielles Marjolaine-Verveine-Citron, pour ceux qui n'ont ni le temps, ni le courage de faire la préparation

Mélanger les Huiles essentielles avec la Base hydrodispersante sous le robinet de la baignoire. Ajouter l'eau du bain.
Ou compter 2 cuillerées à soupe d'huile de bain pour un grand bain chaud.

Température de l'eau de 38° à 42°.

- **Durée du bain** : dix minutes, suivies d'une douche froide des jambes.
  Il est indispensable de faire suivre le bain d'une rapide douche froide des jambes.
- **Durée du traitement** : prendre deux à trois bains par semaine.
  NOTA : Vous pouvez aussi pour tous les cas précités, vous frictionner, tous les jours, avec l'huile de bain pure, afin que les résultats soient plus rapides..., ou tout simplement pour votre plaisir !

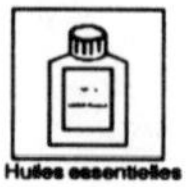

Huile essentielle de Citron

C'est également l'essence la plus utile pour lutter contre la cellulite lorsqu'on l'utilise en cataplasme.

- **Par jour** - 2 gouttes, 3 à 4 fois par jour, sur un sucre.
  Ou grain d'essence :
  3 granules, 3 fois par jour, à avaler sans croquer, avec un peu d'eau ou de nourriture.
- **Durée du traitement** : en cures de trois semaines, au maximum.
- **Durée de la cure** : dix jours environ.

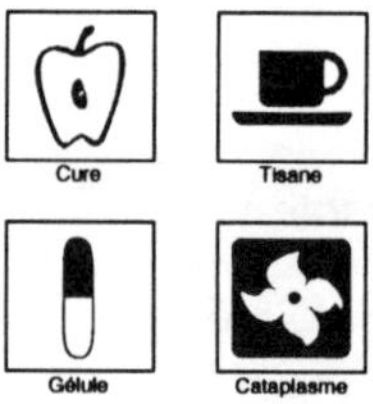

RÉTENTION D'URINE

Vous éprouvez de véritables difficultés à uriner. Votre vessie est pleine, vous n'avez pas été aux toilettes depuis plusieurs heures et pourtant... Vous éprouvez des spasmes dans le bas-ventre et votre vessie est très sensible à la pression.

Il faut consulter un médecin pour découvrir la cause de ce malaise. Il peut s'agir de calculs, de problèmes de prostate ou de fibrome chez les femmes. Quand il ne s'agit pas de tumeur. Il faut donc faire un contrôle médical.

Mais cette rétention d'urine peut n'être due qu'à un rétrécissement de l'urètre par exemple, ou même à un excès de nervosité. Les recettes que je vous propose, vous soulageront.

Elles pourront également vous être bien utiles, si l'hypertrophie de la prostate est en cause.

Cure

- **Avant les repas, midi et soir** - 2 gélules de Pissenlit.
- **Pendant les repas, midi et soir** - 1 ampoule de Prêle.
- **Dans la journée** - Boire un litre de la tisane suivante, entre les repas :

Ortie blanche plante : 50 gr
Cassis feuille : 50 gr
Bouleau feuille : 50 gr
Citronnelle plante : 50 gr
Pariétaire plante : 50 gr
Reine des prés plante : 50 gr

Mélanger les plantes entre elles. Compter cinq cuillerées à soupe du mélange, pour un litre d'eau froide. Porter à ébullition une minute et laisser infuser dix minutes. Filtrer.

Tisane

Cerise

Prendre 4 cuillerées à soupe, pour un litre d'eau froide.

Laisser bouillir 1 minute.
Infuser 10 minutes.

- **Dans la journée** - Boire le litre, entre les repas.

Chiendent

Son nom vient du fait que les chiens se purgent en mangeant du Chiendent... leur instinct ne les trompe pas car c'est effectivement la plante dépurative, par excellence.

– Prendre 4 cuillerées à soupe pour 1 litre d'eau froide.

Faire bouillir 3 minutes. Infuser 10 minutes. Filtrer.

- **Dans la journée** - Boire le litre, entre les repas.

Gélule

ou Gélules de Chiendent

- **Pendant les trois repas** - Prendre 2 gélules.
- **Durée du traitement** : en cures de 3 semaines, renouvelables.

Cataplasme

- **En cas d'urgence,** lorsque vous avez besoin d'éliminer rapidement, faire un cataplasme d'Oignon (sous les pieds).

Le moyen le plus simple pour le réaliser, est de tapisser le fond d'une chaussette avec des rondelles d'Oignon, d'enfiler la chaussette et de la conserver toute la nuit.

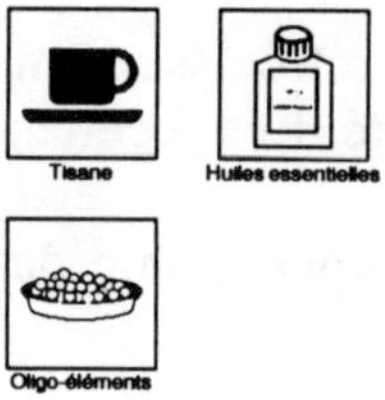

RHINITE ALLERGIQUE

C'est une allergie tout à fait comparable au rhume des foins, mais elle n'est pas limitée à une saison particulière car elle n'est pas provoquée par les pollens mais par d'autres substances comme la poussière, les moisissures ou les acariens qui vivent dans la literie et la poussière, et provoquent des réactions, en particulier, chez les enfants de familles allergiques.

On assiste alors à des rhinites, voire des bronchites à répétition, qui deviennent parfois asthmatiformes. Il faut alors supprimer toutes les poussières et éléments où les acariens sont susceptibles de se développer. Remplacez la literie en laine par le synthétique, par exemple.

Les poils de chats, chiens, cobayes, chevaux, peuvent être également responsables d'allergies plus ou moins violentes, qui se signalent d'abord par des rhinites. La seule bonne solution consiste à faire disparaître l'animal de l'entourage de l'allergique.

Mais une allergie est toujours une manifestation d'élimination de l'organisme. Il faut donc songer à "nettoyer" votre organisme et à stimuler les défenses générales.

Pour prévenir : mangez, midi et soir, une salade (Laitue, de préférence) assaisonnée avec du Vinaigre de Cidre et quelques gouttes d'huile essentielle d'Estragon (environ 3 gouttes). Vous pouvez aussi rajouter de l'huile de Carthame, c'est délicieux !

Pour stopper : respirez à plein nez et à pleins poumons de l'Huile essentielle d'Estragon. Si vous êtes très "pris", il vous faudra vous promener avec votre petit flacon. C'est un inconvénient mais vous ne trouverez rien de plus efficace, surtout que l'Huile essentielle d'Estragon, qui a une action anti-histaminique, ne se contente pas de stopper une crise mais peut vous en guérir définitivement.

Je donnerai les mêmes conseils pour le rhume des foins.

Tisane

Tisane contre les rhinites allergiques

Cette tisane, grâce à ses propriétés désensibilisantes et dépuratives, permet de diminuer la fréquence et l'ampleur des crises.

Bardane racine : 50 gr
Bruyère fleur : 50 gr
Lierre terrestre plante : 50 gr
Prêle plante : 50 gr
Romarin feuille : 50 gr
Sauge feuille : 50 gr
Thym feuille : 50 gr
Basilic feuille : 50 gr

Mélanger les plantes entre elles. Compter quatre cuillerées à soupe du mélange, pour un litre d'eau froide. Porter à ébullition. Faire bouillir 1 minute. Éteindre le feu et laisser infuser 10 minutes. Filtrer.

- **Par jour** - Boire trois tasses, après les repas.
- **Durée du traitement** : en cures, en période d'allergie.

Huiles essentielles

Huile essentielle d'Estragon

C'est la seule Huile essentielle anti-allergique connue.

Le simple fait d'en respirer un flacon peut arrêter net une crise de rhume des foins. Tous les allergiques devraient en avoir un flacon sur eux, au printemps.

- **Par jour** - 2 gouttes, 3 à 4 fois par jour, sur un sucre.
- **Durée du traitement** : 3 semaines, au maximum.
- **Enfants** - selon l'âge, 1 à 2 granules, 3 fois par jour, à avaler sans croquer, avec un peu d'eau ou de nourriture.
- **Durée de la cure** : dix jours environ.

Les huiles essentielles sont extrêmement actives.
Un surdosage peut entraîner des troubles indésirables. Ne pas aller au-delà de 12 granules par jour, pour un adulte.
Ne pas prolonger le traitement par un même grain d'essence au-delà de trois semaines.
En cas d'infection ou de maladie qui se prolonge, avoir toujours recours au médecin.

Oligo-éléments

Oligo-élément Manganèse

- **Avant les principaux repas** - 1 ampoule, à garder une minute sous la langue.

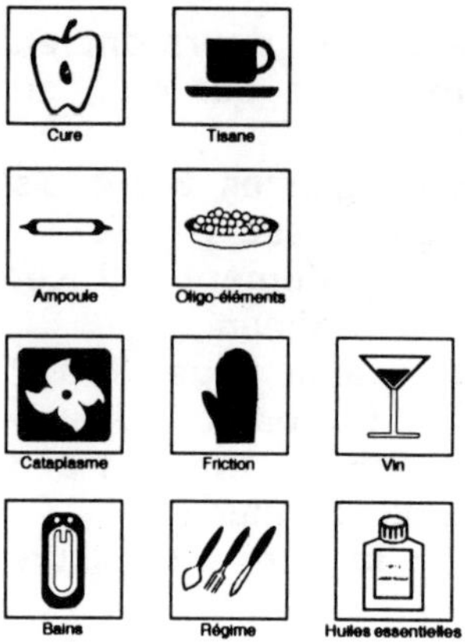

RHUMATISMES

Devant le dénuement de la médecine officielle qui ne peut proposer qu'aspirine ou cortisone, il me parait tout à fait logique de se tourner vers nos médecines traditionnelles. Après tout, les rhumatismes ont toujours existé et, depuis des siècles, nos ancêtres ont bien dû se débrouiller pour se soulager et peut-être, se guérir.

Les rhumatismes ont une cause interne : il s'agit toujours d'une mauvaise élimination des toxines. Si vous éliminez bien par les voies naturelles, vous ne pouvez pas souffrir de vos articulations.

Les rhumatisants sont de grands nerveux, stressés, anxieux, pressés. Il faut ralentir votre rythme de vie, vous calmer..., prendre le temps.

Faites du yoga, de la sophrologie, de la relaxation, c'est indispensable ! Tant que vous serez sous pression, vous fabriquerez des toxines et vous aurez du mal à guérir.

Il est vrai qu'il y a des sujets rhumatisants qui devraient faire régulièrement des cures de tisanes pour voir leurs affections disparaître. Il faut aussi et surtout être patient, avoir le courage de changer son mode de vie :

1) Supprimez les boissons alcoolisées, la charcuterie, le sucre, les viandes grasses.

2) Consommez beaucoup de légumes, de fruits, de céréales complètes.

3) Mangez de la viande mais seulement trois fois par semaine ; du poisson, deux fois.

4) Faites dix minutes de gymnastique douce d'élongation, tous les jours, en respirant à pleins poumons (demandez conseil à votre kinésithérapeute).

Les plantes sont inégalables, pour se débarrasser complètement de ces toxines qui sont cause de votre maladie. En revanche, certains efforts répétés obligeant une partie du corps bien précise à être constamment sous tension, peuvent créer une inflammation locale chez des personnes non rhumatisantes. C'est le cas du joueur de tennis (tennis-elbow), du joueur de golf (golf-elbow), des travailleurs utilisant des marteaux piqueurs ou, des écrivains (la fameuse crampe de l'écrivain). Devant une douleur parfaitement localisée, il faut alors trouver un traitement local externe.

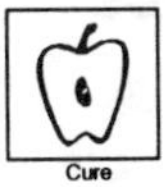
Cure

- **Le matin, à jeun** - 1 ampoule de jus de Radis noir dans un verre d'eau ou dans la tisane ci-après.
- **Avant les 3 repas** - 1 ampoule de phytoconcentrat de Cassis.
- **Pendant les 3 repas** - 2 gélules de Complexe ADN + Vitamines A et D.
- **Après les 3 repas** - 2 gélules de Complexe Structurel.
- **Dans la journée** - Boire, entre les repas, un litre de cette tisane :

  Bouleau feuille : 50 gr
  Cassis feuille : 50 gr
  Chiendent racine : 50 gr
  Frêne feuille : 50 gr
  Mélisse plante : 50 gr
  Marjolaine feuille : 50 gr

  Mélanger les plantes entre elles. Mettre quatre cuillerées à soupe du mélange, dans un litre d'eau froide. Porter à ébullition, laisser bouillir une minute, laisser infuser dix minutes et filtrer.
- **Durée du traitement** : dès le déclenchement de la douleur, commencer ce traitement et le continuer pendant 21 jours. Si ce n'est pas suffisant, arrêter dix jours puis, reprendre pour encore dix jours.

Cure d'urgence

Cette recette permet d'avoir une action rapide en cas de crise violente, mais elle ne peut pas être prolongée trop longtemps.

Poudre de cosses de Haricot : 50 gr

Faire bouillir à feu doux les cosses de Haricot, dans un litre d'eau, pendant 2 heures. Filtrer avec un linge très fin ou un chinois.

- **Durée du traitement** : boire cette décoction, par très petites tasses, tout au long de la journée, entre les repas, pendant 4 jours. Arrêter pendant 3 jours.

Reprendre de la même manière, si nécessaire.

Complexe A.G.E.

Huile de Bourrache et de poissons des mers froides. C'est la meilleure source d'acide Gamma linoléique. Indispensable anti-âge. A partir de la cinquantaine, on devrait prendre, non-stop, 2 capsules de ce Complexe par jour. Des études en cours montrent également les effets bénéfiques que ces A.G.E. peuvent avoir contre des maladies comme le cancer ou la sclérose en plaques.
Association parfaite avec les Vitamines E et B.

- **Par jour** - Prendre 2 à 4 capsules, avant les repas.
- **Durée du traitement** : cures de trois semaines. A renouveler.

Complexe Onagre

Cette huile contient des acides gras dits essentiels, indispensables à la vie.
Malheureusement, l'organisme est incapable de les fabriquer et il en a de plus en plus besoin.
En effet, l'acide Gamma linoléique, que l'Onagre contient en grande quantité à l'état naturel, est indispensable à la régénération des fibres de la peau. Ce fameux acide Gamma linoléique est le précurseur dans l'organisme des "prostaglandines E1" dont l'action très vaste et très bénéfique s'étend des troubles du cycle menstruel à la peau sèche et aux rides, en passant par les ongles cassants.
Cette huile peut être utilisée par voie interne ou externe.

- **Durée du traitement** : prendre 2 à 3 capsules par jour, pendant 14 jours par mois, dans la 2ème partie de votre cycle.
A renouveler.

Tisane anti-rhumatismes

Pariétaire plante : 10 gr
Chiendent racine : 12 gr
Reine des prés plante : 8 gr
Fraisier racine : 2 gr
Asperge racine : 4 gr
Patience racine : 3 gr
Verveine feuille : 17 gr
Mélisse feuille : 10 gr
Romarin feuille : 3 gr
Serpolet plante : 2 gr

Mélanger les plantes entre elles. Jeter 1 cuillère à café du mélange dans une tasse d'eau bouillante. Éteindre le feu.
Infuser dix minutes.

- Boire trois tasses, **par jour**.

Deuxième recette Tisane anti-rhumatismes

Cette tisane chasse les toxines, calme la douleur, facilite la fixation du Calcium.

Reine des prés plante : 50 gr
Prêle plante : 50 gr
Bouleau feuille : 50 gr
Cassis feuille : 50 gr
Frêne feuille : 50 gr

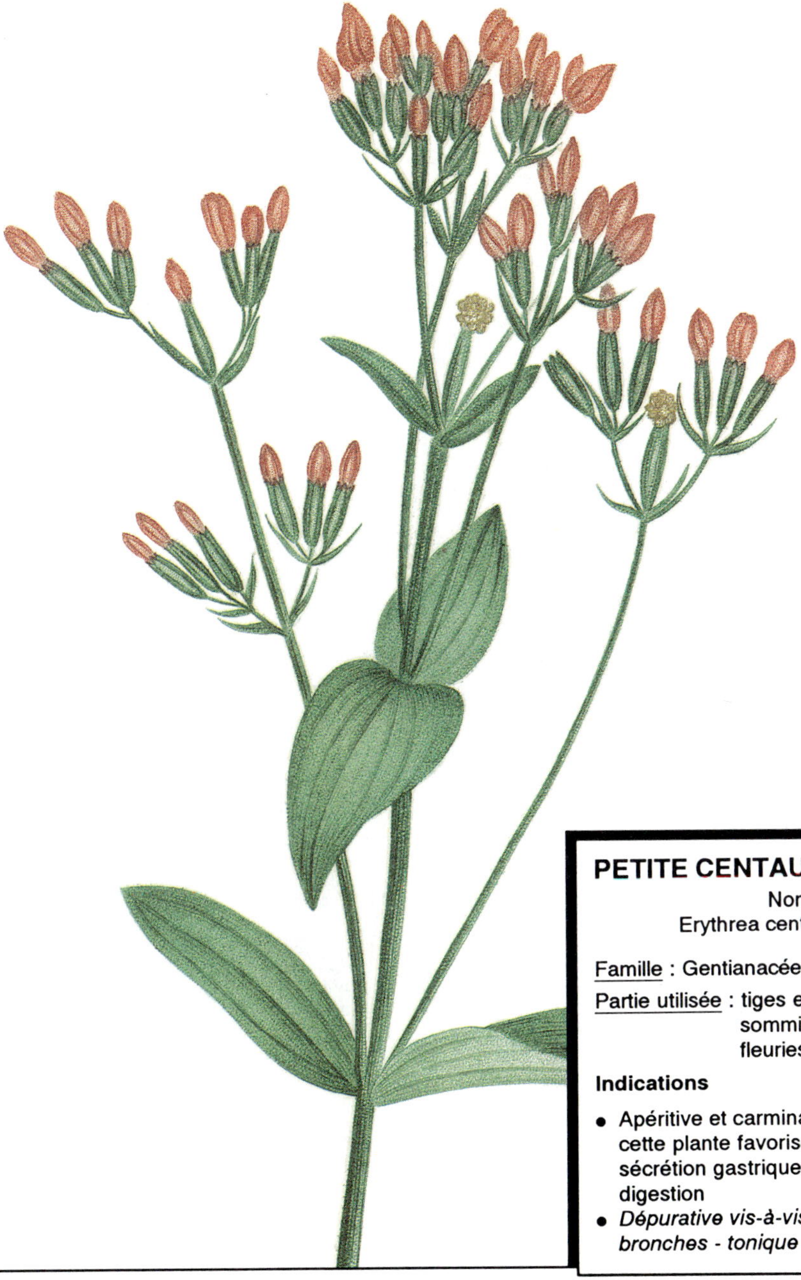

PETITE CENTAURÉE

Nom latin :
Erythrea centaurium

Famille : Gentianacées

Partie utilisée : tiges et sommités fleuries

Indications

- Apéritive et carminative, cette plante favorise la sécrétion gastrique et la digestion
- *Dépurative vis-à-vis des bronches - tonique*

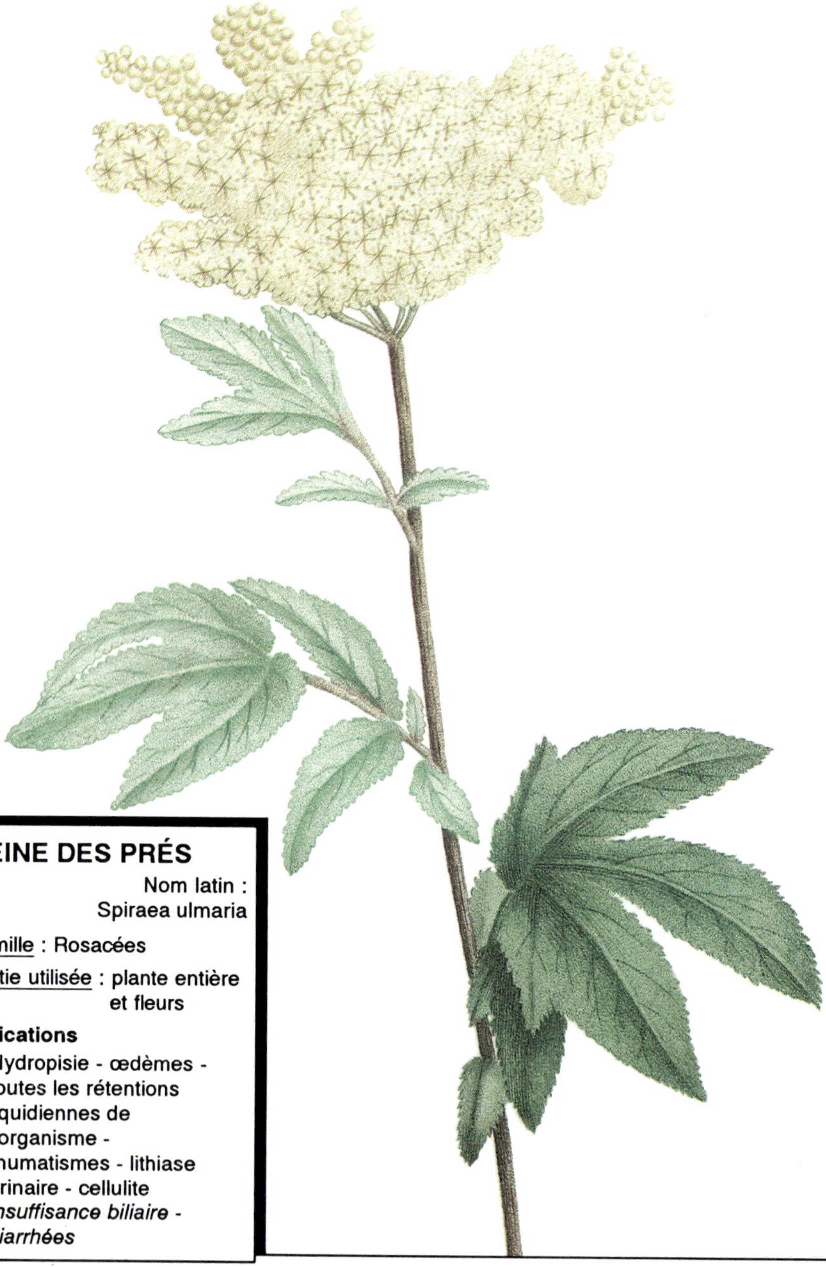

REINE DES PRÉS

Nom latin :
Spiraea ulmaria

Famille : Rosacées

Partie utilisée : plante entière et fleurs

Indications

- Hydropisie - œdèmes - toutes les rétentions liquidiennes de l'organisme - rhumatismes - lithiase urinaire - cellulite
- *Insuffisance biliaire - diarrhées*

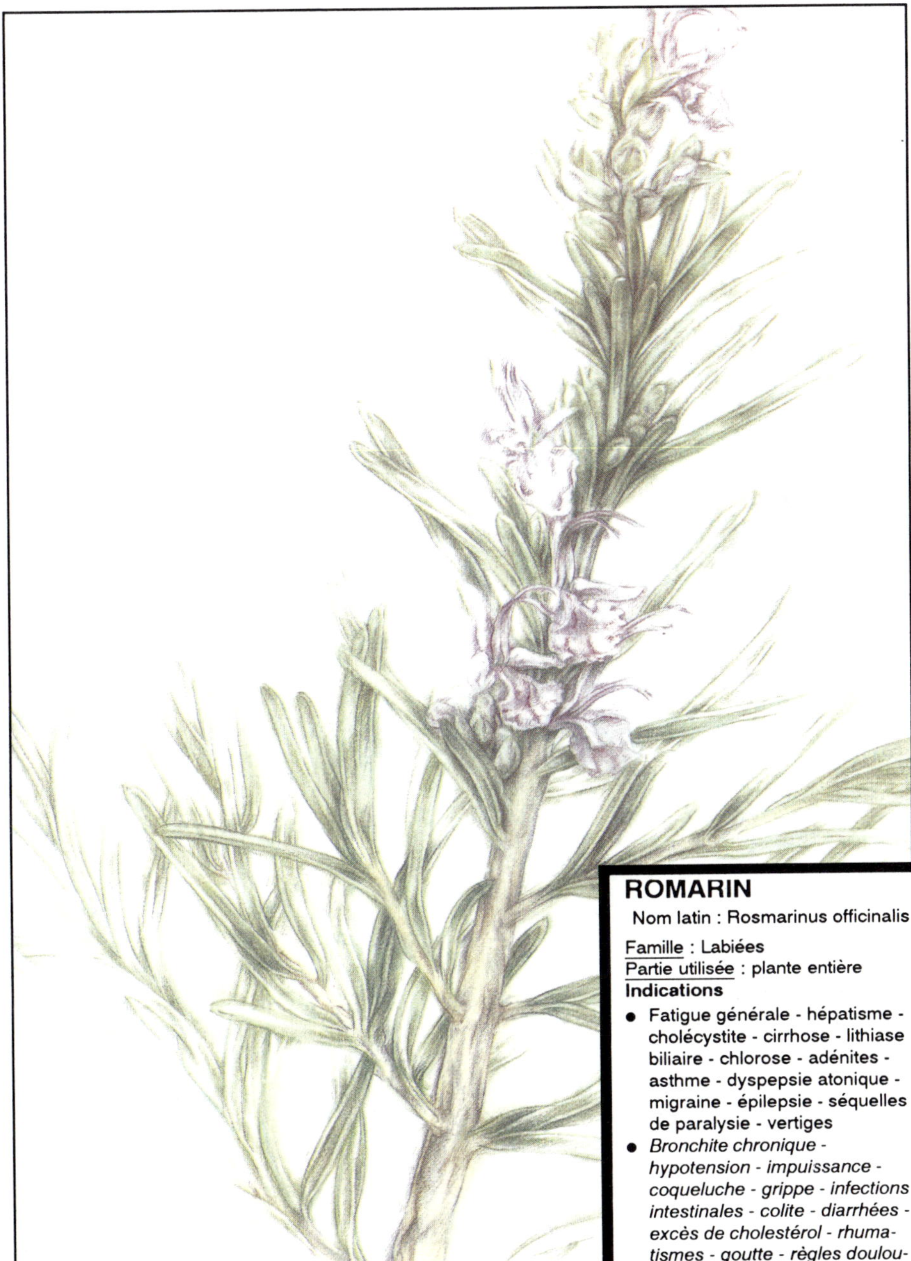

ROMARIN

Nom latin : Rosmarinus officinalis

Famille : Labiées
Partie utilisée : plante entière

Indications

- Fatigue générale - hépatisme - cholécystite - cirrhose - lithiase biliaire - chlorose - adénites - asthme - dyspepsie atonique - migraine - épilepsie - séquelles de paralysie - vertiges
- *Bronchite chronique - hypotension - impuissance - coqueluche - grippe - infections intestinales - colite - diarrhées - excès de cholestérol - rhumatismes - goutte - règles douloureuses - pertes blanches - troubles cardiaques nerveux*

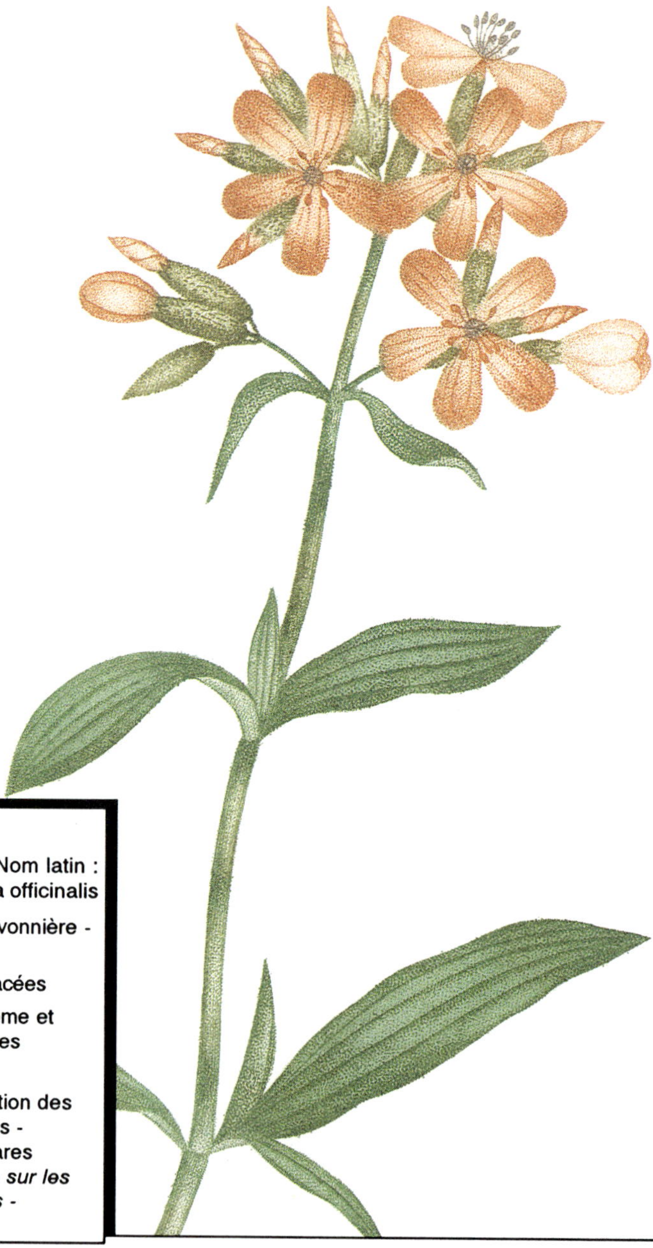

SAPONAIRE

Nom latin :
Saponaria officinalis

Nom commun : Savonnière - Herbe à savon

Famille : Caryophylacées

Partie utilisée : rhizome et racines

Indications

- Favorise l'élimination des toxines hépatiques - rénales - sudoripares
- *En usage externe sur les eczémas - dartres - psoriasis*

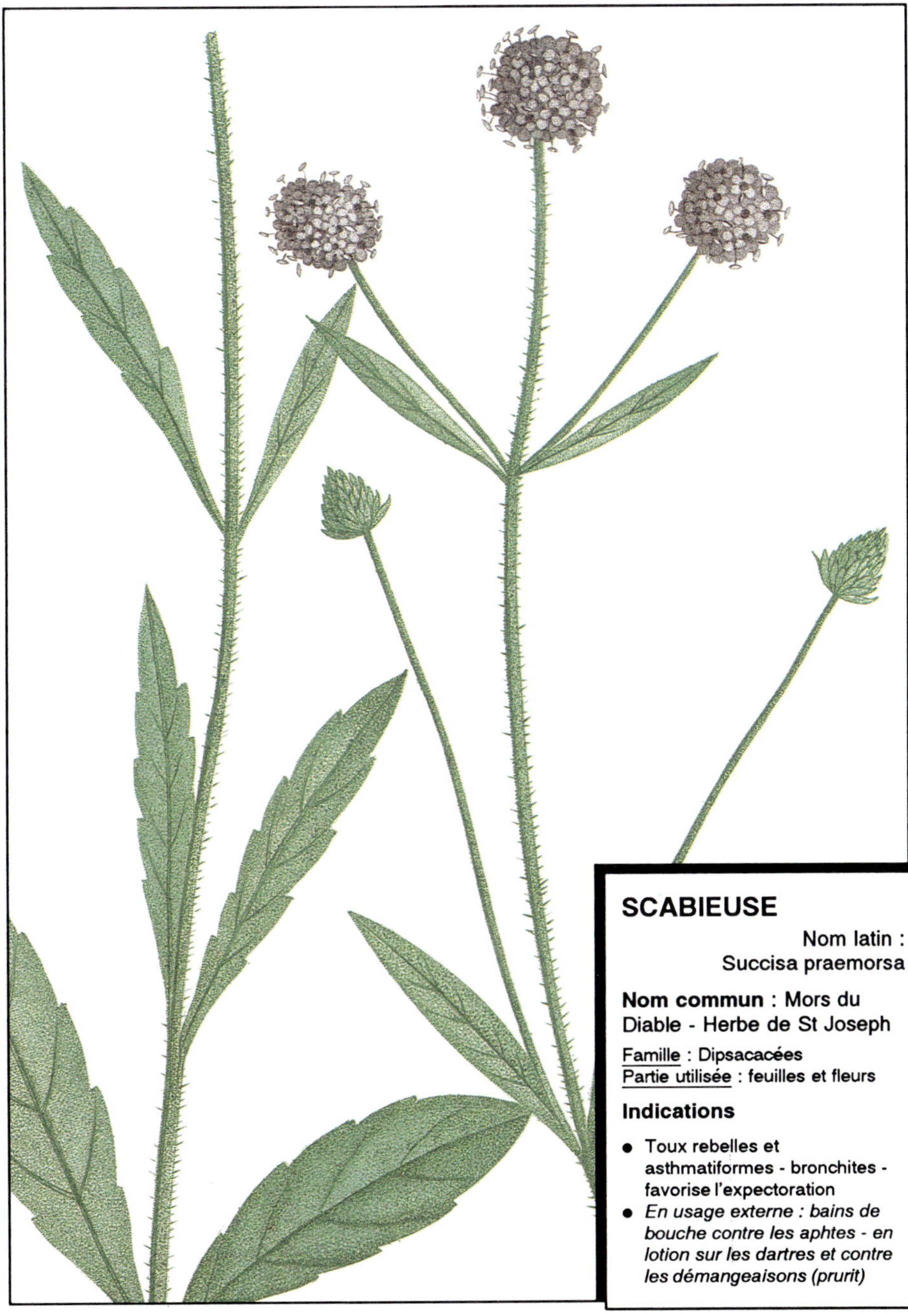

SCABIEUSE

Nom latin :
Succisa praemorsa

Nom commun : Mors du Diable - Herbe de St Joseph

Famille : Dipsacacées
Partie utilisée : feuilles et fleurs

Indications

- Toux rebelles et asthmatiformes - bronchites - favorise l'expectoration
- *En usage externe : bains de bouche contre les aphtes - en lotion sur les dartres et contre les démangeaisons (prurit)*

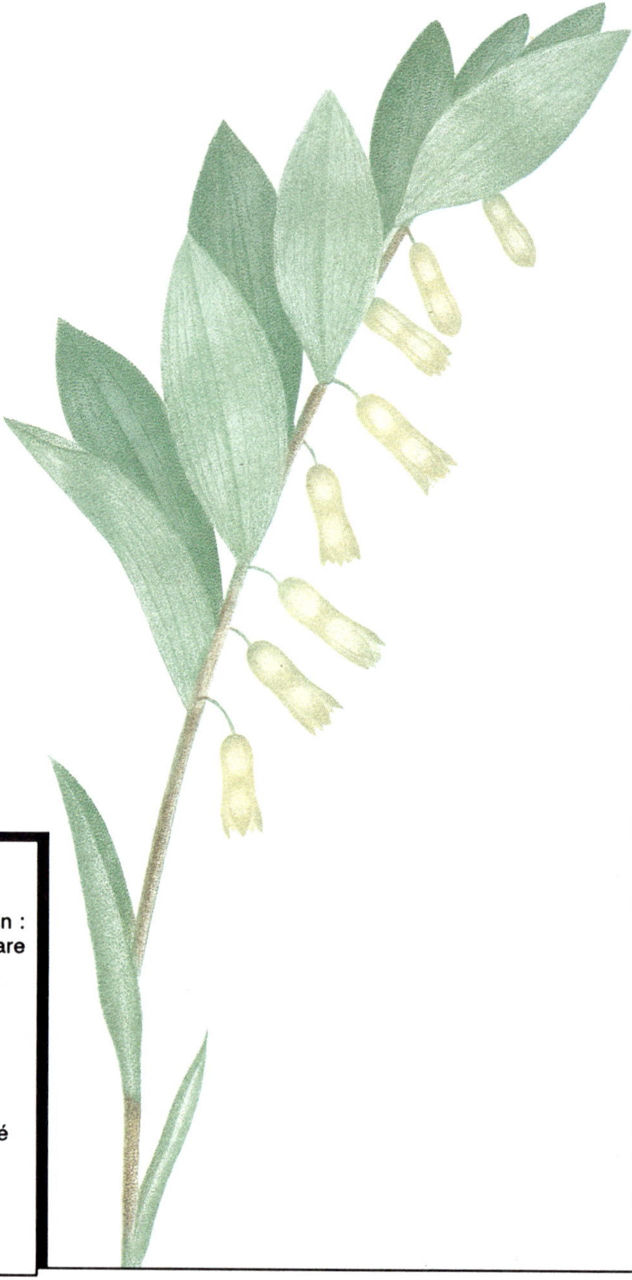

SCEAU DE SALOMON

Nom latin : Polygonatum vulgare

Nom commun : Herbe au panaris - Faux muguet

Famille : Liliacées

Partie utilisée : rhizome

Indications

- Traditionnellement utilisé dans les contusions et rhumatismes
- *Plante dont les baies sont dangereuses - hypoglycémiant*

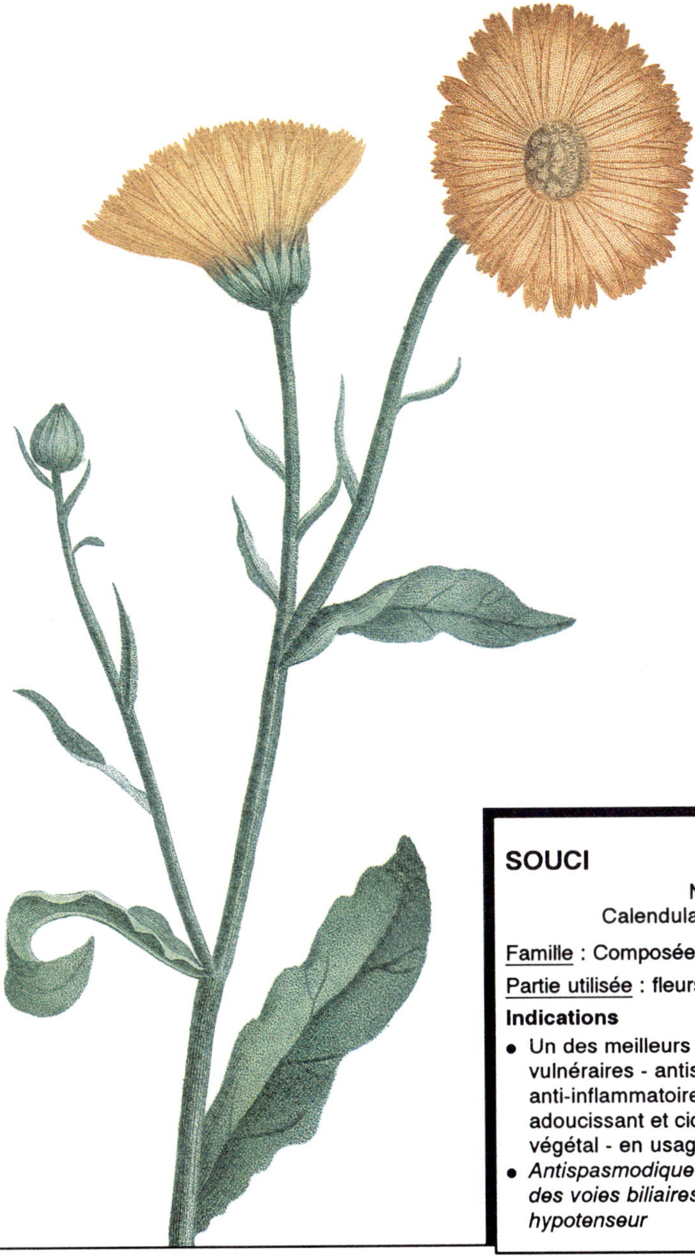

SOUCI

Nom latin :
Calendula officinalis

Famille : Composées

Partie utilisée : fleurs

Indications

- Un des meilleurs vulnéraires - antiseptique - anti-inflammatoire - adoucissant et cicatrisant végétal - en usage externe
- *Antispasmodique vis-à-vis des voies biliaires - hypotenseur*

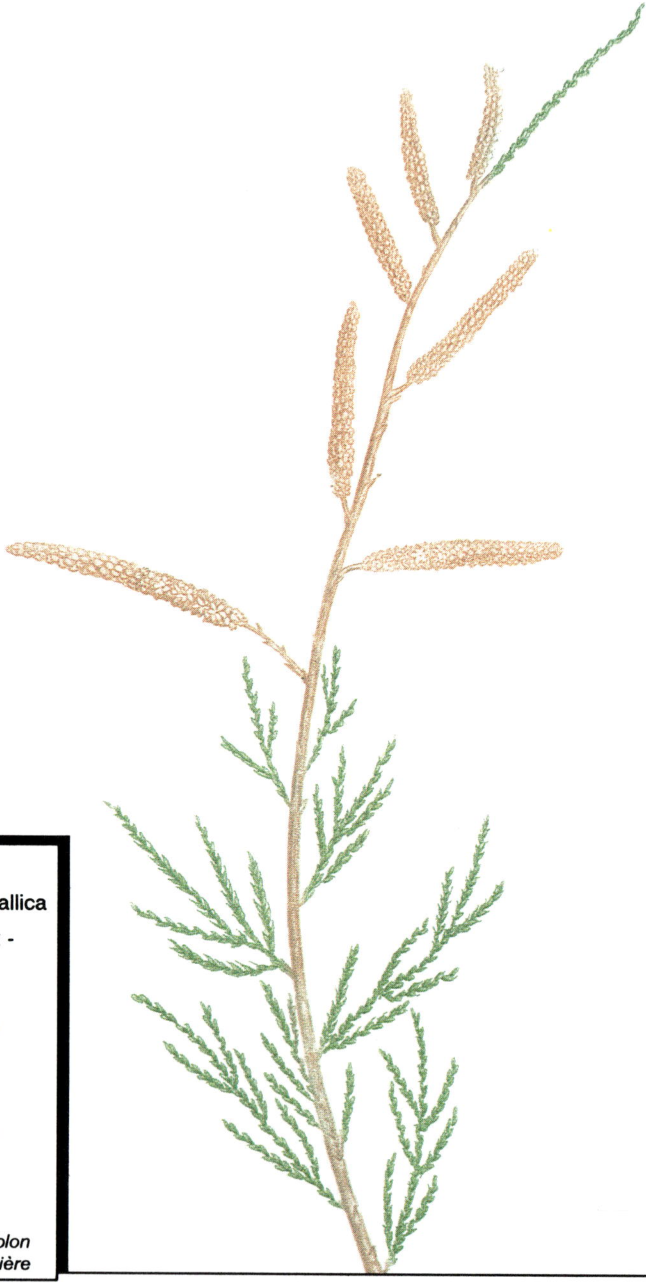

TAMARIS

Nom latin : Tamarix gallica

Nom commun : Tamarix - Petit tamaris

Famille : Tamaricacées

Partie utilisée : feuilles et écorce

Indications

- Anti-diarrhéique par les nombreux tanins qui sont aussi utilisés pour les hémorragies, la rétention d'eau, la goutte
- *Les jeunes pousses remplacent parfois le houblon dans la fabrication de la bière*

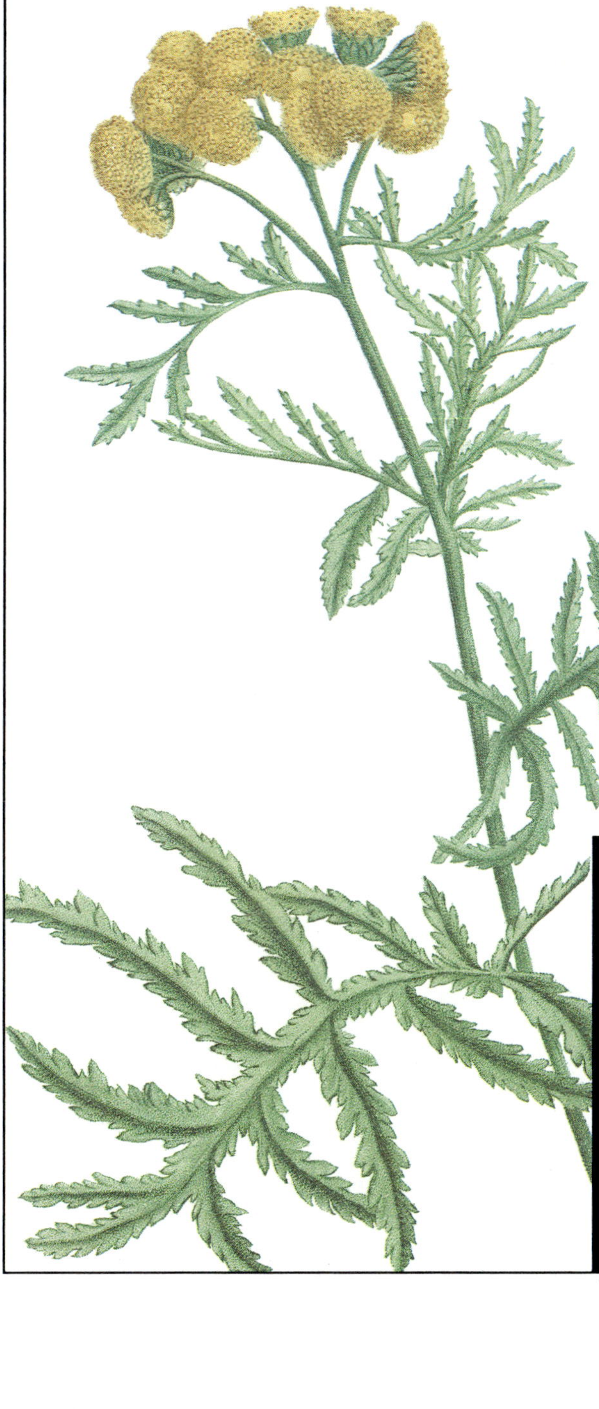

TANAISIE

Nom latin :
Tanacetum vulgaris

Nom commun : Herbe amère - Herbe aux vers

Famille : Composées

Partie utilisée : sommités fleuries

Indications

- Stimule la digestion - calme l'aérophagie - vermifuge très actif
- *Calme les règles douloureuses - les rages de dents*

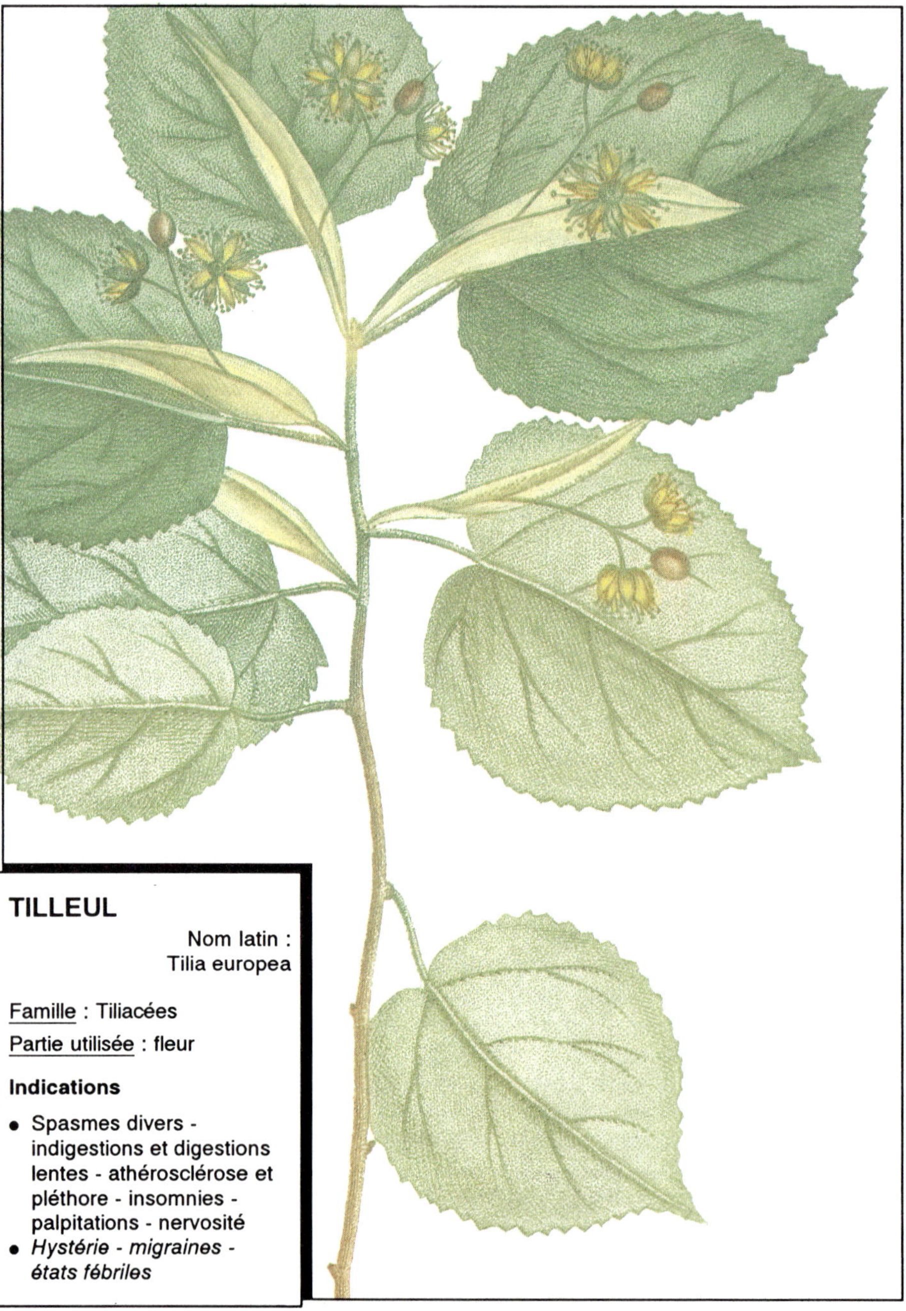

TILLEUL

Nom latin :
Tilia europea

Famille : Tiliacées

Partie utilisée : fleur

Indications

- Spasmes divers - indigestions et digestions lentes - athérosclérose et pléthore - insomnies - palpitations - nervosité
- *Hystérie - migraines - états fébriles*

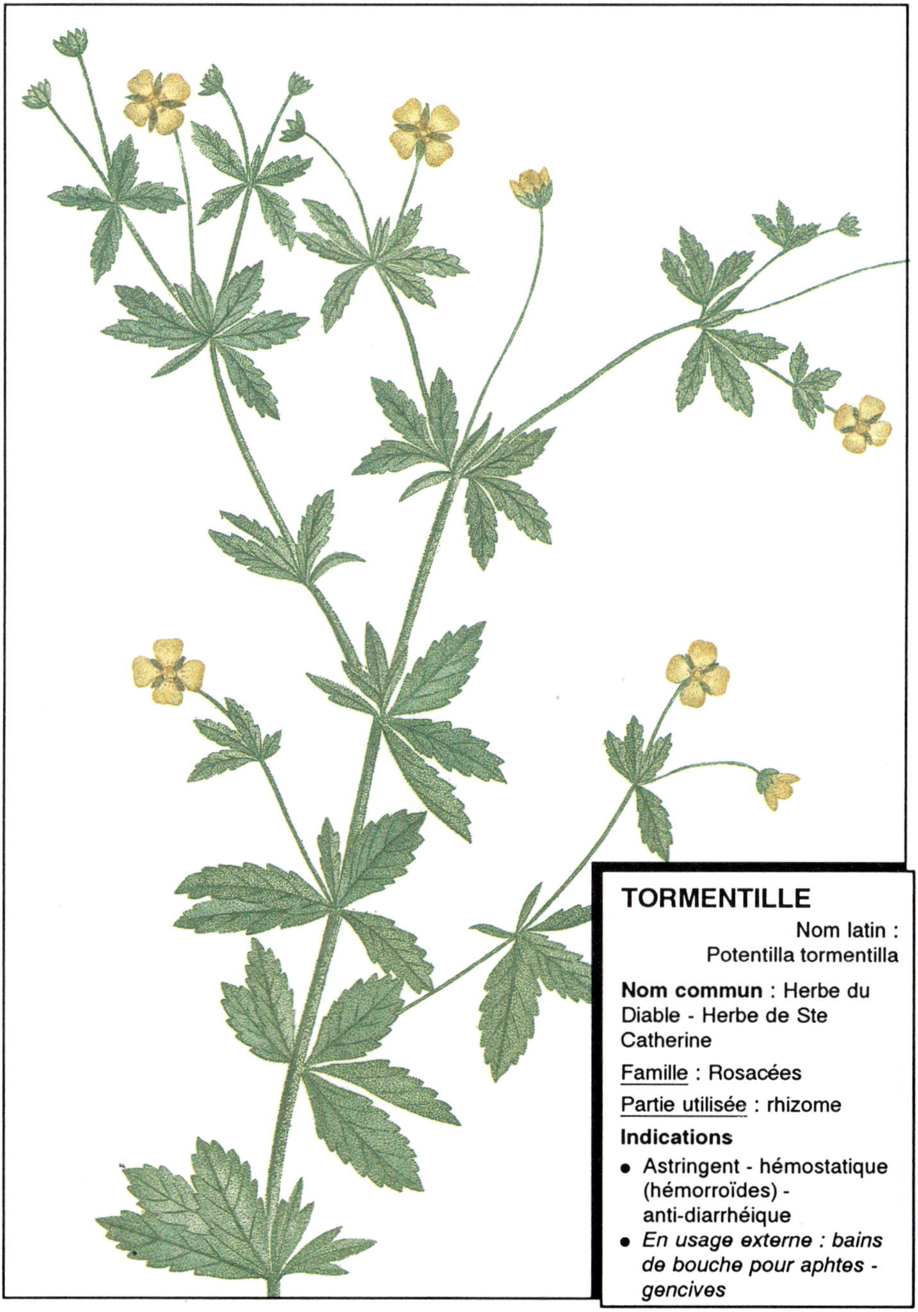

TORMENTILLE

Nom latin :
Potentilla tormentilla

Nom commun : Herbe du Diable - Herbe de Ste Catherine

Famille : Rosacées

Partie utilisée : rhizome

Indications

- Astringent - hémostatique (hémorroïdes) - anti-diarrhéique
- *En usage externe : bains de bouche pour aphtes - gencives*

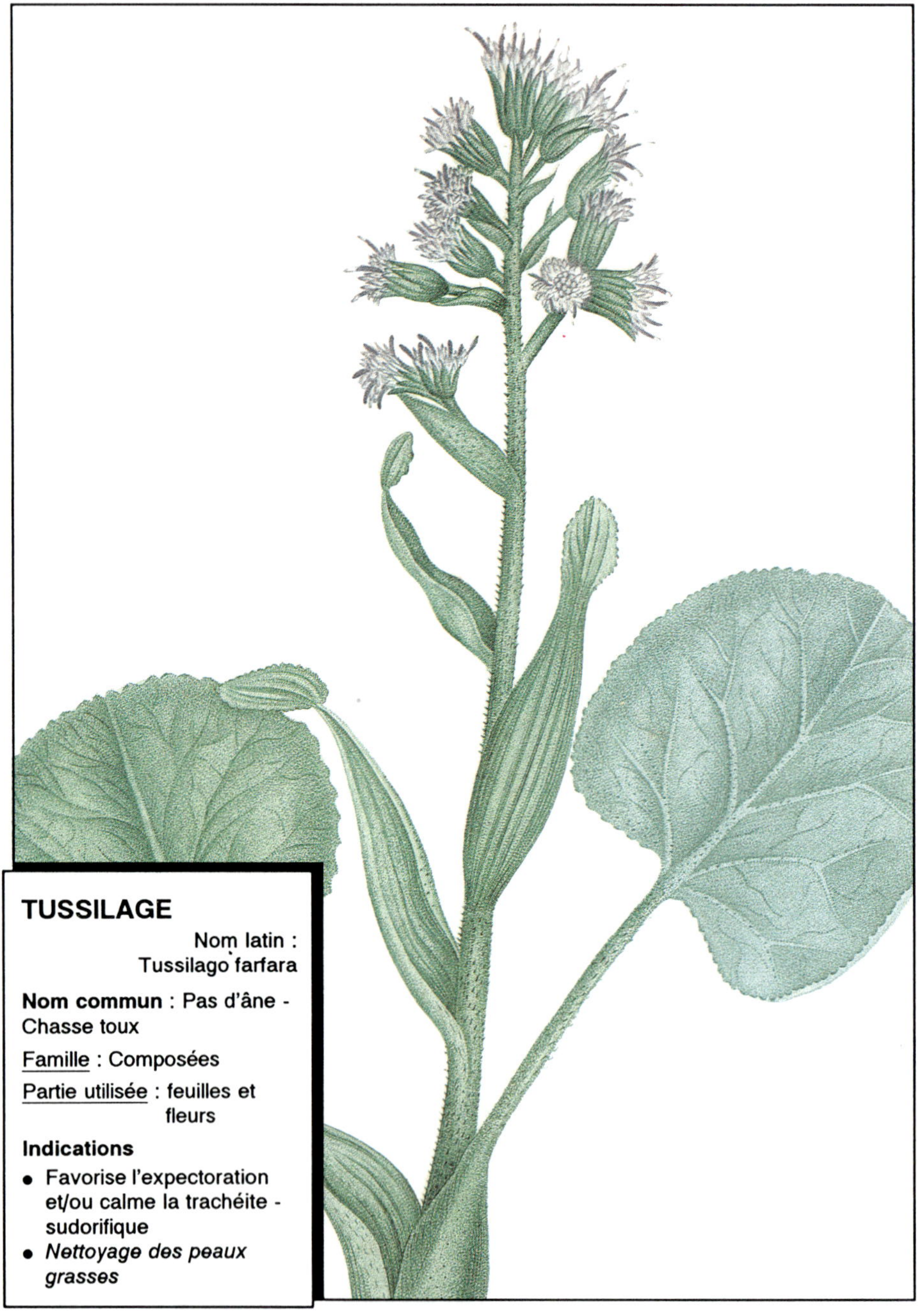

TUSSILAGE

Nom latin :
Tussilago farfara

Nom commun : Pas d'âne - Chasse toux

Famille : Composées

Partie utilisée : feuilles et fleurs

Indications

- Favorise l'expectoration et/ou calme la trachéite - sudorifique
- *Nettoyage des peaux grasses*

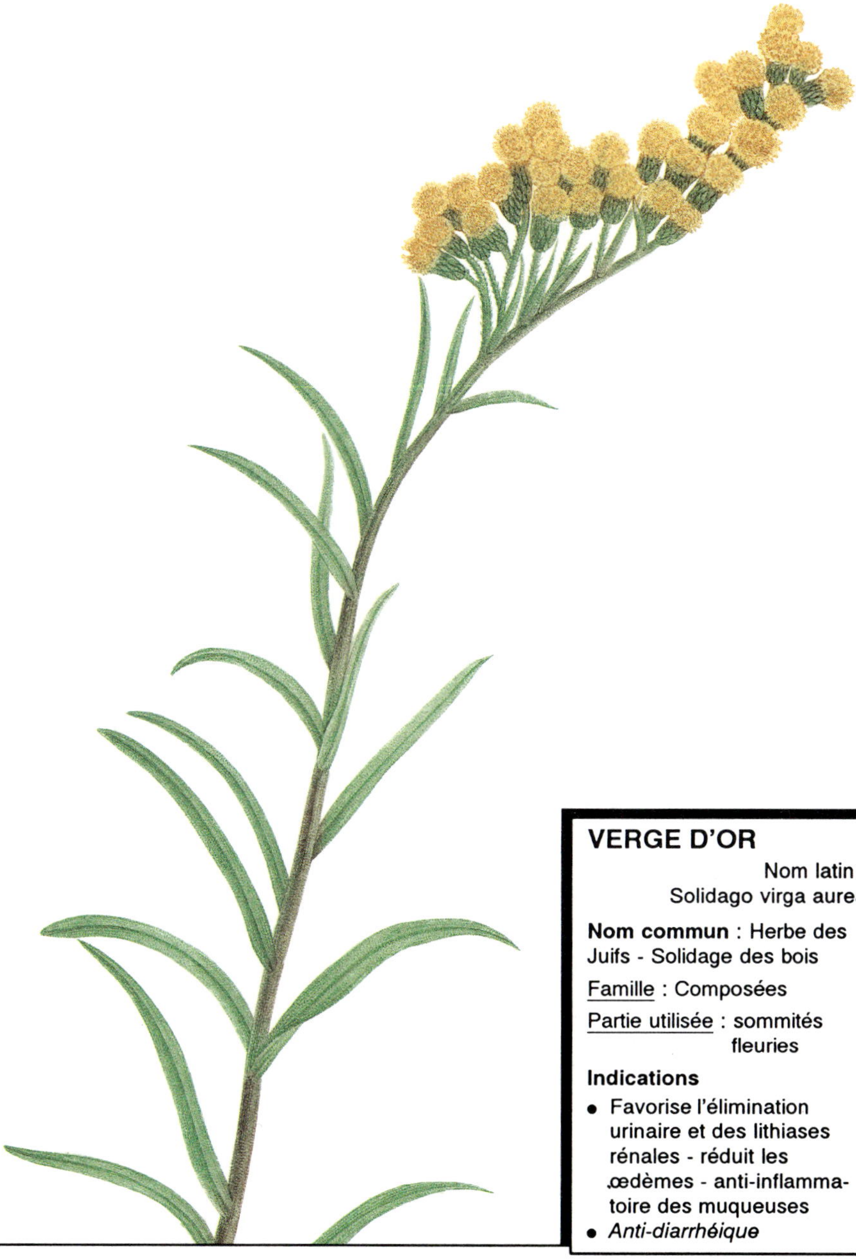

VERGE D'OR

Nom latin :
Solidago virga aurea

Nom commun : Herbe des Juifs - Solidage des bois

Famille : Composées

Partie utilisée : sommités fleuries

Indications

- Favorise l'élimination urinaire et des lithiases rénales - réduit les œdèmes - anti-inflammatoire des muqueuses
- *Anti-diarrhéique*

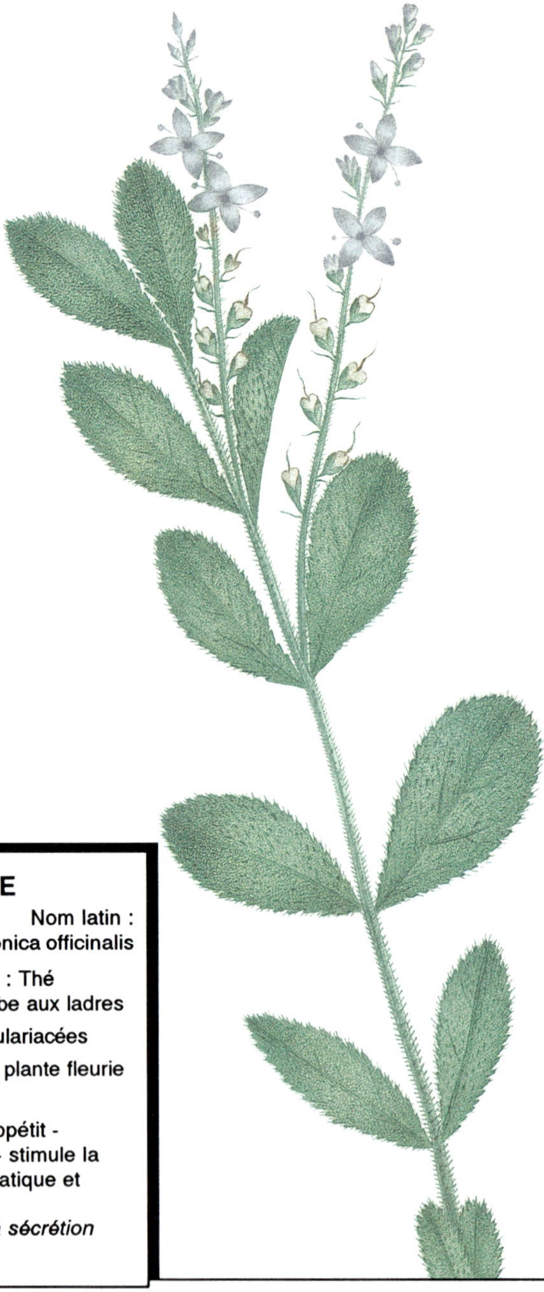

VÉRONIQUE

Nom latin :
Veronica officinalis

Nom commun : Thé d'Europe - Herbe aux ladres

Famille : Scrofulariacées

Partie utilisée : plante fleurie

Indications

- Manque d'appétit - aérophagie - stimule la fonction hépatique et rénale
- *Augmente la sécrétion lactée*

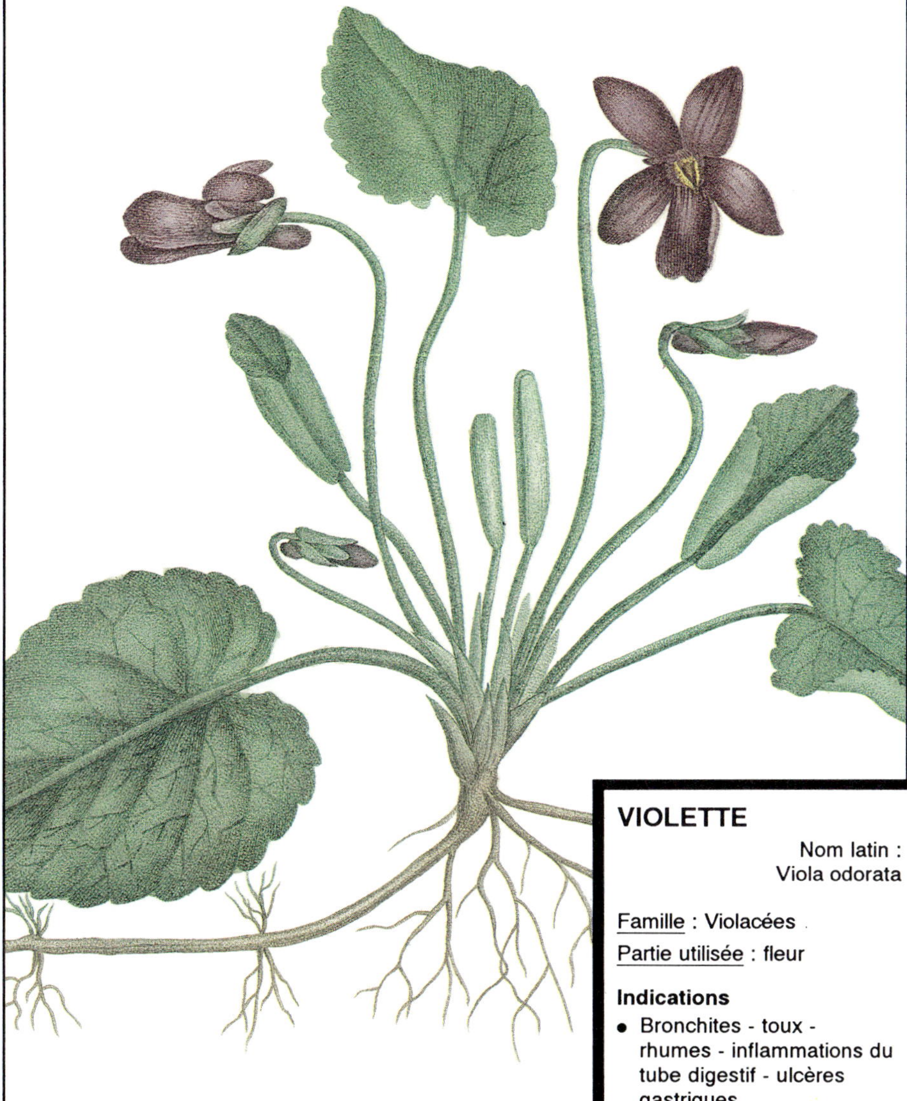

VIOLETTE

Nom latin :
Viola odorata

Famille : Violacées

Partie utilisée : fleur

Indications

- Bronchites - toux - rhumes - inflammations du tube digestif - ulcères gastriques
- *Inflammation des voies urinaires - fièvres éruptives - angines - rhumatismes*

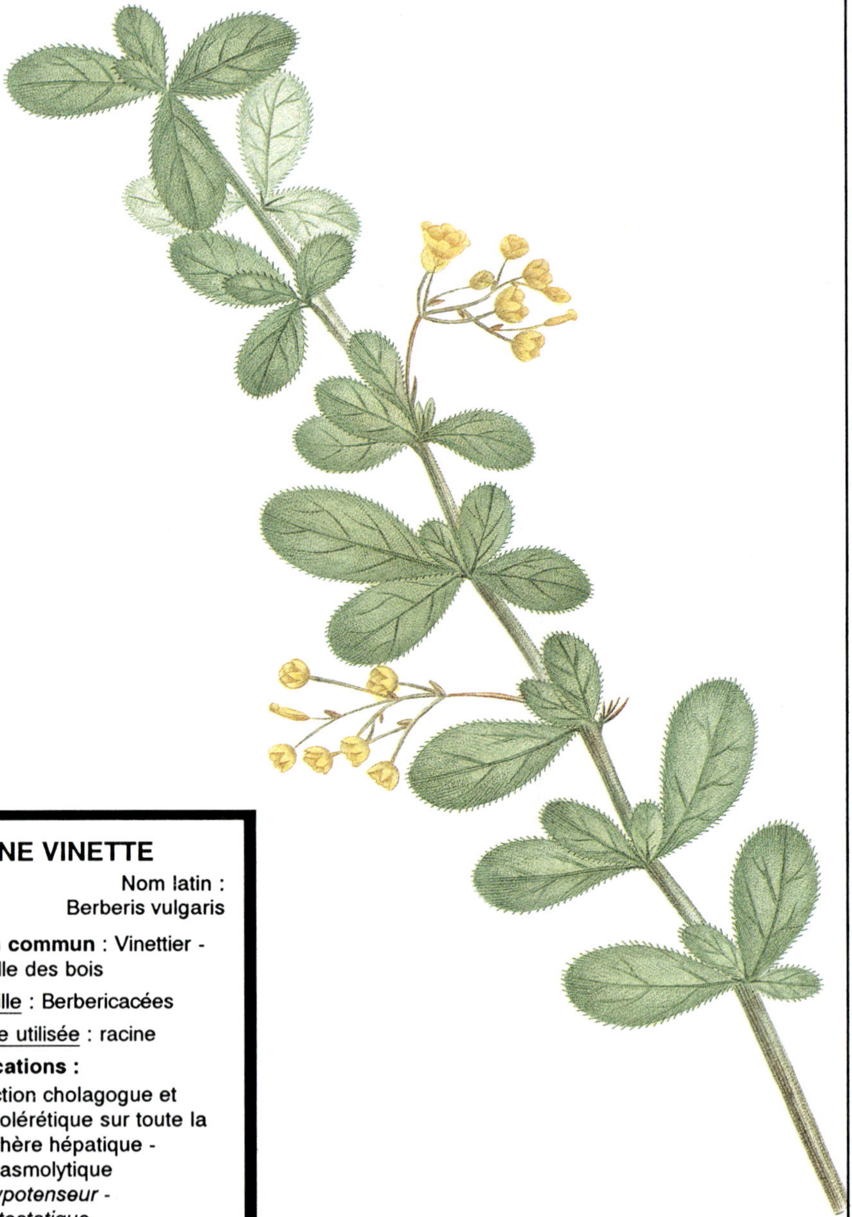

ÉPINE VINETTE

Nom latin :
Berberis vulgaris

Nom commun : Vinettier - Oseille des bois

Famille : Berbericacées

Partie utilisée : racine

Indications :

- Action cholagogue et cholérétique sur toute la sphère hépatique - spasmolytique
- *Hypotenseur - cytostatique*

Fraisier feuille : 50 gr
Pariétaire plante : 50 gr
Verveine feuille : 25 gr

Mélanger les plantes entre elles. Compter cinq cuillerées à soupe du mélange, pour un litre d'eau froide.
Faire bouillir 2 minutes. Infuser dix minutes. Filtrer.

- **Dans la journée** - Boire la totalité, entre les repas.
- **Durée du traitement** : en cures de trois semaines.

Tisane sédative de la douleur

Thym feuille : 25 gr
Pariétaire plante : 50 gr
Reine des prés plante : 50 gr
Bouleau feuille : 50 gr
Cassis feuille : 50 gr
Prêle plante : 50 gr
Vigne rouge feuille : 50 gr

Mélanger les plantes entre elles. Compter cinq cuillerées à soupe du mélange, pour un litre d'eau froide. Faire bouillir 30 secondes (pas plus, la Prêle ne le supporterait pas). Infuser dix minutes. Filtrer.

- **Dans la journée** - Boire le litre entre les repas, de préférence tiède.
- **Durée du traitement** : en cures de trois semaines.
A renouveler.

Tisane anti-toxines

Cette tisane permet de chasser les toxines.

Fumeterre plante : 50 gr
Fraisier feuille : 50 gr
Bouleau feuille : 50 gr
Cassis feuille : 50 gr
Citronnelle plante : 50 gr

Mélanger les plantes entre elles. Compter cinq cuillerées à soupe du mélange, pour un litre d'eau froide. Faire bouillir 2 minutes. Infuser dix minutes.
Filtrer.

- **Dans la journée** - Boire le litre, loin des repas.
- **Durée du traitement** : à suivre pendant 1, 2 ou 3 mois, jusqu'à l'arrêt de la douleur.

Tisane anti-douleur

Le goût de cette tisane est amer, mais elle est d'une très grande efficacité, en cas de douleur.

Bardane racine : 50 gr
Bouleau feuille : 50 gr
Prêle plante : 50 gr
Reine des prés plante : 50 gr

Mélanger les plantes entre elles. Compter quatre cuillerées à soupe du mélange, pour un litre d'eau froide. Faire bouillir trois minutes. Laisser infuser dix minutes.

- **Dans la journée** - Boire le litre, loin des repas.

Tisane anti-toux-rhumatismes-fatigue

Prêle plante : 50 gr
Reine des prés plante : 50 gr
Sureau feuille : 50 gr
Thym feuille : 50 gr
Cynorrhodon baie : 50 gr
Citron écorce : 50 gr
Cassis feuille : 50 gr

Mélanger les plantes entre elles. Compter cinq cuillerées à soupe du mélange, pour un litre d'eau froide.
Faire bouillir trois minutes.
Infuser dix minutes.

- **Dans la journée** - Boire le litre, entre les repas.
- **Durée du traitement** : en cures de trois semaines.

Tisane Bonne Fame

Bardane racine : 50 gr
Bouleau feuille : 50 gr
Camomille fleur : 25 gr
Frêne feuille : 50 gr
Marjolaine feuille : 50 gr
Cerise queue : 50 gr
Citronnelle plante : 50 gr

Mélanger les plantes entre elles. Compter quatre cuillerées à soupe, pour un litre d'eau froide. Porter à ébullition pendant trois minutes. Infuser dix minutes. Filtrer.

- **Tous les jours** - Boire le litre, entre les repas.
- **Durée du traitement** : vous pouvez parfaitement recommencer cette cure 3 fois de suite, en respectant une semaine d'intervalle, entre chaque cure.

Tisane drainante

Ményanthe feuille : 25 gr
Fraisier feuille : 50 gr
Genièvre baie : 50 gr
Romarin feuille : 50 gr
Bardane racine : 50 gr
Frêne feuille : 50 gr
Rose pâle bouton : 50 gr
Citron écorce : 50 gr

Mélanger les plantes entre elles. Compter cinq cuillerées à soupe du mélange, pour un litre d'eau froide. Porter à ébullition sans laisser bouillir. Infuser dix minutes.

- **Dans la journée** - Boire la totalité, entre les repas.

Tisane de pelure

Une cuillerée à soupe de pelures de Pommes séchées pour un bol d'eau

Broyer les pelures dans un mortier. Les faire bouillir pendant 15 minutes. Filtrer.

- Boire 1 bol **le matin**, et 1 bol **le soir.**

Bardane

Prendre 4 cuillerées à soupe, pour un litre d'eau froide.
Laisser bouillir 3 minutes.
Infuser 10 minutes. Filtrer

- **Dans la journée** - Boire le litre, entre les repas.

Bouleau

Prendre 4 cuillerées à soupe, pour un litre d'eau froide.
Faire bouillir 3 minutes. Infuser 10 minutes. Filtrer.

- **Dans la journée** - Boire le litre, à des moments très éloignés des repas.

Bruyère

Prendre 4 cuillerées à soupe, pour un litre d'eau bouillante.
Laisser infuser 10 minutes.
Filtrer.

- **Dans la journée** - Boire le litre, loin des repas.

Cassis

Prendre 4 cuillerées à soupe, pour un litre d'eau froide.
Laisser bouillir 1 minute.
Infuser 10 minutes. Filtrer.

- **Dans la journée** - Boire le litre, à des moments éloignés des repas.

Cerfeuil

Prendre 4 cuillerées à soupe, pour 1 litre d'eau.
Porter à ébullition puis laisser infuser 10 minutes. Filtrer.

- **Dans la journée** - Boire le litre, entre les repas.

Cerise

Prendre 4 cuillerées à soupe, pour un litre d'eau froide.
Laisser bouillir 1 minute.
Infuser 10 minutes. Filtrer

- **Dans la journée** - Boire le litre, entre les repas.

Chiendent

Prendre 4 cuillerées à soupe, pour 1 litre d'eau froide.
Faire bouillir 3 minutes. Infuser 10 minutes. Filtrer.

- **Dans la journée** - Boire le litre, entre les repas.

Céleri semence

Faire infuser 1 cuillère à soupe dans une tasse d'eau bouillante.

- **Par jour** - Prendre deux ou trois tasses, sur quelques jours, pour un problème aigu ou par cures de trois ou quatre semaines, pour un problème de fond.

Cerfeuil queue

Faire infuser 1 cuillère à soupe dans une tasse d'eau bouillante.

- **Par jour** - Prendre deux ou trois tasses, sur quelques jours, pour un problème aigu ou par cures de trois ou quatre semaines, pour un problème de fond.

Frêne

Faire infuser 1 cuillère à soupe dans une tasse d'eau bouillante.

- **Par jour** - Prendre 2 ou 3 tasses, sur quelques jours, pour un problème aigu ou par cures de trois ou quatre semaines, pour un problème de fond.

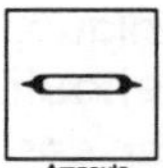
Ampoule

Phytoconcentrat de Cassis

Le Cassis est l'une des plantes les plus employées par la nouvelle phytothérapie en tant qu'anti-rhumatismal et régulateur des troubles circulatoires de la ménopause.
Associé à la Reine des prés, il constitue une merveilleuse cure de drainage des toxines pour tous ceux qui souffrent de douleurs articulaires et d'un

embonpoint tenace.

- **Avant les deux repas** - Prendre 1 ampoule.
- **Durée du traitement** : en cures de trois semaines.

Phytoconcentrat de Bardane

La racine de Bardane est l'un des meilleurs dépuratifs qui soient.

- **Avant les repas, midi et soir** - 1 ampoule.
- **Durée du traitement** : en cures de trois semaines.

Distillat de St Fiacre Biocinétique

C'est le Bouillon blanc, herbe de Saint Fiacre, qui donne son nom à cet extraordinaire tonique hivernal.
Il agit en effet, sur tous les maux qui sont susceptibles de vous tracasser en hiver : refroidissements et leur cortège de maux, fatigue physique et nerveuse, douleurs de toutes sortes, engorgement organique, etc. La présence de Fenouil dans cette formule, de par ses effets diurétiques et draineurs, accélère l'élimination des toxines et vous aide à sortir de cette mauvaise période qu'est l'hiver, à moindre mal.

- **Aux repas, midi et soir** - Prendre une ampoule dans un verre d'eau.
- **Durée du traitement** : en cures de vingt jours, en hiver.

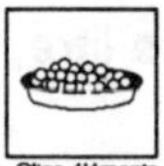
Oligo-éléments

Oligo-élément Manganèse

- **Avant les principaux repas** - 1 ampoule, à garder une minute sous la langue.
- **Cure d'attaque** - 2 ampoules, avant les principaux repas.

Potassium

- **Avant les principaux repas** - 1 ampoule, à garder une minute sous la langue.
- **Cure d'attaque** - 2 ampoules, avant les principaux repas.

Silicium

- **Avant les principaux repas** - 1 ampoule, à garder une minute sous la langue.
- **Cure d'attaque** - 2 ampoules, avant les principaux repas.
Le Silicium est indispensable dans la structure des tissus.

Cataplasme

Les douleurs rhumatismales peuvent également être bien soulagées par la pose de cataplasmes.

Première recette

Algues séchées micronisées :
2 cuillerées à soupe
Son de Blé : 2 cuillerées à soupe
Huile essentielle de Pin :
25 gouttes
Huile essentielle de Romarin :
25 gouttes

Mélanger les Algues et le Son de Blé.

Ajouter de l'eau très chaude, de façon à obtenir une pâte épaisse et homogène. Faire le mélange dans une casserole en émail, pour pouvoir le faire chauffer si celui-ci est trop liquide. Etaler la pâte sur du papier d'aluminium.
Ajouter les Huiles essentielles et bien les répartir sur toute la surface du cataplasme.

- Appliquer à même la peau en plaquant bien le papier d'aluminium, de façon à conserver la chaleur le plus longtemps possible.

Deuxième recette

Les propriétés analgésiques de la Bruyère sont connues depuis la plus haute Antiquité et vous serez étonné : votre douleur va disparaître très rapidement.

Bruyère fleur : 50 gr
Petit sac en toile de coton
Bande

Confectionner un petit sac en toile de coton, assez grand pour couvrir votre articulation. Le remplir avec les fleurs de Bruyère.
Mettre le sac dans un four très chaud, pendant dix minutes.

- Sitôt sorti du four, appliquer le sac sur l'articulation douloureuse. Maintenir en place, au moins 1 heure, à l'aide d'une bande.

Troisième recette

Graines d'Avoine : plusieurs poignées (la quantité est fonction de la surface à traiter)
Vinaigre de Cidre
Vin rouge

Moudre les graines d'Avoine dans un moulin à café. Verser dessus du Vinaigre de Cidre. Laisser macérer une nuit, si possible après avoir mélangé, de façon à obtenir une pâte épaisse.
Verser dessus du Vin rouge jusqu'à ce que la pâte soit entièrement recouverte. Faire bouillir jusqu'à obtenir le même volume que la veille.

- Appliquer le plus tôt possible (sans brûler !), sur l'articulation douloureuse. Envelopper de flanelle ou de laine. Renouveler autant de fois que nécessaire.

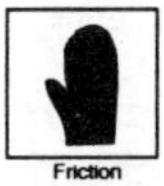

Huile calmante

Huile d'Amande douce : 1/2 litre
Résine de Pin : 1/2 litre
Huile essentielle de Romarin : 4 gouttes
Huile essentielle de Pin : 4 gouttes

Dans un récipient en terre ou émaillé, mélanger à parts égales l'huile d'Amande douce et la résine de Pin.
Chauffer doucement au bain-marie, en remuant avec une cuillère en bois. Éteindre le feu. Ajouter les Huiles essentielles.

- Frictionner les endroits douloureux avec cette préparation.

Huile anti-douleur

Huile d'Olive : 1/2 litre
Camomille romaine : 10 têtes
Fleur d'Arnica : 15 gr
Fleur de Bruyère : 10 gr
Huile essentielle d'Origan : 5 ml
Huile essentielle de Romarin : 5 ml

Passer au mixer les plantes et l'huile d'Olive, pendant 30 secondes. Faire cuire le mélange au bain-marie, pendant 2 heures. Filtrer. Ajouter les Huiles essentielles.

- Faire pénétrer l'huile par massages légers.

Huile au Genièvre

Huile d'Olive vierge 1ère pression à froid : 1/2 litre
Serpolet plante : 10 gr
Romarin feuille : 10 gr
Origan plante : 10 gr
Camomille fleur : 30 gr
Huile essentielle de Genièvre : 10 ml

Mettre l'huile et les plantes dans un récipient. Faire chauffer au bain-marie, très doucement, pendant trois heures. Filtrer. Ajouter l'Huile essentielle. Mélanger.

- S'utilise en massages profonds, sur toute la zone douloureuse.

Massage ponctuel

Un massage effectué sur un point très précis du corps humain se nomme "massage ponctuel" ou encore "massage réflexe", si le point traité est destiné à soulager un organe à distance, selon le principe de l'acupuncture.

Huile essentielle de Romarin : 10 ml
Huile essentielle de Cyprès : 10 ml
Huile essentielle de Lavande : 10 ml
Huile essentielle de Genièvre : 10 ml
Huile d'Amande douce : 100 ml

Ajouter à l'huile d'Amande douce, 25 gouttes de chacune des Huiles essentielles.

- Masser exactement sur les points de la douleur.

Vin

Eau-de-vie anti-rhumatismes

Eau-de-vie
Ecorce de Bigaradier : 1
Baies de Genièvre

Emplir un flacon aux 3/4 de baies. Compléter avec l'Eau-de-vie. Laisser macérer 14 jours. Filtrer.
Ajouter l'écorce de Bigaradier.

- **Après le repas du soir** - Boire 1 verre à liqueur.

Bière de Ményanthe

Ményanthe séchée : 30 gr
Bière : 1 litre

Passer la plante au moulin à café, pour la pulvériser. Verser dessus 1 litre de Bière. Laisser macérer 1 heure. Filtrer avec un filtre en papier.

- **Dans la journée** - Boire par petits verres.

Vin anti-douleur

Contrairement à ce que vous pourriez croire, ce vin est d'un goût délicieux et vaut bien le petit effort de fabrication.

Oignons : 500 gr
Miel de Thym : 150 gr
1 litre de Vin blanc doux

Hacher finement les Oignons. Les mélanger avec le Miel. Ajouter le Vin blanc en délayant peu à peu avec une cuillère en bois. Laisser reposer 2 semaines (en remuant si possible deux à trois fois tous les deux jours). Filtrer.

- **Par jour** - Boire, à raison de deux verres et demi.

Vin de Nèfle et de Fenouil

Noyaux de Nèfles concassés : 80 gr
Semence de Fenouil écrasée : 20 gr
1 litre de Vin blanc doux

Ajouter les Nèfles et le Fenouil dans le litre de Vin blanc. Laisser macérer 24 heures (en agitant si possible). Filtrer.

- **Chaque jour** - Boire, avant le repas de midi, un verre à apéritif.

Vin dépuratif

Vin de Bordeaux : 1 litre
Semences de Fenouil écrasées : 1 cuillerée à café
Baies de Genièvre : 10
Radicelles de Poireau coupées menues : 10 gr
Muscade râpée : 1/2 noix

Faire macérer les semences de Fenouil dans le litre de Bordeaux, pendant une semaine. Ajouter le Genièvre, les radicelles et la Muscade.
Remuer doucement la bouteille, tous les jours.

- **Avant les deux principaux repas** - Boire 1 verre à apéritif.
- **Durée du traitement** : à suivre pendant vingt et un jours, au début du printemps et à l'automne.

Bain à l'huile d'Osiris

Huile essentielle de Térébenthine
Huile d'Osiris : 12 %

L'huile d'Osiris, cette huile enrichie en atomes d'oxygène qui régénère vos tissus, doit être mélangée avec l'huile de Térébenthine qui favorise la pénétration des principes actifs.
Compter 2 cuillerées à soupe d'huile de bain pour un grand bain chaud.
Température de l'eau de 38° à 42°.

- **Durée du bain** : dix à quinze minutes.

Il est indispensable de faire suivre le bain d'une rapide douche froide des jambes. Ce bain peut être fait tous les jours, sans inconvénient.

Bain Camomille - Pin

Huile de bain toute prête à 12 % d'Huile essentielle de Camomille-Pin

Compter 2 cuillerées à soupe d'huile de bain pour un grand bain chaud.
Température de l'eau de 38° à 42°.

- **Durée du bain** : dix à quinze minutes.

Il est indispensable de faire suivre le bain d'une rapide douche froide des jambes, en insistant surtout sur les mollets. A faire deux à trois fois, par semaine.

Bain huile d'Osiris + Marjolaine

Huile de bain à l'huile d'Osiris :
2 cuillerées à soupe
Huile essentielle de Marjolaine :
20 gouttes

Mélanger les deux composants dans l'eau du bain.

- **Durée du bain** : dix minutes, suivies d'une douche froide des jambes.

Bain Orange - Lavande

Huile de bain toute prête à 12% d'Huile essentielle d'Orange-Lavande

ou Huile essentielle de Lavande :
10 gouttes
Huile essentielle d'Orange :
10 gouttes
Base hydrodispersante :
2 cuillerées à soupe

Compter 2 cuillerées à soupe d'huile de bain pour un grand bain chaud.
Température de l'eau de 38° à 42°.

- **Durée du bain** : dix à quinze minutes.

Il est indispensable de faire suivre le bain d'une rapide douche froide des jambes. Prendre deux à trois bains, par semaine.

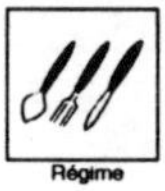

Le petit déjeuner souplesse

Trois végétaux dont l'action anti-toxines est fantastique.

De plus, leur richesse en vitamines vous rendra plus tonique et leur apport en minéraux vous aidera à vous reminéraliser.

2 Carottes
1 bulbe de Fenouil
1 poignée de Cassis

Passer le tout à la centrifugeuse.

- Boire **tous les matins, à jeun.**

Prendre avec 2 gélules de Membraneuf.

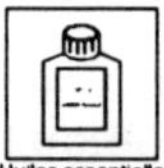

Huile essentielle de Cajeput, de Citron ou de Genièvre

A prendre en alternance.

- **Usage interne adultes** - 2 gouttes, 3 fois par jour, dans 1/2 cuillerée à café de Miel de Thym ou, sur un sucre. Ou, 3 granules trois fois par jour, à avaler sans croquer, avec un peu d'eau ou de nourriture.
- **Durée du traitement** : en cures de trois semaines, au maximum.

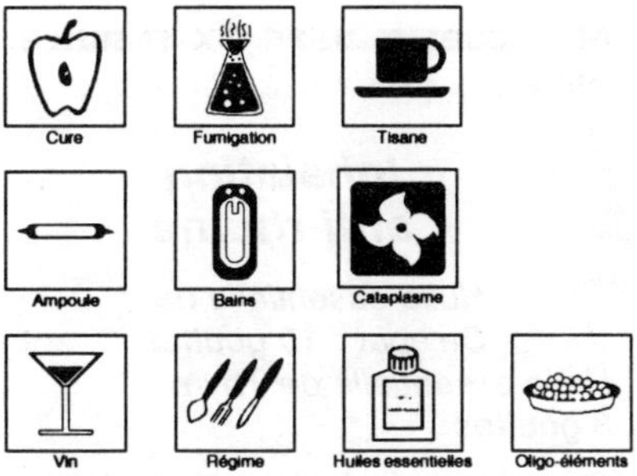

RHUME

Infection virale de la muqueuse nasale, le rhume est particulièrement contagieux. Un léger mal de gorge précède souvent l'installation du rhume qui provoque également, parfois, maux de tête et éternuements. Il peut même y avoir une poussée de fièvre.

Le rhume fatigue l'organisme. Dans l'idéal, il faudrait prendre un peu de repos, pendant quelques jours. Trois ou quatre rhumes par an est dans l'ordre des choses. Si cette affection est plus fréquente, il faut consulter. Vous êtes peut-être allergique ou, vous souffrez d'une sinusite qui nécessite d'autres remèdes.

En tout état de cause, voici des recettes qui vont vous permettre de lutter au mieux contre le rhume.

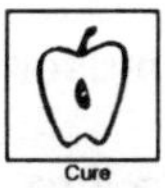

- **Le matin, à jeun** - 1 ampoule de Distillat de St Fiacre dans un verre de la tisane ci-après. Même chose **dans l'après-midi**.
- **Matin et midi** - Prendre 1 comprimé de Vitamine C naturelle.
- **Dans la journée** - Sucer souvent des gommes de Propolis.
  Si votre rhume attaque très fort et si votre nez est complètement bouché, faire tous les soirs un bain de pieds très chaud avec une cuillerée à soupe de bain aux Huiles essentielles de Sauge et Thym, pendant dix minutes.
  Envelopper vos pieds dans un lainage et vous reposer très couvert pendant 1/2 heure. La transpiration qui s'ensuivra aidera à éliminer la fièvre.
- **Dans la journée** - Boire, entre les repas, un litre de cette tisane :

Serpolet plante : 50 gr
Lierre terrestre plante : 50 gr
Bouillon blanc fleur : 50 gr

Bourrache plante : 50 gr
Sapin bourgeon : 50 gr
Eucalyptus feuille 50 gr

Mélanger les plantes entre elles. Mettre quatre cuillerées à soupe du mélange, dans un litre d'eau froide, porter à ébullition, laisser bouillir quelques secondes, infuser dix minutes et filtrer.
Ajouter dans chaque tasse de tisane une cuillerée à café de Miel de Thym.

- **Durée du traitement** : une semaine, pour l'ensemble du traitement. Terminer ensuite la tisane.
- **Compléter la cure par** :
  1 dose de L.I.V.E d'Algues Laminaria + Fer.
- **Avant les repas, matin et soir** :
  – 3 grains d'essence de Lavande
  – 3 grains d'essence de Cajeput.

Un jour sur deux, vous pouvez choisir la recette qui suit :

- **Par jour** - Boire, entre les repas, un litre de cette tisane :

Genièvre baie : 50 gr
Eucalyptus feuille : 50 gr
Thym feuille : 100 gr
Serpolet plante : 50 gr
Bouillon blanc fleur : 50 gr

Mélanger les plantes entre elles. Compter cinq cuillerées à soupe du mélange, pour un litre d'eau froide.
Porter à ébullition deux minutes et laisser infuser dix minutes. Filtrer.

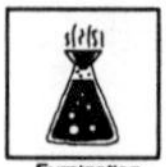
Fumigation

Inhalation anti-rhume

Huile essentielle de Cajeput : 10 gouttes
Huile essentielle de Thym : 3 gouttes

Prendre 1 bol d'eau bouillante. Ajouter les Huiles essentielles. Placer le nez au dessus, la tête recouverte par une serviette. Respirer à fond.

Tisane

Guimauve

Prendre 4 cuillerées à soupe, pour un litre d'eau froide.
Laisser bouillir 3 minutes.
Infuser 10 minutes. Filtrer.

- **Dans la journée** - Boire le litre, loin des repas.

Eucalyptus

Prendre 4 cuillerées à soupe, pour 1 litre d'eau froide.
Faire bouillir 1 minute. Infuser 10 minutes. Filtrer.

- **Dans la journée** - Boire le litre, entre les repas.

Thym

Faire infuser 1 cuillère à soupe dans une tasse d'eau bouillante.

- **Par jour** - Prendre 2 ou 3 tasses, sur quelques jours, pour un problème aigu ou par cures de 3 ou 4 semaines, pour un problème de fond.

Phytoconcentrat de Bouillon blanc

Le Bouillon blanc est adoucissant, émollient, diurétique et sudorifique.

Il est à employer pour lutter contre les refroidissements avec inflammation des bronches et mal de gorge, ou contre les problèmes respiratoires chroniques.

- **Midi et soir** - Prendre 1 ampoule, avant les repas.
- **Durée du traitement** : en cures de trois semaines.

Phytoconcentrat de Cassis

- **Midi et soir** - Prendre 1 ampoule, avant les repas.
- **Durée du traitement** : en cures de trois semaines.

Distillat de Centaure biocinétique

- **Pour un effet tonique** - 2 ampoules dans un litre d'eau ou d'infusion. Boire le litre, dans la journée.
- **Pour un effet immédiat** - 4 ampoules, dans la journée.

Jus de Chou

Les indications du Chou en usage interne sont tellement diverses que j'ai été obligé de ne vous citer que les plus importantes.

Utilisé depuis la nuit des temps, il mérite bien l'appellation de "panacée universelle" ! C'est un cicatrisant remarquable et, contrairement aux préjugés tenaces, le Chou s'avère extrêmement précieux pour l'estomac et l'intestin.

Sous forme de jus cru, il est toléré par tous les organismes, même les plus sensibles, et nombre de personnes auxquelles je l'avais recommandé, ont été stupéfaites de l'avoir si bien toléré.

Exceptionnellement riche en vitamines et en minéraux, qui sont préservés dans le jus de Chou, c'est un rééquilibrant et un revitalisant d'une incontestable utilité pour le bon fonctionnement organique.

- **Par jour** - Prendre 1 à 2 ampoules dans un peu d'eau, 1/4 d'heure avant les repas.
- **Durée du traitement** : en cures de douze jours ou plus, selon les besoins.

Bain anti-rhume

Huile essentielle de Térébenthine : 10 ml
Huile essentielle de Romarin : 10 ml
1 pot de Savon noir

Prendre 1 grosse cuillerée à soupe de Savon noir.

Laisser tomber dedans 10 gouttes d'Huile essentielle de Térébenthine. Délayer avec un peu d'eau chaude, au fond d'une bassine.

Recommencer l'opération avec 10 gouttes d'Huile essentielle de Romarin.
Lorsque les Huiles essentielles et le Savon noir sont parfaitement mélangés à l'eau chaude, ajouter la quantité d'eau nécessaire pour un bain de pieds.

- **Durée du bain** : tremper les pieds pendant dix minutes.

Pour obtenir un effet très rapide, il faut que l'eau soit très chaude. Je vous conseille d'ajouter de l'eau chaude pendant la durée du bain. Après le bain, il est recommandé de s'allonger au chaud, pendant 1/2 heure environ.

Bain au Romarin

Il est indispensable de faire suivre le bain d'une rapide douche froide des jambes.
Le bain "coup de fouet" par excellence.
A prendre en période de baisse de tonus ou, tout simplement, avant une soirée qui s'annonce difficile. Il vous permettra, dans tous les cas, de tenir le coup !

Sommités fleuries séchées de Romarin : 2 kilos
Huile essentielle de Romarin : 10 gouttes
Savon noir : 4 cuillerées à soupe
ou Lait en poudre : 5 cuillerées à soupe
ou Huile de bain toute prête à 12 % d'Huile essentielle de Romarin

Mettre les 2 kilos de sommités fleuries dans 5 litres d'eau. Faire bouillir l'eau pendant 15 minutes. Filtrer. Jeter l'eau dans votre baignoire.
Prendre l'Huile essentielle et la mélanger soit au Savon noir, soit au Lait ou à la Base.
Dans le cas de l'utilisation de l'huile de bain toute prête, compter 2 cuillerées à soupe d'huile de bain pour un grand bain chaud.
Température de l'eau de 38° à 42°.
Emulsionner le tout sous le robinet.

- **Durée du bain** : dix minutes, suivies d'une douche froide des jambes.

Cataplasme

Cataplasme Argile et Chou

1/4 de Chou vert
Poudre d'Argile rouge : 2 cuillerées

Passer le Chou au mixer.
Mélanger l'Argile rouge à de l'eau tiède de façon à obtenir une pâte. Mélanger Argile et Chou. Etendre sur un linge.

- Appliquer sur le front, pendant toute la nuit.

Vin

Boisson tonique

Cette boisson permet de stimuler les défenses immunitaires de l'organisme.

1 verre d'eau
1 cuillerée à soupe d'Argile rouge
1 jus de Citron
1 ampoule de jus de Chou

Mettre l'Argile dans l'eau et laisser reposer toute une nuit.

Prendre l'eau sans l'Argile. Y ajouter le Citron et le jus de Chou.

- Boire **le matin, à jeun.**

Muscade et Eau-de-vie

Cette recette est très difficile à avaler, mais très efficace.

Noix de Muscade : 1
Eau-de-vie : 1 tasse
Sucre en poudre : 1/2 tasse à café

Râper la noix de Muscade. La mélanger à l'eau et à l'Eau-de-vie. Secouer énergiquement.

- Boire en quatre fois, à 2 heures d'intervalle.

Sirop à l'Huile essentielle

Ce sirop permet de bien dégager la gorge.

1/4 de litre d'eau
100 gr de Sucre roux cristallisé
Huile essentielle de Cajeput : 20 gouttes
Huile essentielle d'Eucalyptus : 20 gouttes

Faire bouillir l'eau avec le Sucre pendant dix minutes.
Ajouter ensuite l'Huile essentielle.

- **Par jour** - Boire deux à trois cuillerées à soupe.

Sirop anti-rhume

Feuilles de Chou rouge
Miel de Thym : 1 cuillerée à soupe
Safran : 1 gr

Passer les feuilles de Chou à la centrifugeuse, pour recueillir un verre de jus.
Ajouter le Miel de Thym et le Safran.
Faire chauffer doucement, jusqu'à obtenir un sirop.

- **Par jour** - Prendre 1 cuillerée à soupe, 4 fois par jour.

Sirop des 3 racines

Radis noir
Carotte
Navet
Sucre en poudre

Dans un saladier, mettre :

1 couche de rondelles de Radis noir
1 couche de Sucre en poudre
1 couche de rondelles de Carotte
1 couche de Sucre
1 couche de rondelles de Navet

Recouvrir largement de Sucre. Laisser au réfrigérateur toute une nuit.
Recueillir le jus, du matin.

- **Tous les jours** - En prendre 3 cuillerées à soupe.

Régime

Salade anti-rhume

Recette empirique d'un guérisseur, tous les ingrédients qui la composent sont riches en Cuivre : d'où son action anti- infectieuse.

Epinard cru
Rondelles de Navet cru
Rondelles de Pomme
Raisins secs
Jus de Citron
Huile d'Olive

- **Midi et soir** - Ne manger exclusivement que cette salade.

Huiles essentielles

Huile essentielle d'Eucalyptus

L'Eucalyptus est l'une des plantes les plus étudiées par les scientifiques. Ses actions expectorantes, désinfectantes des bronches sont parfaitement analysées. C'est, sans aucun doute, l'Huile essentielle la plus bénéfique pour les bronches.

- **Par jour** - 2 gouttes, 3 à 4 fois par jour, sur un sucre.
  Ou grain d'essence :
  3 granules, 3 fois par jour, à avaler sans croquer, avec un peu d'eau ou de nourriture.
- **Durée du traitement** : en cures de 3 semaines, au maximum.
- **Enfants** - Selon l'âge, 1 à 2 granules 3 fois par jour, à avaler sans croquer, avec un peu d'eau ou de nourriture.
- **Durée de la cure** : dix jours environ.

Les Huiles essentielles sont extrêmement actives.
Un surdosage peut entraîner des troubles indésirables. Ne pas aller au-delà de 12 granules par jour, pour un adulte.
Ne pas prolonger le traitement par un même grain d'essence au-delà de 3 semaines.
En cas d'infection ou de maladie qui se prolonge, ayez recours au médecin.

Huile essentielle de Girofle

C'est une Huile essentielle assez chère, car un arbre, annuellement, ne donne que 7 à 10 kilos de clous et donc, peu d'Huile essentielle.
L'Huile essentielle de Girofle est un tonique général très actif et, surtout, un antiseptique énergique. Le clou de Girofle entre dans la composition du fameux "Vinaigre des 4 voleurs" qui protégeait, dit-on, de la peste.

- **Par jour** - 2 gouttes, 3 à 4 fois par jour, sur un sucre.
  Ou grain d'essence :
  3 granules, 3 fois par jour, à avaler sans croquer, avec un peu d'eau ou de nourriture.
- **Durée du traitement** : en cures de trois semaines, au maximum.
- **Enfants** - selon l'âge, 1 à 2 granules 3 fois par jour, à avaler sans croquer, avec un peu d'eau ou de nourriture.

Huile essentielle de Pin

Cette Essence est utilisée depuis des siècles. Déjà en 1534, Jacques Cartier enseignait aux Indiens les propriétés antiscorbutiques des Extraits d'aiguilles de Pin. Vous pouvez donc lui faire confiance, ses principes actifs sont parfaitement connus.
L'Huile essentielle de Pin devra toujours faire partie de vos mélanges pour désinfecter l'atmosphère, en cas de toux ou

de bronchite.

- **Par jour** - 2 gouttes, 3 fois par jour, sur un sucre.
Ou grain d'essence :
3 granules, 3 fois par jour, à avaler sans croquer, avec un peu d'eau ou de nourriture.
- **Durée du traitement** : en cures de trois semaines, au maximum.

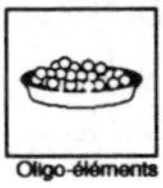

Oligo-élément Argent

Les oligo-éléments sont indispensables à notre équilibre.

Présents dans notre organisme à doses infinitésimales, ils règlent nos échanges cellulaires.

- **Avant les principaux repas** - 1 ampoule.
L'Argent s'oppose au développement des germes. Il combat les états infectieux de la sphère O.R.L.

Oligo-élément Cuivre

Le Cuivre lutte contre les maladies infectieuses ou virales. Il a une action anti-inflammatoire et anti-spasmodique.

- **Avant les principaux repas** - 1 ampoule.

Oligo-élément Manganèse

- **Avant les principaux repas** - 1 ampoule.

Toutes ces recettes et remèdes ont la même vocation : vous aider à mieux vous soigner.

Utilisez-les en alternance, en fonction de vos goûts et de l'effet produit sur votre cas personnel.

Certaines recettes correspondent mieux que d'autres à votre organisme. Pour découvrir les plus efficaces pour vous, n'hésitez pas à les essayer.

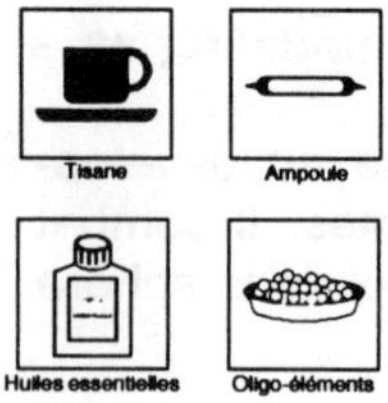

RHUME DES FOINS

Avec le printemps, de nombreux allergiques voient revenir, comme chaque année, rhumes, conjonctivite, asthme ou eczéma sans bien savoir à quel allergène (produit cause de l'allergie) ils doivent d'être ainsi trop sensibles.

L'explication de l'allergie est d'autant plus difficile à donner que le processus est mal connu et qu'il varie avec chaque individu.

L'allergie est, en fait, une réaction exagérée de l'organisme à l'entrée d'un élément étranger.

Que ce soit par les poumons, la bouche ou la peau, le corps réagit alors contre, avec plus ou moins de violence, selon les individus.

Naît-on allergique ? Il semble qu'il y ait effectivement un terrain plus ou moins héréditaire. Mais pour être vraiment allergique, une sensibilisation préalable est nécessaire. C'est-à-dire qu'il faut avoir été en contact au moins une fois avec l'allergène sans qu'il ne se passe rien. Une seule fois d'ailleurs, ou des centaines de fois, avant que l'organisme fasse une mauvaise réaction. C'est pourquoi la recherche de l'allergène est parfois si laborieuse.

Souvent, le printemps est la saison des allergies multiples : rhumes des foins (dont le nom marque le caractère habituellement printannier), éternuements en rafales, conjonctivites, larmoiements et picotements, allergies donc qui sont dues au pollen des fleurs.

Ces allergies respiratoires sont celles qui sont les plus pénibles. En effet, impossible de supprimer toutes les fleurs et les arbres, d'autant que le pollen porté par le vent est partout présent dans l'air.

Même si on ne comprend pas toujours le mécanisme, on sait aujourd'hui de mieux en mieux soigner les allergies. Une allergie est toujours une manifestation d'élimination de l'organisme. Il faut donc songer à nettoyer votre organisme et à stimuler les défenses générales.

Pour prévenir : mangez midi et soir une salade (Laitue de préférence) assaisonnée avec du vinaigre de Cidre et quelques gouttes d'Huile essentielle d'Estragon, environ 3 gouttes. Vous pouvez aussi rajouter de l'huile de Carthame, c'est délicieux !

Pour stopper : respirez à plein nez et à pleins poumons de l'Huile essentielle d'Estragon. Si vous êtes très pris par le rhume des foins, il vous faudra vous promener avec votre petit flacon. C'est un inconvénient, mais vous ne trouverez rien de plus efficace, surtout que l'Huile essentielle d'Estragon, qui a une action anti-histaminique, ne se contente pas de stopper une crise, mais peut vous en guérir définitivement.

Tisane contre le rhume des foins

Cette tisane, grâce à ses propriétés désensibilisantes et dépuratives, permet de diminuer la fréquence et l'ampleur des crises.

Bardane racine : 50 gr
Bruyère fleur : 50 gr
Lierre terrestre plante : 50 gr
Prêle plante : 50 gr
Romarin feuille : 50 gr
Sauge feuille : 50 gr
Thym feuille : 50 gr
Basilic feuille : 50 gr

Mélanger les plantes entre elles. Compter quatre cuillerées à soupe du mélange, pour un litre d'eau froide.
Porter à ébullition. Faire bouillir 1 minute. Éteindre le feu et laisser infuser 10 minutes.
Filtrer.

- **Par jour** - Boire trois tasses, après les repas.
- **Durée du traitement** : en cures, en période d'allergie.

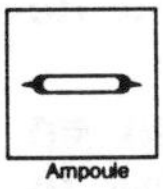

Phytoconcentrat de Mélilot

- **Aux deux principaux repas** - Prendre 1 ampoule.
- **Durée du traitement** : en cures de 3 semaines. A renouveler.

Phytoconcentrat de Bardane

- **Aux deux principaux repas** - Prendre 1 ampoule.
- **Durée du traitement** : en cures de 3 semaines. A renouveler.

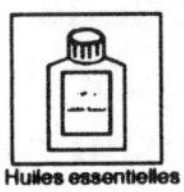

Huile essentielle d'Estragon

Le simple fait d'en respirer un flacon peut arrêter net une crise de rhume des foins.

Tous les allergiques devraient en avoir un flacon sur eux, au printemps.

- **Par jour** - 2 gouttes, 3 à 4 fois par jour, sur un sucre.
- **Durée du traitement** : 3 semaines, au maximum.
- **Enfants** - selon l'âge, 1 à 2 granules 3 fois par jour, à avaler sans croquer, avec un peu d'eau ou de nourriture.
- **Durée de la cure** : 10 jours environ.

  C'est la seule Huile essentielle anti-allergique connue.

Les huiles essentielles sont extrêmement actives.
Un surdosage peut entraîner des troubles indésirables. Ne pas aller au-delà de 12 granules par jour, pour un adulte. Ne pas prolonger le traitement par un même grain d'essence au-delà de 3 semaines.
En cas d'infection ou de maladie qui se prolonge, avoir toujours recours au médecin.

Oligo-élément Manganèse

- **Avant les principaux repas** - 1 ampoule, à garder une minute sous la langue.

ROUGEOLE

Maladie infectieuse très répandue chez les enfants de un à six ans, la rougeole est due à un virus (d'où les épidémies : la maladie est contagieuse dans la période de quatre jours avant l'apparition de l'éruption des boutons jusqu'à dix jours après).

La température monte jusqu'à 39,5° dans les quatre jours précédant les boutons, le nez de l'enfant coule, il peut avoir des vomissements.

En fait, les premiers symptômes font penser à un gros rhume, mais les yeux sont rouges et douloureux (l'enfant ne supporte pas la lumière), il a mauvaise mine, il tousse. Les boutons apparaissent d'abord derrière les oreilles puis sur la poitrine, les membres, avant de se répandre sur tout le corps.

Comme tous les virus, celui de la rougeole résiste à toute médication. Toutefois, les antibiotiques ont l'avantage de protéger l'enfant contre une infection microbienne secondaire (bronchite, otite).

L'enfant doit garder la chambre (maintenue dans l'obscurité) pendant une semaine. L'éruption cesse et la peau pèle au bout de trois à cinq jours.

Dans le même temps, la température tombe et le malade se sent de mieux en mieux.

RUBÉOLE

Légère fièvre, un peu de toux, éruption de petites taches roses sur tout le corps pendant un ou deux jours ; des ganglions à l'arrière du cou peuvent enfler et devenir sensibles.

Sauf pendant les trois premiers mois de la grossesse où elle peut provoquer des malformations graves pour le futur bébé, la rubéole est une affection bénigne due à un virus qui ne nécessite aucun traitement spécifique. L'incubation dure environ dix-sept jours, le malade est contagieux pendant les sept jours qui suivent l'apparition des boutons.

L'amélioration de l'état général s'obtient en quatre jours. Surtout, n'éloignez pas les fillettes d'une malade souffrant de rubéole, il faut qu'elle contracte cette maladie pour être immunisée lorsqu'elle attendra un jour un enfant.

S

SCIATIQUE
SEIN (MASTITE DU)
SIFFLEMENTS D'OREILLES
SINUSITE
SPASMOPHILIE
STABILITÉ DE POIDS
STIMULATION DES DÉFENSES IMMUNITAIRES
STRESS
SYNCOPE
SYNDROME PRÉMENSTRUEL

Tisane

SCIATIQUE

Atteignant plutôt les sédentaires que les sportifs, les crises de lombo-sciatique sont dues à la compression du nerf sciatique par une excroissance (hernie) d'un disque intervertébral.

Le nerf passe entre les deux et chaque mouvement de la colonne vertébrale vient le comprimer et l'irriter. La douleur qui passe derrière la jambe, depuis le haut de la fesse jusqu'au talon (pour une hernie située entre la 5ème vertèbre lombaire et la 1ère vertèbre sacrée) ou du haut de la fesse, puis devant la jambe, le coup de pied et jusqu'aux orteils (pour une hernie située entre la 4ème et la 5ème vertèbre lombaire), peut être si intense qu'elle ne s'atténue même pas en position couchée et empêche parfois de dormir.

Le traitement de crise par les médecins est à base d'anti-inflammatoires et d'antalgiques durant plusieurs semaines. Mais en cas de récidives fréquentes ou de sciatiques très importantes qui conduisent à la paralysie, une résection chirurgicale de cette hernie finira par s'imposer. En effet, si une sciatique ne s'améliore pas ou même s'aggrave à la fin de la première semaine malgré un repos strict et suivi, signalez-le à votre médecin qui pourra éventuellement vérifier qu'il ne s'agit-pas d'une sciatique hyperalgique (rare mais qui exige une solution chirurgicale).

Certains exercices, à faire très doucement et au ralenti, peuvent aider à soulager le mal : en position assise ou couchée, après avoir allongé les jambes bien droites, ramenez l'extrémité des pieds vers la cheville afin d'allonger les muscles et nerfs situés à l'arrière de la jambe. Suspendez-vous à une barre fixe (ou au haut d'une porte, par exemple) afin d'étirer votre colonne vertébrale au maximum. Il arrive que ce simple mouvement d'élongation suffise.

Vous pouvez également vous placer debout face à un mur et faire comme si vous cherchiez à le pousser. Fléchissez une des jambes, allongez le plus possible l'autre vers l'arrière en posant le pied bien à plat. Cet exercice étire à fond les muscles et les nerfs de la face antérieure de la jambe.

Prévenir la sciatique

Les gestes à éviter : lorsque vous êtes assis, tenez-vous le plus droit possible, toute position en dos rond est très nocive. Et ne croisez pas les jambes.

Ne portez jamais d'objets trop lourds ou prenez la précaution de plier les genoux pour les soulever (portez les charges près du corps et non pas à bras tendus, ne soulevez pas un poids en tournant en même temps le buste).

Et ne gardez pas votre portefeuille dans votre poche revolver, si vous avez cette habitude.

Je vous propose des recettes naturelles qui traitent vos problèmes de fond et ont donné des résultats probants.

Tisane contre sciatique et goutte

Thym feuille : 25 gr
Camomille fleur : 25 gr
Marjolaine feuille : 25 gr
Sureau fleur : 50 gr
Reine des prés plante : 50 gr
Bourrache plante : 50 gr
Cassis feuille : 50 gr
Bouleau feuille : 50 gr
Genièvre baie : 50 gr

Mélanger les plantes entre elles. Compter quatre cuillerées à soupe du mélange, pour un litre d'eau froide. Porter à ébullition sans faire bouillir. Éteindre le feu et laisser infuser dix minutes. Filtrer.

- **Pendant la crise** - Boire une grande tasse (1/4 de litre), toutes les heures.

Fraisier

Prendre 4 cuillerées à soupe, pour un litre d'eau froide.
Laisser bouillir une minute.
Infuser dix minutes. Filtrer.

- **Dans la journée** - Boire le litre, entre les repas.

Toutes ces recettes et remèdes ont la même vocation : vous aider à mieux vous soigner.

Utilisez-les en alternance, en fonction de vos goûts et de l'effet produit sur votre cas personnel.

Certaines recettes correspondent mieux que d'autres à votre organisme. Pour découvrir les plus efficaces pour vous, n'hésitez pas à les essayer.

Cure Gélule Cataplasme

SEIN (MASTITE DU)

La mastite chronique du sein apparaît pendant la période intermenstruelle ou immédiatement avant les règles.

Cet engorgement des seins est douloureux, il est dû à une sécrétion exagérée d'hormones. Il faut donc consulter un médecin pour faire un bilan précis. En outre, il ne faut pas confondre la mastite chronique avec la mastite aiguë qui est une infection grave provoquant de la fièvre et exigeant une consultation médicale urgente.

Voici des recettes pour la mastite chronique qui pourront vous soulager, à défaut de vous guérir.

Cure

- **Avant les repas, matin, midi et soir** - 1 ampoule de phytoconcentrat de Fenouil.
- **Par jour** - Boire un litre, entre les repas et par petites gorgées, de la tisane suivante :

Fenouil semence : 100 gr
Fraisier feuille : 100 gr
Chiendent racine : 50 gr
Menthe douce feuille : 50 gr

Mélanger les plantes entre elles. Compter cinq cuillerées à soupe du mélange, pour un litre d'eau froide et porter à ébullition, pendant une minute. Couvrir et laisser infuser quinze minutes, avant de filtrer.

Gélule

Complexe ADN + Vitamines A et D

- **Avant ou, pendant les 3 repas** - Prendre 2 gélules.
- **Durée du traitement** : cures d'un mois en début d'hiver ou aux changements de saison ou, bien sûr, suivant les besoins.

Cataplasme

Si cet engorgement des seins est douloureux, pour obtenir une sédation rapide de la douleur, appliquer le cataplasme suivant.

Faire bouillir dans un litre d'eau :

2 poignées de feuilles de Fraisier
Argile verte

Filtrer et utiliser de l'eau tiède pour la mélanger avec une quantité suffisante d'Argile verte concassée pour obtenir un cataplasme d'environ 1/2 cm d'épaisseur.

- **Appliquer sur la poitrine et laisser en place au minimum deux heures.**

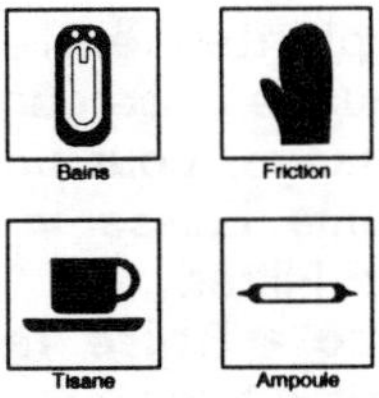

SIFFLEMENTS D'OREILLES

Le sifflement d'oreilles est une affection extrêmement désagréable pour la personne qui en souffre, car elle ne trouve pas de repos. N'ayant pas trouvé de traitement au mal, le monde médical l'ignore. Pourtant la nature, depuis longtemps, connaît des moyens d'apaiser ceux qui en pâtissent.

Il y a toujours deux façons de traiter un malaise. Essayer de parer au plus pressé pour le soulager, ou construire un traitement qui, certes, n'agira pas immédiatement mais aura un effet bénéfique plus prolongé. Il se trouve que dans le cas des sifflements d'oreilles, les deux sont compatibles, il n'y a donc pas à hésiter. Bains de pieds et massages pour stopper la crise, tisanes et jus de fruits pour prolonger l'action.

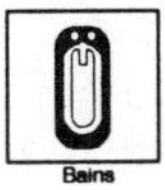

Bain de pieds Romarin - Marjolaine

Ce bain est à pratiquer au moment de vos crises de sifflements d'oreilles ou tous les jours, jusqu'à l'amélioration souhaitée, si ce dérangement est permanent.

Romarin feuille : 2 grosses poignées
Marjolaine feuille : 1 grosse poignée
Cendre de bois
ou Savon noir

Laisser infuser les plantes dans une grande bassine d'eau bouillante pendant 20 minutes. Ajouter la Cendre de bois (ou à défaut, du Savon noir de ménage).

- **Durée du bain** : tremper les pieds dans cette infusion, pendant 15 minutes.

Pendant toute la durée des 15 minutes de ce bain, vous devez ajouter progressivement de l'eau chaude jusqu'à ce que la température soit insupportable.
Vos pieds doivent être très rouges, après le bain.

Friction

Massage aux Essences

Huile essentielle de Lavande : 10 ml

Placer 1 goutte d'Huile sur chacun de vos annulaires. Avec la pulpe de vos doigts, masser les tempes, en appuyant très fort et en tournant doucement.Vous trouverez facilement le point à masser car il doit être douloureux. Seule la peau doit bouger, pas vos doigts.

Tisane

Tisane régulatrice

Chiendent racine : 30 gr
Camomille fleur : 20 gr
Frêne feuille : 20 gr
Romarin feuille : 20 gr
Mélilot feuille : 30 gr
Olivier feuille : 30 gr
Sauge feuille : 20 gr
Marjolaine feuille : 20 gr

Mélanger les plantes entre elles. Compter quatre cuillerées à soupe du mélange, pour un litre d'eau bouillante. Laisser infuser dix minutes. Filtrer.

- **Dans la journée** - Boire la totalité, répartie en 4 fois :
  - une tasse, à jeun
  - une tasse, avant le repas de midi
  - une tasse, avant le repas du soir
  - une tasse, au coucher

Vous pouvez éventuellement sucrer avec du Miel de Thym.

Ampoule

Phytoconcentrat d'Artichaut

- **Aux deux principaux repas** - Prendre 1 ampoule.
- **Durée du traitement** : en cures de 3 semaines. A renouveler.

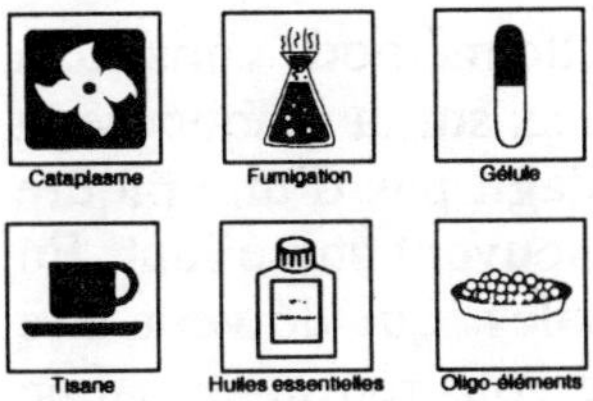

SINUSITE

Les sinus sont des espaces creux, remplis d'air, qui communiquent avec le nez, de sorte que n'importe quelle infection nasale peut facilement atteindre les sinus. Mais il est bien moins évident de lutter contre cette infection car les issues des sinus sont étroites et facilement bouchées.

Douleurs dans le visage, élancements qui s'aggravent quand on baisse la tête, fièvre et maux de tête accompagnent la sinusite.

La sinusite peut devenir chronique. Le patient se plaint alors de se réveiller le nez "pris" et de sentir un écoulement quasi permanent de mucosités dans l'arrière-gorge. Ecoulement qui résiste à tous les médicaments, antibiotiques ou autres.

La sinusite chronique frappe partout, en ville comme à la campagne, employés sédentaires comme travailleurs manuels. En fait, la cause est double et, depuis bien longtemps, les adeptes des médecines naturelles le savent :

– Le stress, l'hypernervosité qu'entraîne la vie moderne, nous congestionnent la muqueuse nasale qui est une zone réflexe réagissant en état de perturbation nerveuse.
– Nos mauvaises habitudes alimentaires : nous mangeons trop, mal, et nos muqueuses internes sont en permanence irritées. La muqueuse réagit par voie réflexe et se congestionne.

Si vous souffrez de sinusite chronique ou à répétitions, il vous faut un traitement de fond. La sympathicothérapie ajoutée à une cure de plantes, représente la solution idéale et indispensable.

Mais il faut demander l'avis de votre médecin. Une sinusite douloureuse peut être causée par un foyer infectieux à distance : affection dentaire, rhumatismale ou autre. Votre médecin saura vous indiquer les examens nécessaires.

La sympathicothérapie peut vous soulager. Cette méthode consiste à toucher des points précis, à l'intérieur de votre nez, sur la muqueuse, à l'aide d'un petit stylet souple en argent. Il ne s'agit pas d'une piqûre mais d'un simple attouchement. Le résultat est souvent stupéfiant. En trois à quatre séances, ces petites touches nasales, qui doivent être pratiquées par un spécialiste, vous permettent de vous retrouver calme et détendu. Votre nez se débouche et la sinusite dont vous souffrez depuis des années, disparaît complètement.

Il vous faudra, malgré tout, être persévérant car une dizaine de séances, très espacées, sont nécessaires pour stabiliser les résultats.

Cataplasme

Cataplasme anti-sinusite

Un chou : 1 large feuille plate.
Un jus de Citron
Argile verte : 6 cuillerées à soupe
Eau tiède

Ecraser la feuille de Chou au rouleau à pâtisserie, elle doit être complètement lisse.

Mélanger le jus de Citron et l'Argile.

Ajouter l'eau afin d'obtenir une pâte. Déposer le tout sur la feuille de Chou.

Etaler cette pâte sur le front, sur un linge de coton (préparer une petite bande de six cm de largeur et un cm d'épaisseur).

Appliquer l'Argile à même le front et maintenir en place, bien serré, jusqu'à ce que le cataplasme soit sec (environ une heure et demie).

- Refaire ce cataplasme deux fois par jour, jusqu'au dégagement total des sinus (en général rapide).

Compresse Laurier-sauce

5 feuilles de Laurier-sauce

Faire bouillir les feuilles trois minutes dans un bol d'eau. Tremper un petit linge de coton.

- Appliquer chaud sur les sinus.

Gouttes de légumes

Jus de Carotte
Jus de Citron

1) Dans chaque narine, mettre :

- **Le matin** - 1 goutte de jus de Carotte.
- **Le soir** - 1 goutte de jus de Citron.

2) Boire en plus, un verre du mélange suivant :

- **Le matin, à jeun** :

3/4 de jus de Carotte
1/4 de jus de Citron

Gouttes du dieu Osiris

Cette recette est à essayer si votre nez se bouche inévitablement en position couchée et

vous empêche de dormir. Au bout de trois semaines, vous serez étonné de respirer à pleins poumons.
A l'aide d'un compte-gouttes, laisser tomber trois gouttes de ce mélange dans chaque narine, en position couchée.

- **Durée du traitement** : pratiquer ce soin pendant trois semaines.

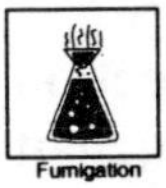
Fumigation

Inhalation anti-sinusite

Huile essentielle de Marjolaine : 10 gouttes
Huile essentielle de Pin : 3 gouttes
Huile essentielle d'Eucalyptus : 3 gouttes

Prendre 1 bol d'eau bouillante. Ajouter les Huiles essentielles. Placer le nez au-dessus, la tête recouverte par une serviette. Respirer à fond.

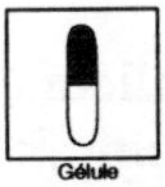
Gélule

Complexe ADN + Vitamines A et D

La pollution atmosphérique arrêtant une partie des rayons du soleil, les personnes vivant dans des zones très polluées ou des régions pauvres en soleil, ont intérêt à prendre ces gélules, surtout en période hivernale.

- **Avant ou pendant les trois repas** - Prendre 2 gélules.
- **Durée du traitement** : cures d'un mois en début d'hiver ou aux changements de saison ou, bien sûr, suivant les besoins.

Tisane

Eucalyptus

Prendre 4 cuillerées à soupe, pour 1 litre d'eau froide.
Faire bouillir 1 minute. Infuser 10 minutes. Filtrer.

- **Dans la journée** - Boire le litre, entre les repas.

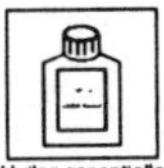
Huiles essentielles

Huile essentielle de Girofle

- **Par jour** - 2 gouttes, 3 à 4 fois par jour, sur un sucre.

Ou grain d'essence :
3 granules, 3 fois par jour, à avaler sans croquer, avec un peu d'eau ou de nourriture.

- **Durée du traitement** : en cures de trois semaines, au maximum.

Huile essentielle de Pin

- **Par jour** - 2 gouttes, 3 à 4 fois par jour, sur un sucre.
  Ou grain d'essence :
  3 granules, 3 fois par jour, à avaler sans croquer, avec un peu d'eau ou de nourriture.
- **Durée du traitement** : en cures de trois semaines, au maximum.

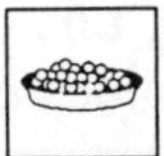
Oligo-éléments

Oligo-élément Argent

- **Avant les principaux repas** - 1 ampoule, à garder une minute sous la langue
- **Cure d'attaque** - 2 ampoules, avant les principaux repas.

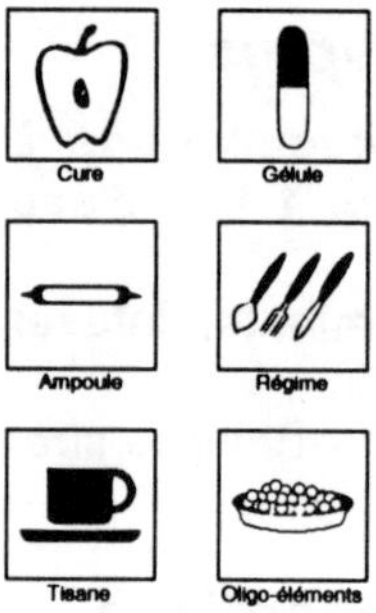

SPASMOPHILIE

(Voir aussi Tétanie)

Jusqu'à ces dernières années, la spasmophilie était une affection grave comparable à la tétanie dans ses symptômes et qui touchait plus particulièrement les nourrissons entre 2 et 18 mois.

Aujourd'hui, le terme de spasmophilie a été dévié de son acception d'origine pour définir un certain nombre de malaises psychosomatiques qui toucheraient plus spécialement les femmes.

Fatigue, pâleur, impression d'avoir la tête lourde, vertiges, voire de légers tremblements et quelques autres signes comme angoisse, nervosité, irritabilité, insomnie ou pertes de mémoire, flou visuel (mouches volantes), douleurs musculaires, crampes, manque d'endurance, difficulté de concentration, mauvaise élimination, cellulite, constipation, mains moites, sueurs profuses ou douleurs d'estomac.

La liste des symptômes est interminable mais le mal, que d'ailleurs la médecine ne reconnaît pas, reste mystérieux. En fait, il s'agirait d'une maladie contemporaine à laquelle le stress et les carences vitaminiques de nos modes alimentaires, ne seraient pas étrangers.

Sauf en cas de crise, les tranquillisants doivent être évités. Il vaut mieux essayer de résoudre les problèmes d'anxiété par une meilleure hygiène de vie avec, notamment, une alimentation équilibrée, un sommeil suffisant et de qualité, une consommation de légumes frais et de fruits, et une prise de vitamines et de sels minéraux.

Il est indéniable que la spasmophilie est un état de nervosité extrême. Le premier réflexe qui pourrait venir à un praticien n'ayant que peu d'expérience, serait de vous conseiller des remèdes calmants. Ce serait une erreur. Car si vous êtes trop nerveux, c'est le plus souvent dû au fait que votre organisme assimile mal les aliments que vous mangez. Il ne sait pas en retirer tous les principes actifs nécessaires à votre vie en bon équilibre.

Ce qu'il vous faut pour retrouver la grande forme, c'est faire le plein d'oligo-éléments. Nous en avons besoin de soixante-neuf différents pour rester en parfaite santé, un ou deux comme le calcium ou le magnésium ne sont pas suffisants, il les faut tous.

Comment faire ? Suivre mes conseils. Tout d'abord, il est reconnu que la spasmophilie entraîne des crises de tétanie. En cas de crise, il faut tout simplement saturer votre sang en gaz carbonique, d'une manière très simple :

– placez la tête dans un sac en plastique
– respirez plusieurs fois, sans laisser entrer l'air neuf. La crise cesse immédiatement... n'attendez pas la prochaine.

Commencez tout de suite, un traitement de fond.

Cure

- **Le matin et le soir, avant les repas** - 2 gélules de Membraneuf et 2 gélules de Complexe Structurel.
- **Avant le repas de midi** - 2 gélules de Complexe Magnésium + Vitamine D.
- **Pendant les 2 principaux repas** - 2 gélules de Coquille d'Huître.
- **Si vous êtes nerveux, prendre en complément, à jeun** - 1 ampoule de Cohobat d'Angélique dans un verre d'eau.
- **Si vous avez une spasmophilie avec crise de tétanie** - prendre en complément 2 ampoules de Calcium, au moment des crises et encore 2 ampoules, 1 heure plus tard.
- **Durée du traitement** : un mois. A renouveler, éventuellement.

Captyl

Captyl est un produit vraiment naturel. C'est un mélange subtil de pollen et de pistil de fleurs qui, mis en présence l'un de l'autre, développent l'enzyme S.O.D. (Super Oxydismutase) qui, en bloquant la formation des radicaux libres, se fait le protecteur de votre jeunesse.

Outre la S.O.D., Captyl contient aussi des hormones de croissance, des vitamines, des acides aminés, des oligo-éléments et des acides gras essentiels.

Captyl ne provoque pas d'allergie. Toutes les substances allergisantes de l'écorce du grain de pollen ont été supprimées par un procédé de fabrication breveté.

- **Par jour** - Prendre 2 à 4 comprimés, pendant les repas.

- **Durée du traitement** : en cures de quatre semaines, une à quatre fois par an.

L.I.V.E. d'Algues Laminaria Digitata + Magnésium

- **Tous les matins, à jeun** - Prendre 1 dose pure ou diluée dans un verre d'eau ou de jus de fruit. (Avec un jus d'Orange frais, la Vitamine C multipliera par 3 les effets du L.I.V.E.).
- **Durée du traitement** : en cures de 24 jours. A renouveler, si nécessaire.

L.I.V.E. de Betterave - Algues brunes + Rubidium

Le Rubidium est un oligo-élément qui, jusqu'à maintenant, était très peu connu. De récentes recherches nous ont permis de mettre à jour ses nombreuses propriétés, au niveau du système nerveux.
Le Rubidium est en compétition avec le Lithium dans le système nerveux car, par comparaison, il agit plus longtemps et n'a pas les effets secondaires qu'a le Lithium en cas de surdosage : dépression de l'humeur, mélancolie,...

- **Le matin, à jeun** - Prendre 1 dose pure ou diluée dans un verre d'eau ou de jus de fruit.
  Doubler la dose, en cas de besoin important.
- **Durée du traitement** : en cures de vingt-quatre jours minimum, deux fois par an.

Levure de Bière

Les Vitamines qui constituent le Complexe vitaminique B sont toutes essentielles pour l'équilibre mental et nerveux, ainsi que pour un métabolisme actif et une peau saine.
N'ayez pas peur de renouveler souvent la cure de Levure de Bière car il n'y a aucun risque de surdosage. Si vous ne deviez faire qu'une seule cure de compléments alimentaires, que ce soit celle-là !

- **Par jour** - Prendre 3 à 6 capsules.
- **Durée du traitement** : en cures de trois à quatre semaines. A renouveler.

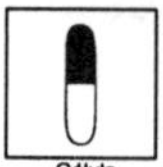
Gélule

Complexe ADN + Vitamines A et D

La déminéralisation et la spasmophilie sont des troubles de plus en plus répandus. Heureusement, les Vitamines A et D, associées à des complexes minéraux tels que le Complexe Structurel ou le Complexe Magnésium + Vitamine D, permettent de les traiter efficacement.
La pollution atmosphérique arrêtant une partie des rayons du soleil, les personnes vivant dans des zones très polluées ou des régions pauvres en soleil, ont intérêt à prendre ces gélules, surtout en période hivernale.

- **Avant ou pendant les 3 repas** - Prendre 2 gélules.
- **Durée du traitement** : cures d'un mois, en début d'hiver ou aux changements de saison ou, bien sûr, suivant les besoins.

Complexe Magnésium + Vitamine D

Vous trouverez dans ce Complexe, tout ce qu'il faut pour lutter contre la spasmophilie et la dépression, sous une forme naturelle qui garantit une bonne fixation des éléments minéraux et vitaminiques apportés.

- **Par jour** - Prendre 4 à 6 gélules, de préférence au moment des repas.
- **Durée du traitement** : en cures de quatre à six semaines. A renouveler.

Calcium

Le Calcium est le plus important - du moins en poids - de tous les minéraux de notre organisme (jusqu'à 2 % du poids total du corps). Pour être efficace, il doit être "marié" à d'autres minéraux et avec des vitamines qui, telle la Vitamine D, permettent sa fixation.

- **Par jour** - Prendre 2 à 4 ampoules d'oligo-élément Calcium.
- **Durée du traitement** : en cures de quatre semaines. A renouveler éventuellement.

Complexe Structurel

Véritable cocktail d'oligo-éléments naturels, le Complexe Structurel est cependant sans danger et vous pouvez le prendre, même de façon suivie, sans risque de surdosage.
Il recharge l'organisme et, associé aux Vitamines A et D, lutte efficacement contre la déminéralisation, l'ostéoporose et la spasmophilie.

- **Aux principaux repas** - Prendre 2 gélules.
- **Durée du traitement** : en cures de trois à quatre semaines.

Complexe Vitamines B

Toutes les Vitamines du groupe B sont présentes pour une synergie d'action, bien plus grande que si vous vous les procuriez, en ordre dispersé, dans votre alimentation.
Les domaines d'action des Vitamines B sont multiples : système nerveux, système digestif et intestinal, participation à de nombreuses réactions enzymatiques, en liaison avec les minéraux et les oligo-éléments (Fer, notamment).

- **Adultes** - 2 à 4 gélules par jour, avant les repas.
- **Enfants** - 2 gélules par jour.
- **Durée du traitement** : cures de trois à quatre semaines, renouvelables si nécessaire.
Faire une cure aux changements de saison.

Vitamine C naturelle

N'oubliez pas que la Vitamine C peut être facilement détruite par la prise régulière de la pilule, les corticoïdes et l'aspirine, de même que par la nicotine. Aussi, veillez à compléter votre alimentation par ces gélules, si vous êtes dans ce cas.

- **A chacun des trois repas** - Prendre 1 comprimé.

Coquille d'Huître

Contenant du Calcium et du Magnésium naturels, ainsi que de nombreux autres oligo-éléments, en particulier du Soufre et de l'Iode, les Coquilles d'Huîtres, apportent des minéraux qui, sous cette forme, sont très bien acceptés par l'organisme et reconstituent vos réserves minérales.
Pour une action encore plus rapide, pensez à faire un apport complémentaire de Vitamine D.

- **A chacun des trois repas** - Prendre 2 gélules.
- **Durée du traitement** : en cures de quatre à six semaines.

Ampoule

Distillat d'Algues Biocinétique

La distillation particulière subie par les Algues permet de concentrer leurs nombreux principes actifs, en particulier les minéraux et oligo-éléments, et les principes actifs, contre les excès de poids et les surcharges toxiniques.
Spasmophilie, stress, angoisse, seront apaisés et, en même temps que la tranquillité d'esprit, vous retrouverez tonus et entrain.

- **Par jour** - Prendre 2 ampoules, dans un litre d'eau ou de tisane.
- **Dans la journée** - Boire le litre, entre les repas.
- **Durée du traitement** : en cures d'un mois. A renouveler.

Cohobat d'Angélique biocinétique

De toutes les plantes calmantes, l'Angélique est celle que je préfère. Laissez à d'autres les dangereux tranquillisants qui vous transforment en "zombis" ! Vous ne risquez pas de phénomène de dépendance et, lorsque vous aurez retrouvé votre équilibre, vous pourrez vous en passer sans problème.

- **Par jour** - Prendre 2 ampoules dans un verre d'eau ou dans une tisane calmante.
- **Durée du traitement** : en cures d'un mois. A renouveler, si nécessaire.

Phytoconcentrat d'Ortie piquante

- **Au moment des 2 principaux repas** - Prendre 1 ampoule.
- **Durée du traitement** : en cures de trois semaines.

Phytoconcentrat de Prêle

La Prêle est la plante la plus riche en Silice, l'un des douze minéraux majeurs de tout notre organisme. C'est la plante par excellence de tous les fatigués et démoralisés chroniques, des "patraques" permanents.
C'est aussi un reminéralisant exceptionnel pour les jeunes, fatigués par leur croissance, pour les femmes à la ménopause et pour toutes les personnes âgées.

- **Au moment des 2 principaux repas** - Prendre 1 ampoule.
- **Durée du traitement** : en cures de trois semaines.
A renouveler si nécessaire.

Fruits reminéralisants

Ananas frais : 2 tranches
Orange : 1
Poudre de Germe de Blé : 1 cuillerée à café
Poudre d'Argile verte : 1/4 de cuillerée à café

Passer les fruits à la centrifugeuse. Ajouter la poudre de Germe de Blé et la poudre d'Argile.

- **Tous les matins** - Boire un verre.

La tourte calmante

Fécule de Pomme de terre : 150 gr
Levure de Bière : 1 cuillerée à soupe rase
Œufs : 3
Lait : 3 cuillerées à soupe
Huile de Palme : 1 cuillerée à soupe
Poulet : 1/4
Foie de Veau : 1 tranche
Gruyère râpé : 2 cuillerées à soupe
Persil : 3 branches
Sel et Poivre

Couper le foie de Veau et le Poulet en petits morceaux. Hacher le Persil. Mélanger ensemble Fécule, Levure, Œufs, Huile et Lait pour obtenir un mélange bien homogène. Ajouter les morceaux de Poulet et de foie de Veau, puis le Gruyère râpé et le Persil haché. Assaisonner. Faire cuire à four moyen pendant 30 minutes.

Recette riche en Magnésium

Flocons de Blé : 3 cuillerées à soupe
Flocons de Sarrazin : 3 cuillerées à soupe
Flocons d'Avoine : 3 cuillerées à soupe
Tomates
Persil
Oignon
1 Œuf

Faire gonfler les différents flocons de céréales pendant 1 heure, avec un peu d'eau tiède. Préparer à part, un coulis de Tomates avec Persil et Oignon hachés. Mélanger le tout avec un Œuf. Préparer de petites galettes. Les faire revenir à la poêle, sans graisse.

Régime anti-spasmophilie

Prêle plante : 50 gr
Algues laminaires : 50 gr
Semence de Fenugrec concassée : 25 gr
Laitance de poisson (fraîche ou séchée)
Persil

Mélanger les plantes entre elles. Compter une cuillerée à soupe du mélange, pour une grande tasse d'eau. Porter à ébullition, sans laisser bouillir. Filtrer.

- **Dans la journée** - Boire 1 tasse le matin, 1 tasse le soir. Prenez avec, de la Laitance de poisson et beaucoup de Persil haché.

Salade d'été anti-spasmophilie

Moules crues
Coques crues
Clovisses crues
Jus de Citron
Huile d'Olive
Persil frais
Poivrons verts

Mélanger les Moules, les Coques et les Clovisses. Arroser avec le jus de Citron, l'huile d'Olive. Ajouter le Persil frais et les Poivrons verts coupés très fins. C'est la guérison assurée après quinze jours !

Salade riche en Fer

Coques
Persil
Jus de Citron
Huile d'Olive

Consommer régulièrement, en cas de carence en Fer.

Salade riche en Rubidium

Betteraves rouges
Branches de céleri
Oignons doux
Huile d'Olive
Vinaigre de Cidre

Betteraves rouges et branches de Céleri doivent être coupées finement.

- **Remplacer le repas du soir** par cette salade.
Betteraves et Céleri sont deux légumes riches en Rubidium, l'oligo-élément rééquilibrant du système nerveux.

Tisane Anti-spasmophilie

Tisane

Bigaradier bouton : 50 gr
Cynorrhodon baie : 50 gr
Fenouil semence : 50 gr
Marjolaine plante : 50 gr
Thym feuille : 50 gr
Ményanthe feuille : 25 gr

Mélanger les plantes entre elles. Compter quatre cuillerées à soupe du mélange, pour un litre d'eau froide.
Faire bouillir deux minutes.
Infuser dix minutes. Filtrer.

- **Dans la journée** - Boire le litre. Pour une meilleure efficacité, je vous recommande d'ajouter 2 ampoules de Distillat d'Algues, dans cette tisane.

Tisane Grande détente

Houblon cône : 50 gr
Gentiane racine : 25 gr
Sauge feuille : 50 gr
Prêle plante : 50 gr
Oranger fleur : 50 gr
Miel de Tilleul : 1 cuillerée à café
Huile essentielle de Marjolaine : 2 gouttes

Mélanger les plantes : Houblon, Gentiane et Sauge, entre elles. Compter une cuillerée à soupe, pour une grande tasse d'eau froide (1/4 de litre). Porter à ébullition. Éteindre le feu quand l'eau bout.

Mélanger la Prêle et l'Oranger et ajouter une cuillerée à café de ce mélange, dans la tasse. Laisser infuser dix minutes.

Filtrer. Sucrer avec le Miel de Tilleul dans lequel vous aurez au préalable, ajouté les deux gouttes d'Huile essentielle de Marjolaine.

- **Dans la journée** - Boire 1 tasse le matin, après le petit déjeuner et 1 tasse le soir, au coucher.

L'infusion "Grand Calme"

Marjolaine feuille : 50 gr
Bigaradier bouton : 25 gr

Mélanger les plantes entre elles. Compter une cuillerée à soupe du mélange, pour une grande tasse d'eau bouillante. Infuser quinze minutes. Sucrer avec du Complexe Tilleul... Rien ne sera plus reposant !

Tisane reminéralisante

Prêle plante : 50 gr
Sauge feuille : 50 gr
Lavande fleur : 25 gr
Romarin feuille : 50 gr
Houblon cône : 50 gr
Ortie blanche plante : 50 gr
Hibiscus fleur : 50 gr

Mélanger les plantes entre elles. Prendre quatre cuillerées à soupe du mélange, pour deux litres d'eau froide. Porter à ébullition, sans laisser bouillir. Infuser dix minutes. Filtrer.

- **Par jour** - Boire deux grandes tasses.
- **Durée du traitement** : à faire en cures de trois semaines.

Tisane reminéralisante-drainante

Prêle plante : 50 gr
Pariétaire plante : 50 gr
Ményanthe feuille : 25 gr
Pissenlit racine : 50 gr
Fraisier feuille : 50 gr

Mélanger les plantes entre elles. Compter quatre cuillerées à soupe du mélange, pour un litre d'eau froide. Faire bouillir 2 minutes. Laisser infuser dix minutes. Filtrer.

- **Entre les repas** - Boire en deux jours.
- **Durée du traitement** : à faire pendant 1 mois.

Marjolaine

Prendre 4 cuillerées à soupe, pour un litre d'eau froide. Infuser 10 minutes. Filtrer.

- **Dans la journée** - Boire le litre, loin des repas.

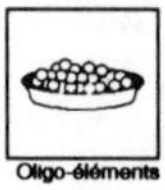
Oligo-éléments

Oligo-élément Calcium

Les oligo-éléments sont indispensables à notre équilibre. Présents dans notre organisme à doses infinitésimales, ils règlent nos échanges cellulaires. Le Calcium est indispensable à la structure du squelette ainsi qu'à l'équilibre des cellules nerveuses. De plus, il améliore la fragilité des muscles et des tendons.

- **Cure d'entretien** - 1 ampoule, avant les principaux repas, à garder une minute sous la langue.
- **Cure d'attaque** - 2 ampoules, avant les principaux repas.

Oligo-élément Magnésium

Le Magnésium a une action dans tous les grands métabolismes.

- **Cure d'entretien** - 1 ampoule, avant les principaux repas, à garder une minute sous la langue.
- **Cure d'attaque** - 2 ampoules, avant les principaux repas.

Toutes ces recettes et remèdes ont la même vocation : vous aider à mieux vous soigner.

Utilisez-les en alternance, en fonction de vos goûts et de l'effet produit sur votre cas personnel.

Certaines recettes correspondent mieux que d'autres à votre organisme. Pour découvrir les plus efficaces pour vous, n'hésitez pas à les essayer.

Cure

STABILITÉ DE POIDS

Lorsque vous avez perdu les kilos qui vous gênaient tant, attention à ne pas les reprendre ! C'est trop déprimant et votre corps souffre de ces changements de poids.

Cure

Syraline

Maigrir, cela signifie avant tout perdre des graisses.

Pour puiser dans vos surcharges afin de les transformer en énergie, c'est simple : il suffit de leur associer les bons nutriments, dans un dosage parfait. La vie entière, notre organisme entier fonctionne selon des transformations biochimiques.

Pour éliminer les graisses corporelles, le système est simple. Prenez une cellule adipeuse, ajoutez-lui de la lysine et de la méthionine (deux Acides Aminés) et votre graisse se transforme en énergie !

Cette réaction naturelle est à la base de Syraline, un aide-minceur vraiment génial.

Premier produit diététique autostimulant, Syraline va permettre à votre organisme de stimuler naturellement ses processus d'élimination des graisses.

Résultat : vous avez moins faim, vous maigrissez sans y penser et vous avez une pêche d'enfer !

Si la lysine et la méthionine font disparaître les graisses, elles ne suffisent pas à régler votre métabolisme et votre appétit. Aussi, la formule de Syraline associe à ces Acides Aminés des composants très importants dans un programme amincissant : la Spiruline, qui régule l'appétit naturellement, l'Épinard, qui contient de l'ubiquinone (starter de la combustion des graisses) et de l'extrait de syrrah, qui amène tous les éléments nécessaires pour activer votre métabolisme de base, c'est-à-dire relancer votre "machine". Tous vos organes sont stimulés et fonctionnent à plein rendement.

- **Dans la journée** - Prendre 2 comprimés, midi et soir.
- **Durée du traitement** : 20 jours. A renouveler, si nécessaire.

Ligne 3 maintien

Poudre de Spiruline
Poudre de Cassis
Poudre de Rhubarbe
Germe de Blé
Stéarate de Magnésium

- **Avant chaque repas** - Prendre 2 comprimés.
La formule de ce produit est savamment dosée pour que la Spiruline vous aide à mieux contrôler votre appétit et que les autres composants stabilisent votre métabolisme.

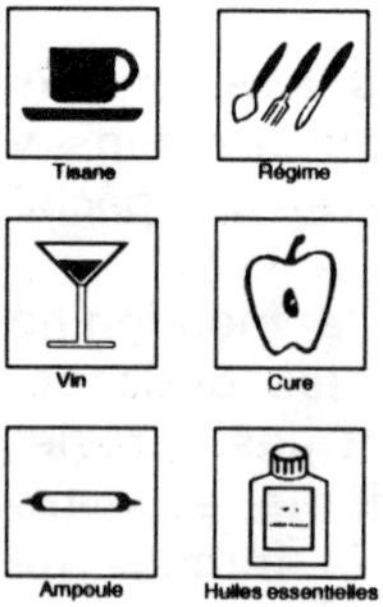

STIMULATION DES DÉFENSES IMMUNITAIRES

La maladie, les virus, la fatigue, rien n'est inéluctable si vos défenses immunitaires sont amoindries. Rien d'étonnant.

L'hiver, les échanges métaboliques sont ralentis, vous bougez moins, vous mangez lourd. Il faut réagir vite en nettoyant votre sang, en faisant finalement comme nos grands-parents qui avaient plus de bon sens que nous : une grande cure dépurative du sang.

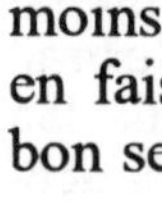

Grande tisane dépurative

Ményanthe feuille : 50 gr
Pariétaire plante : 50 gr
Cassis feuille : 50 gr
Fumeterre plante : 50 gr
Frêne feuille : 50 gr
Citronnelle plante : 50 gr

Mélanger les plantes entre elles. Compter quatre cuillerées à soupe, pour un litre d'eau froide.
Porter à ébullition, laisser frémir sans bouillir. Couvrir pendant dix minutes. Filtrer.

- **Dans la journée** - Boire, entre les repas.

- **Durée du traitement** : en cures de trois semaines.

Mélange dépuratif

Bouleau feuille : 50 gr
Carvi noir semence : 25 gr
Fenouil semence : 25 gr
Sureau fleur : 50 gr

Mélanger les plantes entre elles. Compter quatre cuillerées à soupe du mélange, pour un litre d'eau froide. Laisser macérer à froid pendant deux heures. Porter à ébullition trois minutes. Filtrer.

- **Le matin** - Boire une tasse, au réveil.

Tisane cholagogue

Thym feuille : 25 gr
Ményanthe feuille : 25 gr
Bouillon blanc fleur : 25 gr
Romarin feuille : 50 gr
Cassis feuille : 50 gr
Fumeterre plante : 50 gr

Mélanger les plantes entre elles. Compter cinq cuillerées à soupe du mélange, pour un litre d'eau froide. Faire bouillir une minute. Laisser infuser dix minutes. Filtrer.

- Boire **dans la journée.**
- **Durée du traitement** : tous les jours, pendant trois semaines.

Tisane de drainage

Fumeterre plante : 50 gr
Ményanthe feuille : 25 gr
Pariétaire plante : 50 gr
Cerise queue : 50 gr
Prêle plante : 50 gr
Citronnelle plante : 50 gr

Mélanger les plantes entre elles. Compter quatre cuillerées à soupe du mélange, pour un litre d'eau froide. Porter à ébullition une minute. Infuser dix minutes. Filtrer.

- **Dans la journée** - Boire le litre, entre les repas.

Tisane de printemps

Ményanthe feuille : 50 gr
Pariétaire plante : 50 gr
Bouleau feuille : 50 gr
Artichaut feuille : 50 gr
Fraisier feuille : 50 gr
Citronnelle plante : 100 gr

Mélanger les plantes entre elles. Compter cinq cuillerées à soupe du mélange, pour un litre d'eau froide. Porter à ébullition pendant une minute. Couvrir et infuser dix minutes. Filtrer.

- Boire **tous les jours.**
- Elle rendra toute son efficacité, si vous buvez le litre en trois fois, dans la journée :
  - à jeun
  - 1 heure, avant le repas du midi
  - 1 heure, avant le repas du soir.

Tisane dépurative du sang

Cette tisane permet d'épurer le sang de toutes les toxines superflues.

Romarin feuille : 50 gr
Pensée sauvage plante : 25 gr
Ortie blanche plante : 50 gr
Bardane racine : 50 gr
Chiendent racine : 50 gr

Réglisse racine : 50 gr

Mélanger les plantes entre elles. Compter quatre cuillerées à soupe du mélange, pour un litre d'eau froide. Porter à ébullition. Faire bouillir une minute. Eteindre le feu et laisser infuser dix minutes. Filtrer.

- **Par jour** - Boire trois grandes tasses, entre les repas.
- **Durée du traitement** : en cures de quinze jours, à chaque changement de saison.

Régime

La purée tonique

Lentilles
Huile d'Olive : 1 cuillerée à café
Poudre de Prêle : 1 cuillerée à café
Levure de bière : 1 cuillerée à café

Ecraser les Lentilles.
Mélanger les autres ingrédients.

- **Le soir** - Consommer chaud.

La soupe bretonne

4 Carottes
1/2 Céleri rave
1/2 Chou vert
20 gr d'Algues brunes séchées
2 poignées de Haricots blancs

A part dans un litre d'eau, faire cuire les Haricots blancs.
Dans une autre casserole, mettre les légumes coupés en petits morceaux dans un litre et demi d'eau salée. Laisser cuire une heure.
Au moment de servir, ajouter les Haricots.

Ampoule

La recette du "pépé"

C'est une boisson digestive et relaxante.

1/2 litre d'Eau-de-vie
17 gr de racine de Grande Gentiane
10 noyaux d'Olives
1/8 de noix de Muscade rapée

Mélanger. Laisser macérer quatorze jours, en lune croissante. Filtrer.

- **Après le repas du soir** - Boire 1 verre à liqueur.

Rhum arrangé de la Réunion

3/4 de litre de Rhum brun vieux
10 gr de fleurs de Badiane
2 bâtons de Cannelle
1 gousse de Vanille
10 gr d'écorce d'Orange
3 grains de Café grillé

Mélanger les ingrédients. Laisser macérer quinze jours.
Remuer de temps en temps.

- **Après le repas du soir** - Boire... avec grande modération !

Vin d'Espagne tonique

1 litre de Vin rouge de Rioja
Racine de Quinquina : 15 gr
Écorce de Quinquina : 30 gr
Écorce d'Orange : 8 gr
Cannelle : 4 gr
Eau-de-vie : 125 ml

Mélanger tous les ingrédients. Faire macérer pendant un mois. Remuer de temps en temps.

- **Avant les repas** - Boire un verre à madère.

Vin

Captyl

Captyl est un produit vraiment naturel.

C'est un mélange subtil de pollen et de pistil de fleurs. Mis en présence l'un de l'autre, pollen et pistil développent l'enzyme S.O.D. (Super Oxydismutase) qui, en bloquant la formation des radicaux libres se fait le protecteur de votre jeunesse.

Outre la S.O.D., le Captyl contient aussi des hormones de croissance, des vitamines, des acides aminés, des oligo-éléments et des acides gras essentiels. Il ne provoque pas d'allergie, toutes les substances allergisantes de l'écorce du grain de pollen ont été supprimées par un procédé de fabrication breveté.

- **Par jour** - Prendre 2 à 4 comprimés, pendant les repas.
- **Durée du traitement** : en cures de quatre semaines, une à quatre fois par an.

Complément alimentaire Gelseng

Extrêmement puissant, cet élixir de longue vie vous aidera à passer les caps difficiles sans fléchir : stress, ménopause, suites de maladies, période hivernale, etc.

Je recommande aux cardiaques, pour qui l'hiver est toujours une mauvaise période, d'associer à cette cure une cure de Co-Enzyme Q10.

Le complexe Gelseng est la cure idéale pour l'adulte, à partir de la quarantaine.

Mélanger la poudre et le liquide. Agiter avant l'emploi.

- **Par jour** - Prendre un flacon, avant le repas de midi.
- **Durée du traitement** : pendant dix jours. Eventuellement à renouveler, si nécessaire.

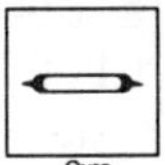

Cure

Distillat de Centaure biocinétique

La mythologie décrit cette distillation de sommités fleuries de Petite Centaurée et de semences toniques d'Ache des Marais, comme la boisson de vitalité des Centaures.

- **Pour un effet tonique** - 2 ampoules dans un litre d'eau ou d'infusion.
  Boire le litre dans la journée.
- **Pour un effet immédiat** - 4 ampoules dans la journée.

Jus de Bouleau biocinétique

Le jus de Bouleau a des propriétés :

- diurétique : il chasse cellulite, jambes lourdes, œdèmes, rhumatismes ;
- détoxicante : il élimine arthrite, goutte, lithiases rénales légères ;
- cholagogue : il stimule le flux biliaire, décongestionne le foie, vide la vésicule, améliore la digestion, facilite

le transit intestinal, combat la constipation.

- **Dans la journée** - Prendre une ampoule le matin à jeun, dans un demi-verre d'eau et une ampoule, avant le repas de midi.
- **Dans les cas aigus** - 1 ampoule, avant les 3 repas.

Phytoconcentrat de Bardane

La racine de Bardane est l'un des meilleurs dépuratifs qui soient : c'est pourquoi on l'utilise aussi bien contre les dermatoses que contre les rhumatismes ou l'excès d'acide urique. Elle possède aussi une action hypoglycémiante reconnue.
Elle contient un antibiotique naturel comparable à la pénicilline et elle conserve mieux ses propriétés, sous forme de gélules que de plante sèche.

- **Midi et soir** - 1 ampoule de phytoconcentrat, avant les repas.
- **Durée du traitement** : en cures de trois semaines.

Phytoconcentrat de Cassis

Le Cassis est l'une des plantes les plus employées par la nouvelle phytothérapie en tant qu'anti-rhumatismal et régulateur des troubles circulatoires de la ménopause.
Associé au Frêne et à la Reine des prés, il constitue une merveilleuse cure de drainage des toxines pour tous ceux qui souffrent de douleurs articulaires et d'un embonpoint tenace.

- **Avant les deux repas** - Prendre 1 ampoule de phytoconcentrat.
- **Durée du traitement** : en cures de trois semaines.

Phytoconcentrat de Vigne rouge

La Vigne rouge tonifie la paroi des veines et des capillaires, et active la circulation de retour. Régulatrice de la circulation en période de ménopause, elle est aussi très efficace contre les varices et les hémorroïdes.

- **Deux fois par jour** - Prendre 1 ampoule de phytoconcentrat.
- **Durée du traitement** : en cures de quatre semaines, avec arrêt d'une semaine puis, reprise. A faire principalement, aux changements de saison.

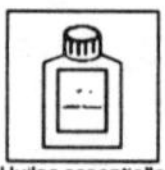
Huiles essentielles

Huile essentielle de Citron

- **Par jour** - 2 gouttes, 3 à 4 fois par jour, sur un sucre.

Ou grain d'essence :
3 granules, 3 fois par jour, à avaler sans croquer, avec un peu d'eau ou de nourriture.

- **Durée du traitement** : en cures de trois semaines, au maximum.

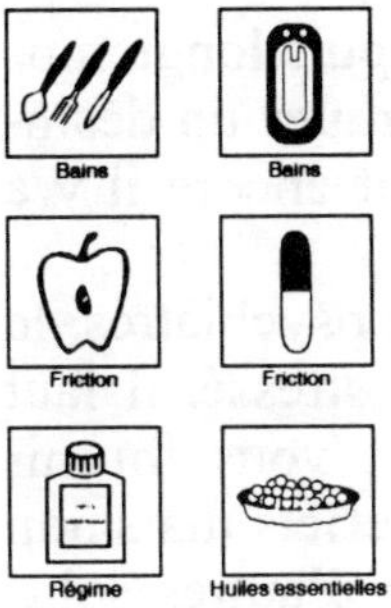

STRESS

Les femmes sont plus stressées que les hommes, sans doute parce qu'elles mènent plusieurs vies de front. Et la responsabilité des enfants n'est pas des moindres.

Mais il faut lutter contre le stress car, à plus ou moins long terme, il peut être la cause du dérèglement de tout notre organisme.

Le stress n'est pas un simple mot à la mode, c'est un véritable fléau de notre époque. Pour les médecins, le stress est déjà une maladie où l'on assiste à une réaction de l'organisme à toutes les formes d'agressions de notre vie mouvementée.

Les symptômes du stress

Mais ce n'est pas parce qu'on a une existence trépidante où l'on trouve à peine le temps d'embrasser ses enfants après une journée harassante, que l'on est stressé.

Le stress n'est pas un état d'âme, c'est un (mauvais) comportement de notre corps qui réagit par des désordres de santé dont on connaît les symptômes : mauvais sommeil, fatigue au matin, sentiment d'être "patraque", coliques, spasmes, diarrhées, migraines, douleurs dans le dos, troubles des règles, troubles sexuels.

Il s'agit d'un "syndrome d'adaptation" provoquant une perturbation de tous les organes qui dépendent du système nerveux. En d'autres termes, être stressé c'est réagir assez mal, ou de façon excessive, aux vicissitudes de la vie quotidienne.

Mais, dans les cas sérieux, les personnes stressées depuis longtemps peuvent avoir aussi un comportement apathique et marquer un désintérêt plus ou moins profond pour ce qui les passionnait encore il y a peu de temps.

A ce stade, il est grand temps de s'alarmer : pour les psychiatres, le stress est l'antichambre de la dépression. Si vous êtes stressé, il faut réagir. Les médicaments tranquillisants que l'on peut vous fournir ponctuellement ne sont qu'un palliatif ; ils soignent les effets mais non les causes. La panoplie des médecines douces propose d'autres solutions : l'acupuncture ou la sympathicothérapie, notamment. Une action sur le nerf sympathique et l'hypophyse.

L'acupuncture l'a prouvé, il existe, sur toute la surface de notre corps, des points réflexes qui ont une action à distance sur le foie, les reins, etc. Mais la sympathicothérapie présente l'avantage d'avoir une action directe sur le nerf sympathique, clef de voûte de notre système nerveux. Ainsi, les sympathicothérapeutes ont remarqué que la stimulation (totalement indolore) de certains points de l'intérieur du nez, à l'aide d'une fine tige métallique terminée par une petite boule, donne les réactions les plus rapides et parfois les guérisons les plus spectaculaires.

L'effet de cette thérapie "réflexe" tient à la stimulation des ganglions de la fosse nasale où se trouve le début de l'innervation du nerf sympathique, et aussi de l'hypophyse. Cette glande, qui régit tout le système endocrinien, est presque en contact avec la partie supérieure du nez et les spécialistes affirment que la sympathicothérapie a également un effet rééquilibrant sur cette glande.

Plusieurs séances sont nécessaires (de une à quatre). Chez certains individus, l'effet escompté est quasi-immédiat ; si au bout de quatre séances, aucune amélioration n'est constatée, il vaut mieux abandonner : c'est que la thérapie n'est pas adaptée.

Une médecine à tenter pour le stress donc, comme pour tous les symptômes qu'on peut lui imputer (troubles des règles, spasmophilie, migraines, impuissance).

Des essences de plantes sont généralement utilisées pour amplifier l'effet des stimulations nasales, (le praticien trempe la tige métallique dans une huile essentielle de plante avant de l'introduire dans les narines). L'utilisation d'huiles essentielles de certaines plante (antiseptiques et bactéricides) peut donner une explication supplémentaire à l'effet de la sympathicothérapie.

Contre le stress quotidien, un bon conseil, essayez donc de donner aux soucis de tous les jours leur véritable importance, c'est-à-dire celle que vous leur accorderez dans un an environ.

Et puis, détendez-vous l'esprit et le corps, au moins une fois par jour, dans un bon bain chaud par exemple. Et suivez mes recettes. Vous serez étonné de leur effet.

Les aliments riches en Magnésium sont les suivants : Germe de Blé, Cacao, Amandes, farine de Soja, Coques, Cacahuètes, Haricots secs, Fèves, Noisettes, Noix, flocons de Céréales (Blé, Sarrazin, Avoine), Maïs, Bettes, Riz complet, Lentilles, Palourdes, Figues sèches, Dattes sèches, Noix de Coco, Épinards.

Déjeuner anti-stress

Lait écrémé chaud
Poudre de Cacao dégraissé
1/2 cuillerée à café de Pollen
1 cuillerée à café de Miel de Lavande
1 cuillerée à café de Poudre de Germe de Blé

- **Tous les matins** - Boire cette préparation, accompagnée d'une tartine de Pain complet grillé et, pourquoi pas, d'un peu de confiture.

Dessert anti-stress

Poire
Datte
Banane
Pomme
Sucre de Raisin
Eau de fleur d'Oranger

Composer une salade de fruits. Le plus délicieux, le plus calmant des desserts.

La Gourmandise anti-stress

Idéal pour retrouver calme et dynamisme... à condition de ne pas dépasser la dose prescrite !

Baies d'Églantier
Huile essentielle de Marjolaine : 50 gouttes
Eau-de-vie

Emplir un flacon d'un demi-litre, aux 3/4, de baies d'Églantier. Compléter avec de l'Eau-de-vie. Ajouter l'Huile essentielle de Marjolaine. Laisser macérer 10 jours à l'abri de la lumière, en remuant tous les jours.

- **Le soir** - Boire 1 verre à liqueur, après le repas.

La tourte calmante

Fécule de Pomme de terre : 150 gr
Levure de Bière : 1 cuillerée à soupe rase
Œufs : 3
Lait : 3 cuillerées à soupe
Huile de Palme : 1 cuillerée à soupe

Poulet : 1/4
Foie de Veau : 1 tranche
Gruyère râpé : 2 cuillerées à soupe
Persil : 3 branches
Sel et Poivre

Couper le foie de Veau et le Poulet en petits morceaux.
Hacher le Persil. Mélanger ensemble Fécule, Levure, Œufs, Huile et Lait pour obtenir un mélange bien homogène.
Ajouter les morceaux de Poulet et de foie de Veau, puis le Gruyère râpé et le Persil haché. Assaisonner.
Faire cuire à four moyen, pendant 30 minutes.

Recette riche en Magnésium

Flocons de Blé : 3 cuillerées à soupe
Flocons de Sarrazin : 3 cuillerées à soupe
Flocons d'Avoine : 3 cuillerées à soupe
Tomates
Persil
Oignon
1 Œuf

Faire gonfler les différents flocons de céréales pendant 1 heure, avec un peu d'eau tiède. Préparer à part, un coulis de Tomates avec Persil et Oignon hachés. Mélanger le tout avec un Œuf. Préparer de petites galettes. Les faire revenir à la poêle, sans graisse.

Régime anti-stress

Prêle plante : 50 gr
Algues laminaires : 50 gr
Semence de Fenugrec concassée : 25 gr
Laitance de poisson (fraîche ou séchée)
Persil

Mélanger les plantes entre elles. Compter une cuillerée à soupe du mélange, pour une grande tasse d'eau. Porter à ébullition, sans laisser bouillir. Filtrer.

- **Dans la journée** - Boire une tasse le matin, une tasse le soir. Prenez avec, de la Laitance de poisson et beaucoup de Persil haché.

Salade riche en Rubidium

Betteraves rouges
Branches de céleri
Oignons doux
Huile d'Olive
Vinaigre de Cidre

Betteraves rouges et branches de Céleri doivent être coupées finement.

- **Remplacer le repas du soir** par cette salade.
Betteraves et Céleri sont deux légumes riches en Rubidium, l'oligo-élément rééquilibrant du système nerveux.

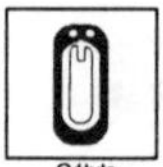

Gélule

Bain Camomille - Pin

Un grand moment de détente après l'effort, le travail, le stress, une journée fatigante. Si vous dormez mal, troquez tout de suite votre somnifère habituel contre ce remède tellement plus agréable !

Huile de bain toute prête à 12 %
d'Huile essentielle de
Camomille-Pin

Compter 2 cuillerées à soupe d'huile de bain pour un grand bain chaud.
Température de l'eau de 38° à 42°.

- **Durée du bain** : dix à quinze minutes.
Il est indispensable de faire suivre le bain d'une rapide douche froide des jambes, en insistant surtout sur les mollets.
- **Durée du traitement** : à faire deux à trois fois par semaine.
N'oubliez pas la petite douche froide des jambes d'après le bain, en insistant surtout sur les mollets.

Bain Orange - Lavande

Huile de bain toute prête à 12 %
d'Huile essentielle
d'Orange-Lavande
ou Huile essentielle de Lavande :
10 gouttes
Huile essentielle d'Orange :
10 gouttes
Base hydrodispersante :
2 cuillerées à soupe

Compter 2 cuillerées à soupe d'huile de bain pour un grand bain chaud.
Température de l'eau de 38° à 42°.

- **Durée du bain** : dix à quinze minutes.
Il est indispensable de faire suivre le bain d'une rapide douche froide des jambes.
- **Durée du traitement** : prendre deux à trois bains, par semaine.

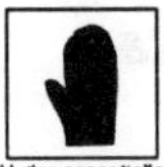

Huiles essentielles

Massage anti-stress

Huile essentielle de
Marjolaine : 1 goutte
Huile essentielle de Lavande :
1 goutte

Masser le plexus solaire et le haut du sternum (base du cou).

- A faire en cas d'urgence, pour calmer l'angoisse.

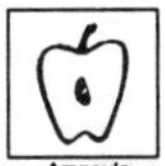

Ampoule

Captyl

Captyl est un produit vraiment naturel.
C'est un mélange subtil de pollen et de pistil de fleurs qui, mis en présence l'un de l'autre, développent l'enzyme S.O.D. (Super Oxydismutase) qui, en bloquant la formation des radicaux libres, se fait le protecteur de votre jeunesse. Outre la S.O.D., Captyl contient aussi des hormones de croissance, des vitamines, des acides aminés, des oligo-éléments et des acides gras essentiels.

Captyl ne provoque pas d'allergie. Toutes les substances allergisantes de l'écorce du grain de pollen ont été supprimées par un procédé de fabrication breveté.

- **Par jour** - Prendre 2 à 4 comprimés, pendant les repas.

- **Durée du traitement** : en cures de quatre semaines, une à quatre fois par an.

L.I.V.E. d'Algues Laminaria Digitata + Magnésium

- **Tous les matins, à jeun** - Prendre 1 dose pure ou diluée dans un verre d'eau ou de jus de fruit. (Avec un jus d'Orange frais, la Vitamine C multipliera par 3 les effets du L.I.V.E.).
- **Durée du traitement** : en cures de 24 jours. A renouveler, si nécessaire.

L.I.V.E. de Betteraves - Algues brunes + Rubidium

Le Rubidium est un oligo-élément qui, jusqu'à maintenant, était très peu connu. De récentes recherches nous ont permis de mettre à jour ses nombreuses propriétés, au niveau du système nerveux.
Le Rubidium est en compétition avec le Lithium dans le système nerveux car, par comparaison, il agit plus longtemps et n'a pas les effets secondaires qu'a le Lithium, en cas de surdosage : dépression de l'humeur, mélancolie,...

- **Le matin, à jeun** - Prendre 1 dose pure ou diluée dans un verre d'eau ou de jus de fruit. Doubler la dose, en cas de besoin important.
- **Durée du traitement** : en cures de vingt-quatre jours minimum, deux fois par an.

Levure de Bière

Les Vitamines qui constituent le Complexe vitaminique B sont toutes essentielles pour l'équilibre mental et nerveux, ainsi que pour un métabolisme actif et une peau saine.
N'ayez pas peur de renouveler souvent la cure de Levure de Bière car il n'y a aucun risque de surdosage. Si vous ne deviez faire qu'une seule cure de compléments alimentaires, que ce soit celle-là !

- **Par jour** - Prendre 3 à 6 capsules.
  Durée du traitement : en cures de trois à quatre semaines. A renouveler.

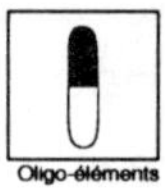

Complexe Vitamines B

Toutes les Vitamines du groupe B sont présentes pour une synergie d'action, bien plus grande que si vous vous les procuriez, en ordre dispersé, dans votre alimentation.
Les domaines d'action des Vitamines B sont multiples : système nerveux, système digestif et intestinal, participation à de nombreuses réactions enzymatiques en liaison avec les minéraux et les oligo-éléments (Fer notamment).

- **Adultes** - 2 à 4 gélules par jour, avant les repas.
- **Enfants** - 2 gélules par jour.

- **Durée du traitement** : cures de trois à quatre semaines, renouvelables si nécessaire. Faire une cure, aux changements de saison.

Vitamine C naturelle

N'oubliez pas que la Vitamine C peut être facilement détruite par la prise régulière de la pilule, les corticoïdes et l'aspirine, de même que par la nicotine. Aussi, veillez à compléter votre alimentation par ces gélules, si vous êtes dans ce cas.

- **A chacun des trois repas** - Prendre 1 comprimé.

Coquille d'Huître

Contenant du Calcium et du Magnésium naturels, ainsi que de nombreux autres oligo-éléments, en particulier du Soufre et de l'Iode, les Coquilles d'Huîtres, apportent des minéraux qui, sous cette forme, sont très bien acceptés par l'organisme et reconstituent vos réserves minérales.
Pour une action encore plus rapide, pensez à faire un apport complémentaire de Vitamine D.

- **A chacun des trois repas** - Prendre 2 gélules.
- **Durée du traitement** : en cures de quatre à six semaines.

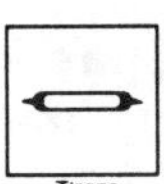
Tisane

Cohobat d'Angélique biocinétique

De toutes les plantes calmantes, l'Angélique est celle que je préfère. Laissez à d'autres les dangereux tranquillisants qui vous transforment en "zombis" !
Vous ne risquez pas de phénomène de dépendance et, lorsque vous aurez retrouvé votre équilibre, vous pourrez vous en passer sans problème.

- **Par jour** - Prendre 2 ampoules dans un verre d'eau ou dans une tisane calmante.
- **Durée du traitement** : en cures d'un mois. A renouveler, si nécessaire.

Phytoconcentrat de Mélilot

Le Mélilot est un excellent calmant du système sympathique.

Attention, cependant, de ne pas l'utiliser avant une intervention chirurgicale, à cause de ses propriétés anticoagulantes.

- **Avant les 2 repas** - Prendre 1 ampoule.
- **Durée du traitement** : en cures de trois semaines renouvelables.

Phytoconcentrat de Passiflore

- **Avant les 2 repas** - Prendre 1 ampoule.
- **Durée du traitement** : en cures de trois semaines à un mois. A renouveler.

Huile essentielle de Lavande

Tout

La Lavande, plante très précieuse, nous fournit une Huile essentielle dont les propriétés sont multiples. C'est la variété française qui est la plus appréciée.
L'Huile essentielle de Lavande contient beaucoup de terpènes qui peuvent être irritants pour la peau et les muqueuses. Il faudra alors l'acheter “déterpénée”, pour plus de sécurité.

- **Par jour** - 2 gouttes, 3 fois par jour, sur un sucre.
  Ou grain d'essence :
  3 granules, 3 fois par jour, à avaler sans croquer, avec un peu d'eau ou de nourriture.
- **Durée du traitement** : en cures de trois semaines, au maximum.

Les huiles essentielles sont extrêmement actives.
Un surdosage peut entraîner des troubles indésirables. Ne pas aller au-delà de 12 granules par jour, pour un adulte.
Ne pas prolonger le traitement par un même grain d'essence au-delà de trois semaines.
En cas d'infection ou de maladie qui se prolonge, avoir toujours recours au médecin.

Huile essentielle de Verveine

- **Par jour** - 2 gouttes, 3 à 4 fois par jour, sur un sucre.
  Ou grain d'essence :
  3 granules, 3 fois par jour, à avaler sans croquer, avec un peu d'eau ou de nourriture.
- **Durée du traitement** : en cures de trois semaines, au maximum.

Oligo-élément Lithium

Tisane

Le Lithium est un élément indispensable à la cellule nerveuse.

- **Avant les principaux repas** - 1 ampoule, à garder une minute sous la langue.
- **Cure d'attaque** - 2 ampoules, avant les principaux repas.

Oligo-élément Magnésium

Le Magnésium a une action dans tous les grands métabolismes.

- **Avant les principaux repas** - 1 ampoule, à garder une minute sous la langue.
- **Cure d'attaque** - 2 ampoules, avant les principaux repas.

Oligo-élément Zinc

- **Avant les principaux repas** - 1 ampoule, à garder une minute sous la langue.
- **Cure d'attaque** - 2 ampoules, avant les principaux repas.

SYNCOPE

La syncope est une perte de conscience incomplète due à un manque d'oxygénation du cerveau.

Il s'agit d'un problème de circulation sanguine, le sang n'arrive plus en assez grande quantité jusqu'au cerveau qu'il est chargé d'oxygéner.

Une syncope a ainsi, pour origine, un arrêt transitoire ou une baisse importante de pression artérielle.

Si le sujet n'en connaît pas les symptômes (transpiration, bourdonnements d'oreille, sensation de vide), il n'a pas le temps de s'asseoir ou de s'allonger, il tombe alors brutalement, il peut d'ailleurs se blesser tant sa chute est soudaine. Il continue généralement à respirer mais le relâchement musculaire est total. Les pupilles sont dilatées. Parfois, le corps est secoué de mouvements convulsifs.

La perte de conscience est courte, le réveil est rapide et complet, le sujet se souvient des minutes qui ont précédé sa perte de conscience, ces signes permettant de différencier la syncope de la crise d'épilepsie.

En attendant les secours, le risque principal est l'étouffement du malade, s'il reste allongé sur le dos. Il faut donc desserrer ses vêtements et le placer en position latérale de sécurité, c'est-à-dire sur le côté, en chien de fusil, la tête basculée en arrière.

Toutes ces recettes et remèdes ont la même vocation : vous aider à mieux vous soigner.

Utilisez-les en alternance, en fonction de vos goûts et de l'effet produit sur votre cas personnel.

Certaines recettes correspondent mieux que d'autres à votre organisme. Pour découvrir les plus efficaces pour vous, n'hésitez pas à les essayer.

SYNDROME PRÉMENSTRUEL

Dans la deuxième partie de son cycle menstruel, la femme fait un peu de rétention d'eau : les seins gonflent, mais aussi les jambes, les chevilles.

Si, à cause d'une circulation sanguine un peu paresseuse, cette eau est mal drainée vers les reins, certaines femmes ont la désagréable impression de "gonfler" pendant la semaine qui précède les règles. Elles sont généralement soulagées ensuite, mais peuvent parfois garder, chaque mois, quelques centaines de grammes qui, petit à petit, entraînent une réelle surcharge de poids.

La rétention d'eau est due à un déséquilibre hormonal et circulatoire dont la première conséquence est la cellulite. Cette rétention s'organise peu à peu en amas, circonscrits par des filets de tissu conjonctif qui enserrent également dans leurs mailles des amas graisseux comme de multiples kystes. Ces amas graisseux constituent une matière qui devient inerte. Et ce sont eux qui donnent cette structure granuleuse et irrégulière en peau d'orange que l'on appelle cellulite.

Cette infiltration du tissu cellulaire qui forme des empâtements, des épaississements, des petites boules palpables au toucher, siège aussi bien à la nuque qu'aux bras, sur le tronc, mais elle se localise le plus souvent sur le haut des cuisses, à la partie interne des genoux, sur la face interne des chevilles ou à la face postérieure des fesses et des mollets.

Il faut donc lutter contre cette rétention d'eau de manière efficace mais sans effets nocifs sur l'état général.

Toutes les recettes que je vous donne ont des propriétés diurétiques légères, mais n'ont pas les effets secondaires des produits chimiques.

Tisane décongestionnante

Bardane racine : 50 gr
Chiendent racine : 50 gr
Ortie blanche plante : 50 gr
Mélisse feuille : 25 gr
Pensée sauvage plante : 25 gr
Camomille fleur : 25 gr
Millefeuille feuille : 50 gr
Ronce feuille : 50 gr

Mélanger les plantes entre elles. Compter quatre cuillerées à soupe du mélange, pour un litre d'eau froide. Porter à ébullition. Faire bouillir une minute. Éteindre le feu et laisser infuser dix minutes. Filtrer.

- **Par jour** - Boire trois grandes tasses, entre les repas. Cette tisane est calmante, décongestionnante et évite aussi la rétention d'eau.

Toutes ces recettes et remèdes ont la même vocation : vous aider à mieux vous soigner.

Utilisez-les en alternance, en fonction de vos goûts et de l'effet produit sur votre cas personnel.

Certaines recettes correspondent mieux que d'autres à votre organisme. Pour découvrir les plus efficaces pour vous, n'hésitez pas à les essayer.

T-U

TABAGISME
TACHES BRUNES ou ROUSSES
TACHYCARDIE
TENDINITE
TÉTANIE
TOUX
TRANSPIRATION
TROUBLES CARDIAQUES

ULCÈRE D'ESTOMAC
ULCÈRE VARIQUEUX
URTICAIRE

Tisane

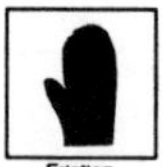
Friction

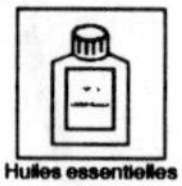
Huiles essentielles

TABAGISME

Pourquoi continuer à fumer lorsqu'on connaît les méfaits réels du tabac : cancers de la gorge, des poumons, de la vessie, maladies cardio-vasculaires, migraines, hypertension artérielle,... peut-être?

Vraiment, le plaisir n'est pas du tout à la mesure du risque. Et pourquoi continuer à fumer alors qu'il est facile de s'arrêter, naturellement ?

Tisane

Tisane anti-tabac

Sauge feuille : 50 gr
Citronnelle plante : 50 gr
Citron écorce : 50 gr
Bourrache plante : 50 gr
Bouillon blanc fleur : 50 gr
Genièvre baie : 50 gr
Pin bourgeon : 50 gr

Mélanger les plantes entre elles. Compter quatre cuillerées à soupe du mélange, pour un litre d'eau froide.

Porter à ébullition deux minutes. Laisser infuser dix minutes. Filtrer.

- **Dans la journée** - Boire 4 à 5 bols, loin des repas.
- **Après les repas, juste avant la cigarette** - 1 goutte d'Huile essentielle de Sauge + 1 goutte d'Huile essentielle de Citron, sur une cuillerée à café de miel de Thym.

Tisane du fumeur

Cette tisane va vous dégoûter du tabac tout en améliorant le fonctionnement des poumons, du foie et de la vessie.

Bouillon blanc fleur : 50 gr
Thym feuille : 25 gr
Lierre terrestre plante : 50 gr
Romarin feuille : 50 gr
Sauge feuille : 50 gr

Mélanger les plantes entre elles. Compter cinq cuillerées à soupe du mélange, pour un litre d'eau froide.

Maintenir à ébullition pendant cinq minutes. Laisser infuser dix minutes.

- **Tout le long de la journée** - Boire par petites doses.

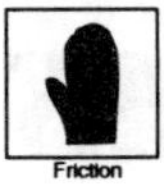
Friction

Masque du fumeur

La peau des fumeurs est, en règle générale, triste, terne, épaissie, desséchée.

Elle vieillit beaucoup plus vite.

Ce masque est riche en Vitamines B2, E, A et C.

Levure de Bière en poudre :
2 cuillerées à café
Huile de Germe de Blé :
1 cuillerée à soupe
Huile de Carotte :
1 cuillerée à café
Crème fraîche :
2 cuillerées à soupe
Persil : 2 branches
Huile essentielle de Cyprès :
3 gouttes

Mélanger tous les ingrédients. Bien émulsionner. Appliquer sur le visage parfaitement nettoyé. Recouvrir d'une gaze fine.

- Laisser en place quinze minutes. Nettoyer à l'eau froide. Pulvériser une eau florale d'Hamamélis.

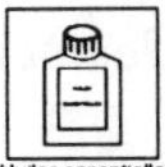
Huiles essentielles

Miel et Huiles essentielles

Huile essentielle de Sauge :
1 goutte
Huile essentielle de Citron :
1 goutte
Miel de Thym : 1 cuillerée à café

Ajouter les Huiles essentielles à la cuillerée de Miel.

- A prendre après les repas, juste avant la cigarette.

Toutes ces recettes et remèdes ont la même vocation : vous aider à mieux vous soigner.

Utilisez-les en alternance, en fonction de vos goûts et de l'effet produit sur votre cas personnel.

Certaines recettes correspondent mieux que d'autres à votre organisme. Pour découvrir les plus efficaces pour vous, n'hésitez pas à les essayer.

Cure Friction

TACHES BRUNES ou ROUSSES

Votre peau se couvre de taches brunes. Il faut réagir et vous le pouvez.

Dans 60 % des cas, ceci est dû à une hyperproduction de mélanine par expositions trop prolongées au soleil. Exposez-vous moins.

Par contre, il peut s'agir d'un vieillissement précoce de la peau, par suite d'une destruction des cellules de l'épiderme. La cause ? Manque d'oxygène, manque de vitamine F.

Dans ce cas, il faut avoir recours à Clairiderm, un tout nouveau produit naturel que vous trouverez chez votre pharmacien.

A base d'arbutine, extraite des feuilles de la busserole, Clairiderm est un véritable traitement des taches brunes de la peau. Tout d'abord, un gel qui décolore les taches en quinze jours. Puis, une crème qui rééquilibre la vie de l'épiderme.

Un conseil : faites une cure de quinze jours, tous les deux mois, de crème Clairiderm. C'est la meilleure assurance jeunesse de votre peau.

Cure

- **Avant les repas, matin, midi et soir** - 2 gélules de Complexe ADN Acides Aminés.
- **Pendant les repas, matin, midi et soir** - 2 gélules de Complexe ADN + Vitamines F et E.
- **Après les repas, matin, midi et soir** - 2 gélules de Complexe ADN + Vitamines A et D.

Friction

Concentré anti-taches Perlys

- **Matin et soir** - Appliquer le gel surpuissant sur le visage parfaitement nettoyé.

Le faire pénétrer par tapotements du bout des doigts, en insistant particulièrement sur le contour des yeux et des lèvres.

Crème matinale antirides Perlys

- **Tous les matins** - Appliquer cette crème avant de vous maquiller. Cette crème est très riche en extraits végétaux. Elle retarde le vieillissement de la peau et atténue les taches brunes et les taches de rousseur.

Crème pour les mains Perlys

- **Tous les jours** - Masser vos mains, matin et soir.
Cette crème est hydratante, antirides, non grasse. Elle vous laissera une peau souple et douce.

Gel de Lys et Persil

Ces deux plantes sont bien connues pour unifier le teint, atténuer les taches et cicatriser les petites blessures.
Les marques foncées sont la conséquence d'une dégénérescence cutanée, par manque de vitamines. La Vitamine A est à la base de la vitalité de l'épiderme. La Vitamine D3 lutte contre son vieillissement.
Le gel de Lys et Persil est remarquable pour prévenir et réparer les signes de l'âge, surtout après une exposition au soleil. Très utile, pendant la grossesse.

- **Tous les soirs, au coucher** - après votre démaquillage, déposer une petite perle de gel sur le bout de vos doigts et masser vos mains et votre visage, en évitant le contour des yeux. Laisser agir toute la nuit.

Huile de Lys et Persil

Il y a des centaines d'années, les femmes, à la campagne, avaient toujours dans leur cuisine un petit bocal où elles laissaient des pétales de Lys dans de l'huile d'Amande douce.
Les chercheurs en cosmétiques ont découvert qu'elles utilisaient cette huile mystérieuse pour prévenir l'irrémédiable outrage des ans ! L'huile de Lys et Persil est unique pour lutter contre toutes les taches de la peau, quelle qu'en soit l'origine.

- A utiliser quotidiennement, en massages légers.

Lait corporel Perlys

Particulièrement riche en vitamines, ce lait nourrit et hydrate votre épiderme en profondeur. Il convient à tous les types de peau.

- Appliquer sur la peau légèrement humide un peu de lait et masser longuement pour bien faire pénétrer.

Savon aux huiles végétales Perlys

- **Tous les jours** - Laver, matin et soir, votre visage et votre corps. Ce Savon adoucit et purifie votre épiderme.

TACHYCARDIE

Généralement, ce changement soudain de rythme cardiaque n'est pas le signe d'un cœur malade. Néanmoins, si les crises sont fréquentes, il est prudent de consulter un cardiologue (voir aussi **Palpitations**).

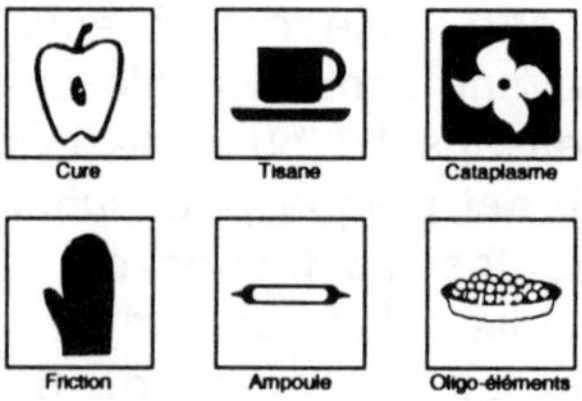

TENDINITE

Il s'agit de l'inflammation d'un tendon dont les causes peuvent être diverses : origine vertébrale pour les épaules, blocage des vertèbres lombaires pour la hanche, fatigue, chocs répétés, ou mauvaises chaussures pour le tendon d'Achille !

Les causes sont très variées. Certaines douleurs diffuses au niveau des épaules, des genoux, des hanches, du bas de la colonne vertébrale, que vous croyez être des rhumatismes, sont en fait des tendinites.

Ces inflammations des tendons peuvent toucher les travailleurs manuels mais également les sédentaires peu sportifs. Au fil des ans, si vous ne faites aucun sport, vos muscles se rétractent, se durcissent, perdent de leur élasticité et, au moindre effort, vos attaches musculaires tendineuses sont anormalement sollicitées et souffrent. L'inflammation s'installe, la douleur apparaît. Il arrive même que de petites déchirures se produisent. Cet état est beaucoup plus fréquent qu'on ne le croit.

Vous en êtes responsable : vous n'entretenez pas votre corps. Songez que les chinois affirment que toutes les articulations sont des boites à nerfs et que le blocage de l'une d'elles, entraîne une perturbation générale de toute l'énergie. Or, une inflammation péri-articulaire entraîne inévitablement le blocage de celle-ci. Vous voyez qu'une douleur tendineuse chronique ne doit pas être prise à la légère.

Il faut réagir pour éviter la tendinite, et avant tout préparer votre corps. Commencez par vous étirer. Il faut allonger vos muscles. Si vous êtes sérieux, vous y consacrerez vingt minutes tous les jours. Allez dans une salle de gym ou demandez conseil à votre kinésithérapeute. Allonger vos muscles est une nécessité, mais il est tout aussi indispensable de les débarrasser, ainsi que vos tendons, des toxines accumulées pendant l'hiver.

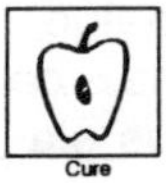
Cure

- **Avant les repas, midi et soir** - 1 ampoule de phytoconcentrat de Prêle.
- **Pendant les repas, matin et soir** - 1 ampoule d'extrait de Ményanthe.
- **Matin et soir** - Boire une grande tasse de cette tisane :

  Gentiane racine : 50 gr
  Fraisier feuille : 50 gr
  Ortie blanche plante : 50 gr
  Romarin feuille : 50 gr
  Reine des prés plante : 50 gr
  Ményanthe feuille : 25 gr
  Sureau fleur : 50 gr

  Mélanger les plantes entre elles. Compter cinq cuillerées à soupe du mélange, pour un litre d'eau froide. Faire bouillir pendant une minute et laisser infuser dix minutes. Filtrer.
- **Durée du traitement** : suivre ces conseils pendant deux mois pour remodeler votre organisme et pendant un mois, tous les ans, avant d'entamer votre grande saison sportive de l'été.

L.I.V.E. de Reine des prés

La Reine des prés est une plante bien connue pour son action anti-inflammatoire, sur les articulations en particulier. Ses propriétés sont attribuées à des dérivés salicylés, principes éliminateurs des toxines, voisins de ceux qui agissent dans l'aspirine. C'est pourquoi on appelle parfois la Reine des prés "l'aspirine végétale".
La Reine des prés est riche en Fer, en Soufre, en Calcium, ce qui en fait aussi une plante d'action tonique et reminéralisante.
On peut associer à une cure de Reine des prés, d'autres produits à visée drainante et éliminatrice, tels que des gélules de

Pariétaire. On peut également lui associer des gélules de Prêle.

- **Chaque matin** - Prendre, à jeun, une dose pure ou diluée dans un verre d'eau ou de jus de fruit.
- **Dans l'après-midi, ou le soir, au coucher** - Prendre une deuxième dose.
- **Durée du traitement** : en cures de vingt-quatre jours. La cure peut être répétée ou prolongée.

Tisane anti-tendinite

Ményanthe feuille : 25 gr
Fraisier feuille : 50 gr
Genièvre baie : 50 gr
Romarin feuille : 50 gr
Bardane racine : 25 gr
Frêne feuille : 50 gr
Rose pâle bouton : 50 gr
Citron écorce : 50 gr

Mélanger les plantes entre elles. Compter cinq cuillerées à soupe du mélange, pour un litre et demi d'eau froide. Porter à ébullition sans laisser bouillir. Infuser dix minutes. Filtrer.

- **Dans la journée** - Boire la totalité, entre les repas.
- **Durée du traitement** : en cures de trois semaines. A renouveler.

Tisane drainante

Ményanthe feuille : 25 gr
Fraisier feuille : 50 gr
Genièvre baie : 50 gr
Romarin feuille : 50 gr
Bardane racine : 50 gr
Frêne feuille : 50 gr
Rose pâle bouton : 50 gr
Citron écorce : 50 gr

Mélanger les plantes entre elles. Compter cinq cuillerées à soupe du mélange, pour un litre d'eau froide. Porter à ébullition sans laisser bouillir. Infuser dix minutes.

- **Dans la journée** - Boire la totalité, entre les repas.

Bain de glace

Si vous êtes aux sports d'hiver, enlevez votre chaussure et enfoncez votre pied dans la neige.
En d'autres lieux, cherchez ce que vous trouverez de plus glacé comme l'eau d'un torrent, etc. Ceci est important !
Bien souvent, parce que les premiers moments sont pénibles, nous avons envie soit d'ôter le cataplasme, soit de stopper le bain de glace.
Il faut insister.
La première douleur passée, vous verrez apparaître une bienheureuse anesthésie.
Mettre un peu d'eau dans une bassine. Y vider des glaçons de votre réfrigérateur. Baigner l'articulation douloureuse pendant trois quart d'heure.

Phytoplasme

Poudre de : (1 cuillère à soupe de chaque)
Bourrache
Lierre terrestre
Cynorrhodon

Pariétaire
Vigne rouge
Argile blanche
Son de Blé

Ajouter de l'eau froide ou tiède jusqu'à obtenir une pâte bien malléable.

- Appliquer sur les zones à traiter, au minimum pendant vingt minutes.

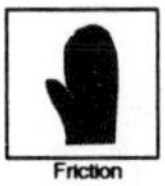
Friction

Baume du guérisseur

En massages légers, pour bien faire pénétrer tous les principes actifs.

- **Durée du traitement** : à faire deux à trois fois par jour.

Huile anti-douleur

L'huile d'Osiris très riche en oxygène, va régénérer peu à peu les tissus et augmenter la formation de cellules neuves. Peu à peu, vos douleurs s'espaceront pour ne plus revenir, espérons-le !

Huile de noyau d'Abricot : 100 ml
Huile essentielle de Pin :
40 gouttes
Huile essentielle de Genièvre :
20 gouttes

Bien mélanger les trois ingrédients en secouant énergiquement le flacon avant chaque emploi.

- Frictionner la zone douloureuse, deux fois par jour.

Huile d'Osiris

Il s'agit d'une huile très pure, enrichie au maximum en atomes d'oxygène qu'elle va libérer au contact de la peau, permettant ainsi une régénération tissulaire.

Pourquoi se nomme-t-elle Osiris ? Parce que sa recette nous vient de très loin, de l'Egypte Antique, du temps des Pharaons.

Des prêtres étaient spécialement voués à sa préparation. Ils emplissaient d'immenses jarres d'huile végétale très pure, huile d'Olive en général, et les plaçaient dans des lieux dénués de toute pollution, au soleil, pendant... plus de cent ans ! L'huile, grâce aux rayons du soleil, s'enrichissait en oxygène et se dynamisait.

- **Matin et soir** - Se masser avec quelques gouttes de cette huile.

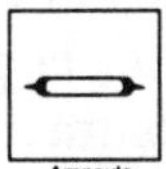
Ampoule

Phytoconcentrat de Reine des prés

- **Avant les 2 principaux repas** - Prendre 1 ampoule de phytoconcentrat, si la plante n'entre pas dans la composition d'une tisane que vous pourriez éventuellement prendre en même temps, sinon réduire à 2 gélules, midi et soir.

Oligo-éléments

Oligo-élément Calcium

Le Calcium est indispensable à la structure du squelette ainsi qu'à l'équilibre des cellules nerveuses. De plus, il améliore la fragilité des muscles et des tendons.

- **Avant les principaux repas** - 1 ampoule, à garder une minute sous la langue.
- **Cure d'attaque** : 2 ampoules, avant les principaux repas.

Oligo-éléments

TÉTANIE

Lorsqu'elles ne sont pas dues à des troubles du métabolisme du calcium, les crises de tétanie sont apparentées à de la spasmophilie.

L'affection est plus fréquente chez la femme que chez l'homme et semble liée à la vie génitale : les crises apparaissent fréquemment lors de la puberté pour disparaître à la ménopause.

Les symptômes sont des contractures caractéristiques et douloureuses pendant lesquelles les bras sont collés au tronc, les doigts sont étendus, le pouce est rabattu, la paume de la main se creuse. Souvent la bouche est, elle aussi, contractée.

Ces contractures sont généralement précédées de fourmillements, de picotements au bout des doigts, en particulier. S'y ajoutent fréquemment des troubles psychiques tels que anxiété, irritabilité, insomnie et des troubles viscéraux avec impression de boule pharyngée, des crampes et des colites.

En attendant le médecin, il faut calmer le malade et le faire respirer dans un sac en papier ou en plastique pour qu'il inhale son propre gaz carbonique, ce qui reste la méthode la plus efficace pour transformer les perturbations de l'équilibre acido-basique du sang.

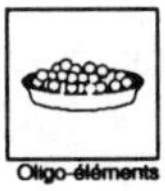

Oligo-éléments

Oligo-élément Phosphore

- **Cure d'entretien** - 1 ampoule, avant les principaux repas, à garder une minute sous la langue.
- **Cure d'attaque** - 2 ampoules, avant les principaux repas.

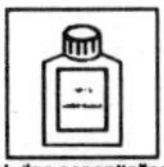

Huiles essentielles

Tisane

TOUX

Il faut différencier la toux sèche et la toux grasse.

La toux sèche

La toux sèche se caractérise par des secousses brèves qui font mal dans la partie supérieure de la gorge. Elle est d'une sonorité plus aiguë et ne ramène pas de mucosités. Dès qu'elle devient répétitive, la toux sèche est particulièrement épuisante.

La toux sèche est précédée d'une grippe, d'un rhume, d'une bronchite ou d'un mal de gorge :

– accompagnée de fièvre, mais vous n'avez pas d'antécédent respiratoires ou cardiaques : il suffit alors de boire abondamment, de sucer éventuellement des pastilles au miel et d'attendre.
– accompagnée de fièvre, mais vous avez des antécédents respiratoires ou cardiaques : la consultation médicale s'impose.
– sans fièvre : boire beaucoup, prendre des boissons chaudes sucrées et attendre.

La toux sèche est provoquée par un agent irritant extérieur : produit chimique, ammoniaque, chlore, soude caustique, fumées toxiques. Si elle persiste, il faut impérativement voir un médecin.

La toux survient après l'arrivée d'un élément nouveau : animal domestique, moquette neuve, changement de domicile. Consultez le médecin, vous êtes probablement sujet à une allergie.

La toux survient lors d'un effort modéré (montée d'un escalier, par exemple) et vous êtes essoufflé. Il faut consulter un médecin, vous avez des problèmes respiratoires qu'il faut surveiller.

Vous toussez par spasmes pendant et après les repas. La toux peut alors être le symptôme d'un reflux gastro-œsophagien, consultez votre médecin.

La toux sèche survient sans qu'aucune des causes ci-dessus puisse être incriminée et vous prenez des médicaments pour faire baisser la tension. Parlez-en à votre médecin.

La toux persiste plus de dix jours et/ou provoque une gêne respiratoire ou une douleur dans la poitrine : consultez votre médecin.

La toux apparaît quand vous êtes dans une atmosphère trop sèche, tabagique ou poussiéreuse, il faut alors boire abondamment et humidifier l'atmosphère.

La toux est due à la présence d'un corps étranger, il s'agit d'une urgence absolue. Téléphonez au Samu.

Apparition brutale d'une toux sèche persistante chez un enfant de moins de quatre ans, elle peut correspondre à la présence d'un corps étranger dans les voies respiratoires.

Attention, même si l'enfant ne s'étouffe pas (une cacahuète, par exemple, a pu s'installer dans les poumons), il s'agit d'une urgence absolue.

La toux grasse

Par quintes, avec un son grave, elle ne provoque pas de douleur mais ramène des mucosités dont il ne faut pas hésiter à se débarrasser. Cette expectoration permet de nettoyer les bronches.

- Sans fièvre, la toux grasse qui survient à la fin d'un rhume, d'une grippe ou d'une bronchite, est une évolution normale et nécessaire : buvez abondamment et attendez.
- Avec fièvre, mais vous n'avez pas d'antécédents respiratoires ou cardiaques : il suffit d'attendre en buvant abondamment.
- Avec fièvre, mais vous avez des antécédents respiratoires ou cardiaques : il faut consulter un médecin.

La toux grasse atteint une personne âgée et perdure au-delà de trois jours, appelez le médecin.

La toux grasse s'accompagne de mucosités sanguinolentes, appelez d'urgence le médecin.

La toux grasse persiste plus d'une semaine :

– Si vous êtes fumeur, cette toux peut être le symptôme d'une bronchite chronique qui s'installe ou d'un cancer.
– Si vous n'êtes pas fumeur, consultez tout de même un médecin.

Pour calmer une quinte de toux, je vous propose des massages réflexes dont l'efficacité est étonnante : trois points sont à masser dans le sens contraire des aiguilles d'une montre, en pressant fortement :

– Entre le pouce et l'index, à la base des doigts.
– A la base des doigts, sur la paume de la main.
– L'arête du nez.

Le point précis est facile à trouver : il est toujours plus sensible que la zone environnante (voire même douloureux). Pour parfaire le résultat, vous pouvez enduire les points à masser d'essence de marjolaine.

Enfin, conseil très simple pour drainer les bronches : se coucher sur le ventre en laissant la tête pendre hors du lit, plus bas que la poitrine. Cette position est à garder pendant une minute. A faire deux fois par jour.

Et quelques recettes pour aller mieux : si vous avez de la bronchite chronique, je vous conseille d'assainir votre atmosphère.

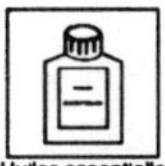

Mélange pour assainir l'atmosphère

Pour cela, faire préparer en pharmacie le mélange suivant :

Huile essentielle de Cajeput
Huile essentielle de Thym rouge
Huile essentielle d'Eucalyptus
Huile essentielle de Pin
Huile essentielle de Myrthe
6 ml de chaque huile, de façon à avoir 1 flacon de 30 ml

- **Matin et soir** - Mettre quelques gouttes dans une assiette placée sur un radiateur.

Vous obtiendrez des résultats encore meilleurs en utilisant de petits nébulisateurs vendus dans les maisons de régime et dans certaines pharmacies.

Bronchite aiguë

- **Dans la tasse de tisane du matin, du midi et de l'après-midi** - Diluer 1 ampoule de jus de Radis noir.
- **Matin, midi et soir** - 2 gélules de Sarriette et 1 ampoule de Bouillon blanc.

- **Trois fois par jour** - 2 gouttes d'Huile essentielle de Cannelle sur un sucre ou un grain d'essence.
- **Dans la journée** - Boire à volonté cette tisane :

  Bouillon blanc fleur : 50 gr
  Genièvre baie : 50 gr
  Cynorrhodon baie : 50 gr
  Eucalyptus feuille : 50 gr
  Menthe douce feuille : 25 gr
  Hysope plante : 50 gr
  Bourrache plante : 50 gr

  Mélanger les plantes entre elles.
  Mettre cinq cuillerées à soupe rases du mélange dans un litre d'eau froide, porter à ébullition, laisser bouillir une minute, infuser dix minutes et filtrer.
- **Durée du traitement** : continuer le traitement, pendant au moins une semaine après la guérison.

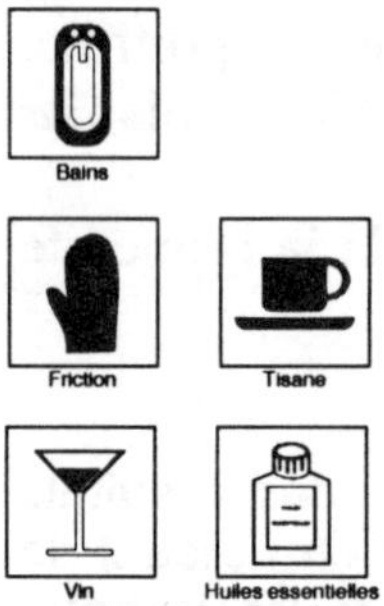

TRANSPIRATION

La transpiration ou sueur, est un liquide incolore, odorant et de saveur salée. Elle est secrétée par les glandes sudoripares et rejetée au niveau de la peau par des enduits excréteurs.

L'homme perd, en moyenne, 300 à 700 cl de sueur par jour. Son rôle est donc primordial dans la régulation de la température du corps humain. Par contre, des sécrétions trop abondantes de sueur sont très désagréables et prouvent un déséquilibre des systèmes sympathique, endocrinien et nerveux. Parfois, les trois causes sont réunies.

Voici des remèdes naturels qui vous aideront à résoudre ce problème.

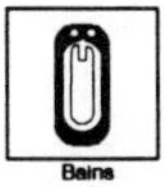

Bains

Bain de pieds désinfectant

Prêle plante : 50 gr
Frêne feuille : 50 gr
Bourrache plante : 50 gr
Sapin bourgeon : 50 gr

Mélanger les plantes entre elles. Compter quatre cuillerées du mélange, pour un litre d'eau froide. Faire bouillir cinq minutes. Filtrer.
Ajouter cette décoction à l'eau chaude d'une bassine. Se baigner les pieds pendant quinze minutes, en ajoutant de l'eau chaude pour que la température reste stable.
Les quinze minutes écoulées, se rincer les pieds à l'eau froide.
Terminer ce bain en saupoudrant vos pieds de poudre de Lycopode.

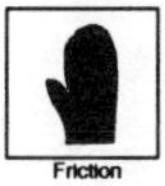

Friction

Friction

Cette recette est plus efficace que le talc boriqué et plus pratique.

Prêle plante : 100 gr
Alcool à 90° : 250 ml

Ajouter la Prêle à l'Alcool et laisser macérer vingt jours.

- **Matin et soir** - Frictionner les pieds.

Toilette de Marseille

1 Savon de Marseille
Menthe poivrée feuille : 250 gr
Gros Sel gris : 200 gr

Frictionner votre corps à sec avec le Savon de Marseille. Faire couler un bain et ajouter la Menthe et le Sel.

- **Durée du bain** : 10 minutes, suivies d'une douche froide des jambes.

Une seule contre-indication : l'hypertension

Tisane

Tisane anti-transpiration

Cette tisane régularise la transpiration en nettoyant l'organisme et en rééquilibrant le système nerveux.

Sauge feuille : 50 gr
Verveine feuille : 25 gr
Prêle plante : 50 gr
Menthe poivrée feuille : 25 gr
Vigne rouge feuille : 50 gr
Maïs stigmate : 25 gr

Mélanger les plantes entre elles. Compter quatre cuillerées à soupe du mélange, pour un litre d'eau froide.
Porter à ébullition, sans faire bouillir. Éteindre le feu et laisser infuser dix minutes. Filtrer.

- **Par jour** - Boire trois tasses, entre les repas.

Tisane bonne fame

Bardane racine : 50 gr
Bouleau feuille : 50 gr
Camomille fleur : 25 gr
Frêne feuille : 50 gr
Marjolaine feuille : 50 gr
Cerise queue : 50 gr
Citronnelle plante : 50 gr

Mélanger les plantes entre elles. Compter quatre cuillerées à soupe, pour un litre d'eau froide. Porter à ébullition pendant trois minutes. Infuser dix minutes. Filtrer.

- **Tous les jours** - Boire le litre entre les repas.
- **Durée du traitement** : vous pouvez parfaitement recommencer cette cure trois fois de suite, en respectant une semaine d'intervalle entre chaque cure.

Tisane contre la transpiration nocturne

Cette tisane régularise le système neuro-végétatif et nettoie l'organisme.

Fraisier feuille : 50 gr
Houblon cône : 50 gr
Hysope plante : 50 gr
Mélisse feuille : 25 gr
Ortie piquante plante : 50 gr
Sauge feuille : 50 gr

Mélanger les plantes entre elles. Compter quatre cuillerées à soupe du mélange, pour un litre d'eau froide.
Porter à ébullition sans faire bouillir. Éteindre le feu et laisser infuser dix minutes. Filtrer.

- **Par jour** - Boire trois tasses dont une au coucher, en cures suivies.
A utiliser également en bains de pieds et bains de mains, d'une durée d'1/4 d'heure. Un litre d'infusion pour deux litres d'eau. Laisser sécher sans essuyer.

Tisane de drainage

Cette tisane est idéale pour agir sur tous les problèmes de sudation.

Sauge feuille : 50 gr
Fumeterre plante : 50 gr
Prêle plante : 50 gr
Marjolaine feuille : 25 gr

Mélanger les plantes entre elles. Compter cinq cuillerées à soupe du mélange, pour un litre d'eau froide. Faire frémir sans bouillir. Infuser dix minutes. Ajouter une ampoule de jus de Bouleau par tasse.

- **Matin et soir** - Boire une tasse.

Tisane régulatrice

Houblon cône : 50 gr
Sauge feuille : 50 gr
Thym feuille : 50 gr
Bigaradier bouton : 50 gr
Prêle plante : 50 gr

Mélanger les plantes entre elles. Compter quatre cuillerées à soupe du mélange, pour un litre d'eau bouillante. Laisser infuser dix minutes. Filtrer.

- Boire 1 bol de cette tisane :
  – après le petit déjeuner
  – après le repas du soir.

Vigne rouge

Faire infuser 1 cuillère à soupe dans une tasse d'eau bouillante.

- **Par jour** - Prendre 2 ou 3 tasses, sur quelques jours, pour un problème aigu ou par cures de 3 ou 4 semaines, pour un problème de fond.

Vin

Vin tonifiant

Sauge feuille : 1 cuillerée à soupe
Prêle plante : 1 cuillerée à soupe
Millefeuille plante : 1 cuillerée à soupe
Verveine feuille : 1 cuillerée à soupe
Sapin bourgeon : 1 cuillerée à soupe

Dans 1 litre de bon Vin rouge, faire macérer toutes les plantes pendant dix jours.
Agiter la bouteille quotidiennement. Filtrer.

- **Par jour** - Boire un petit verre à apéritif (avant un repas), si possible le midi.

Huiles essentielles

Huile essentielle de Sauge sclarée

- **Par jour** - 2 gouttes, 3 fois par jour, sur un sucre.

Ou grain d'essence :
3 granules, 3 fois par jour, à avaler sans croquer, avec un peu d'eau ou de nourriture.

- **Durée du traitement** : en cures de trois semaines maximum.
- **Enfants** - selon l'âge, 1 à 2 granules 3 fois par jour, à avaler sans croquer, avec un peu d'eau ou de nourriture.
- **Durée de la cure** : dix jours environ.

Cure

Oligo-éléments

TROUBLES CARDIAQUES

Je tiens tout d'abord à vous donner une définition, la plus claire possible, de la crise cardiaque afin que vous puissiez la reconnaître et appeler d'urgence les secours. Bien que les signes soient variables et souvent confus, leur reconnaissance peut sauver une vie, s'ils conduisent à consulter immédiatement un cardiologue.

Le signe prémonitoire le plus fréquent est une douleur thoracique de très courte durée survenant pendant un effort particulier. On se souvient d'avoir été gêné pour respirer, en quelque sorte bloqué dans son mouvement par une douleur sans grande intensité mais qui a laissé une impression réelle d'angoisse.

D'autres malades se sont plaints d'avoir été incommodés, dans les jours précédents, mais surtout pendant les nuits, de crises d'aérophagie alors qu'il ne sont pas particulièrement sujets à cela.

Un électrocardiogramme montrera souvent (mais pas toujours) une insuffisance coronarienne et un traitement médical permettra d'éviter l'infarctus imminent.

La crise

Sensation d'étouffement, de manque d'air, d'angoisse, de détresse et, surtout, sensation de mort imminente sont telles que parfois la douleur en est oubliée ou reléguée au second plan. Pourtant, celle-ci est violente, intense et broie la poitrine.

La douleur peut aussi se manifester dans le dos entre les omoplates, irradier dans l'épaule puis dans le bras gauche, jusqu'au petit doigt de la main. Le plus souvent, elle envahit depuis les épaules, le haut de la poitrine, le cou, la nuque. Mais elle peut encore irradier vers le bas-ventre et faire croire à une affection abdominale aiguë.

Les chances de survie tiennent à la rapidité de l'intervention des services de réanimation spécialisés et spécialement équipés, qu'il faut appeler de toute urgence.

Le traitement de réanimation qui peut souvent sembler miraculeux passe par une ventilation artificielle, un massage cardiaque et des chocs électriques en cas de fibrillation, le tout associé à divers produits médicamenteux.

Voici, en tous cas, des recettes qui vont prévenir les maladies cardiaques, en évitant aux artères de se boucher.

Vous mettrez, en suivant ces traitements, toutes les chances de votre côté pour pallier les inconvénients du vieillissement. Ces cures devraient être suivies régulièrement, à partir de l'âge de 40 ans.

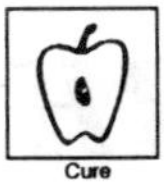

CO-enzyme Q10

Le Co-enzyme Q10 est le composant naturel qui, dans la cellule, assure le transport d'oxygène.

Sous forme de complément alimentaire, il révolutionne la lutte contre le vieillissement et les maladies cardio-vasculaires. Dix millions de japonais en prennent chaque jour, à titre préventif.

D'autres études ont mis en évidence son action de stimulation des défenses immunitaires et d'élimination de la fatigue physique et psychique.

Il restructure le muscle cardiaque après infarctus, contribue à guérir l'hypertension artérielle, et à supprimer les douleurs d'angine de poitrine.

- **Par jour** - Prendre 2 à 3 comprimés par jour.
- **Durée du traitement** : en cures de trois semaines. A renouveler.

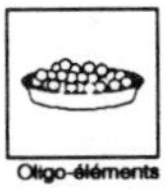

Oligo-élément Potassium

Vous avez besoin du Potassium pour transformer les protéines en énergie, assimiler le sucre, avoir un cœur alerte et des artères solides, pouvoir faire du sport sans craindre les coups de pompe et les crampes.

- **Le matin** - Prendre 2 ampoules, avant votre petit déjeuner.
- **Durée du traitement** : en cures de trois semaines. A renouveler.

Oligo-élément Chrome

Le Chrome améliore la tolérance au glucose et a une action anti-artériosclérose.

- **Avant les principaux repas** - 1 ampoule, à garder une minute sous la langue.
- **Cure d'attaque** - 2 ampoules, avant les principaux repas.

Oligo-élément Sélénium

Le Sélénium est un protecteur anti-radicaux libres. Il améliore les défenses immunitaires.

- **Avant les principaux repas** - 1 ampoule, à garder une minute sous la langue ou 2 ampoules, avant les principaux repas.

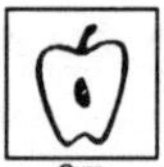
Cure

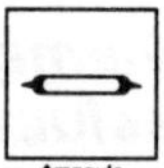
Ampoule

ULCÈRE D'ESTOMAC

Neuf ulcères sur dix surviennent chez les hommes entre 40 et 50 ans et plutôt chez ceux qui ont des responsabilités et un caractère anxieux. Ils sont souvent consciencieux et travailleurs.

En revanche, une profession qui implique un rythme de vie irrégulier avec des repas tout aussi irréguliers ne provoque pas, contrairement aux craintes de certains, d'ulcère.

Certains médicaments comme les costicostéroïdes (rhumatismes, par exemple) peuvent accélérer l'apparition d'un ulcère. Le tabac, s'il n'est pas source de l'affection, peut en retarder la guérison. L'hérédité et le groupe sanguin (0) semblent être des facteurs prédisposants.

L'ulcère de l'estomac est dû à une détérioration de la muqueuse, l'ulcère du duodénum quatre fois plus fréquent, situé dans la première partie de l'intestin, est en général causé par un excès d'acidité du suc gastrique. Les douleurs, dans les deux cas, sont localisées autour de l'estomac, elles peuvent réveiller la nuit, mais c'est le matin que le sentiment d'être barbouillé est le plus net. Les symptômes sont de nouveau très sensibles après les repas et tout particulièrement après l'ingestion d'alcool, de fritures ou de mets épicés. Dans l'ulcère du duodénum, ils sont accompagnés de régurgitation acide.

Mes recettes ont su soulager les douleurs de bien des patients, essayez-les. Mais il ne faut pas pour autant arrêter un traitement médical.

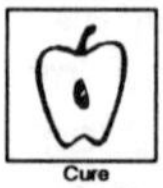
Cure

- **Avant les repas, matin et soir** - 1 ampoule de phytoconcentrat de Prêle.
- **Pendant les repas, matin, midi et soir** - 2 gélules de Coquille d'Huître.
- **Avant les repas, matin, midi et soir** - Boire une grande tasse de la tisane suivante :

Mauve fleur : 50 gr
Camomille fleur : 50 gr
Ortie blanche fleur : 20 gr

Mélanger les plantes entre elles. Compter deux cuillerées à soupe du mélange, pour un demi-litre d'eau bouillante.

Ne pas faire bouillir mais laisser infuser dix minutes. Filtrer.

- **Durée du traitement** : suivre ce traitement quinze jours par mois, pendant trois mois.

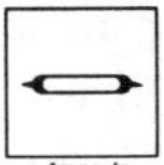
Ampoule

Jus de Chou

C'est un cicatrisant remarquable et, contrairement aux préjugés tenaces, le Chou s'avère extrêmement précieux pour l'estomac et l'intestin.

Sous forme de jus cru, il est toléré par tous les organismes, même les plus sensibles et nombre de personnes à qui je l'avais recommandé, ont été stupéfaites de l'avoir si bien toléré. Exceptionnellement riche en vitamines et en minéraux, qui sont préservés dans le jus de Chou, c'est un rééquilibrant, et un revitalisant d'une incontestable utilité pour le bon fonctionnement organique.

- **Par jour** - Prendre 1 à 2 ampoules dans un peu d'eau, 1/4 d'heure avant les repas.
- **Durée du traitement** : en cures de douze jours ou plus, selon les besoins.

Phytoconcentrat d'Ortie piquante

- **Au moment des deux principaux repas** - Prendre une ampoule.
- **Durée du traitement** : en cures de trois semaines.

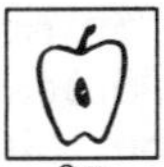
Cure

Cataplasme

ULCÈRE VARIQUEUX

Situé en général dans le tiers inférieur de la jambe, près de la cheville sur la face intérieure, l'ulcère est dû à une varice qui, elle-même, n'est pas toujours visible.

La cheville, légèrement enflée, présente une couleur un peu plus foncée à cet endroit et une simple piqûre d'insecte, un petit coup ou une égratignure peuvent provoquer l'ulcère.

En effet, à cet endroit la circulation sanguine est totalement perturbée, le sang stagne dans la peau. La zone mal irriguée devient violacée et fragile : la moindre infection, le plus petit choc crée un ulcère très difficile à guérir.

La première formule consiste à essayer d'activer la circulation. Tapez du pied par terre en gardant le talon au sol, une cinquantaine de fois, plusieurs fois par jour, pour renvoyer le sang vers le haut, vers le cœur. Il faut également marcher beaucoup mais éviter de rester debout et immobile. Surélevez le pied de votre lit, toujours pour que le sang remonte et que la jambe n'enfle pas. Dans certains cas, il faudra porter un bandage jusqu'à la guérison. Je vous propose des recettes qui ont donné des résultats surprenants.

Cure

- **Avant les repas, midi et soir** - 1 ampoule de jus de radis noir.
- **Pendant les repas, midi et soir** - 1 ampoule de phytoconcentrat de Vigne rouge.
- **Dans la journée** - Boire un litre de tisane, entre les repas :

Millefeuille plante : 50 gr
Vigne rouge feuille : 50 gr
Thym feuille : 50 gr
Bardane racine : 50 gr
Chiendent racine : 50 gr
Menthe douce feuille : 50 gr

Mélanger les plantes entre elles. Compter quatre cuillerées à soupe du mélange, pour un litre d'eau froide, que vous laisserez macérer deux heures. Porter à ébullition sans bouillir et laisser infuser dix minutes. Filtrer.

Cataplasme

Compresse contre les ulcères variqueux

Grâce aux propriétés cicatrisantes, adoucissantes et antiseptiques des plantes qui composent la préparation, vous verrez peu à peu se reconstituer les tissus ulcérés et se refermer votre plaie.
Vous obtiendrez les premiers résultats, au bout d'une semaine environ.

Millefeuille feuille : 50 gr
Bouillon blanc fleur : 50 gr
Lavande fleur : 50 gr
Ortie blanche plante : 50 gr
Sauge feuille : 50 gr
Sarriette feuille : 50 gr
Verveine feuille : 25 gr

Mélanger les plantes entre elles. Compter quatre cuillerées à soupe du mélange, pour un litre d'eau froide.
Porter à ébullition sans faire bouillir. Éteindre le feu et laisser infuser dix minutes. Filtrer.

- Faire des compresses trempées dans la préparation et, les renouveler plusieurs fois par jour. Temps de pause : 1/2 heure environ.

URTICAIRE

Petites taches rouges ou roses en relief sur la peau ressemblant à des piqûres d'orties qui brûlent et démangent, l'urticaire est souvent causé par une allergie due à un aliment, un produit cosmétique ou un médicament. Mais il peut être aussi provoqué par une forte émotion.

Dans des cas plus rares, il est le premier symptôme d'une hépatite virale, il vaut donc mieux consulter un médecin qui prescrira des analyses.

Si jamais vous ressentez des difficultés à respirer ou que votre visage gonfle de manière spectaculaire, appelez aussitôt un médecin.

Dans les cas plus simples, voici une recette qui vous soulagera.

Tisane contre l'urticaire

Cette tisane est désintoxicante, désensibilisante et calmante.

Romarin feuille : 50 gr
Mauve fleur : 25 gr
Ortie blanche plante : 50 gr
Sauge feuille : 50 gr
Tilleul aubier : 50 gr
Violette fleur : 25 gr

Mélanger les plantes entre elles. Compter quatre cuillerées à soupe du mélange, pour un litre d'eau froide. Porter à ébullition sans faire bouillir. Éteindre le feu et laisser infuser dix minutes. Filtrer.

- **Dans la journée** - Boire une grande tasse (1/4 de litre), toutes les deux heures + compresses trempées dans cette infusion.
  A renouveler fréquemment, en applications locales.
- **Durée du traitement** : cures de trois semaines.

V

VARICELLE
VARICES
VERGETURES
VERMINOSE
VERRUES
VERTIGES
VÉSICULE BILIAIRE
VIEILLISSEMENT DE LA PEAU
VITALITÉ SEXUELLE

Cataplasme

VARICELLE

La varicelle se révèle par une éruption cutanée qui provoque de très vives démangeaisons et qui débute toujours sur le tronc pour s'étendre sur les bras, les jambes et enfin le visage et la tête.

Les boutons, rosés au début, se transforment en vésicules qui éclatent puis dessèchent et forment des croûtes. L'éruption se fait par vagues sur quatre jours, la température monte et fatigue beaucoup le malade, pendant ce laps de temps.

La varicelle est, en général, une maladie bénigne plus fréquente en automne et en hiver, mais elle peut devenir très grave. Il faut appeler d'urgence le médecin si la fièvre élevée s'accompagne de vomissements et de toux, si le malade vous semble de moins en moins conscient et se plaint de violents maux de tête, mais également si les globes oculaires sont envahis ou si les vésicules sont très enflammées.

La maladie est contagieuse un ou deux jours avant l'éruption et pendant une semaine. Durant cette période, il faut éviter que le malade soit en contact avec les nourrissons de moins de six mois, les femmes en fin de grossesse et les personnes âgées chez lesquelles l'infection peut évoluer en zona particulièrement douloureux et durable.

Pour éviter les cicatrices indélébiles qu'un enfant peut s'occasionner en grattant les pustules qui démangent terriblement, talquez-les, badigeonnez-les éventuellement au collodion et, surtout, évitez les vêtements trop chauds ou trop serrés. Si la maladie atteint un enfant qui n'est pas encore en âge de comprendre l'interdiction de se gratter, n'hésitez pas à lui envelopper les mains avec de petites moufles. Pour calmer les démangeaisons, voici une recette de talc :

Cataplasme

Talc à la poudre d'Angélique

La poudre de racine d'Angélique renforce l'action du talc et prévient les séquelles éventuelles.

Talc boriqué : 100 gr
Racine d'Angélique en poudre : 2 cuillerées à soupe

Mélanger les deux ingrédients.

- **Trois fois par jour** - Poudrer la zone douloureuse.

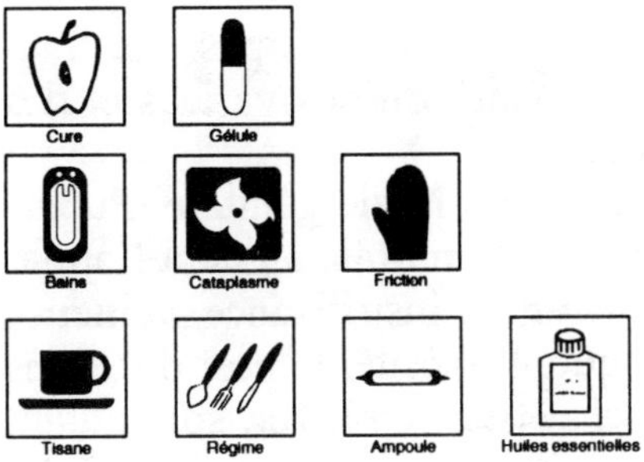

VARICES

Chaque année se pratiquent en France deux à trois millions de séances d'injections sclérosantes, deux cent mille opérations des varices et les médicaments veino-toniques représentent 4 % de la consommation pharmaceutique ! C'est dire si les varices sont un mal répandu !

Dilatation localisée et permanente des veines, les varices touchent les femmes comme les hommes : une femme sur deux et un homme sur dix souffrent de troubles circulatoires veineux des membres inférieurs. L'hérédité, des facteurs hormonaux, une surcharge pondérale, le mode de vie ou la chaleur peuvent être des éléments qui favorisent l'apparition de varices. Mais rien n'est irrémédiable. Une hygiène de vie correcte peut en prévenir l'apparition.

Les varices des jambes ont pour origine une dilatation excessive et permanente d'une ou plusieurs veines superficielles (et parfois profondes) des membres inférieurs. Les causes premières tiennent à une difficulté du sang à vaincre la pesanteur pour remonter au cœur.

Hormis une prédisposition particulière constatée chez certains sujets (hérédité, facteurs hormonaux), les varices sont plutôt rares chez les personnes qui ont beaucoup à marcher par leur activité professionnelle alors qu'elles sont fréquentes chez celles et ceux dont le métier les contraint à de longues immobilisations en station debout. Ainsi, les hôtesses et stewards y sont d'autant plus prédisposés que s'ajoute à la station debout, une aggravation apportée par les vibrations et la chaleur.

Une fracture, un traumatisme ancien, une phlébite ou une intervention pour un fibrome peuvent aussi être à l'origine de varices.

Mais sachez bien que les facteurs héréditaires ne sont pas une fatalité : une bonne hygiène de vie retarde l'apparition des varices et des traitements appropriés les font disparaître.

Chez la femme, leur venue est souvent liée à la vie génitale. Puberté, grossesses, ménopause et même contraception orale signent l'apparition de varices chez les femmes souffrant d'insuffisance veineuse prononcée. Le manque d'exercice physique, l'obésité, le port de talons hauts ou plus couramment, le mode de chauffage en hiver, sont autant de circonstances aggravantes.

Premier signe clinique (avant l'apparition de saillies bleuâtres qui soulèvent la peau sur le trajet des veines), une lourdeur dans les jambes après une station debout prolongée. Suivent des sensations permanentes de fatigue, de pesanteur, des fourmillements ou des crampes, voire même des sensations de chaleur, brûlures, démangeaisons.

Tous ces symptômes doivent vous amener à consulter, car l'apparition des varices dites superficielles est précédée par des varices de veines profondes, causes du malaise et de la douleur. En outre, négliger des varices, c'est s'exposer à des complications qui peuvent être pénibles : périphlébite, oedème, eczéma variqueux, cellulite scléreuse et même ulcère variqueux. On l'a deviné, c'est la sédentarité qu'il faut éviter.

Aussi la marche à allure vive, la natation, sont recommandées : elles favorisent la circulation veineuse des membres inférieurs (la contraction et le relâchement alternatif des muscles aident les veines à se vider en direction du cœur).

En revanche, les efforts importants sont vivement déconseillés : tout mouvement qui contraint le thorax à se contracter en expiration forcée favorise la production de varices.

Si vous ne pouvez supprimer les longues stations debout, il faut au moins profiter de la nuit pour réparer les fatigues de la journée qui s'accompagnent généralement d'une enflure des pieds : dormez les jambes surélevés par rapport à votre tête.

Même si vous ne dormez pas seul, vous pouvez rehausser toute la partie basse d'un lit double (par des cales sous les pieds). Que l'on ait ou non des problèmes de circulation du sang dans les jambes, cette position de repos où le cerveau est mieux irrigué, est excellente pour tous.

Les veines étant naturellement dilatées par la chaleur, il faut l'éviter sous toutes ses formes : porter des vêtements légers, exclure les chaussettes et bas épais, ne pas prendre de bains trop chauds (y compris les bains de soleil), bannir les édredons, les saunas, les hammams et les épilations à la cire chaude.

On peut envisager sérieusement aussi, de quitter un appartement chauffé et surtout surchauffé par le sol.

Cette mesure radicale est évidemment plus difficile, en ce qui concerne son lieu de travail. Au bureau, en position assise, ne gardez pas longtemps les jambes croisées dans la même position, il faut éviter tout engourdissement en les dépliant régulièrement, en se levant pour faire quelques pas, aussi souvent que possible.

En voiture en tout cas, fermez définitivement les bouches d'arrivée de chaleur vers les jambes. En RER, en Métro, repérez les bouches de chauffage sous les banquettes, pour vous en éloigner.

L'hydrothérapie froide peut apporter un soulagement : aspergez vos jambes avec de l'eau froide chaque jour. Des massages en effleurages et un pétrissage des muscles de la partie antérieure et postérieure de la cuisse font également du bien. Le drainage lymphatique peut être une formule efficace. Comptez trois séances de kinésithérapie par semaine, pendant un mois.

Les remèdes naturels, tout comme l'hygiène de vie, ne guérissent pas, mais ils soulagent. Et ils peuvent prévenir une évolution. Les meilleures protections sont les toniques veineux qu'il est judicieux de prendre régulièrement à partir de 40 ans lorsqu'on a une tendance aux varices.

Mais chez certaines jeunes femmes qui prennent la pilule, des varices peuvent apparaître très tôt, il leur est donc conseillé d'utiliser ces toniques en prévention.

Le ginkgo biloba, plante mexicaine possède à la fois des propriétés veino-toniques et vasculo-protectrices qui diminuent la perméabilité des parois et luttent contre l'œdème et les douleurs locales. En outre, le risque d'obstruction ou de thrombose capillaire est diminué, puisque le phénomène d'agrégation plaquétaire est moins important.

L'homéopathie emploie également l'hamamélis et le marron d'Inde ainsi que Pulsatilla 5 CH pour la cyanose des extrémités, Calcéra fluorica 5 CH pour les variquosités, Sulfur 5 CH pour le patient congestif et Lycopodium 5 CH pour les sédentaires au foie fatigué.

Les cures thermales n'apporteront aucune amélioration sur le plan esthétique, mais pour les varices douloureuses avec œdèmes, les cures de Bagnoles-de-l'Orne, La Léchère, Salies-de-Béarn, Luxueuil et Barbotan, soulagent. Environ 60 % des curistes en reviennent très satisfaits.

L'intervention chirurgicale la plus utilisée contre les varices est le stripping (arrachage, en anglais). Cette opération consiste à ôter, en totalité, une ou deux veines de la jambe ou de la cuisse. Il s'agit le plus souvent de la veine saphène interne.

Reste qu'une bonne prévention peut épargner les solutions radicales, prévention qui ressemble finalement beaucoup à tout ce qui est préconisé pour lutter contre les maladies cardio-vasculaires. Si vous souffrez de varices, votre réflexe bien souvent approuvé par votre médecin, est de les faire disparaître. Ceci peut sembler logique et pourtant, il s'agit souvent d'une erreur. C'est une solution de dernier recours qui ne doit être acceptée que lorsque tous les traitements ont échoué.

Si cette veine souffre, si elle se dilate, si des stases apparaissent, c'est que toute votre circulation de retour s'est dégradée. Il faut entreprendre un rééquilibrage général. Sinon, vous obtiendrez un résultat esthétique indéniable mais votre organisme continuera à souffrir. Vous obligerez votre circulation à passer par les petites veines collatérales. Bientôt apparaîtront des varicosités au niveau de la peau, vos muscles seront moins toniques et vous verrez s'installer un état de fatigue apparemment inexplicable.

L'opération doit être réservée aux cas graves, lorsqu'il y a détérioration de la paroi veineuse.

Les varices qui surviennent, en général, à l'âge mûr, sont dues à une déficience circulatoire constante.

Aussi, si vous désirez vous prémunir contre tous les maux occasionnés par ces troubles circulatoires, suivez mes conseils. Et pour commencer, allez consulter un ostéopathe qui vérifiera le bon état de votre colonne vertébrale. Je n'ai jamais rencontré de malades souffrant de varices qui n'aient pas de vertèbres lombaires bloquées. Et je n'ai jamais vu de déblocage de ces vertèbres qui n'améliore pas la circulation des jambes.

Faites aussi vérifier vos chevilles, si vos jambes sont lourdes et fatiguées, à la fin de la journée.

En effet, ce peut être à l'origine un blocage de la cheville, à la suite d'une entorse mal soignée. Alors, avant de vous confier à un chirurgien, entreprenez une remise en état générale de votre circulation et sachez que les soins externes sont au moins aussi efficaces que les traitements internes.

Vous devez éviter les régimes trop fortement carnés qui échauffent et engorgent votre organisme. Supprimez : alcool, épices, viande, charcuterie.

Consommez en quantité : carotte, poireaux, bettes, choux, oignons, ail, blé complet, sarrazin complet, persil.

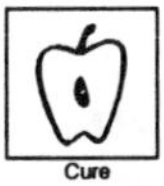
Cure

- **Le matin, à jeun** - 1 dose de L.I.V.E. d'Algues rouges + Ginkgo, dans un verre d'eau.
- **Avant les repas, midi et soir** - 1 ampoule de phytoconcentrat de Vigne rouge.
- **Après les repas, midi et soir** - 2 gélules de Captyl anti-âge.
- **Dans la journée** - Boire un litre de cette tisane, entre les repas :

Millefeuille plante : 50 gr
Thym feuille : 50 gr
Sauge feuille : 50 gr
Fraisier feuille : 50 gr
Romarin feuille : 50 gr

Mélanger les plantes entre elles. Compter cinq cuillerées à soupe du mélange, pour un litre d'eau bouillante que vous laisserez infuser quinze minutes avant de filtrer.

L.I.V.E. d'Algues rouges + Ginkgo

Ce L.I.V.E. a une action circulatoire exceptionnelle due à la synergie des principes actifs (flavonoïdes) d'une algue et d'une plante, aux pouvoirs médicalement reconnus.

Il renforce la résistance des vaisseaux et revitalise les tissus atones et engorgés.

Il a aussi une légère action diurétique.

- **Le matin, à jeun** - Prendre 1 dose pure ou diluée dans un verre d'eau ou de jus de fruit. Doubler la dose, en cas de besoin important.
- **Durée du traitement** : en cures de vingt-quatre jours minimum, deux fois par an.

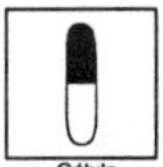
Gélule

Complément Algues rouges

Véritable concentré de plantes stimulantes de la circulation de retour, ce Complément convient à tous ceux qui souffrent des jambes ou à tous ceux qui craignent que l'hérédité ne les prédispose à des troubles veineux et veulent s'en protéger.

Les personnes sujettes aux bleus, aux capillaires éclatés, doivent en faire des cures très régulières :

- quatre gélules **par jour**, trois semaines par trimestre.
- **Par jour** - Prendre 2 gélules, aux deux principaux repas.
- **Durée du traitement** : en cures de six à huit semaines. De préférence avec une tisane stimulante de la circulation, au printemps et à l'automne.

Bain aux Huiles essentielles

Huile essentielle de Cyprès : 10 ml
Huile essentielle de Romarin : 5 ml
Huile essentielle de Citron : 5 ml
Huile de Noyaux hydrogénée Codex : 30 ml
Huile de pépins de Raisin : 50 ml

Prendre trois cuillerées à soupe pour un grand bain chaud de 38° à 42°.

- **Durée du bain** : dix minutes, suivies d'une douche froide des jambes.

Bain Cyprès - Sarriette - Genévrier

Ce bain améliore la circulation de retour mais surtout, tonifie les parois veineuses. L'amélioration de ce fait, est durable.

Huile de bain toute prête à 12 % d'Huiles essentielles Cyprès - Sarriette - Genévrier

Compter 2 cuillerées à soupe d'huile de bain pour un grand bain chaud. Température de l'eau de 38° à 42°.

- **Durée du bain** : dix à quinze minutes.
  Il est indispensable de faire suivre le bain d'une rapide douche froide des jambes.
- **Durée du traitement** : faire deux à trois bains par semaine.
  Il est plus que jamais indispensable de ne pas oublier la douche froide : sinon l'effet serait contraire, le sang risquerait de stagner au niveau des extrémités.

Douche alternée ou douche écossaise

Alternance d'eau chaude et d'eau froide. Terminer impérativement par une douche très froide, afin d'éviter gonflement et stagnation du sang.

– 2 minutes chaud
– 30 secondes froid
– 2 minutes chaud
– 30 secondes froid...

- **Durée du traitement** : à faire tous les jours.

Cataplasme Lierre et Chou

Cette recette est à faire lorsque les varices sont indurées et gonflées.

Ainsi, vous parviendrez à les assouplir et à les faire diminuer. Dans certains cas, vous aurez peut-être la surprise de voir apparaître des sortes de petits grains de sable sur votre peau. Votre organisme élimine, c'est très bon.

Feuilles de Lierre grimpant
Chou vert : 1 feuille

Hacher menues les feuilles de Lierre grimpant.
Prendre la feuille de Chou et l'écraser au rouleau à pâtisserie. La recouvrir du Lierre pilé.
Plier la feuille de Chou en deux et appliquer à même la peau.
Maintenir en place, pendant une heure tous les jours, à l'aide d'une bande.

Compresse de vinaigrette

Soulagement immédiat assuré. Non seulement immédiat mais durable, si vous avez la patience de préparer ces compresses, quotidiennement.

Huile d'Olive vierge : 1 litre
Vinaigre de Cidre : 2 tasses
Eau tiède : 2 grands verres à eau

Mélanger au fouet les trois ingrédients. Imprégner un linge de coton fin.
L'appliquer sur les parties douloureuses, pendant vingt minutes.
Renouveler ces compresses autant de fois que nécessaire.

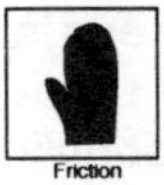

Huile de massage

Pour plus de facilité, vous pouvez trouver cette huile de bain toute prête dans les magasins de produits naturels (Huile de bain Cyprès-Sarriette-Genévrier).

Huile essentielle de Cyprès : 10 ml
Huile essentielle de Genévrier : 5 ml
Huile essentielle de Sarriette : 10 ml
Huile de Noyaux hydrogénée : 30 ml
Huile de pépins de Raisin : 45 ml
ou Huile de bain toute prête à 12 % d'Huiles essentielles de Cyprès-Sarriette-Genévrier

Il faut masser les jambes de bas en haut.
La position la plus adéquate est : allongé sur le dos, jambes en l'air et vous vous massez de la cheville en remontant jusqu'en haut de la cuisse.
En bain, vous utiliserez cette solution à raison de deux cuillerées à soupe pour un grand bain chaud.
Ce bain sera toujours suivi d'une douche froide des jambes.

Massage à l'huile d'Osiris + Huiles essentielles

Huile d'Osiris : 100 ml
Huile essentielle de Cyprès : 5 ml
Huile essentielle de Menthe : 5 ml

Mélanger les Huiles entre elles. Bien secouer.

- **Midi et soir** - Utiliser en massages, en prenant bien soin de masser, des chevilles jusqu'en haut de la jambe, par effleurages légers.

Régime

Salade douce amère

1 livre de Pissenlit
1/4 de Chou blanc émincé
1 Aubergine crue, bien mûre
1 Pamplemousse
3 belles Pommes
Jus de Citron
Huile d'Olive

Emincer le Chou blanc, couper l'Aubergine en tranches et le Pamplemousse en quartiers.

Mélanger et assaisonner avec le jus de Citron et l'huile d'Olive.

Manger à volonté (ces proportions sont prévues pour quatre personnes).

Tisane

Tisane "bonne circulation"

Millefeuille plante : 50 gr
Vigne rouge feuille : 50 gr
Ortie blanche fleur : 25 gr
Pensée sauvage plante : 25 gr
Fumeterre plante : 50 gr

Mélanger les plantes entre elles. Compter quatre cuillères à soupe du mélange, pour un litre d'eau bouillante. Infuser dix minutes. Filtrer.

- **Dans la journée** - Boire le litre, entre les repas.

Tisane anti-varices

Vigne rouge feuille : 50 gr
Ortie blanche fleur : 25 gr
Fraisier feuille : 50 gr
Mélisse feuille : 25 gr
Prêle plante : 50 gr
Pensée sauvage plante : 25 gr
Reine des prés fleur : 25 gr

Mélanger les plantes entre elles. Compter cinq cuillerées à soupe du mélange, pour un litre d'eau froide. Laisser macérer une heure. Porter à ébullition, sans laisser bouillir. Infuser dix minutes.

- **Dans la journée** - Boire le litre, entre les repas.
- **Durée du traitement** : en cures de trois semaines.

Première recette Tisane circulatoire

Les femmes, après la ménopause, devraient en faire leur tisane quotidienne.

De cette façon, elles pallieraient tous les problèmes de circulation, fréquents après l'arrêt de l'ovulation.

Aubépine fleur : 10 gr
Armoise feuille : 30 gr
Bourse à pasteur plante : 30 gr
Millefeuille plante : 30 gr
Alchemille plante : 30 gr
Hamamélis feuille : 30 gr
Vigne rouge feuille : 30 gr
Bourdaine écorce : 20 gr
Réglisse racine : 10 gr
Prêle plante : 10 gr

Mélanger les plantes entre elles. Compter cinq cuillerées à soupe du mélange, pour un litre d'eau froide. Faire bouillir cinq minutes. Laisser infuser cinq minutes. Filtrer.

- **Par jour** - Boire deux tasses : 1 tasse le matin et 1 tasse le soir.

Deuxième recette Tisane circulatoire

Pour renforcer la solidité des parois de vos veines, je vous conseille d'ajouter 30 gouttes du mélange suivant : Gingko TM, à parts égales avec Fraxinus TM. Vous demanderez à votre pharmacien de vous faire le mélange.
Cette composition de plantes a l'avantage de stimuler votre circulation tout en vous aidant à perdre votre cellulite.

Cassis feuille : 20 gr
Genièvre baie : 20 gr
Reine des près plante : 20 gr
Vigne rouge feuille : 20 gr
Millefeuille plante : 20 gr
Bourse à Pasteur plante : 20 gr
Noyer feuille : 20 gr

Mélanger les plantes entre elles. Compter quatre cuillerées à soupe pour un litre d'eau froide. Chauffer jusqu'à ébullition. Ne pas laisser bouillir. Infuser dix minutes. Filtrer.

- **Dans la journée** - Boire le litre.

Troisième recette Tisane circulatoire

Plus diurétique :

Vigne rouge feuille : 50 gr
Millefeuille plante : 50 gr
Reine des près plante : 50 gr
Ortie blanche plante : 50 gr
Fraisier feuille : 50 gr
Citronnelle plante : 50 gr

Mélanger les plantes entre elles. Compter quatre cuillerées à soupe du mélange, pour un litre d'eau froide.
Porter à ébullition pendant une minute. Éteindre le feu, couvrir et infuser dix minutes. Filtrer.

- **Dans la journée** - Boire, entre les repas.

Quatrième recette Tisane circulatoire

Vigne rouge feuille : 50 gr
Millefeuille plante : 50 gr
Reine des près plante : 50 gr
Ortie blanche plante : 50 gr
Pariétaire plante : 50 gr
Citronnelle plante : 50 gr

Mélanger les plantes entre elles. Compter quatre cuillerées à soupe du mélange, pour un litre d'eau froide.
Porter à ébullition pendant une minute. Éteindre le feu, couvrir et infuser dix minutes. Filtrer.

- **Dans la journée** - Boire, entre les repas.

Tisane stimulante de la circulation

Vigne rouge feuille : 30 gr
Noyer feuille : 30 gr
Tilleul sommité fleurie : 20 gr
Aubépine fleur : 20 gr
Gui feuille : 20 gr
Millefeuille plante : 20 gr
Pervenche feuille : 20 gr

Mélanger les plantes entre elles. Prendre quatre cuillerées à soupe du mélange. Verser dessus un litre d'eau froide. Porter à ébullition pendant trente secondes. Infuser dix minutes. Filtrer.

- **Dans la journée** - Boire en trois fois, loin des repas.

Tisane tonique des veines

Vigne rouge feuille : 50 gr
Fraisier feuille : 50 gr
Ortie Blanche plante : 50 gr
Houblon cône : 50 gr
Millefeuille plante : 50 gr
Sureau fleur : 50 gr
Citronnelle plante : 50 gr

Mélanger les plantes entre elles. Compter quatre cuillerées à soupe, pour un litre d'eau froide. Laisser bouillir une minute. Infuser dix minutes.
Filtrer.

- Boire le litre en deux jours.

Vigne rouge

Prendre quatre cuillerées à soupe, pour un litre d'eau froide.
Faire bouillir une minute.
Infuser dix minutes. Filtrer.

- **Dans la journée** - Boire le litre, entre les repas.

Artichaut

Prendre une cuillerée à soupe, pour un litre d'eau bouillante.
Laisser infuser dix minutes.
Filtrer.

- **Dans la journée** - Boire le litre, entre les repas.

Millefeuille

Prendre quatre cuillerées à soupe, pour un litre d'eau froide.
Faire bouillir une minute.
Infuser dix minutes.

- **Dans la journée** - Boire le litre, loin des repas.

Ortie blanche fleur

Prendre quatre cuillerées à soupe, pour un litre d'eau bouillante.
Laisser infuser dix minutes.
Filtrer.

- **Dans la journée** - Boire le litre, loin des repas.

Ortie blanche plante

Prendre quatre cuillerées à soupe, pour un litre d'eau froide.
Faire bouillir une minute. Laisser infuser dix minutes. Filtrer.

- **Dans la journée** - Boire le litre, loin des repas.

Pensée sauvage

Prendre quatre cuillerées à soupe, pour un litre d'eau bouillante.
Laisser infuser dix minutes.
Filtrer.

- **Dans la journée** - Boire le litre, loin des repas.

Pissenlit ou Tilleul feuille

Faire infuser 1 cuillère à soupe dans une tasse d'eau bouillante.

- **Par jour** - Prendre deux ou trois tasses, sur quelques jours, pour un problème aigu ou par cures de trois ou quatre semaines, pour un problème de fond.

Vigne rouge

Faire infuser 1 cuillère à soupe dans une tasse d'eau bouillante.

- **Par jour** - Prendre deux ou trois tasses, sur quelques jours, pour un problème aigu ou par cures de trois ou quatre semaines, pour un problème de fond.

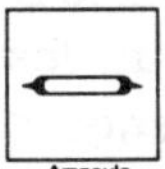
Ampoule

Phytoconcentrat d'Olivier

L'Olivier est la plante par excellence pour traiter les troubles de la circulation artérielle et leurs effets secondaires, avec cet avantage de pouvoir être utilisé sans limite de durée et sans provoquer d'effets cardio-dépresseurs. De plus, il améliore le fonctionnement du pancréas et permet d'obtenir une baisse du taux de glucose.

- **Midi et soir** - Prendre 1 ampoule après les repas.
- **Durée du traitement** : en cures de 3 semaines, avec arrêt d'une semaine entre chaque. A renouveler.

Phytoconcentrat de Cassis

Le Cassis est l'une des plantes les plus employées par la nouvelle phytothérapie en tant qu'anti-rhumatismal et régulateur des troubles circulatoires de la ménopause. Associé au Frêne et à la Reine des prés, il constitue une merveilleuse cure de drainage des toxines pour tous ceux qui souffrent de douleurs articulaires et d'un embonpoint tenace.

- **Midi et soir** - Prendre 1 ampoule, après les repas.
- **Durée du traitement** : en cures de trois semaines.

Phytoconcentrat de Vigne rouge

La Vigne rouge tonifie la paroi des veines et des capillaires et active la circulation de retour. Régulatrice de la circulation en période de ménopause, elle est aussi très efficace contre les varices et les hémorroïdes.

- **Midi et soir** - Prendre 1 ampoule, après les repas.
- **Durée du traitement** : en cures de quatre semaines, avec arrêt d'une semaine puis, reprise. A faire principalement aux changements de saison.

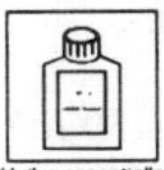
Huiles essentielles

Huile essentielle de Citron

- **Par jour** - 2 gouttes, 3 à 4 fois par jour, sur un sucre.

Ou grain d'essence :
3 granules, 3 fois par jour, à avaler sans croquer, avec un peu d'eau ou de nourriture.

- **Durée du traitement** : en cures de 3 semaines, au maximum.

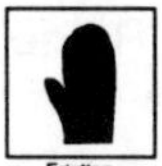

Friction

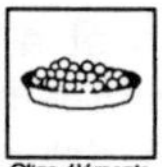

Oligo-éléments

VERGETURES

Les vergetures sont des fractures de fibres élastiques de la peau, elles ont en général une origine à la fois mécanique et hormonale. Mécanique car la peau a été distendue par une grossesse ou un embonpoint passager suivi d'un amaigrissement trop rapide, ou par un effort particulier (vergetures sur les seins des sportives).

Mais elles peuvent avoir une origine purement endocrinienne : leur apparition en début de grossesse en apporte la preuve ainsi que les vergetures sur le corps de certaines jeunes filles qui n'ont pas encore subi d'agressions mécaniques. Certaines femmes seront donc plus sensibles que d'autres.

Le fait d'être blonde ou rousse implique une peau plus fragile, donc plus sujette aux vergetures. Il est néanmoins possible de nourrir et protéger la peau avec de bons produits, pour éviter une apparition trop précoce et pour ralentir le phénomène.

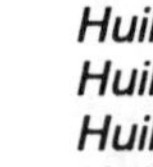

Friction

Huile amincissante régénératrice

Huile d'Amande douce pure et vierge : 100 ml
Huile essentielle de Sassafras : 10 ml
Huile essentielle de Cyprès : 10 ml
Huile essentielle de Sauge : 10 ml
Huile hyperoxygénée : 50 ml
Huile de pépins de Raisin : 50 ml

Mélanger l'huile d'Amande douce et les Huiles essentielles. Bien remuer et ajouter l'huile hyperoxygénée et l'huile de pépins de Raisin.
Remuer avant chaque emploi.

Première recette Huile anti-vergetures

Huile pure d'Avocat : 50 ml
Huile de Germe de Blé : 25 ml
Huile essentielle de Citron : 30 gouttes

Mélanger les Huiles entre elles. Bien secouer avant chaque utilisation.

- **Tous les jours** - Faire un massage léger mais suffisamment prolongé, de façon à bien faire pénétrer l'huile sur le ventre, les hanches, les fesses, les cuisses.

Deuxième recette Huile anti-vergetures

huile d'Avocat : 100 ml
huile d'Osiris : 100 ml
huile essentielle de Citron : 5 ml

Mélanger les trois ingrédients.

- **Tous les jours** - Masser le ventre, les hanches, les cuisses, les fesses, la taille.

Huile d'Avocat

Appliquer l'huile de préférence sur une peau légèrement humide.
L'huile d'Avocat est irremplaçable pour nourrir la peau en profondeur. Elle est très riche en Vitamines A et B.
L'extraction de l'huile d'Avocat est particulièrement délicate. La technique la meilleure, après une sélection extrêmement rigoureuse des fruits, permet d'obtenir une huile d'Avocat V.H.I.T. (Vierge à haute teneur en insaponifiables) qui conserve intégralement toutes ses propriétés. C'est une huile rare.

- A utiliser en massages quotidiens sur tout le corps.
- **Durée du traitement** : en cures de dix jours par mois.

Huile de Germe de Blé

- A utiliser en massages quotidiens de deux minutes, pendant dix jours par mois.

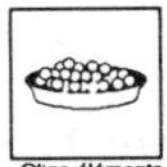
Oligo-éléments

Oligo-élément Silicium

- **Avant les principaux repas** - 1 ampoule, à garder une minute sous la langue.
- **Cure d'attaque** - 2 ampoules, avant les principaux repas.

Oligo-élément Zinc

- **Avant les principaux repas** - 1 ampoule, à garder une minute sous la langue.

Toutes ces recettes et remèdes ont la même vocation : vous aider à mieux vous soigner.

Utilisez-les en alternance, en fonction de vos goûts et de l'effet produit sur votre cas personnel.

Certaines recettes correspondent mieux que d'autres à votre organisme. Pour découvrir les plus efficaces pour vous, n'hésitez pas à les essayer.

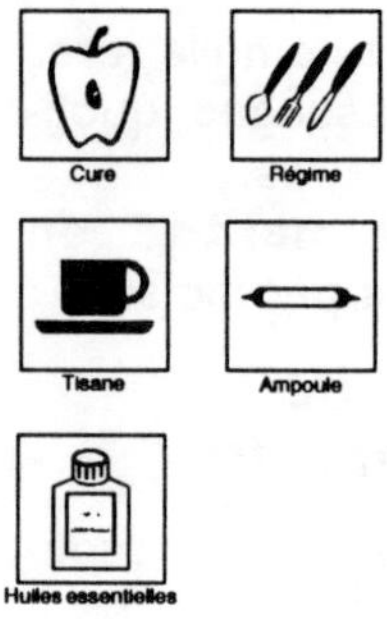

VERMINOSE

La verminose, c'est-à-dire la présence de parasites (oxyures, ascaris, ténia) dans les intestins est une maladie injustement oubliée.

Jadis, tous les médecins pensaient à purger les enfants une à deux fois par an, les adultes connaissaient les grandes purges classiques et savaient les utiliser. Les troubles engendrés par ces êtres indésirables sont souvent très perturbants.

Savez-vous quels symptômes peut présenter un enfant vermineux ?

- nervosité
- insomnie, cauchemars
- douleurs de ventre
- démangeaisons à l'anus et aux ailes du nez
- maux de tête
- difficultés de concentration entraînant un mauvais travail scolaire
- strabisme passager
- instabilité caractérielle
- toux nocturne sans raison
- pipi occasionnel au lit.

Autant il est indispensable de renforcer les défenses de l'enfant vermineux, instable, coléreux, insomniaque, autant il est primordial de l'aider à éliminer ses vers.

Pour faire face à l'ennemi, deux choses :

- renforcer les remparts
- jeter l'ennemi hors de la place !

Pour déloger ces hôtes indésirables, rien de plus remarquable que la nature. Les purges que je vous indique ont fait leurs preuves depuis la nuit des temps. Elles sont efficaces et sans danger.

Le ténia ou ver solitaire est un parasite de l'intestin qui se présente sous la forme d'un ver plat, très long (huit à dix mètres) et qui ressemble à une nouille. C'est un parasite redoutable causant des troubles importants : fatigue, amaigrissement, anémie, fièvres intermittentes.

Sa présence est révélée au début, par des symptômes bénins : démangeaisons à l'anus et au nez, diarrhée et quelquefois chatouillements de la gorge, le matin.

Tout d'abord, sachez respecter des règles d'hygiène simples : couper ras les ongles des enfants, bien laver les mains plusieurs fois par jour, rincer les légumes soigneusement. Ajoutez du Vinaigre dans la dernière eau de rinçage.

Les cures suivantes sont des traitements anti-vers, efficaces.

Cure

Dans un demi-litre d'eau, couper menus trois têtes d'Ail et faire bouillir un bon quart d'heure.

- **Le matin** - Boire ou faire boire à jeun, un demi-verre de cette décoction.
  Si le patient est récalcitrant, ajouter du Miel de Thym.
- **Durée du traitement** : répéter ce traitement pendant quatre jours, à tous les changements de lune : deux jours avant, deux jours après.
  Mais pour que les parasites ne reviennent pas, encore faut-il traiter le terrain :
- **Après les repas, midi et soir** - 2 ampoules de phytoconcentrat d'Eucalyptus et 1 de Prêle.
- **Durée du traitement** : faire suivre ce traitement à vos petits ou grands patients deux mois par an, de préférence au début de l'été et au début de l'hiver.

Miel de Courge

Le ver solitaire doit être expulsé en une seule fois.
C'est une très bonne purgation, non irritante pour les intestins.

Semences de Courge débarrassées de leur enveloppe : 40 gr
Huile de Ricin : 30 gr
Miel d'Acacia : 30 gr

Piler les semences. Les mélanger avec l'huile et le miel.
Mêler le tout à un verre de Lait.

- **Le soir, au coucher** - Boire, après être allé à la selle.

Purge anti-ténia

Cette purge anti-ténia n'est à pratiquer que lorsque sa présence est certaine.

Le ver solitaire ne se déloge pas facilement, c'est pourquoi il faut un traitement plus long que pour les oxyures.
Je vous conseille, après cette purge, d'amener le ténia dans un laboratoire d'analyses médicales, afin d'être certain de l'avoir éliminé complètement.

Huile pure de Noisette :
1 cuillerée à soupe. (Attention, il faut de l'huile extra-pure, obtenue par pression à froid)

- **Tous les matins** - Prendre, à jeun, une cuillerée à soupe d'huile pure de Noisette.
- **Si votre estomac se rebiffe**, il faut la prendre avant le repas du soir.

Lorsque le ténia commence à être expulsé, il faut faire un bain de siège tiède, de façon à l'éliminer complètement, tête comprise.

Purge aux pépins de Citrouille

Cette recette s'applique pour les cas où les parasites ne seraient pas le ténia. Vous pouvez pratiquer cette purge anti-oxyures deux fois par an, en prévention, pour votre plus grand bien !

Semences de Citrouilles épluchées : 60 gr
Sucre roux cristallisé : 20 gr
Eau de fleur d'Oranger : 10 ml
Eau minérale (Evian, Volvic) : 160 ml
Huile de Ricin : 20 ml

Écraser les semences de Citrouille au mortier pour obtenir une pâte. Ajouter le Sucre roux et malaxer. Ajouter à cette pâte l'eau de fleur d'Oranger et l'eau minérale. Mélanger le tout.

- Boire ce mélange en une fois.
- **Cinq heures après**, avaler l'huile de Ricin.

Salade à l'huile de Noix

Cette recette n'est pas efficace dans tous les cas, mais il faut l'essayer en premier lieu, car elle ne provoque pas de troubles secondaires.

Pommes de terre
Huile de Noix pure : 60 gr

- **Manger le soir** une salade de Pommes de terre assaisonnée avec les 60 gr d'huile. Le ténia doit être expulsé le lendemain matin.

Il faut rappeler que l'expulsion du ténia doit se faire sur un vase d'eau tiède pour qu'il puisse s'évacuer entier. Il est indispensable de le porter ensuite au laboratoire afin d'être certain d'avoir expulsé la tête, qui est grosse comme une tête d'épingle.

Tisane contre les vers intestinaux

Thym feuille : 50 gr
Sarriette feuille : 50 gr
Gentiane racine : 50 gr
Mauve fleur : 25 gr
Anis vert semence : 50 gr

Mélanger les plantes entre elles. Compter quatre cuillerées à soupe du mélange, pour un litre d'eau froide.
Porter à ébullition, sans faire bouillir. Éteindre le feu et laisser infuser dix minutes. Filtrer.

- **Par jour** - Boire trois tasses pendant 1 semaine, puis faire suivre par une purge légère.

Cette tisane ne convient qu'aux petits vers. Elle est inefficace pour le ver solitaire. Elle a, de plus, des propriétés adoucissante et antiseptique.

Carvi noir

Prendre quatre cuillerées à soupe, pour un litre d'eau froide.
Porter à ébullition. Infuser dix minutes. Filtrer.

- **Dans la journée** - Boire le litre, entre les repas.

Bouleau

Faire infuser 1 cuillère à soupe dans une tasse d'eau bouillante.

- **Par jour** - Prendre deux ou trois tasses, sur quelques jours, pour un problème aigu ou par cures de trois ou quatre semaines, pour un problème de fond.

Fumeterre

Faire infuser 1 cuillère à soupe dans une tasse d'eau bouillante.

- **Par jour** - Prendre deux ou trois tasses, sur quelques jours, pour un problème aigu ou par cures de trois ou quatre semaines, pour un problème de fond.

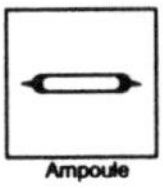
Ampoule

Phytoconcentrat de Fenouil

Il est à associer avec les gélules de Prune-Goyave comme laxatif, quand les autres remèdes ont échoué.

- **Après ou au milieu des 3 repas** - Prendre 1 ampoule de Fenouil et 2 gélules.
- **Durée du traitement** : en cures de 3 semaines. A renouveler.

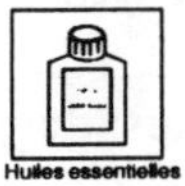
Huiles essentielles

Huile essentielle de Cajeput

- **Par jour** - 2 gouttes, 3 fois par jour, dans 1/2 cuillerée à café de Miel de Thym, ou sur un sucre.
- **Usage interne Enfants** - ne pas donner d'Huiles essentielles en dehors d'une prescription médicale.

Ou grain d'essence :

- **Adultes** - 3 granules, 3 fois par jour, à avaler sans croquer, avec un peu d'eau ou de nourriture.

- **Durée du traitement** : en cures de trois semaines, au maximum.
- **Enfants** - selon l'âge, 1 à 2 granules, 3 fois par jour, à avaler sans croquer, avec un peu d'eau ou de nourriture.
- **Durée de la cure** : dix jours environ.

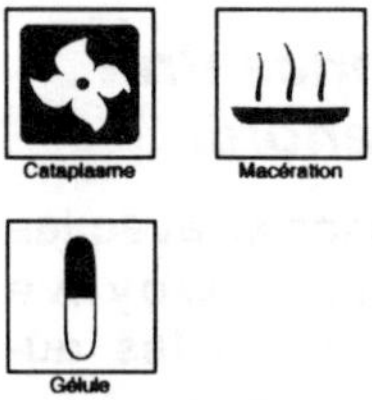

VERRUES

Petites excroissances rondes de la peau, ayant un peu l'apparence de grains de framboises, indolores sauf sous la pression, les verrues sont le résultat d'une croissance excessive des papilles de la peau, provoquée par un virus. Elles sont contagieuses, en particulier d'un doigt à l'autre.

Les enfants et les adultes de plus de 50 ans sont particulièrement sujets aux verrues. Mais de plus en plus de personnes sont atteintes de verrues. Rien d'étonnant à cela. Les verrues apparaissent lorsqu'il y a déséquilibre de l'organisme, le plus souvent après une période de stress, de nervosité ou de fatigue. Quelquefois, simplement à cause d'une mauvaise alimentation trop pauvre en sels minéraux, calcium, magnésium.

Avant de songer à les faire disparaître par des soins externes, il faut entreprendre un traitement en profondeur qui va rééquilibrer votre organisme et lui apporter ces fameux oligo-éléments, substances indispensables à son bon fonctionnement et pourtant présentes en si faibles quantités dans l'organisme que la science moderne n'arrive pas à toutes les doser.

Les moyens externes pour enlever les verrues sont nombreux. Les guérisseurs, de tous temps, ont fait preuve d'ingéniosité et nous proposent des solutions variées, bien souvent efficaces mais plus ou moins longues dans leur action.

Il existe plusieurs types de verrues et là où une recette aura échouée, une autre réussira.

Ne me demandez pas pourquoi, je n'en sais rien !

Cataplasme

Cataplasme d'Ail

Ail

Couper de l'Ail en très menus morceaux.
Placer les morceaux dans un pansement présentant un petit emplacement creux (vendu pour les cors aux pieds).
Appliquer l'Ail pilé sur la verrue. Le pansement qui est adhésif le maintiendra en place.

- Renouveler l'application tous les jours.

L'Ail ne doit pas dépasser la verrue car cela risquerait de vous brûler la peau.
En général, la verrue doit tomber, racine comprise, en quelques jours.

Cataplasme de Poireaux

Feuille verte de Poireau
Vinaigre de Cidre

Laisser macérer la feuille de Poireau quatre jours dans le Vinaigre de Cidre.

- **Le soir, au coucher** - Appliquer sur la zone à traiter.
- **Au lever** - Remettre la feuille dans le Vinaigre.
- **Durée du traitement** : pratiquer ainsi huit jours de suite.
Dès que la verrue se détache, la gratter pour l'enlever. Placer sur le cratère une feuille de Chou pour cicatriser.
Cette méthode est pratique lorsqu'il y a plusieurs petites verrues rapprochées à traiter.

Macération

Macérat de Thuya

Ranules de Thuya fraîches
Alcool à 60°

Couper les ranules de Thuya très menues. Emplir un récipient en verre avec ces ranules jusqu'à la moitié. Compléter avec l'Alcool.
Laisser macérer deux semaines. Filtrer.

- **Matin et soir** - Badigeonner les verrues avec cette macération, à l'aide d'un coton-tige.
  - L'avantage de cette macération : vous pouvez la garder indéfiniment et ainsi, l'avoir toujours sous la main.

– L'inconvénient de cette macération : il faut la préparer à l'avance.

Suc de racine de Salsifis

Racine de Salsifis

Couper une racine de Salsifis. Laisser s'écouler le suc blanc sur la verrue.

- **Tous les soirs** - Renouveler l'opération en prenant soin de ne pas dépasser le périmètre de la verrue.

Teinture de Thuya

Jeunes pousses de Thuya coupées menues
Alcool à 60°

Remplir jusqu'au cinquième de sa hauteur, une bouteille à goulot large, de pousses de Thuya. Compléter avec l'Alcool. Laisser macérer en secouant tous les jours, pendant deux semaines. Filtrer.

- Appliquer en badigeonnant sur les verrues.

Vinaigre de Souci

Ce vinaigre est aussi recommandé pour soigner les cors et les épithéliomes.

Feuilles de Souci
Vinaigre d'Alcool

Remplir aux trois-quarts une bouteille de feuilles de Souci. Compléter avec le vinaigre d'Alcool. Laisser macérer vingt jours avant de vous en servir (les feuilles resteront en permanence dans la bouteille).

- **Tous les soirs** - Appliquer sur la verrue avec un petit coton.

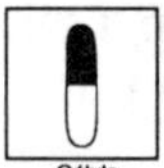
Gélule

Coquille d'Huître

Contenant du Calcium et du Magnésium naturels, ainsi que de nombreux autres oligo-éléments, en particulier du Soufre et de l'Iode, la Coquille d'Huître apporte des minéraux qui, sous cette forme, sont très bien acceptés par l'organisme et reconstituent vos réserves minérales.

- **A chacun des trois repas** - Prendre 2 gélules.
- **Durée du traitement** : en cures de quatre à six semaines.

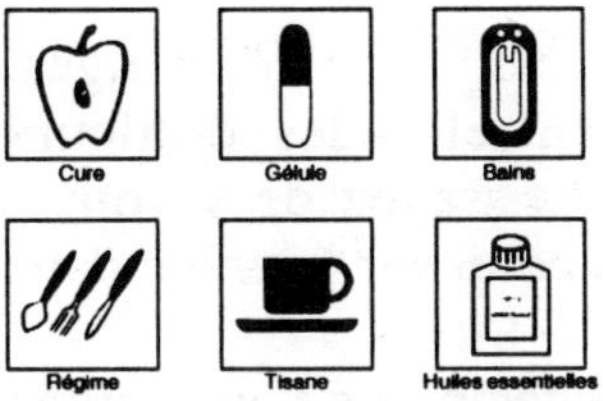

VERTIGES

Une sensation d'étourdissement qui fait que les objets fixes semblent tourner et que l'on tourne soi-même. Les vertiges recouvrent beaucoup de symptômes qui peuvent avoir des causes très différentes. On peut néanmoins les classer en deux grands groupes :

- Les vertiges dus à des perturbations sensorielles. Il en est ainsi de toutes les affections de l'oreille, qu'elles soient microbiennes, virales ou mécaniques, de même pour le mal des transports et un vertige particulier, appelé vertige de Ménière.
- Les vertiges dus à des perturbations nerveuses avec les maladies vasculaires comme la modification de la tension artérielle, les affections cérébrales ou méningées et les tumeurs.

En fait, les vertiges peuvent apparaître lorsque l'information donnée par la vue, la sensibilité ou les mouvements, est anormale ou lorsque c'est au niveau du cerveau que les informations sont mal enregistrées. Une blessure à la tête, même invisible (hématome), peut provoquer des vertiges. Une hyperventilation peut également en être la cause, lorsqu'une personne fortement émue par exemple, se met à respirer beaucoup plus profondément et rapidement qu'à l'accoutumée.

Le vertige de Ménière est connu depuis longtemps. Il a une évolution paroxystique et s'accompagne de bourdonnements d'oreilles, voire de surdité. Ces signes évoluent par crises qui durent de quelques minutes à quelques jours, le traitement étant très difficile. Les médecins préconisent une mise à la diète et au repos et des médicaments. Ceux-ci font céder la crise mais aucun ne peut guérir.

Néanmoins, une personne souffrant de vertiges de Ménière peut continuer à conduire car les crises graves sont annoncées par des bourdonnements d'oreilles. En revanche, les sujets qui ont déjà subi une crise de vertiges de Ménière doivent définitivement s'interdire alcool et tabac.

Il faut asseoir, ou mieux, allonger une personne saisie de vertiges. L'interroger sur les signes associés : ressent-elle des douleurs d'oreilles, des troubles oculaires ou digestifs ? Essayez de savoir si elle n'a pas fait une chute sur la tête ou reçu un coup sur le crâne dans les heures, jours ou semaines qui ont précédé.

Ces informations seront précieuses pour le médecin que vous devrez appeler de toute façon si le vertige se prolonge au-delà de vingt minutes ou s'il se reproduit très régulièrement, ou encore si le malade vomit et, enfin, si une surdité apparaît.

Pour soigner certains vertiges, voici des recettes qui ont fait leurs preuves :

– Faire de grandes respirations quotidiennes pendant quinze minutes.
– Allongé sur le dos, jambes pliées, essayez de faire toucher la nuque au sol.

Cure

- **Avant les repas, midi et soir** - 1 ampoule de phytoconcentrat d'Aubépine.
- **Après les repas, midi et soir** - 1 ampoule de phytoconcentrat de Mélilot.
- **Le matin à jeun, et le soir, au coucher** - Boire une grande tasse de cette tisane :

Camomille fleur : 50 gr
Lavande fleur : 100 gr
Marjolaine feuille : 100 gr
Menthe douce feuille : 50 gr

Mélanger les plantes entre elles. Compter une cuillerée à soupe du mélange, pour une grande tasse d'eau bouillante. Laisser infuser dix minutes. Filtrer.

Gélule

Complexe ADN + Vitamines A ET D

- **Avant ou pendant les 3 repas** - Prendre 2 gélules.
- **Durée du traitement** : cures de 1 mois en début d'hiver ou aux changements de saison ou, bien sûr, suivant les besoins.

Bains

Bain de pieds

Après le bain, un repos d'une heure est obligatoire.

Ce bain de pieds est contre-indiqué en cas de faible terrain. Dans ce cas, préférez le Romarin à l'Ylang-Ylang.

Labrafil : 20 ml
Huile de pépins de Raisin : 60 ml

Mélanger les ingrédients.

Mettre deux cuillerées à soupe du mélange dans une bassine d'eau chaude.

- **Durée du bain** : dix minutes. L'effet est hautement aphrodisiaque !

La salade anti-vertiges

Le Soja améliore la circulation. La Tomate est un dépuratif. L'Ail améliore la circulation et combat l'artériosclérose. Le Fenouil détend et élimine les vertiges. Le Vinaigre facilite la digestion. L'huile d'Olive facilite le travail du foie.

Germe de Soja
Tomate
Ail
Fenouil
Vinaigre de Cidre
Huile d'Olive

- **Tous les jours** - Composer cette salade et la manger à la place du repas de midi.

Tisane

Millefeuille fleur : 30 gr
Millepertuis fleur : 30 gr
Violette fleur : 30 gr
Aunée racine : 30 gr
Pissenlit racine : 30 gr
Angélique racine : 30 gr
Chiendent racine : 30 gr
Genièvre baie : 10 gr

Mélanger les plantes entre elles. Compter quatre cuillerées à soupe du mélange, pour un litre d'eau froide. Faire bouillir sept minutes. Infuser sept minutes.

- **Par jour** - Boire dans la journée.
- **Durée du traitement** : en cures de trois semaines.

Première recette Tisane anti-vertiges

Aspérule odorante : 20 gr
Centaurée : 20 gr
Angélique racine : 30gr
Aubépine fleur : 40 gr
Hamamélis : 30 gr
Bourse à pasteur : 30 gr
Armoise : 30 gr

Mélanger les plantes entre elles. Compter quatre cuillerées à soupe du mélange, pour un litre d'eau froide.
Chauffer jusqu'à ébullition sans laisser bouillir. Infuser dix minutes. Filtrer.

- **Dans la journée** - Boire le litre, entre les repas.
- **Durée du traitement** : en cures de trois semaines.
A renouveler.

Deuxième recette Tisane anti-vertiges

Cette tisane combat toutes les causes possibles de vertiges. La Vigne rouge améliore la circulation. Le Millefeuille renforce la solidité des capillaires. La Marjolaine détend. La Ményanthe décongestionne le foie.

Vigne Rouge feuille : 50 gr
Millefeuille plante : 25 gr
Marjolaine feuille : 50 gr
Ményanthe plante : 25 gr

Mélanger les plantes entre elles. Compter quatre cuillerées à soupe du mélange, pour un litre d'eau froide.
Laisser bouillir deux minutes. Infuser dix minutes. Filtrer.

- **Dans la journée** - Boire la totalité, entre les repas.

Tisane contre les vertiges de faiblesse

Cette tisane a des propriétés stimulantes. Elle dynamise l'organisme, favorise la remontée de la tension artérielle et ouvre l'appétit.

Romarin feuille : 50 gr
Sarriette feuille : 50 gr
Sauge feuille : 50 gr
Lavande fleur : 50 gr
Thym feuille : 50 gr
Mélisse feuille : 25 gr

Mélanger les plantes entre elles. Compter quatre cuillerées à soupe du mélange, pour un litre d'eau froide.
Porter à ébullition sans faire bouillir. Éteindre le feu et laisser infuser dix minutes. Filtrer.

- **Par jour** - Boire trois tasses, entre les repas.

Tisane contre les vertiges nerveux

Millefeuille feuille : 50 gr
Lavande fleur : 50 gr
Camomille fleur : 25 gr
Verveine feuille : 25 gr
Mélisse feuille : 25 gr
Oranger fleur : 50 gr

Mélanger les plantes entre elles. Compter quatre cuillerées à soupe du mélange, pour un litre d'eau froide. Porter à ébullition. Faire bouillir une minute. Éteindre le feu et laisser infuser dix minutes. Filtrer.

- **Par jour** - Boire trois tasses, entre les repas.

Mélisse

Prendre quatre cuillerées à soupe, pour un litre d'eau bouillante.
Infuser dix minutes. Filtrer.

- **Dans la journée** - Boire le litre, entre les repas.

Menthe douce

Prendre quatre cuillerées à soupe, pour un litre d'eau bouillante.
Infuser dix minutes. Filtrer.

- **Dans la journée** - Boire le litre, entre les repas.

Bouleau

Faire infuser une cuillère à soupe dans une tasse d'eau bouillante.

- **Par jour** - Prendre deux ou trois tasses, sur quelques jours, pour un problème aigu ou par cures de trois ou quatre semaines, pour un problème de fond.

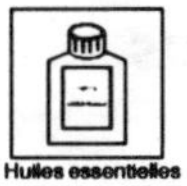
Huiles essentielles

Sucre digestif

1 Sucre roux (de préférence)
Huile essentielle de Menthe :
2 gouttes
Huile essentielle de Marjolaine :
2 gouttes

Ajouter les Huiles essentielles au morceau de Sucre.

- A prendre **après les repas**.

Huile essentielle de Menthe

- **Adultes** - 2 gouttes, 3 fois par jour, sur un sucre.
Ou grain d'essence :
3 granules, 3 fois par jour, à avaler sans croquer, avec un peu d'eau ou de nourriture.
- **Durée du traitement** : en cures de trois semaines, au maximum.

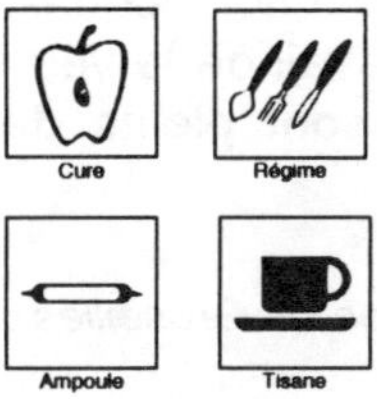
Cure Régime Ampoule Tisane

VÉSICULE BILIAIRE

La vésicule biliaire est un petit sac musculaire qui constitue une ramification du canal cholédoque qui amène la bile, du foie à l'intestin. C'est là que la bile s'accumule pour être déversée, quand il y a nécessité, dans l'intestin pour aider la digestion des graisses. Si la bile est en quantité excessive, se forment alors des calculs.

Mes conseils, en stimulant le flux vésiculaire et en améliorant son élimination, vous permettront d'évacuer dans bien des cas les boues et les lithiases légères.

Cure

- **Le matin, à jeun** - 1 ampoule de jus de Radis noir.
- **Avant les repas, midi et soir** - 1 ampoule de phytoconcentrat d'Artichaut.
- **Pendant chacun des 3 repas** - 1 ampoule de phytoconcentrat de Romarin.
- **Entre les repas** - Boire un litre de la tisane suivante :

Ményanthe feuille : 25 gr
Chiendent racine : 50 gr

Bardane racine : 50 gr
Frêne feuille : 50 gr
Tilleul aubier : 50 gr
Verveine feuille : 25 gr

Mélanger les plantes entre elles. Compter cinq cuillerées à soupe du mélange, pour un litre d'eau froide. Laisser reposer deux à trois heures ou toute la nuit.
Porter à ébullition sans laisser bouillir. Couvrir et laisser infuser dix minutes. Filtrer.

Cure dépurative de choc

Tous les livres anciens de médecine populaire affirment que ce traitement est capable d'éliminer les boues contenues dans la vésicule et même, certains calculs.

Huile d'Olive vierge (1ère pression à froid) : 1 cuillerée à soupe
Jus de Citron : 1 cuillerée à soupe
Huile essentielle de Romarin : 5 gouttes

Mélanger les trois ingrédients.

- **Dans la journée** - Boire ce mélange en deux fois :
  - la moitié le matin, à jeun
  - l'autre moitié, avant le repas du soir.
- **Durée du traitement** : en deux ou trois jours de cette cure, votre foie et votre vésicule seront complètement nettoyés.
  Cette cure est à associer avec le "cataplasme d'urgence", pour en multiplier l'action.

Cocktail de jus de Fruits

1 Orange pelée
1/2 Citron pelé
1 Pomme non pelée
1 Poire non pelée

Passer les fruits à la centrifugeuse. Ajouter une cuillerée à café de Levure de Bière.

- **Le matin, à jeun** - Mélanger et boire frais.

Jus cholagogue

Ces fruits, la Fraise et la Groseille, sont deux cholagogues. Ils facilitent le travail de la vésicule biliaire et sont pleins de Vitamine C.

20 fraises
3 cuillerées à soupe de Groseilles rouges

Passer le tout au mixer.

- Boire sans sucre, à volonté.

Plus de viande, de sucre ni de graisses.

La salade hépatique

Haricots verts
Laitue
Cerfeuil
Huile d'Olive
Citron

Composer une salade.

- Ne manger que cette salade aux repas. Elle est composée de cinq ingrédients amis de votre foie et de votre vésicule.

Sirop de Radis noir

Très riche en Vitamine C, le Radis noir est aussi un excellent cholagogue, c'est-à-dire, qu'il stimule la cellule hépatique et vide la vésicule biliaire.

1 gros Radis noir
Sucre roux cristallisé

Laver le Radis sans l'éplucher. Le couper en rondelles fines. Disposer les lamelles au fond d'un saladier. Recouvrir de Sucre roux. Alterner une couche de Radis, une couche de Sucre, une couche de Radis, etc. Attendre deux à trois heures, un jus abondant va se former. Lorsque les rondelles de radis sont complètement racornies, il faut recueillir le jus et le conserver au réfrigérateur.

- **Matin et soir** - Prendre une cuillerée à café.

Jus de Radis noir biocinétique

Pour les personnes qui n'aiment pas l'odeur du jus de Radis noir, je conseille, tout simplement, de le boire en se bouchant le nez car si son odeur peut indisposer, son goût est très supportable.
Si vraiment vous ne vous sentez pas le courage de le boire, vous pouvez le remplacer par le jus d'Artichaut dont l'action sur les fonctions hépatiques est semblable.

- **Le matin, à jeun** - Prendre une ampoule dans un demi-verre d'eau tiède. Vous pouvez ajouter un jus d'Orange ou de Citron.
- **Durée du traitement** : en cures de dix à vingt jours. A renouveler épisodiquement.

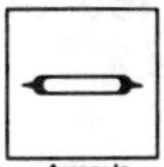

Phytoconcentrat de Romarin

Le Romarin est la plante tonique par excellence.
Très efficace pour donner un coup de fouet à l'organisme, son action est prolongée dans le temps car, d'une part, il favorise l'assimilation des aliments en stimulant le fonctionnement du foie et, d'autre part, il accélère la circulation artérielle, permettant un apport de sang neuf dont nos cellules ont tant besoin pour se régénérer.

- **Matin et soir** - Prendre une ampoule de phytoconcentrat, après les repas.
- **Durée du traitement** : en cures de trois semaines, avec arrêt d'une semaine entre chaque. A renouveler.

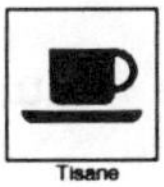

Tisane contre les calculs biliaires

Vous favoriserez le mécanisme d'élimination, si vous faites cette cure en période de lune décroissante.

Artichaut feuille : 50 gr
Chiendent racine : 50 gr
Hysope plante : 50 gr
Verveine feuille : 50 gr

Romarin feuille : 50 gr
Menthe poivrée feuille : 50 gr
Cerfeuil feuille : 50 gr

Mélanger les plantes entre elles. Compter quatre cuillerées à soupe du mélange, pour un litre d'eau froide.
Porter à ébullition. Faire bouillir une minute. Éteindre le feu et laisser infuser dix minutes.
Filtrer.

- **Un quart d'heure avant les trois repas** - Boire une grande tasse (1/4 de litre).
- **Durée du traitement** : cures de quinze jours par mois.

Tisane de drainage

Fumeterre plante : 50 gr
Ményanthe feuille : 25 gr
Pariétaire plante : 50 gr
Cerise queue : 50 gr
Prêle plante : 50 gr
Citronnelle plante : 50 gr

Mélanger les plantes entre elles. Compter quatre cuillerées à soupe du mélange, pour un litre d'eau froide.
Porter à ébullition une minute. Infuser dix minutes. Filtrer.

- **Dans la journée** - Boire le litre, entre les repas.

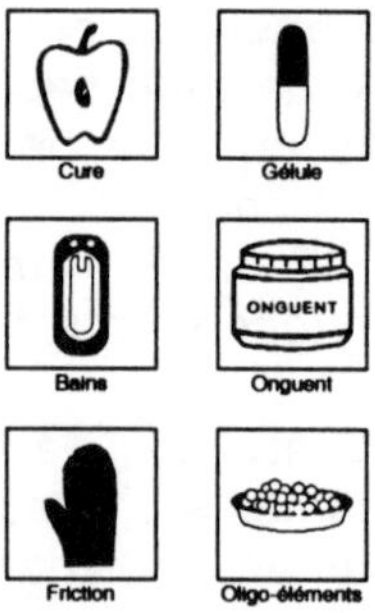

VIEILLISSEMENT DE LA PEAU

Le vieillissement de la peau est naturel. Mais ce n'est pas pour autant une fatalité.
Voici des recettes et produits qui vont vous aider à le retarder.

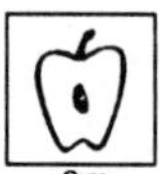

- **Le matin, avant le petit déjeuner** - 2 comprimés de Captyl et 2 gélules de Complexe ADN + Vitamines E et F.
- **Avant les deux principaux repas** - 2 comprimés de Captyl.

- **Pendant les deux principaux repas** - 2 gélules de Ginseng.
- **Durée du traitement** : comme c'est un traitement au long cours, plutôt que de le prendre en continu, je vous conseille de le faire pendant quatorze jours par mois, en période de lune croissante.

Complément alimentaire Gelseng

Extrêmement puissant, cet élixir de longue vie vous aidera à passer les caps difficiles sans fléchir : stress, ménopause, suites de maladies, période hivernale, etc.

Je recommande aux cardiaques, pour lesquels l'hiver est toujours un mauvais moment à passer, d'y associer une cure de Co-Enzyme Q10.

Le Complexe Gelseng est la cure idéale pour l'adulte, à partir de la quarantaine.

Mélanger la poudre et le liquide. Agiter avant l'emploi.

- **Par jour** - Prendre un flacon avant le repas de midi, pendant dix jours. Éventuellement à renouveler, si nécessaire.

Complexe A.G.E.

Huile de Bourrache et de poissons des mers froides. C'est la meilleure source d'acide Gamma linoléique. Indispensable anti-âge !

A partir de la cinquantaine, on devrait prendre deux capsules de ce Complexe par jour.

Des études en cours montrent également les effets bénéfiques que ces A.G.E. peuvent avoir contre des maladies comme le cancer ou la sclérose en plaques.

Association parfaite avec la Vitamine E et B.

- **Par jour** - Prendre 2 à 4 capsules, avant les repas.
- **Durée du traitement** : cures de trois semaines.
  A renouveler.

Complexe Onagre

Cette huile contient des acides gras dits essentiels, indispensables à la vie. Malheureusement, l'organisme est incapable de les fabriquer et il en a de plus en plus besoin.

En effet, l'acide Gamma linoléique, que l'Onagre contient en grande quantité à l'état naturel, est indispensable à la régénération des fibres de la peau.

Ce fameux acide Gamma linoléique est le précurseur dans l'organisme des "prostaglandines E1" dont l'action très vaste et très bénéfique s'étend des troubles du cycle menstruel à la peau sèche et aux rides, en passant par les ongles cassants.

Elle peut être utilisée par voie interne ou externe.

- **Par jour** - Prendre deux à trois capsules pendant quatorze jours par mois, dans la deuxième partie de votre cycle.
  A renouveler.

Levure de Bière

Les Vitamines qui constituent le Complexe vitaminique B sont toutes essentielles pour l'équilibre mental et nerveux, ainsi que pour un métabolisme actif et une peau saine.

N'ayez pas peur de renouveler souvent la cure de Levure de Bière car il n'y a aucun risque de surdosage.

Si vous ne deviez faire qu'une seule cure de compléments alimentaires, que ce soit celle-là !

- **Par jour** - Prendre 3 à 6 capsules.
- **Durée du traitement** : en cures de trois à quatre semaines. A renouveler.

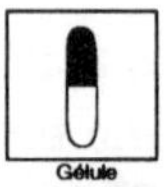
Gélule

Complexe ADN + Vitamines E et F

A la lecture des indications de ce Complexe, vous aurez compris qu'il est indispensable à votre bien-être, surtout à partir de la quarantaine, aussi bien pour les hommes que pour les femmes.

La Vitamine E, avec la Vitamine A, la Vitamine C et le Sélénium sont des protecteurs de la cellule, anti-oxydants capables de lutter contre les radicaux libres.

Vitamine de la fécondité, de la résistance nerveuse, du tonus de vos capillaires, elle règle également l'hydratation de votre peau.

Si vous manquez de Vitamine F, inutile de vous couvrir de crèmes hydratantes : elles sont, dans ce cas, inefficaces.

Vous avez la peau triste, déshydratée, la libido à plat ? Faites vite un rééquilibrage alimentaire : trois semaines de complexe ADN + Vitamines F et E vous rendront la joie de vivre et le sourire.

- **Pendant les deux repas** - Prendre deux gélules.
- **Durée du traitement** : en cures d'un mois. A renouveler.

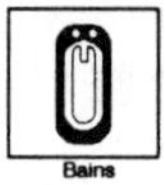
Bains

Bain à l'huile d'Osiris

– Compter deux cuillerées à soupe d'huile de bain, pour un grand bain chaud.

Température de l'eau de 38° à 42°.

- **Durée du bain** : 10 à 15 minutes.

Il est indispensable de faire suivre le bain d'une rapide douche froide des jambes.

Ce bain peut être fait tous les jours, sans inconvénient. L'huile d'Osiris, cette merveilleuse huile enrichie en atomes d'oxygène, qui régénère vos tissus, doit être mélangée avec l'huile de Térébenthine qui favorise la pénétration des principes actifs.

Après ce bain, vous vous sentirez plus léger, plus souple et plus dynamique.

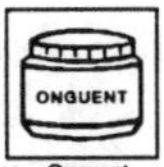

Onguent

Bio-sérum Captyl

C'est un produit revitalisant et restructurant, d'une efficacité exceptionnelle grâce à la présence de la S.O.D. végétale, l'enzyme anti-radicaux libres de la tonicité et de la jeunesse.

- **Le soir** - Appliquer sur l'ensemble du visage et du cou parfaitement nettoyés, avant l'utilisation de la crème.
- **Durée du traitement** : cures de quinze jours par mois.

Crème bio-restructurante Captyl

Cette crème est un véritable soin de restructuration de l'épiderme. Grâce à elle, votre peau gardera son tonus et son élasticité, malgré les agressions extérieures et les années.

- **Matin et soir** - Appliquer en massages légers sur le visage et le cou, après le Bio-Sérum, sur une peau bien nettoyée.
- **Durée du traitement** : cures de quinze jours par mois.

Crème de jour Gelseng

Cette crème maintient la couche superficielle de l'épiderme hydratée, tout en créant un film protecteur qui empêche la déshydratation. Elle nourrit les cellules cutanées.

- Appliquer en massages légers sur le visage et le cou, après avoir nettoyé votre peau. Sert de base de maquillage.

Crème de nuit Gelseng

- Appliquer le soir, au coucher, sur le visage et le cou, en massages légers, après un démaquillage soigneux.
Cette crème nourrit les cellules de l'épiderme et accélère le renouvellement cellulaire pendant la nuit.
Son action est anti-rides et tonifiante.

Crème matinale anti-rides Perlys

Cette crème est très riche en extraits végétaux. Elle retarde le vieillissement de la peau, et atténue les taches brunes et les taches de rousseur.

- **Tous les matins** - Appliquer cette crème, avant de vous maquiller.

Gel d'Abricot

Le Gel Végétal est un produit naturel de haute technologie. Plus pratique, plus pénétrant, plus actif qu'une huile végétale pure, il en renforce toutes les propriétés.
Le noyau d'Abricot est la meilleure source de Vitamine B15 qui aide les cellules à respirer. Enrichi en vitamines, il est conçu comme un soin surpuissant de la peau.

- **Tous les soirs, au coucher** - Après votre démaquillage, déposer une petite perle de gel sur le bout de vos doigts et masser votre visage, en évitant le contour des yeux. Laisser agir toute la nuit.

- **Durée du traitement** : faire des cures de dix jours par mois. A renouveler.

Gel de Jojoba

Le Gel Végétal est un produit naturel de haute technologie. Plus pratique, plus pénétrant, plus actif qu'une huile végétale pure, il en renforce toutes les propriétés.

Enrichi en vitamines, il est conçu comme un soin surpuissant de la peau. Le gel de Jojoba est idéal pour les peaux sèches ou déshydratées.

L'huile de Jojoba est la seule cire végétale liquide. Elle nourrit l'épiderme en profondeur.

La Vitamine B régénère les tissus.

- **Matin et soir** - Déposer une petite perle de gel sur le bout de vos doigts et masser votre visage, en évitant le contour des yeux. (Il n'est pas possible de s'en servir comme base de maquillage.)

Gel de Lys et Persil

Ces deux plantes sont bien connues pour unifier le teint, atténuer les taches et cicatriser les petites blessures.

Les marques foncées sont la conséquence d'une dégénérescence cutanée par manque de vitamines. La Vitamine A est à la base de la vitalité de l'épiderme. La Vitamine D3 lutte contre son vieillissement.

Le gel de Lys et Persil est remarquable pour prévenir et réparer les signes de l'âge, surtout après une exposition au soleil.

Très utile également pendant la grossesse.

- **Tous les soirs, au coucher** - Après votre démaquillage, déposer une petite perle de gel sur le bout de vos doigts et masser votre visage, en évitant le contour des yeux.
Laisser agir toute la nuit.

Gel de Rose

Ce gel a des propriétés astringentes, purifiantes et stimulantes. La Vitamine B6 équilibre les sécrétions de sébum. Le Zinc assainit la peau et freine le vieillissement.

Le gel de Rose permet aux peaux mixtes de rester jeunes et fraîches, tout en les équilibrant.

- **Tous les soirs, au coucher** - Après votre démaquillage, déposer une petite perle de gel sur le bout de vos doigts et masser votre visage, en évitant le contour des yeux.
Laisser agir toute la nuit.

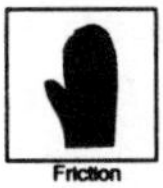
Friction

Huile de Jojoba

La plante qui en permet l'extraction était très rare jusqu'à ces dernières années et n'existait que dans les plaines désertiques d'Amérique du Sud (à l'état sauvage).

Seules, quelques tribus d'indiens nomades la recueillaient et en connaissaient les irremplaçables vertus.

Ce petit arbuste à feuilles persistantes, fournit une huile végétale qui a cette particularité d'être en fait une cire liquide très riche en lipides. En effet, les cires possèdent un pouvoir de pénétration beaucoup plus important que les huiles.

Son application sur la peau ne laisse aucune trace brillante, elle pénètre intégralement.

- **Le matin** - A utiliser en massages.
- **Durée du traitement** : en cures de trois semaines.

Appliquer l'huile de préférence sur une peau légèrement humide.

Huile de Lys et Persil

Il y a des centaines d'années, les femmes, à la campagne, avaient toujours dans leur cuisine un petit bocal où elles laissaient des pétales de Lys dans de l'huile d'Amande douce.

Les chercheurs en cosmétiques ont découvert qu'elles utilisaient cette huile mystérieuse pour prévenir l'irrémédiable outrage des ans !

L'huile de Lys et Persil est unique pour lutter contre toutes les taches de la peau, quelle qu'en soit l'origine.

- A utiliser quotidiennement, en massages légers.

Lait corporel Perlys

Appliquer sur la peau légèrement humide un peu de lait et masser longuement pour bien faire pénétrer.

Particulièrement riche en vitamines, ce lait nourrit et hydrate votre épiderme en profondeur. Il convient à tous les types de peau.

Savon à l'huile d'Onagre

L'huile d'Onagre est particulièrement recommandée aux peaux dévitalisées.

La Vitamine E régénère l'épiderme

- **Tous les jours** - Laver votre visage et votre corps, matin et soir.

Savon à l'huile de Jojoba

L'huile de Jojoba, obtenue par extraction d'un cactus de l'Amérique Centrale, convient parfaitement aux peaux très sèches et déshydratées. La Vitamine C stimule l'épiderme.

- **Tous les jours** - Laver votre visage et votre corps, matin et soir.

Savon aux huiles végétales Perlys

Ce savon adoucit et purifie votre épiderme. De plus, les huiles végétales de Lys et Persil qu'il contient, préviennent les taches brunes de la peau.

- **Tous les jours** - Laver matin et soir, votre visage et votre corps.

Perle de Vitamine E

Vider le contenu d'une perle pour enrichir vos crèmes, masques et shampooings ou directement sur votre peau. Ces perles sont parfaites en utilisation avec la crème neutre survitaminée.

Perle de Vitamine gamma D

Ces perles sont parfaites en utilisation avec la crème neutre survitaminée.
Vider le contenu d'une perle pour enrichir vos crèmes, masques et shampooings ou directement sur votre peau.

Sérum de vie Gelseng

Ce sérum stimule le renouvellement cellulaire, lutte contre les radicaux libres, a une action anti-rides et anti-fatigue de la peau.
Appliquer sur le visage et le cou, en insistant sur le contour des yeux et de la bouche.

- **Durée du traitement** : par cures de douze jours par mois.

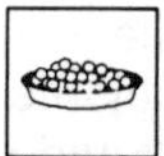
Oligo-éléments

Oligo-élément Sélénium

- **Avant les principaux repas** - 1 ampoule, à garder une minute sous la langue.
- **Cure d'attaque** - 2 ampoules, avant les principaux repas.

Oligo-élément Zinc

- **Avant les principaux repas** - 1 ampoule, à garder une minute sous la langue.
- **Cure d'attaque** - 2 ampoules, avant les principaux repas.

Oligo-élément Soufre

- **Avant les principaux repas** - 1 ampoule, à garder une minute sous la langue.
- **Cure d'attaque** - 2 ampoules, avant les principaux repas.

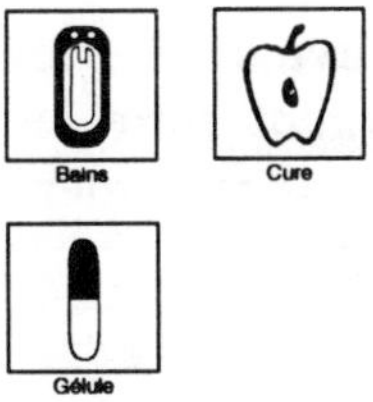

VITALITÉ SEXUELLE

La première cause de blocage de l'énergie sexuelle est une perturbation au niveau de la glande hypophyse. Cela est dû essentiellement au stress provoqué par les conditions de la vie moderne. Une trop grande activité, une trop grande fatigue, déséquilibrent nos rythmes biologiques. Nous ne sommes pas programmés pour vivre à ce rythme, pour manger mal et vite, pour supporter la pollution.

Afin de pallier ces inconvénients, il est possible de pratiquer des touches nasales avec des huiles essentielles de plantes. Pour cela, il faut consulter un praticien spécialisé en sympathicothérapie qui saura, d'une façon naturelle, stimuler des points réflexes situés sur la muqueuse, à l'intérieur du nez.

Indolore et rapide d'action, cette méthode vous remettra en selle en cinq à six séances, grâce à des attouchements très précis avec des huiles essentielles de romarin et d'ylang-ylang. Vous retrouverez non seulement votre forme sexuelle, mais aussi votre dynamisme.

Mais vous pouvez déjà, tout seul, stimuler ces points d'une façon fort simple : tous les jours, le matin à jeun, prenez un peu d'eau tiède salée dans le creux de la main. Bouchez-vous une narine et inspirez cette eau fortement avec l'autre narine. Cette petite opération doit se pratiquer deux fois de chaque côté. Les yogi la nomment "Néti Krya". Depuis la nuit des temps, elle a permis à beaucoup, de retrouver leur vigueur. Bien sûr, en cas de troubles graves et anciens, seule la sympathicothérapie reste plus efficace.

Les manipulations vertébrales

Nous ne pratiquons pas assez d'exercice physique. Nos muscles ne sont pas assez toniques. Notre colonne vertébrale s'en ressent. Nos vertèbres se tassent, se bloquent.

Si les vertèbres se tassent, l'influx nerveux est mauvais. Or, les organes génitaux sont inervés par des nerfs qui emmergent entre les vertèbres lombaires. Un blocage de celles-ci entraîne inexorablement une baisse de virilité. Les signes avant-coureurs :

- douleur ou fatigue au niveau de la taille
- mauvaise circulation dans les jambes
- aérophagie.

Si vous souffrez de ces symptômes, faites-vous tout simplement manipuler trois ou quatre fois par un praticien compétent.

Vous pouvez également essayer de vous débloquer seul. Sur le dos, les jambes pliées, attrapez avec les mains, les pieds d'une table ou d'un lit, basculez doucement les genoux à droite puis à gauche, en expirant. Répétez ce mouvement vingt fois de chaque côté, tous les matins.

Il faut en outre, pour être au mieux de sa forme, être bien équilibré, bien reposé, respecter un mode d'alimentation très sain, savoir se détendre et pratiquer des exercices physiques réguliers. Il existe, de plus, depuis la nuit des temps, des remèdes naturels, sûrs, efficaces pour vous dynamiser. Ils ont fait leurs preuves, adoptez-les.

Bain Romarin Ylang-Ylang

Conçue pour les grands paresseux, les adeptes des soins thaïlandais, les sensuels... ils trouveront cette solution à leur goût. Elle est délicieuse, rapide et efficace... une nuit !

Huile de bain au Romarin, toute prête : 2 cuillerées à soupe pour un bain
Huile essentielle d'Ylang-Ylang : 10 gouttes

Mélanger les ingrédients dans un verre. Placer le verre sous le robinet de la baignoire pour bien émulsionner le tout. Faire couler un bain chaud (38° à 42°).

- **Durée du bain** : dix minutes. Faire suivre par une douche froide des jambes.
- **Le moment idéal** ? Le soir, après le repas, avant de vous coucher, pour une nuit de pleine forme, de grande forme !

Vitamine C

- **Par jour** - Prendre 2 à 3 tablettes.

Cardamone

- **Matin, midi et soir** - Prendre 2 gélules, aux repas.

Y-Z

YEUX FRAGILES OU FATIGUÉS

ZONA

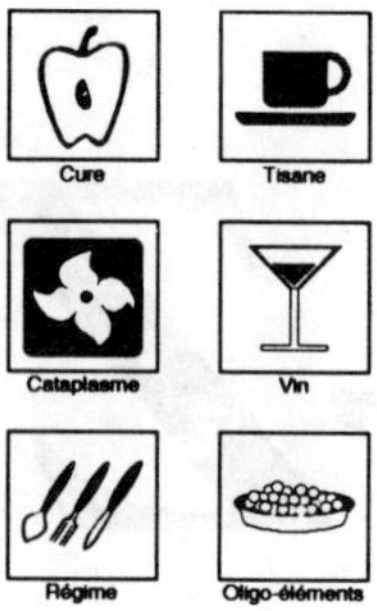

YEUX FRAGILES OU FATIGUÉS

Vos yeux sont fragiles, ils rougissent et gonflent facilement après un effort d'attention. Il vous faut trouver des remèdes naturels, sûrs et faciles à préparer.

Les lésions à l'œil

En apparence, elles ne sont pas toujours graves. Pourtant, elles justifient impérativement la consultation d'un ophtalmologiste, dès que les troubles persistent un tant soit peu.

Un cil, une poussière, peuvent partir d'eux-mêmes, à l'occasion d'un simple bain oculaire. On peut aussi les ôter avec le coin d'un mouchoir propre : localisez d'abord le corps étranger en demandant à la personne (allongée sur le dos) de regarder dans tous les sens en gardant les paupières bien ouvertes. Si le corps étranger semble collé (ou enfoncé) sur la partie colorée de l'œil, n'y touchez pas, bandez les deux yeux sans serrer le bandage, et conduisez rapidement la personne chez un ophtalmologiste.

Irritation

Si vos paupières sont irritées, vos yeux rouges, il faut agir vite pour éviter une conjonctivite. Utilisez l'une des recettes choc, d'action rapide, telle que :

- Cataplasme de mie de pain
- Décoction anti-conjonctivite
- Eau florale de Bleuet.

En revanche, si une simple séance de lecture ou la conduite automobile de nuit vous laisse les yeux larmoyants et rouges, il faut alors envisager un traitement d'action plus long et plus durable, tel que :

– Compresse aux fleurs
– Tisane bonne vue.

Si votre vue est affaiblie et si le trouble est en liaison avec un état diabétique ou de l'hypertension, je vous conseille la cure suivante :

Cure

- **Quinze jours par mois, dans la journée** - Prendre un litre de la tisane suivante :

Genièvre baie : 50 gr
Bardane racine : 50 gr
Eucalyptus feuille : 50 gr
Olivier feuille : 50 gr
Lavande fleur : 25 gr
Cynorrhodon baie : 50 gr

Mélanger les plantes entre elles. Mettre quatre cuillerées à soupe du mélange, dans un litre d'eau froide. Porter à ébullition, laisser bouillir une minute, infuser dix minutes et filtrer.

- **Durée du traitement** : faire ce traitement quinze jours par mois, systématiquement pendant trois mois.
Refaire cette cure deux fois dans l'année.

Complexe Onagre

- **Par jour** - Prendre 2 à 3 capsules pendant quatorze jours par mois, dans la deuxième partie de votre cycle.
A renouveler.

Tisane

Tisane bonne vue

Vigne rouge feuille : 1 poignée
Hamamélis feuille : 1 pincée
Myrtille baie : 1 pincée

Jeter les plantes dans un litre d'eau bouillante. Laisser infuser dix minutes. Filtrer.

- Boire en deux fois.

Cataplasme

Compresse à la mie de pain

Cette recette soulagera les yeux fatigués par une longue route, par une grande veille, des révisions d'examen, etc., mais soulagera tout aussi rapidement une conjonctivite rebelle.

Mie de Pain complet
Lait chaud
1 jaune d'Œuf

Mélanger les composants jusqu'à ce que la pâte soit bien homogène.

- **Plusieurs fois par jour** - Appliquer sur les yeux. Conserver vingt minutes. Ne pas rincer. C'est un remède qu'utilisait ma grand-mère.

Si vous doutez du résultat, essayez-le, vous serez surpris.

Eau florale de Bleuet

L'eau florale de Bleuet est connue pour ses irremplaçables propriétés, en cas d'irritation des yeux.
Employée depuis l'Antiquité, elle a fait ses preuves et, dans ce domaine, aucune plante ne peut la détrôner.
Elle calme les irritations, qu'elles soient causées par le vent, le soleil, la fatigue, le sel marin ou le tabac.

- **Matin et soir** - En pulvérisations.
- **Durée du traitement** : Faire des cures d'un mois, trois fois par an.

Décoction anti-conjonctivite

Utilisée régulièrement le soir au coucher, cette décoction calme les rougeurs et fortifie la vue. Elle est particulièrement indiquée dans les cas de conjonctivite que provoquent les radiations du soleil.

Trois têtes de Camomille romaine

Plonger les trois têtes de Camomille romaine dans l'équivalent d'une tasse d'eau froide. Faire bouillir trois minutes. Infuser dix minutes.
Dès que la décoction est tiède, imbiber des cotons.

- Appliquer sur les yeux pendant cinq minutes.

Compresse aux fleurs pour les yeux

Cette préparation peut être utilisée froide ou tiède.

Camomille fleur : 25 gr
Mauve fleur : 25 gr
Lavande fleur : 50 gr
Citron écorce : 50 gr
Rose pâle bouton : 50 gr

Mélanger les plantes entre elles. Compter quatre cuillerées à soupe du mélange, pour un litre d'eau froide.
Porter à ébullition sans faire bouillir. Éteindre le feu et laisser infuser dix minutes.

- **Trois fois par jour** - A utiliser en lavages et compresses.
Laisser en place 1/4 d'heure.

Vin

Alcool anti-fatigue

1 litre d'Eau-de-Vie
100 gr de baies de Myrtilles séchées

Laisser macérer quinze jours.

- **Après le repas du soir** - Boire un verre à liqueur.

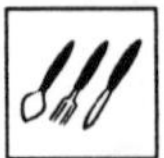

Régime

Salade "bonne vue"

Laitue croquante
Cerfeuil, à profusion
Raisins secs de Corinthe
Pommes crues coupées en lamelles.

Mélanger le tout.

- **Un jour sur deux** - Remplacer votre repas du soir par cette salade.

Cure Cataplasme Tisane

ZONA

Cette affection, d'origine nerveuse, forme un amas de petites vésicules sur une base rouge vif. Leur apparition est précédée de douleurs qui persistent parfois très longtemps après l'éruption qui s'accompagne de fièvre. Les sensations de brûlure sont vives et difficilement supportables, les maux de tête et les troubles gastro-intestinaux complètent tristement le tableau.

Le nom de Zona provient de la région où il apparaît : zona en grec signifie ceinture. C'est en effet autour de la taille et des reins que le zona est le plus fréquent. Mais il peut apparaître sur les organes génitaux, le visage et même les yeux. C'est une affection très difficile à soigner et très réputée, malheureusement, pour son caractère particulièrement douloureux. Le zona est souvent lié et, sans explication claire, à un état dépressif qu'il accentue notablement.

Les cures que je vous propose ont su soulager depuis très longtemps un nombre important de patients. Essayez-les et sachez que tous mes vœux vous accompagnent car je sais à quel point cette affection sans gravité vraie est terriblement pénible à vivre.

Cure

- **Après les repas, matin et midi** - 2 gélules de Complexe Multi-Vitamines.
- **Tous les jours** - Boire, entre les repas, un litre de cette tisane :

Thym feuille : 100 gr
Sauge feuille : 100 gr
Reine des prés plante : 50 gr
Camomille fleur : 50 gr

Mélanger les plantes entre elles. Compter quatre cuillerées à soupe du mélange, pour un litre d'eau froide. Faire bouillir pendant deux minutes et laisser infuser dix minutes. Filtrer.

- **Durée du traitement** : suivre cette cure jusqu'aux résultats définitifs.

Cataplasme

Cataplasme de Gui

Boules et feuilles de Gui

Écraser finement au mortier les feuilles et les boules de Gui.

- Les appliquer à même la peau, en recouvrant d'une gaze.

L'effet sera renforcé si l'on peut ajouter des feuilles de Mélisse.

Talc à la poudre d'Angélique

Le talc boriqué est un classique du traitement du zona. La poudre de racine d'Angélique renforce son action et prévient les séquelles éventuelles.

Talc boriqué : 100 gr
Racine d'Angélique en poudre : 2 cuillerées à soupe

Mélanger les deux ingrédients.

- **Trois fois par jour** - Poudrer la zone douloureuse.

Tisane contre le zona

Houblon cône : 50 gr
Vigne rouge feuille : 50 gr
Marjolaine feuille : 25 gr
Pissenlit racine : 50 gr
Bardane racine : 50 gr
Cerise queue : 50 gr
Réglisse racine : 50 gr

Mélanger les plantes entre elles. Compter quatre cuillerées à soupe du mélange, pour un litre d'eau froide. Porter à ébullition. Faire bouillir une minute. Eteindre le feu et laisser infuser dix minutes. Filtrer.

- **Durée du traitement** : boire une grande tasse (1/4 de litre), toutes les deux heures dès le début des symptômes, ou trois tasses par jour, entre les repas, en cas de séquelles.

Toutes ces recettes et remèdes ont la même vocation : vous aider à mieux vous soigner.

Utilisez-les en alternance, en fonction de vos goûts et de l'effet produit sur votre cas personnel.

Certaines recettes correspondent mieux que d'autres à votre organisme. Pour découvrir les plus efficaces pour vous, n'hésitez pas à les essayer.

Imprimé en France. - JOUVE, 18, rue Saint-Denis, 75001 PARIS
N° 216648F. - Dépôt légal : Février 1994